Dr.レイの 病理学講義

第3版

[編著] 髙橋　玲
同志社女子大学大学院薬学研究科教授

[著] 北澤荘平
愛媛大学大学院医学系研究科教授

Kinpodo

改訂にあたって

　本書は，将来の医療現場において活躍が期待される学生諸君を対象にした病理学 pathology の教科書として 2008 年に初版が出版され，今回で第 3 版を迎えました。第 2 版以来，愛媛大学の北澤荘平教授に著者として加わっていただき，内容を充実させてきました。その間 Dr. レイによる講義形式や解説のスタイルは基本的に変わっていませんが，新しくなった疾患や分類などを取り入れています。医学部学生対象の講義のみならず，その他の医療関係学部や専門学校における講義を想定して作成した病理学の教科書です。

本書の特徴

　初版から引き継がれている本書の特徴は次の通りです。

❶ 第 1 回から第 20 回までの講義形式とし，各講義の冒頭には，その回の興味深いトピックスや重点項目に注意が向くように，学生との対話形式を含めた序文を置いています。

❷ 取り扱っている項目は，医学部および医療関係学部の国家試験出題基準やコアカリキュラムを軸に，筆者の判断で重要と思われる疾患や症候を厳選して盛り込んでいます。

❸ 説明文の冒頭に提示されたポイントでは，ひと言で疾患の特徴を表現しており，その項目の解説が理解しやすい効果があります。

❹ マクロ・ミクロ写真においては，図中に矢印や表示を豊富に加えることによって，剖検や組織実習などの形態観察の経験のない学生にもわかりやすいようにしています。

❺ 見出し語や重要語を努めて日・英・略・別名で併記することで，医療現場での多様な情報交換のスタイルに対応できる学力がつくことを期待しています。特に医療チームとしての活動には，医師以外のスタッフの医療英語レベルの向上も重要な課題のひとつとされています。

改訂のポイント

　今回の第 3 版では，特に以下の点に重点を置いて変更・追加しています。

❶ 最近改訂された疾患の分類や診断基準，および新しい疾患概念を盛り込みました。特に WHO 分類や癌取扱い規約についての記述を新しくしています。

❷ ポイントを提示する項目を増やして，疾患概念を理解しやすくしました。各章内の項目の順番に部分的な変更を加え，講義内容がスムーズに流れるように工夫しました。また，本文中にあった疾患や用語についての補足的な説明を右欄の ✐ *memo* に移動して ✐ *memo* を充実させるとともに，本文の簡略化を行いました。カラーの配色を変えることで，内容がより読み取りやすくなるようにしました。

❸ マクロ・ミクロの写真説明を，なるべく図の中に直接書き込むようにして，図の見方が理解しやすいようにしました。

❹ 日・英両方の索引を引き続き充実させています。文中の語句のみならず，表中や図解説文に示されている重要語句についても索引に掲載しました。

❺ 最終章の復習問題と正解の配置を変更して，学習しやすくしました。

　チーム医療の各メンバーは異なる教育カリキュラムに基づいた教育を受けて現場に臨むわけですが，共有できる医療知識や疾患概念を築くことがますます重要になってきています。すなわち，立場は異なっても，疾患についての基本的な知識を共有することが医療活動の基本となることは間違いありません。

　本書は，幅広い分野の学生の勉学に対応するわかりやすさを第一にしていますが，随所に専門性の高い内容も盛り込まれていて，医師その他の医療従事者の生涯教育の指標としても充実していると考えています。その点からも多くの読者からの忌憚のないご批判を期待しています。

　最後に，今まで企画・改訂出版に終始ご尽力いただいた金芳堂の黒澤健，澤田智子，宇山閑文各氏に深甚の謝意を表します。また，初版から貴重なご意見を賜った愛媛大学大学院医学研究科ゲノム病理学・増本純也教授，同分子病理学および医学部付属病院病理診断科・北澤理子特任教授，病理学教育に理解と惜しみない協力をいただいた京都大学医学研究科・医学部および同志社女子大学薬学研究科・薬学部の関係各位にも本書上梓にあたり心より御礼申し上げます。

　そして何よりも実際の講義や実習において病理学に興味と熱意を示し，学習の楽しさとおもしろさを共有できた学生諸君の貢献を讃えたい。

2017 年晩秋　　髙橋　玲

目次

I　病理学総論

第1回　細胞損傷・適応　2

A 細胞損傷の原因 2

B 細胞損傷の標的 3

C 細胞損傷誘導のメカニズム 4

C-1 低酸素／酸素欠乏による細胞損傷 ... 4

C-2 フリーラジカルによる細胞損傷 5

D 細胞の適応 7

D-1 萎縮 7

D-2 肥大 7

D-3 過形成 8

D-4 低形成 8

D-5 化生 8

E 損傷における細胞内の変化 9

E-1 可逆的変化と不可逆的変化 9

E-2 壊死 10

E-3 アポトーシス 11

E-4 損傷における細胞内の諸変化 12

F まとめ 14

第2回　炎　症　15

A 炎症の原因 15

B 炎症の進行過程 16

C 急性炎症 16

C-1 急性炎症における血管反応 16

C-2 炎症における各白血球の役割 18

C-3 急性炎症の分類 19

C-4 急性炎症の成り行き 19

C-5 組織傷害の修復と再生 20

D 慢性炎症 22

D-1 肉芽腫性炎症 22

D-2 慢性非特異性炎症 24

第3回　感染症　25

A 感染症とは？ 25

B 感染の成立 26

C 感染の広がり 26

C-1 病原体の進展経路 26

C-2 病原体の至適環境 26

C-3 不顕性感染 27

D 感染防御機構 27

D-1 物理的バリア 27

D-2 化学的バリア 27

D-3 炎症細胞 27

D-4 抗体（液性免疫） 27

D-5 細胞性免疫 28

E 日和見感染症 28

F 感染症における特徴的組織所見 28

F-1 急性細菌性感染 28

F-2 肉芽腫性感染症 29

G 病原体感染細胞の形態学的特徴 29

H 全身性炎症反応症候群 31

I インフルエンザ 31

J 麻疹（はしか） 31

K 風疹 32

L ジフテリア 32

M 破傷風 32

N 百日咳 32

O リケッチア感染症 33

P 蠕虫症 33

Q 真菌感染症 33

R 原虫感染症 34

S トキソプラズマ症 34

T 後天性免疫不全症候群 34

U 突発性発疹（症） 34

V 咽頭結膜熱 35

第4回　免疫異常　36

A 抗原抗体反応 36

B 免疫グロブリン 37

C 細胞性免疫 38

D 補体系 39

E アレルギー（アレルギー反応） 39

E-1 I型アレルギー／

アナフィラキシー型即時型アレルギー ... 39

E-2 II型アレルギー／細胞傷害型 40

E-3 III型アレルギー／免疫複合体型 40

E-4 IV型アレルギー／遅延型 41

E-5 V型アレルギー／刺激型 41

F 自己免疫疾患 41

F-1 全身性エリテマトーデス 42

F-2 抗リン脂質抗体症候群 42

F-3 混合性結合組織病 42

F-4 血管炎症候群 43

F-5 ベーチェット病 43

F-6 川崎病 43

G 免疫不全病 44

目次　**v**

第5回　循環障害・血液異常　45

- **A** うっ血と充血 ………………………… 45
- **B** 血栓症 ………………………………… 46
- **C** 血栓症の転帰 ………………………… 46
- **D** 塞栓症 ………………………………… 47
  - **D-1** 血栓塞栓症 ………………………… 47
  - **D-2** 腫瘍塞栓症 ………………………… 48
  - **D-3** 細菌塞栓症 ………………………… 48
  - **D-4** 羊水塞栓症 ………………………… 48
  - **D-5** その他の塞栓症 …………………… 48
- **E** 虚血 …………………………………… 48
- **F** 梗塞 …………………………………… 48
  - **F-1** 貧血性（白色）梗塞 ……………… 49
  - **F-2** 出血性（赤色）梗塞 ……………… 49
- **G** 出血 …………………………………… 49
- **H** 出血の様式 …………………………… 50
- **I** 心不全 ………………………………… 50
  - **I-1** 左心不全 …………………………… 50
  - **I-2** 右心不全 …………………………… 51
- **J** 浮腫（水腫）………………………… 52
- **K** 脱水症 ………………………………… 52
- **L** ショック ……………………………… 53
- **M** ショックに対する全身の反応 ……… 54
- **N** ショックにおける各臓器の形態学的変化 … 54

第6回　腫瘍（新生物）　55

- **A** 腫瘍とは？ …………………………… 55
- **B** 腫瘍の命名 …………………………… 57
- **C** 腫瘍の発生母地 ……………………… 58
- **D** 悪性腫瘍細胞の特徴とは？ ………… 59
- **E** 癌の段階的発生 ……………………… 60
  - **E-1** 早期癌 ……………………………… 60
- **F** 前癌病変 ……………………………… 60
- **G** 腫瘍細胞の増殖速度 ………………… 61
- **H** 腫瘍の発育パターン ………………… 61
- **I** 転移 …………………………………… 61
- **J** 腫瘍の予後判定 ……………………… 62
- **K** 腫瘍の発生要因 ……………………… 62
  - **K-1** 外因 ………………………………… 62
  - **K-2** 内因（素因）……………………… 64
- **L** 発癌 …………………………………… 64
- **M** 腫瘍の染色体異常 …………………… 65
- **N** 腫瘍随伴症候群 ……………………… 66
- **O** 不顕性癌と臨床癌 …………………… 67
- **P** 癌の悪性度と病期 …………………… 67
- **Q** 腫瘍マーカー ………………………… 68

第7回　先天異常・遺伝性疾患　69

- **A** 先天異常 ……………………………… 69
- **B** 染色体異常症 ………………………… 69
  - **B-1** 常染色体異常症 …………………… 70
  - **B-2** 性染色体異常症 …………………… 70
- **C** 単一遺伝子病 ………………………… 70
- **D** 多因子遺伝病 ………………………… 72

第8回　代謝異常　73

- **A** タンパク質代謝異常 ………………… 73
  - **A-1** 高窒素血症 ………………………… 73
  - **A-2** アンモニア血症／高アンモニア血症 … 74
  - **A-3** アミロイドーシス ………………… 74
- **B** 脂質代謝異常症 ……………………… 75
  - **B-1** 脂質異常症（高脂血症）………… 75
  - **B-2** 粥状動脈硬化症 …………………… 76
  - **B-3** 脂肪肝 ……………………………… 77
- **C** 糖質代謝異常 ………………………… 78
  - **C-1** 糖原病 ……………………………… 78
  - **C-2** ムコ多糖症（グリコサミノグリカン蓄積症）… 78
- **D** 核酸代謝障害 ………………………… 78
  - **D-1** 高尿酸血症 ………………………… 78
  - **D-2** レッシュ—ナイハン症候群 ……… 79
- **E** 無機物代謝異常 ……………………… 79
  - **E-1** 鉄代謝異常 ………………………… 79
  - **E-2** 銅代謝異常 ………………………… 79
  - **E-3** カルシウム代謝異常 ……………… 79
  - **E-4** 石灰化（石灰沈着）……………… 80
  - **E-5** リン代謝異常 ……………………… 80

Ⅱ　病理学各論

第9回　循環器　82

心臓の疾患

- **A** 虚血性心疾患 ………………………… 82
  - **A-1** 狭心症 ……………………………… 83
  - **A-2** 心筋梗塞 …………………………… 83
  - **A-3** 心筋梗塞の合併症 ………………… 84
- **B** 心肥大と萎縮 ………………………… 84
- **C** 心筋症 ………………………………… 85
  - **C-1** 拡張型心筋症 ……………………… 85
  - **C-2** 肥大型心筋症 ……………………… 85
  - **C-3** 拘束型心筋症 ……………………… 85

D 特定心筋症 ································ 86

E 心臓弁膜症（弁膜性心疾患） ········ 86

F 心内膜炎 ································ 86

G 先天性心疾患 ·························· 87

　G-1 ファロー四徴症 ·················· 87

　G-2 大血管転位症 ···················· 87

　G-3 心室中隔欠損症 ·················· 87

　G-4 心房中隔欠損症 ·················· 87

　G-5 動脈管開存症 ···················· 87

　○血管の疾患

A 大動脈解離 ···························· 88

B 大動脈瘤 ······························ 88

C 高安動脈炎 ···························· 89

D 閉塞性動脈硬化症 ······················ 89

E バージャー病／閉塞性血栓性血管炎 ··· 90

F 上大静脈症候群 ························ 90

G 下肢静脈瘤 ···························· 90

H リンパ浮腫（リンパ水腫） ············ 90

I 高血圧 ································ 90

　I-1 本態性高血圧症 ·················· 90

　I-2 二次性高血圧症 ·················· 91

　I-3 悪性高血圧症 ···················· 91

第10回　造血系・リンパ系　　92

　○造血系の疾患

A 貧血 ································ 92

　A-1 鉄欠乏性貧血 ···················· 92

　A-2 巨赤芽球性貧血 ·················· 93

　A-3 再生不良性貧血 ·················· 93

　A-4 溶血性貧血 ······················ 93

　A-5 髄外造血 ························ 93

B 白血球系の異常 ························ 93

　B-1 白血球増加症 ···················· 93

　B-2 白血球減少症 ···················· 94

　B-3 好酸球増加症 ···················· 94

C 白血病 ································ 94

　C-1 骨髄増殖性腫瘍 ·················· 95

　C-2 好酸球増多および PDGFRA，PDGFRB または FGFR1

　　　　異常を伴う骨髄系とリンパ系腫瘍 ··· 96

　C-3 骨髄異形成／骨髄増殖性腫瘍 ······ 96

　C-4 骨髄異形成症候群 ················ 96

　C-5 急性骨髄性白血病 ················ 97

D 原発性マクログロブリン血症 ········· 98

E ランゲルハンス細胞組織球症 ········· 98

F 血球貪食症候群 ························ 98

G 血小板の異常 ·························· 99

　G-1 特発性血小板減少性紫斑病 ········ 99

　G-2 血栓性血小板減少性紫斑病 ········ 99

H 溶血性尿毒症症候群 ···················· 99

　○リンパ系の疾患

A 非特異的リンパ節炎 ···················· 100

B 特異的リンパ節炎 ···················· 100

　B-1 結核性リンパ節炎 ················ 100

　B-2 伝染性単核（球）症 ·············· 101

C 悪性リンパ腫 ·························· 101

　C-1 前駆 B ／ T 細胞腫瘍 ············ 101

　C-2 成熟 B 細胞腫瘍 ················ 101

　C-3 成熟 T 細胞および NK 細胞腫瘍 ··· 104

　C-4 ホジキンリンパ腫／ホジキン病 ··· 104

第11回　呼吸器　　106

　○上気道の疾患

A 上気道の炎症 ·························· 106

　A-1 急性鼻炎 ························ 106

　A-2 慢性鼻炎 ························ 106

　A-3 副鼻腔炎 ························ 107

　A-4 ウェゲナー肉芽腫症 ·············· 107

　A-5 クループ ························ 107

B 上気道の増殖性疾患 ···················· 107

　B-1 喉頭ポリープ（声帯結節，謡人結節） ··· 107

　B-2 乳頭腫 ·························· 107

　B-3 鼻咽頭癌／上咽頭癌 ·············· 108

　B-4 喉頭癌 ·························· 108

　○肺の気道疾患

A 急性気管支炎 ·························· 109

B 急性細気管支炎 ························ 109

C 閉塞性肺疾患 ·························· 109

　C-1 気管支喘息 ······················ 109

　C-2 慢性閉塞性肺疾患 ················ 109

　C-3 びまん性汎細気管支炎 ············ 110

D 気管支拡張症 ·························· 110

　○肺循環系の異常

A 肺うっ血 ······························ 111

B 肺水腫 ································ 111

C 肺塞栓症 ······························ 112

D 肺高血圧症 ···························· 112

　○肺の炎症性疾患

A 肺炎 ································ 113

　A-1 気管支肺炎（細菌性肺炎） ········ 113

　A-2 大葉性肺炎 ······················ 114

　A-3 間質性肺炎（肺臓炎） ············ 114

B 急性呼吸窮迫症候群 ···················· 114

目次　**vii**

C （新生児）呼吸窮迫症候群 115

D 抗酸菌感染症 116

D-1 肺結核症 116

D-2 非定型抗酸菌症／非結核性抗酸菌症 117

E 肺膿瘍（肺化膿症） 117

F 誤嚥性肺炎／嚥下性肺炎 117

G 塵肺（症） 117

H 過敏性肺（臓）炎 118

I 放射線肺（臓）炎 118

J 好酸球性肺炎 118

K ニューモシスティス肺炎 118

L 腫瘍 119

L-1 過誤腫 119

L-2 肺癌 119

〇 その他の肺疾患

A 無気肺 122

B 肺分画症 123

〇 胸膜・縦隔の疾患

A 胸膜炎 123

B 悪性中皮腫 123

C 縦隔腫瘍 124

D 縦隔気腫 124

第**12**回　口腔・消化管　125

A 口腔 125

A-1 口唇ヘルペス 125

A-2 口腔カンジダ症 125

A-3 手足口病 125

A-4 白板症 126

A-5 エプーリス 126

A-6 扁平上皮癌 126

A-7 エナメル上皮腫 127

A-8 齲歯 127

A-9 歯周炎 127

B 唾液腺 127

B-1 流行性耳下腺炎／おたふくかぜ 127

B-2 シェーグレン症候群 127

B-3 多形性腺腫（多形腺腫） 128

B-4 ワルチン腫瘍 128

B-5 腺房細胞癌 128

B-6 腺様嚢胞癌 129

B-7 粘表皮癌 129

C 食道 129

C-1 異所性胃粘膜 129

C-2 逆流性食道炎 129

C-3 食道裂孔ヘルニア 129

C-4 食道静脈瘤 129

C-5 マロリー―ワイス症候群 130

C-6 食道アカラシア 130

C-7 食道癌 130

D 胃 131

D-1 急性胃粘膜病変 131

D-2 慢性胃炎 131

D-3 自己免疫性胃炎 132

D-4 消化性潰瘍 132

D-5 胃ポリープ 132

D-6 胃腺腫 133

D-7 胃癌 133

D-8 悪性リンパ腫 135

D-9 胃腸管間質腫瘍 135

D-10 平滑筋性腫瘍と神経性腫瘍 136

E 腸 136

E-1 憩室症 136

E-2 ヒルシュスプルング病 136

E-3 イレウス（腸閉塞症） 136

E-4 痔核 137

E-5 鼠径ヘルニア 137

E-6 痔瘻 137

E-7 虫垂炎 137

E-8 薬剤性大腸炎 138

E-9 急性出血性大腸炎 139

E-10 MRSA 腸炎 139

E-11 腸結核 139

E-12 アメーバ赤痢 139

E-13 炎症性腸疾患 139

E-14 過形成性ポリープ 140

E-15 腺腫 140

E-16 家族性大腸腺腫症 141

E-17 大腸癌（腺癌） 141

E-18 カルチノイド腫瘍 142

第**13**回　肝・胆・膵　143

〇 肝の疾患

A 肝臓の循環障害 143

B ウイルス性肝炎 144

B-1 急性ウイルス性肝炎 144

B-2 慢性ウイルス性肝炎 144

C 劇症肝炎 145

D 薬剤性肝炎 145

E 新生児肝炎 145

F 肝膿瘍 146

G アルコール性肝障害 146

H 非アルコール性脂肪性肝炎 …………… 146

I 肝硬変 ……………………………………… 147

J 原発性肝癌 ……………………………… 148

K 肝芽腫 …………………………………… 148

L 胆管細胞癌 ……………………………… 149

◯ 胆道の疾患

A 胆道の炎症 ……………………………… 150

A-1 胆石症 ………………………………… 150

A-2 胆管炎 ………………………………… 150

A-3 胆嚢炎 ………………………………… 151

B 胆道癌 …………………………………… 151

B-1 胆管癌（肝外胆管癌）……………… 151

B-2 胆嚢癌 ………………………………… 152

C 胆道膵管合流異常症 …………………… 152

D 先天性胆道拡張症 ……………………… 152

◯ 膵の疾患

A 膵炎 ……………………………………… 152

A-1 急性膵炎 ……………………………… 152

A-2 慢性膵炎 ……………………………… 153

B 膵嚢胞 …………………………………… 153

C 膵癌 ……………………………………… 153

第14回　泌尿器　　　　155

◯ 腎の疾患

A 腎不全 …………………………………… 155

A-1 急性腎不全 …………………………… 156

A-2 慢性腎不全 …………………………… 156

B 原発性糸球体疾患 ……………………… 157

B-1 微小変化群／リポイドネフローシス … 157

B-2 巣状糸球体硬化症 …………………… 158

B-3 膜性腎症／膜性糸球体腎炎 ………… 158

B-4 急速進行性糸球体腎炎 ……………… 158

B-5 メサンギウム増殖性糸球体腎炎 …… 159

B-6 急性糸球体腎炎／

　　　溶血性連鎖球菌感染後糸球体腎炎 … 159

B-7 膜性増殖性糸球体腎炎／

　　　メサンギウム毛細血管性糸球体腎炎 … 159

C 全身性疾患の糸球体病変 ……………… 160

C-1 糖尿病性腎症 ………………………… 160

C-2 腎性アミロイドーシス ……………… 160

C-3 ループス腎炎 ………………………… 160

C-4 強皮症 ………………………………… 161

C-5 多発動脈炎 …………………………… 161

C-6 グッドパスチャー症候群 …………… 161

C-7 紫斑病性腎炎／

　　　アナフィラクトイド紫斑病性腎炎 … 162

D 腎盂腎炎 ………………………………… 162

E 間質性腎炎／尿細管間質性腎炎 ……… 162

F 多発性嚢胞腎 …………………………… 162

G 腎細胞癌 ………………………………… 163

H 腎芽腫（ウィルムス腫瘍）…………… 163

I ファンコーニ症候群 …………………… 163

◯ 尿路の疾患

A 尿路結石症 ……………………………… 164

B 水腎症 …………………………………… 164

C 膀胱炎 …………………………………… 165

D 肉芽腫性膀胱炎 ………………………… 165

E 膀胱尿管逆流症 ………………………… 165

F 膀胱癌 …………………………………… 165

第15回　生殖器　　　　166

◯ 男性生殖器の病気

A 男性不妊症 ……………………………… 166

B 前立腺肥大症 …………………………… 167

C 前立腺癌 ………………………………… 167

D 精巣（睾丸）腫瘍／胚細胞腫瘍 ……… 168

◯ 女性生殖器の疾患

A 発生異常 ………………………………… 169

B 卵巣機能不全症 ………………………… 169

C 子宮筋腫 ………………………………… 169

D 子宮内膜症 ……………………………… 170

E 子宮腺筋症 ……………………………… 170

F 子宮頸癌 ………………………………… 170

G 子宮体癌（子宮内膜癌）……………… 171

H 卵巣腫瘍 ………………………………… 171

I 女性生殖器の感染症 …………………… 172

I-1 尖圭コンジローマ …………………… 172

I-2 外陰炎 ………………………………… 173

I-3 腟炎 …………………………………… 173

I-4 子宮内膜炎 …………………………… 173

I-5 骨盤内炎症性疾患 …………………… 174

J 絨毛性疾患 ……………………………… 174

K 子宮外妊娠／異所性妊娠 ……………… 175

◯ 乳腺の疾患

A 乳腺炎 …………………………………… 176

B 乳腺症／線維嚢胞症 …………………… 176

C 乳腺線維腺腫 …………………………… 177

D 女性化乳房 ……………………………… 177

E 乳管内乳頭腫 …………………………… 178

F 乳癌 ……………………………………… 178

G 葉状腫瘍／葉状嚢胞肉腫 ……………… 179

H パジェット病 …………………………… 179

第16回 内分泌 181

視床下部・下垂体の疾患
A クッシング病 181
B 末端肥大症（先端巨大症） 182
C 汎下垂体機能低下症 182
D 尿崩症 183
E ADH不適切分泌症候群 183
F 高プロラクチン血症／
　乳汁漏出・無月経症候群 183

甲状腺の疾患
A 甲状腺腫 184
- **A-1** 単純性びまん性甲状腺腫 184
- **A-2** 腺腫様甲状腺腫 184

B 亜急性甲状腺炎 184
C 甲状腺機能亢進症 184
D 甲状腺機能低下症 184
- **D-1** 慢性甲状腺炎／橋本病 185
- **D-2** クレチン症 185

E 甲状腺腺腫 185
F 甲状腺癌 185
- **F-1** 乳頭癌 185
- **F-2** 濾胞癌 186
- **F-3** 未分化癌 186
- **F-4** 髄様癌 186

副甲状腺（上皮小体）の疾患
A 原発性副甲状腺機能亢進症 187
B 続発性副甲状腺機能亢進症 187
C 副甲状腺機能低下症 188
D 副甲状腺癌 188

副腎の疾患
A 副腎皮質機能低下症 188
B ウォーターハウス—フリーデリクセン症候群 189
C 先天性副腎過形成 189
D クッシング症候群 189
E 原発性アルドステロン症 190
F 続発性アルドステロン症 190
G 褐色細胞腫 190
H 神経芽細胞腫 191

膵島の疾患
A 糖尿病 191
- **A-1** 1型糖尿病 191
- **A-2** 2型糖尿病 191
- **A-3** 糖尿病の合併症 191
- **A-4** 糖尿病性昏睡 192

B 膵島細胞腫瘍 192
C 多発性内分泌腫瘍症 192

第17回 筋・骨格系 194

骨・関節の疾患
A 骨折 194
B 骨粗鬆症 195
C 変形性関節症 195
D 色素性絨毛結節性滑膜炎 195
E 痛風 196
F 偽痛風 196
G 関節リウマチ 196
H 椎間板ヘルニア 197
I 化膿性骨髄炎 197
J 結核性骨髄炎 198
K 骨形成不全症 198
L 骨軟化症／くる病 198
M 骨肉腫／骨原性肉腫 199
N ユーイング肉腫／PNET群 199

筋肉の疾患（ミオパチー）
A 進行性筋ジストロフィー症 199
B 多発（性）筋炎 200
C ミトコンドリア脳筋症 200
D 周期性四肢麻痺 200
E 重症筋無力症 200

軟部組織の疾患
A 軟部組織腫瘍 201
B 軟部組織の腫瘍様病変 202

第18回 脳・神経系 203

脳の疾患
A 神経細胞傷害 204
B グリオーシス 204
C 脱髄 205
D 髄膜および脳脊髄液 205
E 頭蓋内圧亢進 206
F 脳浮腫 207
G 脳ヘルニア 207
H 循環障害 208
- **H-1** 低酸素性脳症 208
- **H-2** 脳梗塞 208
- **H-3** 脳出血 209
- **H-4** くも膜下出血 209
- **H-5** 頭部外傷 209

I 髄膜炎 210
J 脳膿瘍 210
K 多発性硬化症 210

L 神経変性疾患 211

　L-1 アルツハイマー病 211

　L-2 前頭側頭型認知症 211

　L-3 パーキンソン病 211

　L-4 パーキンソン症候群 212

M 脳腫瘍 212

　M-1 びまん性星細胞腫瘍（神経上皮性腫瘍）.... 212

　M-2 膠芽腫／多形膠芽腫（神経上皮性腫瘍）.... 212

　M-3 上衣腫（神経上皮性腫瘍）........ 213

　M-4 神経鞘腫（脳神経および脊髄神経腫瘍）.... 213

　M-5 神経線維腫（脳神経および脊髄神経腫瘍）.... 214

　M-6 髄膜腫瘍（髄膜腫瘍）............ 214

　M-7 頭蓋咽頭腫（トルコ鞍腫瘍）.... 214

　M-8 悪性リンパ腫（リンパ腫・造血器腫瘍）.... 214

　M-9 胚細胞腫瘍／胚腫（胚細胞腫瘍）.... 214

　M-10 下垂体腺腫（トルコ鞍腫瘍）.... 214

　M-11 転移性脳腫瘍 215

N プリオン病 215

● 脊髄の疾患

A 筋萎縮性側索硬化症 215

B 脊髄小脳変性症／脊髄小脳失調症 216

C 脊髄・脊椎腫瘍 216

第**19**回　皮膚　217

A 湿疹・皮膚炎群 217

B 蕁麻疹 218

C 多形滲出性紅斑 218

D 単純ヘルペス 218

E 環状紅斑 218

F 紅皮症 219

G 皮膚掻痒症／掻痒症 219

H 皮膚血管炎 219

I 中毒疹／薬疹 220

J 水疱性疾患／膿疱性疾患 220

　J-1 自己免疫性水疱症 220

　J-2 先天性水疱疾患 220

　J-3 掌蹠膿疱症 221

K 乾癬と角化症 221

　K-1 尋常性乾癬 221

　K-2 扁平苔癬 221

　K-3 ジベルばら色粃糠疹 221

L 母斑 221

M 母斑症 222

N 悪性黒色腫／メラノーマ 223

O 白斑 223

P ケラチノサイト系腫瘍 224

P-1 脂漏性角化症／老人性角化症 224

P-2 日光（光線）角化症／老人性角化症 224

P-3 ボーエン病／表皮内有棘細胞癌 224

P-4 扁平上皮癌／有棘細胞癌 224

P-5 ケラトアカントーマ（角化棘細胞腫）.... 225

P-6 基底細胞癌／基底細胞上皮腫／基底細胞腫 225

Q 皮膚付属器腫瘍 225

R 皮膚悪性リンパ腫 227

S 血管肉腫／悪性血管内皮細胞腫 227

T ランゲルハンス細胞組織球症 227

U 細菌性皮膚疾患 227

　U-1 伝染性膿痂疹 227

　U-2 癤 227

　U-3 丹毒 228

　U-4 ブドウ球菌性熱傷様皮膚症候群 228

V 皮膚真菌症 228

W 皮膚結核症 228

X ハンセン病 229

Y 梅毒 229

第**20**回　感覚器　230

A 眼・視覚系の疾患 230

　A-1 ヘルペス性角膜炎 230

　A-2 流行性角結膜炎 230

　A-3 トラコーマ 230

　A-4 アレルギー性結膜炎 230

　A-5 白内障 231

　A-6 緑内障 231

　A-7 網膜剥離 231

　A-8 糖尿病性網膜症 231

　A-9 高血圧性網膜症 231

　A-10 ぶどう膜炎 232

　A-11 うっ血乳頭 232

　A-12 視神経症 232

　A-13 網膜動脈閉塞症 232

　A-14 網膜静脈閉塞症 232

　A-15 網膜芽細胞腫 233

B 平衡・聴覚器の疾患 233

　B-1 中耳炎 233

　B-2 メニエール病 234

第**21**回　復習問題　235

日本語索引 247

外国語索引 257

図目次

●備考：頁番号が青字（111）のものは写真・画像であることを示す。

第1回　細胞損傷・適応

図1-1　細胞損傷と酸素の関係 …………… 3
図1-2　低酸素・虚血による可逆的細胞損傷発生のメカニズム ………… 4
図1-3　ミトコンドリア膜透過性変異（MPT）によるH⁺，チトクロームＣの細胞質内流出 …………… 5
図1-4　細胞内の活性酸素種の代謝 … 5
図1-5　病的適応の相互関係 …………… 7
図1-6　化生の例 ……………………… 9
図1-7　ストレスによる細胞の経時的変化 ………………………………… 9
図1-8　脳における適応，可逆的損傷，不可逆的損傷 ………………… 10
図1-9　アポトーシスと壊死の経時的形態変化の比較 ……………… 11
図1-10　異家貪食と自己貪食 ………… 12
図1-11　細胞損傷と適応の関係 ……… 14

第2回　炎症

図2-1　急性炎症における充血 ……… 17
図2-2　炎症による白血球の血管外遊出 ………………………………… 17
図2-3　血管透過性亢進の３つのメカニズム ……………………………… 17
図2-4　炎症細胞の形態 ……………… 18
図2-5　急性炎症の成り行き ………… 20
図2-6　膿瘍形成 ……………………… 20
図2-7　炎症に続発する再生・瘢痕への経路 …………………………… 21
図2-8　肉芽腫性炎症の模式図（結核の乾酪性肉芽腫の例） ………… 23
図2-9　サルコイドーシス …………… 23
図2-10　慢性膵炎 …………………… 24

第3回　感染症

図3-1　感染の成立 …………………… 26
図3-2　Ｂ細胞分化と抗体産生 ……… 28
図3-3　日和見感染症の原因 ………… 28
図3-4　サイトメガロウイルス肺炎 … 30
図3-5　伝染性軟属腫 ………………… 30
図3-6　全身性炎症反応症候群（SIRS）の分類 ……………………… 31

第4回　免疫異常

図4-1　細胞性免疫と液性免疫 ……… 36
図4-2　抗原・抗体の相補性と複合体形成 ……………………………… 37
図4-3　免疫グロブリンの基本構造 … 37
図4-4　分泌型IgAの産生と分泌 …… 38
図4-5　Ｔ細胞の抗原認識機構 ……… 38
図4-6　Ｉ型アレルギー／アナフィラキシー型のメカニズム ………… 40
図4-7　Ⅱ型アレルギー（細胞傷害型）のメカニズム ………………… 40

第5回　循環障害・血液異常

図5-1　体循環と肺循環 ……………… 45
図5-2　DICにおける腎糸球体フィブリン血栓 …………………………… 46
図5-3　血栓症の転帰 ………………… 47
図5-4　肺動脈血栓塞栓症 …………… 47
図5-5　貧血性梗塞と出血性梗塞 …… 49
図5-6　右心不全と左心不全 ………… 51
図5-7　左心不全による慢性肺うっ血 ………………………………… 51
図5-8　にくずく肝とナツメグの実 … 51
図5-9　浮腫の発生メカニズム ……… 52
図5-10　ショック発生病態のフローチャート …………………………… 53

第6回　腫瘍（新生物）

図6-1　細胞増殖の３つのパターン … 56
図6-2　自律的腫瘍増殖 ……………… 56
図6-3　悪性腫瘍増殖の特徴 ………… 56
図6-4　腫瘍の構造異型と細胞異型 … 59
図6-5　良性腫瘍と悪性腫瘍の比較 … 61
図6-6　腫瘍における染色体異常のパターン ………………………… 65
図6-7　癌の悪性度と進行度 ………… 67

第7回　先天異常・遺伝性疾患

図7-1　染色体不分離によるトリソミーとモノソミーの形成 ………… 70
図7-2　遺伝病の遺伝様式 …………… 72

第8回　代謝異常

図8-1　尿素の生成と排泄 …………… 74
図8-2　直腸粘膜のアミロイド沈着 … 75
図8-3　コレステロールの循環とリポタンパク質の生成・分解 ……… 76
図8-4　冠動脈粥状硬化症 …………… 77
図8-5　脂肪肝 ………………………… 77
図8-6　痛風結節 ……………………… 78

第9回　循環器

図9-1　冠動脈の支配領域と心筋梗塞の発生部位 …………………… 83
図9-2　急性心筋梗塞（２日後） …… 84
図9-3　陳旧性心筋梗塞（ホルマリン固定後） ……………………… 84
図9-4　特発性心筋症の模式図 ……… 85
図9-5　肥大型心筋症の組織像 ……… 85
図9-6　ファロー四徴症の模式図 …… 87
図9-7　大動脈解離の分類 …………… 88

第10回　造血系・リンパ系

図10-1　フィラデルフィア染色体とbcr/abl融合遺伝子 …………… 95
図10-2　急性骨髄芽球性白血病（M2） 98
図10-3　リンパ節構造とリンパの流れ …………………………………… 100

図10-4　結核性リンパ節炎 ………… 100
図10-5　びまん性大細胞性Ｂリンパ腫 …………………………………… 102
図10-6　バーキットリンパ腫における星空像 ……………………… 103
図10-7　多発性骨髄腫の細胞所見 … 103

第11回　呼吸器

図11-1　内反性移行上皮乳頭腫 …… 108
図11-2　鼻咽頭癌（リンパ上皮腫） … 108
図11-3　肺気腫の分類 ……………… 110
図11-4　ブラとブレブ ……………… 110
図11-5　肺水腫 ……………………… 111
図11-6　肺動脈血栓性塞栓症 ……… 112
図11-7　肺高血圧症における叢状病巣 …………………………………… 113
図11-8　気管支肺炎 ………………… 114
図11-9　肺結核の初期変化群 ……… 116
図11-10　肺結核症 …………………… 116
図11-11　高分化型扁平上皮癌 ……… 120
図11-12　肺腺癌 ……………………… 120
図11-13　肺小細胞癌 ………………… 121
図11-14　カルチノイド腫瘍 ………… 122
図11-15　無気肺の原因 ……………… 123
図11-16　縦隔区分と主な縦隔腫瘍の好発部位 ………………………… 124

第12回　口腔・消化管

図12-1　カンジダ症（PAS染色） …… 126
図12-2　口腔粘膜白板症 …………… 126
図12-3　齲歯 ………………………… 127
図12-4　多形性腺腫 ………………… 128
図12-5　ワルチン腫瘍 ……………… 128
図12-6　食道裂孔ヘルニア ………… 129
図12-7　門脈圧亢進の際の側副血行路 …………………………………… 130
図12-8　食道アカラシアによるロート状拡張 ……………………… 130
図12-9　ヘリコバクター・ピロリ菌 131
図12-10　腸上皮化生性胃炎 ………… 131
図12-11　粘膜びらんと潰瘍 ………… 132
図12-12　潰瘍の穿孔と穿通 ………… 132
図12-13　胃底腺ポリープ …………… 133
図12-14　胃の管状腺腫 ……………… 133
図12-15　胃癌の肉眼型分類（胃癌取扱い規約） ……………………… 134
図12-16　胃癌の進展 ………………… 135
図12-17　外痔核と内痔核 …………… 137
図12-18　偽膜性大腸炎 ……………… 138
図12-19　赤痢アメーバ ……………… 139
図12-20　潰瘍性大腸炎 ……………… 140
図12-21　管状腺腫と鋸歯状腺腫 …… 141
図12-22　大腸癌（高分化型管状腺癌） 141
図12-23　直腸に発生したカルチノイド腫瘍 ……………………………… 142

第13回 肝・胆・膵
図13-1 門脈圧亢進症の分類とその原因 143
図13-2 慢性活動性肝炎 144
図13-3 肝広範壊死 145
図13-4 肝硬変症 147
図13-5 肝細胞癌のマクロ(ホルマリン同定後) 148
図13-6 肝細胞癌のミクロ 148
図13-7 胆管細胞癌(肝内)と胆管癌(肝外)の関係 149
図13-8 胆管細胞癌 149
図13-9 胆石の種類 150
図13-10 胆嚢の腺筋症 151
図13-11 胆道癌の区分 151
図13-12 胆石による膵炎の発生 153
図13-13 急性膵炎の発生機序 153

第14回 泌尿器
図14-1 急性尿細管壊死 156
図14-2 糸球体病変の範囲と呼び方 158
図14-3 半月体形成性糸球体腎炎(急性進行性糸球体腎炎) 159
図14-4 糖尿病性腎症(結節性糸球体硬化症) 160
図14-5 強皮症腎 161
図14-6 多発性嚢胞腎 163
図14-7 腎明細胞癌 163
図14-8 サンゴ状結石 164
図14-9 水腎症 165

第15回 生殖器
図15-1 精子無形成 167
図15-2 前立腺肥大症 167
図15-3 前立腺の領域 168
図15-4 精巣胚細胞腫瘍の組織発生 168
図15-5 定型的セミノーマ 168
図15-6 平滑筋腫の局在 169
図15-7 子宮腺筋症 170
図15-8 コイロサイトーシスを伴う軽度異形成(パパニコロー染色) 171
図15-9 子宮内膜癌 172
図15-10 卵巣腫瘍 173
図15-11 尖圭コンジローマ 173
図15-12 胞状奇胎のマクロ所見 174
図15-13 絨毛癌の組織像 174
図15-14 乳腺症 176
図15-15 乳腺線維腺腫(管内型) 177
図15-16 女性化乳房 177
図15-17 乳管内乳頭腫 178
図15-18 パジェット病 180

第16回 内分泌
図16-1 下垂体好酸性腺腫 182
図16-2 橋本病 185
図16-3 甲状腺乳頭癌とそのリンパ節転移 186
図16-4 甲状腺髄様癌 187
図16-5 原発性副腎皮質機能低下症の病態 188
図16-6 先天性副腎過形成(21-ヒドロキシラーゼ欠損型)の発生メカニズム 189
図16-7 褐色細胞腫 190

第17回 筋・骨格系
図17-1 骨折の治癒過程 194
図17-2 骨粗鬆症 195
図17-3 偽痛風 196
図17-4 関節リウマチ 197
図17-5 椎間板ヘルニア 197
図17-6 胃の平滑筋組織, 平滑筋腫, 平滑筋肉腫 202

第18回 脳・神経系
図18-1 神経細胞の軸索傷害に続いて起こる二次的変性のパターン 204
図18-2 髄膜 206
図18-3 頭蓋内圧亢進に関わる病態 206
図18-4 脳梗塞(陳旧化梗塞巣) 208
図18-5 脳動脈瘤の好発部位 209
図18-6 多形膠芽腫 213
図18-7 上衣腫 213
図18-8 神経鞘腫 213
図18-9 ウィルヒョウ-ロバン腔 214

第19回 皮膚
図19-1 表皮内水疱と表皮下水疱 220
図19-2 表皮内微小膿瘍(Munro) 221
図19-3 母斑細胞性母斑(真皮内母斑) 222
図19-4 結節型悪性黒色腫 223
図19-5 脂漏性角化症 224
図19-6 ボーエン病 225
図19-7 基底細胞癌 225
図19-8 石灰化上皮腫 226
図19-9 エクリン汗孔腫 226

第20回 感覚器
図20-1 ぶどう膜 232
図20-2 網膜芽細胞腫 233

表目次

第1回 細胞損傷・適応
表1-1 細胞損傷の原因(ストレス) 2
表1-2 細胞損傷の標的 3
表1-3 フリーラジカル・活性酸素種の発生部位 6
表1-4 フリーラジカル・活性酸素種中和機構の細胞内分布 6
表1-5 萎縮の原因 7
表1-6 化生の例 9
表1-7 可逆的変化・不可逆的変化の形態学的特徴 10
表1-8 壊死の分類 10
表1-9 アポトーシスの形態学的特徴 11
表1-10 細胞内の物質蓄積 13

第2回 炎症
表2-1 炎症の原因 16
表2-2 組織傷害の違いと惹起される炎症・転帰 21
表2-3 組織傷害の治癒過程(完全な再生が起こらない場合) 22

第3回 感染症
表3-1 封入体を形成する病原体 39
表3-2 代表的なリケッチア感染症 33
表3-3 AIDSにおける主な日和見感染症 35

第4回 免疫異常
表4-1 アレルギーの分類と疾患例 39
表4-2 臓器特異的自己免疫疾患と臓器非特異的自己免疫疾患 41
表4-3 SLEの診断基準 42
表4-4 全身性血管炎の分類 43

第5回 循環障害・血液異常
表5-1 出血傾向を呈する疾患・病態 50
表5-2 出血の様式 50
表5-3 浮腫による全身組織の変化 52
表5-4 脱水症の分類 53
表5-5 ショックの原因別分類 53

第6回 腫瘍(新生物)
表6-1 性別・部位別にみた悪性新生物死亡数トップ5 55
表6-2 腫瘍の命名法(日本癌学会) 57
表6-3 腫瘍の発生母地 58
表6-4 腫瘍の命名と組織学的分類 58
表6-5 癌の分化度 60
表6-6 前癌病変の例 60
表6-7 癌の転移様式 62
表6-8 腫瘍の良悪と病理学的特徴の相関 62
表6-9 化学発癌物質 62
表6-10 ヒトのウイルス性発癌 63
表6-11 癌遺伝子の分類 63
表6-12 癌抑制遺伝子の分類と代表的な癌の発見 64
表6-13 腫瘍随伴症候群の代表例 66
表6-14 臨床癌と不顕性癌の種類 67
表6-15 腫瘍マーカー 68

表目次　**xiii**

第**7**回　先天異常・遺伝性疾患
- 表7-1　先天異常の原因 ……………………… 69
- 表7-2　遺伝子異常疾患 ……………………… 71

第**8**回　代謝異常
- 表8-1　代表的なアミロイドーシス … 74
- 表8-2　リポタンパク質の種類と特徴 …………………………………………… 75
- 表8-3　脂質異常症(高脂血症)の分類 …………………………………………… 76
- 表8-4　高カルシウム血症の原因 …… 80

第**9**回　循環器
- 表9-1　心筋虚血の誘因 ……………………… 82
- 表9-2　心筋梗塞組織の経時的変化 … 84
- 表9-3　心筋梗塞の合併症 …………………… 84
- 表9-4　特定心筋症の原因・関連疾患 …………………………………………… 86
- 表9-5　心臓弁膜症の原因 …………………… 86
- 表9-6　感染性心内膜炎と非感染性心内膜炎 …………………………………… 87
- 表9-7　大動脈瘤の分類 ……………………… 89
- 表9-8　高安動脈炎の同義語 ……………… 89
- 表9-9　二次性高血圧症の原因 ………… 91

第**10**回　造血系・リンパ系
- 表10-1　貧血の分類 ……………………………… 93
- 表10-2　造血器腫瘍の WHO 分類 …… 94
- 表10-3　骨髄増殖性腫瘍の分類 ………… 95
- 表10-4　骨髄異形成症候群の WHO 分類 ………………………………………… 96
- 表10-5　急性白血病の分類 (FAB 分類) …………………………………………… 97
- 表10-6　TTP と HUS の鑑別 …………… 99
- 表10-7　リンパ節内部領域と基本的な特徴 …………………………………… 100
- 表10-8　悪性リンパ腫の WHO 分類 … 101
- 表10-9　バーキットリンパ腫の分類 … 103
- 表10-10 ホジキンリンパ腫の分類 (WHO 分類) ………………………………… 105

第**11**回　呼吸器
- 表11-1　ウェゲナー肉芽腫症の病変分布と症状 ……………………………… 107
- 表11-2　閉塞性肺疾患の分類 ……………… 109
- 表11-3　気管支拡張症の原因 ……………… 111
- 表11-4　肺高血圧症の原因 ………………… 112
- 表11-5　肺胞性肺炎と間質性肺炎 …… 113
- 表11-6　間質性肺炎の原因別と分類 … 115
- 表11-7　間質性肺炎の病理組織学的分類 ………………………………………… 115
- 表11-8　主な塵肺症とその特徴 ……… 117
- 表11-9　好酸球性肺炎の原因 ……………… 118
- 表11-10 肺の前浸潤性病変 (前癌病変) …………………………………………… 119
- 表11-11 カルチノイドと小細胞癌・大細胞神経内分泌癌の比較 ……… 122

第**12**回　口腔・消化管
- 表12-1　食道における早期癌, 表在癌, 進行癌 ………………………………… 130
- 表12-2　慢性胃炎の形態学的分類 … 131
- 表12-3　胃潰瘍形成における侵襲因子と防御因子 …………………………… 132
- 表12-4　胃癌の組織型分類 ………………… 135
- 表12-5　イレウスの分類 …………………… 137
- 表12-6　虫垂炎の分類 ………………………… 138
- 表12-7　炎症性腸疾患の比較 ……………… 140

第**13**回　肝・胆・膵
- 表13-1　肝膿瘍形成における病原体侵入経路と原因 ……………………… 146
- 表13-2　肝硬変の原因別分類 ……………… 147
- 表13-3　肝硬変の代表的な合併症と続発症 ……………………………………… 148

第**14**回　泌尿器
- 表14-1　急性腎不全の原因とその分類 …………………………………………… 156
- 表14-2　WHO 分類と臨床像による糸球体病変の分類 ……………………… 157
- 表14-3　原発性糸球体腎炎の分類 … 157
- 表14-4　膜性腎症の原因 …………………… 158

第**15**回　生殖器
- 表15-1　病変部位による卵巣機能不全症の分類 ……………………………… 169
- 表15-2　子宮頸部における扁平上皮異型病変の分類 ……………………… 171
- 表15-3　卵巣腫瘍の分類 …………………… 172
- 表15-4　絨毛性疾患の分類と特徴 …… 175
- 表15-5　乳腺症の組織学的所見 ……… 176
- 表15-6　女性化乳房の原因 ………………… 178
- 表15-7　乳癌の組織学的分類 ……………… 179

第**16**回　内分泌
- 表16-1　下垂体ホルモン欠損と臨床症状 ………………………………………… 183
- 表16-2　SIADH の特徴 ……………………… 183
- 表16-3　甲状腺腫瘍の分類 ………………… 186
- 表16-4　クッシング症候群の主な症状 …………………………………………… 189
- 表16-5　糖尿病の主な合併症 ……………… 192
- 表16-6　膵島細胞腫瘍の種類と特徴 … 192
- 表16-7　多発性内分泌腫瘍症の分類 … 193

第**17**回　筋・骨格系
- 表17-1　骨軟化症／くる病の原因 … 198
- 表17-2　ミオパチーの分類と原因 …… 199
- 表17-3　軟部腫瘍 WHO 分類 …………… 201

第**18**回　脳・神経系
- 表18-1　神経膠細胞の種類 ………………… 203
- 表18-2　疾患に特徴的な神経細胞変性所見 ……………………………………… 205
- 表18-3　頭蓋内圧亢進の原因 ……………… 206
- 表18-4　頭蓋内圧亢進の合併症 ……… 206

- 表18-5　脳浮腫の分類 ………………………… 207
- 表18-6　脳ヘルニア ……………………………… 207
- 表18-7　脳梗塞の原因 ………………………… 208
- 表18-8　年齢と髄膜炎の起炎菌 ……… 210
- 表18-9　脳膿瘍の原因疾患と感染経路 …………………………………………… 210
- 表18-10 アルツハイマー型認知症の分類 …………………………………………… 211
- 表18-11 脳腫瘍の起源 (WHO 分類による) …………………………………………… 212
- 表18-12 ホルモン分泌下垂体腺腫 …… 215
- 表18-13 ヒトプリオン病の分類 ……… 216

第**19**回　皮膚
- 表19-1　代表的な湿疹・皮膚炎群の疾患 …………………………………………… 217
- 表19-2　皮膚血管炎の分類 ………………… 219
- 表19-3　構成細胞の起源による母斑の分類 ……………………………………… 221
- 表19-4　母斑症 (神経皮膚症候群) の代表的疾患と皮膚病変 ………………… 222
- 表19-5　悪性黒色腫の分類 ………………… 223
- 表19-6　毛包由来の腫瘍 …………………… 226
- 表19-7　真正 (性) 皮膚結核と結核疹 229
- 表19-8　梅毒の病期と主な徴候・病変 …………………………………………… 229

第**20**回　感覚器
- 表20-1　緑内障の分類 ………………………… 231

病理学で学ぶもの

病理学 pathology は，語源的に

> 病気（*pathos* = suffering）の学問（*logos* = study）

と定義することができます。

基礎科学の知識を臨床医学に結びつけて，疾病の原因（etiology）を調査し，その疾病成立のメカニズム（pathogenesis）を知ることが病理学の本質ということができるでしょう。

⚠ Point　病理学の学習では，疾病の原因と成立のメカニズムを学ぶ

病理学の基本は，疾病として表現された生体の構造的・機能的異常を観察することに始まります。多くの場合には，からだの一部に生じた形態的変化 morphological changes から疾病を推定することになります。

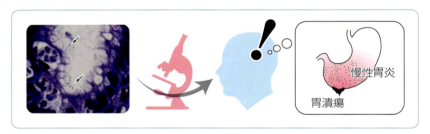

たとえば，顕微鏡下で胃潰瘍の組織所見を観察したとします。この二次元で得られた組織情報から，頭の中では実際に三次元の胃壁ではどのような範囲の潰瘍が形成されているかを推定します。さらに組織学的にみられる上皮の再生像や炎症細胞の種類，肉芽組織の形成や線維化の進行などから時間的要素を検討し，急性潰瘍であるか，あるいは線維化が進み瘢痕化した潰瘍であるかなどの判断をします。もしヘリコバクター・ピロリ菌（図中矢印）の存在や潰瘍周辺の胃粘膜に萎縮や胃全体に慢性炎症があれば，この潰瘍の etiology と pathogenesis を推察することはそれほど困難ではないでしょう。

このように病理学においては，視覚情報に加えて疾病の原因やその成り立ちのメカニズムを知識として備えておくことがとても重要です。逆に，十分な知識がなければ微細な変化がみえてこないことも事実です。さらに現代の病理学においては，進歩した画像情報のみならず，遺伝子情報（PCR など）や遺伝子発現情報（免疫染色）などを合わせた総合的な判断も取り入れるようになり，病理学は近年著しい広がりを見せています。形態観察を軸にして発展してきた病理学は，今や細胞生物学の分野を巻き込みながら進化しているといってもよいでしょう。このような背景をふまえて，本書においても，形態学的記述にとらわれることなく，疾病のプロフィールをあらゆる角度から紹介して，学生諸君が疾患概念を形成しやすいようにしています。

それでは，まずは「第1章　細胞損傷・適応」として，ストレスによって細胞がどのような反応をするか見ていきましょう。

2 第1回 細胞損傷・適応
15 第2回 炎症
25 第3回 感染症
36 第4回 免疫異常
45 第5回 循環障害・血液異常
55 第6回 腫瘍（新生物）
69 第7回 先天異常・遺伝性疾患
73 第8回 代謝異常

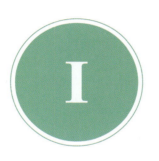

I 病理学総論

病理学総論

第1回 細胞損傷・適応

▶今回の講義内容　A 細胞損傷の原因　B 細胞損傷の標的　C 細胞損傷誘導のメカニズム　D 細胞の適応
E 損傷における細胞内の変化　F まとめ

Dr. レイ	石ころや金属が物質的に定常状態であるのに対して，生物は，外界からのストレスにあわせてその内部を変化させながら恒常性を維持するという大きな違いがありますね．このような内部調節のはたらきは一般的に何と呼ばれていますか？ミトコさん．
ミトコさん	ホメオスタシス homeostasis ですか？
Dr. レイ	そのとおり．ホメオスタシスによって生じる細胞の変化は適応 adaptation と呼ばれるのを知っていますか？
ミトコさん	たとえば萎縮 atrophy とか肥大 hypertrophy のことですね．
Dr. レイ	そう．過形成 hyperplasia と化生 metaplasia も起こります．
ミトコさん	レイ先生，もし細胞が外の環境に適応できなくなったら，どうなるんですか？
Dr. レイ	細胞損傷 cell injury が生じ，それが修復できない場合には壊死 necrosis やアポトーシス apoptosis といった細胞死 cell death に陥ってしまうのです．それでは，具体的に，みていきましょう．

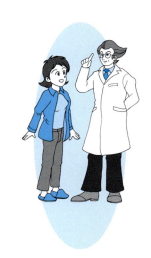

キャノン W. B. Cannon はこの内部環境の恒常性をホメオスタシス homeostasis と呼びました．このホメオスタシスが崩れると，細胞損傷や細胞死が生じます．

A 細胞損傷 cell injury の原因

> **Point** 細胞損傷を起こすさまざまな刺激を総称してストレス stress という

細胞に対してストレスとなりうるものは無数に存在しますが，それらをおおまかに，酸素欠乏，化学的損傷，物理的刺激などに分けることができます（表1-1）．特に酸素 memo は多くのストレスに深く関わりあっています．たとえば，酸素の存在下に他

memo 酸素は細胞の生存に必要なものですが，細胞損傷の原因ともなります．

表1-1 細胞損傷の原因（ストレス）

酸素欠乏 oxygen deprivation	虚血（血流不全），低酸素血症（貧血，一酸化炭素中毒）
化学物質 chemical agents，薬品 drugs	有毒物質のみならず，あらゆる物質は高濃度であればストレスとなる
物理的要因 physical agents	異常温度（高温，低温），放射線，電磁波，電気，気圧，持続振動，外傷など
感染性病原体 infectious organisms	ウイルス，リケッチア，細菌，真菌，原生生物，寄生虫など
免疫反応 immunological reaction	アナフィラキシー反応，自己免疫疾患
遺伝子異常 genetic abnormalities	先天性酵素異常，先天性代謝異常症
栄養障害 nutritional disorders	栄養不足，栄養過剰（糖尿病，動脈硬化）
加齢 aging	ストレスに対する適応・修復能力の低下

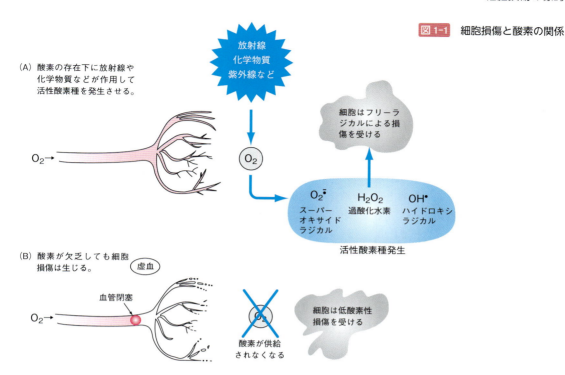

図 1-1 細胞損傷と酸素の関係

(A) 酸素の存在下に放射線や化学物質などが作用して活性酸素種を発生させる。

(B) 酸素が欠乏しても細胞損傷は生じる。

の刺激（放射線，化学物質，紫外線など）が加わると，フリーラジカル memo を発生して細胞損傷を起こします（図 1-1A）。逆に，酸素が欠乏してもストレスとなり，細胞傷害を引き起こします（図 1-1B）。このバランスの上に生命活動が成立しています。

> memo　フリーラジカル
> 細胞損傷を起こす活性酸素種のことです（⇒p.5, C -2参照）。

B　細胞損傷の標的

Point　ストレスは，細胞内のホメオスタシス，好気的代謝，タンパク機能，DNA複製を阻害する

　細胞損傷の標的となる細胞機能は，表 1-2 のように大きく 4 つにまとめることができます。細胞損傷によって**ホメオスタシス**が崩れると，**カルシウムイオン** memo や**ナトリウムイオン**の**濃度勾配**が乱れます。それによって細胞の膨化，さらには細胞死を起こす酵素の活性化が生じます。また，酸素欠乏などによって**好気的代謝** aerobic metabolism が障害されると細胞内の **ATP** がすみやかに枯渇してしまい，ATP 依存性のイオン濃度勾配が保てなくなったり，リボソームの解離から memo **タンパク合成**も障害を受けるといった悪循環が始まります。一方，**DNA 複製**が障害された場合にも，盛んに増殖している細胞に重大な危機をもたらすことは明らかです。

> memo
> Ca^{2+} と Na^{2+} 濃度は，通常 ATP 依存性のポンプ機能により，それぞれの濃度勾配は細胞外≫細胞内に保たれています。

> memo
> タンパク合成のためにリボソームが小胞体上に付着するには ATP によるエネルギーが必要です。

表 1-2　細胞損傷の標的

①ホメオスタシス機能（イオン勾配の調節・維持）
②好気的代謝（ATP の産生と維持）
③タンパク・脂肪の合成・修飾
④ DNA 複製機能（細胞増殖，DNA 修復）

C 細胞損傷誘導のメカニズム

C-1 低酸素 hypoxia／酸素欠乏 oxygen deprivation による細胞損傷

> **Point** 低酸素状態では，ミトコンドリアの酸化的リン酸化（好気呼吸）が障害され，ATP産生が停止する

細胞が**低酸素状態** memo になると，**ミトコンドリア透過性変異** mitochondrial permeability transition（MPT）memo によってミトコンドリア内外のプロトン濃度勾配に依存しているミトコンドリアの**酸化的リン酸化** oxidative phosphorylation が障害され，ATPが枯渇し，**ATP依存性**の多くの細胞内機能が保てなくなります（図1-2）。結果として，ATP産生がストップしてしまいます。

memo — 虚血 ischemia vs. 低酸素 hypoxia
虚血は血流が途絶えることをいいますが，結果的にその領域は低酸素になります。一方，貧血などで低酸素血症 hypoxemia がある場合には，虚血がなくとも組織・細胞は低酸素に陥ります。

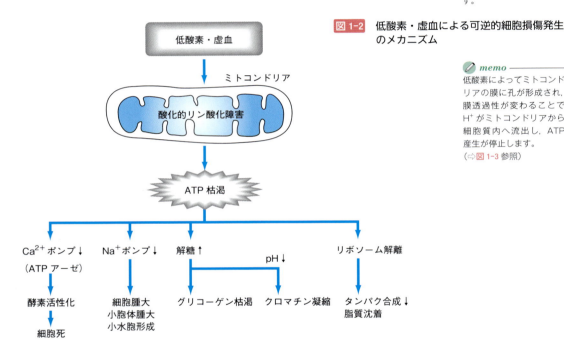

図1-2 低酸素・虚血による可逆的細胞損傷発生のメカニズム

memo — 低酸素によってミトコンドリアの膜に孔が形成され，膜透過性が変わることで H^+ がミトコンドリアから細胞質内へ流出し，ATP産生が停止します。（⇨図1-3参照）

ATP memo が枯渇すると，たとえば，ATP依存性 Na^+ ポンプ機能の破綻から，細胞内水分量が増加して細胞が腫大します。さらに，**ATP依存性カルシウムトランスポーター**（Ca^{2+} ポンプ）の破綻が生じると，細胞死 memo となります。また，ATPが枯渇すると解糖が進み，細胞内グリコーゲンが枯渇します。解糖によるpH低下から**クロマチン凝縮** chromatin condensation を生じます。ATP枯渇とpHの低下で小胞体上の**リボソーム解離** detachment of ribosomes が起こり，**タンパク合成抑制**，さらに**脂肪沈着**が進行することになります（図1-2）。

memo — 細胞内機能の多くはATPに依存しているので，ミトコンドリア傷害は細胞にとって一大事です。

memo — 細胞死
細胞質内の Ca^{++} 濃度上昇により細胞死をおこす酵素群がはたらき始めます。

> **Point** 低酸素が持続すると，**不可逆的損傷** irreversible injury（細胞死）となる

細胞質内の Ca^{++} 濃度上昇は，種々の酵素 memo を活性化し，**細胞死**につながる一連の反応を誘発します。また，ミトコンドリア内から細胞質内へ**チトクロム C** が流出し，**アポトーシス誘導**のシグナルになります（図1-3）（⇨ p. 11，E-3 参照）。

memo — プロテアーゼ protease, ATPase, エンドヌクレアーゼ endonuclease, ホスホリパーゼ phospholipase

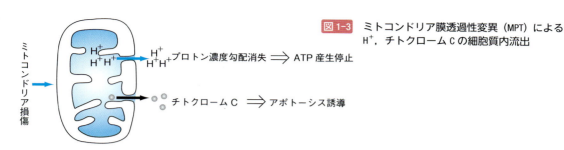

図1-3 ミトコンドリア膜透過性変異（MPT）によるH^+，チトクロームCの細胞質内流出

C-2 フリーラジカル free radical による細胞損傷

生体内には，酸素の毒性に対する防御機構 *memo* が備わっていますが，何らかの原因で酸素の毒性に抵抗できなくなると細胞が損傷されます。

Point 活性酸素（酸素ラジカルとその前駆体）は細胞損傷を引き起こす

代表的な細胞内のフリーラジカル *memo* は**ヒドロキシ（水酸化）ラジカル** hydroxyradical（$OH^•$）と**スーパーオキシドラジカル** superoxide radical（$O_2^{•-}$）です。**過酸化水素** hydrogen peroxide（H_2O_2）は**フェントン反応** Fenton reaction によって $OH^•$ になります。$OH^•$，$O_2^{•-}$ および H_2O_2 をあわせて**活性酸素種** reactive oxygen species と呼びます（図1-4）。

フリーラジカルや活性酸素種は，細胞内のいろいろな部位で発生します（表1-3）。

memo 地表の酸素濃度が上昇し始めた10億年前鋳反映してきた生物は**酸化的リン酸化**で ATP を産生する際の酸素の毒性に対する防御機能を獲得しています。

memo **フリーラジカル**
最外軌道に対をなさない1個の電子をもった化学物質の総称です。

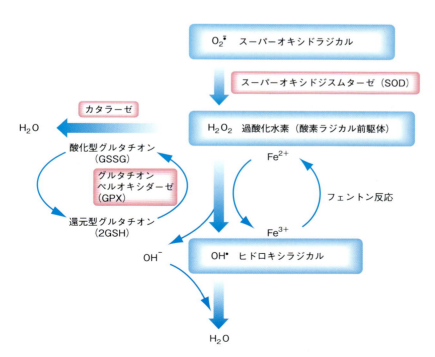

図1-4 細胞内の活性酸素種の代謝
生体は，有害な活性酸素を SOD，カタラーゼ，GPX などによる酵素反応で分解し最終的に H_2O となります。

6　第1回　細胞損傷・適応

表1-3　フリーラジカル・活性酸素種の発生部位

ミトコンドリア	電子伝達系（好気性呼吸の酸化），P450，b5 オキシダーゼ（酸化酵素群）
ペルオキシソーム	オキシダーゼ（酸化酵素群）
小胞体	P450，b5 オキシダーゼ（酸化酵素群）
細胞膜（形質膜）	NADPH オキシダーゼ
サイトソル cytosol	キサンチンオキシダーゼ 遷移金属 Fe，Cu
リソソーム	ミエロペルオキシダーゼ，一酸化窒素合成酵素（NO シンターゼ）

a）フリーラジカル・活性酸素種の発生原因

①放射エネルギー（紫外線，X線など）によって，水 H_2O からヒドロキシラジカル $OH^\bullet$ フリーラジカルや水素 $H^\bullet$ フリーラジカルが作られます。

②生理的呼吸（酸素分子が4つの電子を得て水になる）では，酸化的リン酸化からスーパーオキサイドラジカル→過酸化水素 H_2O_2 →ヒドロキシラジカル $OH^\bullet$ へと反応が進みます。

③一酸化窒素(NO)は NO シンターゼにより生体内の種々の細胞で合成されます。

④外因性化学物質として，たとえば四塩化炭素 CCl_4 の場合には小胞体内の P450 酸化酵素により $CCl_3^\bullet$ が産生されます。

b）フリーラジカルによって引き起こされる細胞内の有害な変化

①膜脂質の過酸化 lipid peroxidation：多価不飽和脂肪酸は酸素由来フリーラジカルの標的です *memo*。

② DNA 損傷（断片化）DNA damage（fragmentation）：チミン残基 thymine residue が標的となります。

③タンパク質交差結合 crosslinking や断片化 fragmentation：スルフヒドリル基 *memo* が標的となります。

フリーラジカル・活性酸素種の中和機構（物質）とその細胞内の作用部位との関係を**表1-4**にまとめました *memo*。

表1-4　フリーラジカル・活性酸素種中和機構の細胞内分布

ミトコンドリア	スーパーオキサイドジスムターゼ superoxide dismutase グルタチオンペルオキシダーゼ glutathione peroxidase
ペルオキシソーム	カタラーゼ catalase
細胞膜，細胞内小器官の膜，核膜	ビタミンA，E vitamin A，E *memo*
細胞質（原形質）	スーパーオキサイドジスムターゼ superoxide dismutase グルタチオンペルオキシダーゼ glutathione peroxidase フェリチン ferritin セルロプラスミン ceruloplasmin ビタミンC vitamin C *memo*

memo
活性酸素により連鎖的脂質過酸化反応が起こります。細胞膜の不飽和脂肪酸が酸化されると細胞機能が低下してしまいます。

memo
スルフヒドリル基
チオール基とも呼ばれる有機化合物です。R-SH であらわされる構造を持ち，タンパクの結合や標識の際の反応基のひとつです。

memo
フリーラジカル・活性酸素種の中和・代謝の最終産物はすべて H_2O となって完全に無毒化されます。

memo
ビタミンA，C，Eを投与すると体内で活性酸素に電子を供給することで中和することができます。

D 細胞の適応 cellular adaptation

ストレスに対する細胞の変化は適応 adaptation と呼び，生理的適応 physiological adaptation と病的適応 pathological adaptation に分けられます。前者では，たとえば妊娠や思春期にはホルモンによって細胞が大きな生理的変化を遂げます。後者では，病的ストレスを受けた細胞は，損傷や細胞死に至らないように自らを変化させようとします。

 病的適応とは具体的にどのようなものですか？

 細胞レベルでの主な病的適応は，萎縮，肥大，過形成，低形成 memo，化生です。さらに化生以外の関係をごく簡単にまとめてみますと，図 1-5 のようになります。

> **memo**
> 萎縮 atrophy vs. 低形成 hypoplasia
> 萎縮は二次的に正常の体積が減少する場合で，最初から正常体積に到達する前にとどまった状態を低形成といいます。
> 肥大 hypertrophy vs. 過形成
> 肥大は細胞の大きさが増加，過形成は細胞の数が増加する状態です。

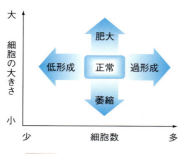

図 1-5 病的適応の相互関係

表 1-5 萎縮の原因

①仕事負荷の減少
②神経支配の消失（denervation）
③血流供給の減少
④栄養不足
⑤内分泌刺激の消失（乳腺，前立腺）
⑥加齢

D-1 萎縮 atrophy

 萎縮とは何ですか？

 いったん正常に発育・分化した組織や細胞が縮小して，その体積を減ずることをいいます。

一般に，構成細胞の小型化による組織体積の減少を単純性萎縮 simple atrophy memo といいます。一方，変性萎縮 degenerative atrophy は細胞傷害（変性・壊死）による組織体積の減少によります。萎縮は全身のあらゆる部位に生じる可能性があり，その原因は，多様です（表 1-5）。生き物の宿命ともいうべきでしょうか。使われないものは常に衰退の運命をたどります。たとえば，ギプスで固定された領域の筋肉のやせ（萎縮）です。閉経後に女性ホルモン刺激の低下による乳腺・子宮の萎縮，動脈硬化などで動脈血流が低下して生じる脳萎縮，栄養不足や加齢による全身的な萎縮，神経支配消失による筋肉の萎縮など，さまざまな状況で萎縮は生じます。

> **memo**
> 萎縮する細胞内では，多くのものが分解されることで，体積が減少しますが，分解されないで残るものもあり，その代表がリポフスチン顆粒 lipofuscin granules です。消耗色素ともいわれ，心筋の褐色萎縮 brown atrophy の際などにみられます。

D-2 肥大 hypertrophy

Point 細胞の大きさの増加とそれに伴う臓器サイズの増大を肥大という（図 1-5）

肥大の原因として，まず組織への機能的負荷があります。たとえば，心臓の生理的

肥大は，アスリートにみられますし，骨格筋に負荷を与え続けるとボディビルダーのようなからだになっていきます。病的肥大では，異常な血圧負荷が心臓に持続的にかかることで，**高血圧性心肥大** hypertensive cardiac hypertrophy になります。このとき左心室壁が求心性（内腔が狭くなる）に肥大することから**求心性心肥大** concentric hypertrophy とも呼ばれます。また，弁膜症などの血流障害でも心臓に対する負荷が増えることになり，結果的には心肥大を起こします。また，肝臓の部分切除後や対側腎の摘出後のように，臓器の一部が欠けた場合にも，**代償性肥大**が起こります。

肥大による負荷の**代償** compensation には限界があります。限界を超えると心筋はもはや対応できなくなり**非代償性心不全** decompensated heart failure に陥ることになります。

D-3 過形成 hyperplasia *memo*

> 🔴**Point**　**過形成**とは組織や臓器内の細胞数が過剰に増える状態である

過形成は，細胞分裂により細胞数が過剰に増加した状態のことです（図 1-5）。

ホルモン刺激による**生理的過形成** physiological hyperplasia の例として，性周期による子宮内膜の変化が挙げられます。たとえば，**エストロゲン** estrogen によってエストロゲン受容体をもつ内膜腺上皮細胞の DNA 合成が促進され内膜は過形成により肥厚します。

病的過形成 pathological hyperplasia の例としては，腫瘍によるホルモンの異所性産生があります。たとえば，ACTH *memo* 産生肺癌において副腎皮質の過形成を生じます。また，ヒトパピローマウイルスが感染した細胞では，ウイルスタンパクが増殖抑制因子である RB や p53 と結合することにより，細胞増殖を促進することも知られています。

D-4 低形成 hypoplasia

> 🔴**Point**　細胞数の減少による組織あるいは臓器の容積の減少を**低形成**という（図 1-5）

先天性発生異常による低形成には，胸腺低形成，肺低形成，低形成腎などが挙げられます。ビタミン B_{12} や葉酸欠乏，放射線治療，抗癌剤投与による骨髄造血細胞の減少は**骨髄低形成** bone marrow hypoplasia と呼びます。ホルモン分泌異常，たとえば下垂体障害によって副腎皮質刺激ホルモン（ACTH）の分泌が障害されると，その標的組織である副腎皮質が低形成となります。

D-5 化生 metaplasia

> 🔴**Point**　分化した細胞が他の成熟したタイプの細胞に入れ替わることを**化生**という

慢性の刺激に対する**細胞適応**のひとつとして**化生** *memo* が生じます。**同一胚葉起源**内の別の分化を示す細胞に置き換わります。通常，化生は**可逆性**ですが，刺激がなくなっても残存する場合があります（図 1-6，表 1-6）。

📝 *memo*
肥大 vs. 過形成
両者は時に区別しがたい。というのも細胞数が変化しにくい心筋や骨格筋以外の組織では，肥大には細胞数の増加を伴うことが多いからです。たとえば，前立腺肥大症では，組織学的には腺の数が増えて過形成を認めますが，臓器としては肥大と表現されています。

📝 *memo*
過形成 vs. 腫瘍性増殖
過形成は可逆的変化であって，刺激がなくなれば細胞増殖が止まります。これに対して腫瘍性増殖では刺激がなくなった後にも**自律的** autonomous に増殖が続きます。

📝 *memo*
ACTH
副腎皮質を刺激する下垂体ホルモンのことです。

📝 *memo*
腫瘍細胞にも化生を伴う場合があり，たとえば類内膜癌の扁平上皮化生や尿路上皮癌の腺様化生が知られています。

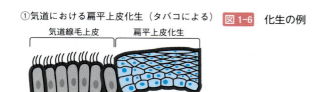

①気道における扁平上皮化生（タバコによる）　図1-6　化生の例

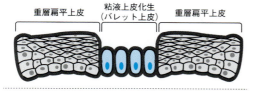

②バレット食道（胃酸逆流による）

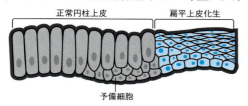

③子宮頸管における扁平上皮化生（びらん・炎症による）

表1-6　化生の例

部位	上皮	化生上皮
気道	線毛円柱上皮	扁平上皮化生
膀胱	移行上皮	扁平上皮化生，腺様化生
子宮頸部	腺上皮	扁平上皮化生
食道	重層扁平上皮	円柱上皮化生（バレット上皮）
胃	単層円柱上皮	腸上皮化生
腸	単層円柱上皮	偽幽門腺化生 *memo*
乳腺	乳管上皮	アポクリン化生

memo　本来，胃の幽門部にみられる腺組織が傷害を起こした腸粘膜や胃体部・底部粘膜に出現する化生です。

E　損傷における細胞内の変化

　細胞機能異常は時間とともに細胞各部の形態変化として認められるようになります。たとえば，DNA損傷や遺伝子発現異常などの分子変化や，電子顕微鏡で観察すると**超微構造変化**は，細胞損傷数分から数時間で現れますが，**光学顕微鏡的変化**あるいは**肉眼的変化**が確認できるようになるには，通常，数時間から数日を要します（図1-7）。

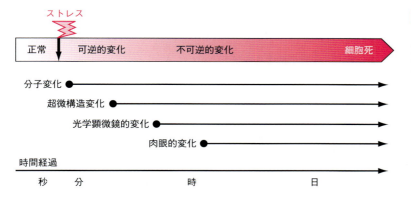

図1-7　ストレスによる細胞の経時的変化

小さなミクロの変化から始まり，時間とともにマクロな大きな変化になっていきます。

E-1　可逆的変化と不可逆的変化

> **Point**　損傷が修復されて機能が元に戻るか否かで，**可逆的変化**と**不可逆的変化**を区別する

　たとえば，脳梗塞は不可逆的な脳組織の壊死ですが，一過性虚血発作（TIA） では，可逆的変化であり組織や機能は元に戻ります（図1-8）。

memo　一過性虚血発作 transient ischemic attack は脳梗塞の一時的な前駆症状として生じます。これは心筋梗塞の前駆症状としての狭心症と対比することができます。

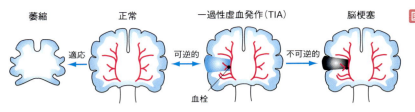

図1-8 脳における適応，可逆的損傷，不可逆的損傷

可逆的 reversible か不可逆的 irreversible の区別は，経過途中ではしばしば困難ですが，生き残った細胞と細胞死に至った細胞を比べてみると，一般に表1-7のような変化が観察できます。

表1-7 可逆的変化・不可逆的変化の形態学的特徴

可逆的変化 reversible change（生存できる viable）			
①細胞膜の変化	細胞間結合のゆるみ，微絨毛の変形，小空胞変性など		
②細胞膨張 cellular swelling	水腫変性 hydropic degeneration	イオンや水分のホメオスタシスが崩れる	
	空胞変性 vacuolar degeneration	小胞体など外膜を有する空胞構造物形成	
③脂肪変性 fatty degeneration	低酸素や有毒物質による代謝障害で，心筋細胞や肝細胞でみられる		
不可逆的変化 irreversible change（細胞死 cell death）			
壊死 necrosis（酵素的細胞消化とタンパク質変性による変化）	①硝子変性 hyalinization degeneration	細胞内グリコーゲンの消失	
	②空胞変性 vacuolar degeneration	酵素による細胞内小器官の消失	
	③核融解 karyolysis	DNase による DNA の消化	
	④核濃縮 pyknosis	DNA 傷害による核の縮小，濃染	
	⑤核崩壊 karyorrhexis	DNA 傷害による核の断片化，分散化	
アポトーシス apoptosis	①核断片化 nuclear fragmentation		
	②アポトーシス小体 apoptotic body memo		

memo — アポトーシスを起こした細胞において，凝集した核断片が細胞膜に包まれたいくつかの構造物（小体）に分かれたものです。

E-2 壊死 necrosis

 壊死とは何ですか？

 不可逆的損傷による組織または細胞の**形態学的な死**を壊死といいます。

壊死は，細胞損傷を受けることによって生じる病的な細胞の死のことです。組織の特徴によって壊死の形態が異なります（表1-8）。

壊死は，凝固壊死 coagulation necrosis と融解壊死 liquefaction necrosis に分けること

表1-8 壊死の分類

分類	特徴	例
凝固壊死 coagulation necrosis	酵素タンパクの失活のため，細胞形態が保たれる	心筋梗塞
融解壊死（液化壊死） liquefaction necrosis	タンパクが少なく凝固しにくいので液化する 細菌感染による白血球集積，その酵素作用によるタンパク分解	脳梗塞 膿瘍形成
乾酪壊死 caseous necrosis	結核菌菌体成分由来の脂質のタンパク融解酵素阻害作用により融解壊死に至らない	結核結節
脂肪壊死 fat necrosis	リパーゼによりトリグリセリドが遊離脂肪酸になり，さらに鹸化する	急性膵炎

ができます。前者は主として循環障害により生じて細胞形態が比較的保たれます。一方、融解壊死は**液化壊死**とも呼ばれ、細菌感染に伴う白血球の集合による酵素消化のため細胞形態が破壊されます。また脳組織が壊死すると、もともとタンパク成分が少なく脂質に富むことから液化します。感染症の中で融解壊死にならない特殊なものとして結核でみられる**乾酪壊死** memo があります（表1-8）。一方、能動的あるいは生物学的適合性を有する**アポトーシス** apoptosis では、壊死とは異なる特徴的な形態学的変化がみられます（⇨ E-3 ）。

> memo
> 乾酪壊死は、壊死巣が液化せずチーズ（乾酪）のように無構造で軟化します。

E-3 アポトーシス apoptosis memo

> **Point** 生理的あるいは病的状態において、細胞自身によってプログラムされた細胞死を**アポトーシス**といい、壊死とは異なった形態変化を示す

> memo
> アポトーシスの語源はギリシャ語で、apo＝leaves, ptosis＝falling すなわち落葉樹が葉を落とすように（実際、季節的な落葉はアポトーシスで生じる）という意味です。
> アポトーシスは、1972年に Kerr, Wyllie, Currie という3人の病理学者によって発見されています。

 アポトーシスとは何ですか？

 壊死とはどう違うのですか？

 壊死と異なり、あらかじめ細胞の中にプログラムされた機構によって細胞死が生じることをアポトーシスといいます。すなわち、細胞の自殺という見方ができます。

　壊死が細胞の破裂による周囲の炎症反応を伴うのに対して、アポトーシスは細胞膜や核膜を最後まで保ったまま自らを断片化して食細胞に取り込まれるので、炎症を起こしにくい特徴があります（図1-9）。
　アポトーシスの形態学的特徴をまとめると表1-9のようになります。

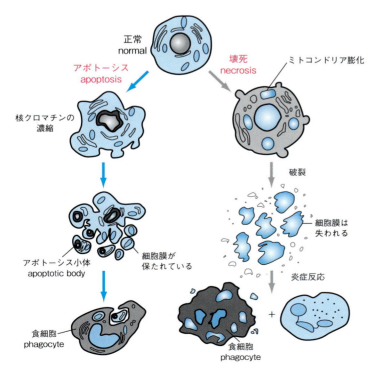

図1-9 アポトーシスと壊死の経時的形態変化の比較

表1-9 アポトーシスの形態学的特徴

①核クロマチン chromatin の濃縮や凝集に続く核断片化
②細胞質の退縮による突起形成
③細胞膜に囲まれた複数のアポトーシス小体 apoptotic body の形成
④周囲の炎症欠如（アポトーシス小体の貪食 phagocytosis）

E-4 損傷における細胞内の諸変化

細胞損傷によって引き起こされる変化を見ていきましょう。

a) 細胞骨格の異常

たとえば，微小管 microtubule *memo* が障害されると気道上皮の線毛運動ができなくなります。アルコール性硝子体やアルツハイマー神経原線維変化は，細胞骨格成分のひとつである中間フィラメントが変性して細胞内に沈着します。

> *memo*
> 微小管は細胞骨格を形成する主要構成要素の1つです。チューブリン分子が重合して作られます。

b) リソソームによる消化 lysosomal digestion の亢進

細胞質内で待機状態にある1次リソソーム内 *memo* には，ほとんどのタンパク質，炭水化物，脂肪を完全に分解することができるさまざまな酵素が含まれています。消化されるべきものを含んだ小胞と1次リソソームが融合して2次リソソーム（貪食リソソームとも呼ばれる）を形成します（図1-10）。

異家貪食 heterophagy は外部から取り込んだものを，自己貪食 autophagy *memo* は細胞内小器官や線維成分など自己細胞内の不要なものを貪食することをいいます（図1-10）。

> *memo*
> リソソームは細胞内小器官の1つで，細胞内で種々の分子を消化します。

> *memo*
> 自己貪食を行う空胞は二次リソソームの一種で，自己貪食空胞または自己リソソームとも呼ばれます。

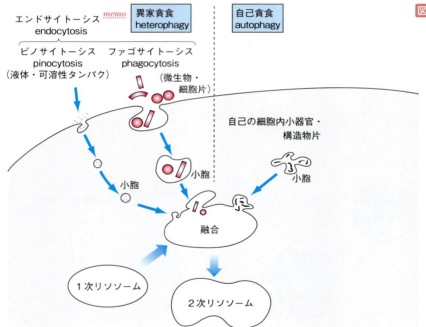

図1-10 異家貪食と自己貪食

> *memo*
> **エンドサイトーシス** endocytosis（飲食作用）
> 細胞膜が細胞内に陥入することによって膜小胞が形成される過程をいいます。微生物や細胞片のような大きなものを取り込む場合をファゴサイトーシス phagocytosis（食作用），液体や可溶性タンパクを取り込んで小さな膜小胞が形成される場合はピノサイトーシス pinocytosis（飲作用）といいます。

c) ミトコンドリア mitochondria 異常による細胞膨化

アルコール性肝障害では，異常な形をした大型ミトコンドリア metamitochondria が出現します。ミトコンドリア筋症 mitochondrial myopathy（⇨ p.200，第17回　筋肉の疾患 C ）では，ミトコンドリアDNAの変異によりミトコンドリアの数，大きさ，形の異常がみられます。オンコサイト oncocyte は，腫大した好酸性の胞体を特徴とする腫瘍ですが，細胞質内にはミトコンドリアが多数集合しています。

d) 滑面小胞体 endoplasmic reticulum の誘導

　　ある種の薬剤（バルビタール，ステロイド，アルコール，アリルヒドロカーボン，殺虫剤）が体内に入ると，肝細胞の滑面小胞体内にある**シトクロム P450 酵素**（CYP）*memo* によって代謝され，その薬剤の代謝産物は体外へ排出されやすくなります。過剰な量の薬剤を投与すると滑面小胞体は肥大したり，数が増えます。

e) 物質の細胞質内蓄積 intracellular accumulation

　　細胞には，無害，有害にかかわらず，一過性あるいは恒常的に物質が蓄積します。蓄積は，細胞質内（特にリソソーム内），核内いずれにも生じます。また，蓄積物には生体内の生理的産物の場合と外来性異常物質が沈着する場合があります（表 1-10）。

> **memo**
> **CYP 分子種の交差反応とは？**
> 同じタイプのミクロソーム酵素 CYP が誘導されるもの同士では，交差作用が存在することが知られています。たとえば，アルコール飲用を続けると CYP2E1 が誘導され，アセトアミノフェンが効きにくくなってしまいます。

表 1-10　細胞内の物質蓄積

物質	沈着部位
脂肪変性 steatosis	肝細胞，心筋細胞
コレステロール cholesterol／コレステロールエステル cholesterolester	泡沫細胞 foam cell（コレステロール滴が充満したマクロファージ） アテローマ atheroma（動脈硬化性血管壁に沈着） ザントーマ xanthoma（皮膚，粘膜の泡沫細胞集合体）
タンパク質 protein	形質細胞腫の細胞質内の免疫グロブリン沈着（ラッセル小体 Russel body）
グリコーゲン glycogen（PAS 陽性顆粒）	糖尿病の腎尿細管上皮，肝細胞，心筋，ラ氏島 β 細胞
色素 pigment	炭粉沈着症 anthracosis（肺に外来性炭塵），リポフスチン lipofuscin（消耗性色素），メラニン melanin
ヘモジデリン hemosiderin *memo*	ヘモジデローシス hemosiderosis（肝，骨髄，膵臓），ヘモクロマトーシス hemochromatosis（全身）

> **Point**
> 正常物質であっても，その産生速度に比べて，
> 分解・代謝・排泄が及ばない場合に組織や細胞に沈着する。

> **memo**
> **ヘモジデリン**
> 赤血球の組織内破壊によって変化した鉄のことです。

　　正常物質として，たとえば肝細胞における脂肪蓄積がそのよい例です。**脂肪変性** steatosis（実質細胞内に**トリグリセリド** triglyceride として蓄積）と呼ばれ，アルコール過剰摂取によっても生じます。低酸素症や心筋炎の場合には，心筋細胞に脂肪変性が生じます。

　　正常物質であっても，その代謝経路における遺伝的な酵素異常（酵素遺伝子の突然変異による）で蓄積するものは特に，**蓄積症** storage disease *memo* と呼ばれます。

> **memo**
> 蓄積症は常染色体劣性遺伝によって生じ（⇨ p.71，表 7-2 参照），遺伝子治療の対象として注目されている。

F まとめ

正常の細胞に**ストレス**が加わり，**ホメオスタシス**が崩れることで**細胞損傷**が起きます。細胞損傷の程度が軽い**可逆的変化**では，細胞は**適応**を示しますが，**不可逆的変化**では，**細胞死**，すなわち**壊死**あるいは**アポトーシス**に陥ります（図1-11）。

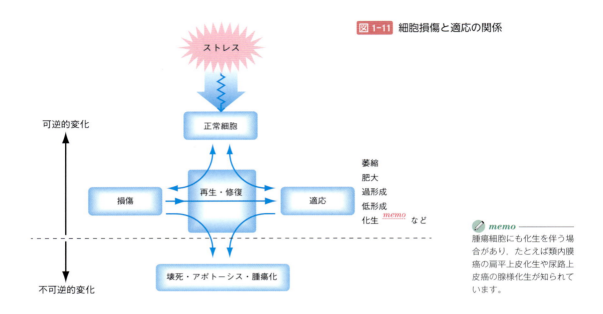

図1-11 細胞損傷と適応の関係

memo ——
腫瘍細胞にも化生を伴う場合があり，たとえば類内膜癌の扁平上皮化生や尿路上皮癌の腺様化生が知られています。

次回は……

第1回の講義では，ストレスが細胞機能に種々の障害を与えることを学びましたが，第2回以降の総論の講義では，この細胞レベルの障害が以下のような病態や疾患の成立に深く関わっていることを概説します。

すなわち，
「第2回　炎症」では，感染・免疫・異常によるからだの反応
「第3回　感染症」では，病原体が生体に引き起こす異常
「第4回　免疫異常」では，免疫担当細胞の異常が引き起こす免疫の異常反応
「第5回　循環障害・血液異常」では，血流や血液成分の異常が引き起こす変化
「第6回　腫瘍」では，遺伝子変異から生じる新生物のふるまい
と展開していきます。

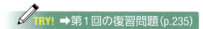

TRY! ➡第1回の復習問題(p.235)

病理学総論

第 2 回　炎　症

▶今回の講義内容　A 炎症の原因　B 炎症の進行過程　C 急性炎症　D 慢性炎症

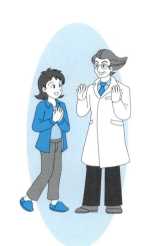

Dr. レイ　炎症の古典的徴候と呼ばれるものを5つ挙げてください。

キラリさん　ハイ，**発赤**(ほっせき) rubor，**疼痛**(とうつう) dolor，**熱感** calor，**腫脹**(しゅちょう) tumor，それに**機能障害** functiolaesa です。難しい言葉ですね。

Dr. レイ　たとえば炎症を皮膚のできものにあてはめて考えるとわかりやすいですよ。

カタル君　赤く（rubor），腫れて（tumor），痛い（dolor）。局所を熱く感じたり（calor），組織が死んでしまうと皮膚としての役割を失う（functiolaesa）ことになるということですね。

Dr. レイ　このような古典的徴候を示す炎症は，主として血管，結合組織，および炎症細胞が担う生体反応によって生じます。

キラリさん　炎症の意義は何ですか？

Dr. レイ　簡単にいうと炎症には，感染除去を含めた生体の**防御反応** defence reaction と**組織修復** tissue repair という2つのはたらきがあります。

　前回はストレスによって組織や細胞に生じる損傷や細胞死および組織修復・再生について学びましたが，第2～4回では，ストレスに対して生体がホメオスタシスを保とうとするはたらきについてみていきます。それには，
　①壊死に続発する炎症と修復反応（第2回）
　②感染から生体を守る反応（第3回）
　③異常な免疫反応（第4回）
が含まれますが，これらの関連性をみてみると，いずれも「炎症」というからだの反応に結びつけて考えることができます。

A　炎症の原因 causes of inflammation

　細胞・組織傷害を生じるあらゆるものが炎症を惹起(じゃっき)する原因となりえますが，その主なものを次のようにまとめることができます（表2-1）。
　まず，第1回で学んだストレスによる壊死や細胞死に対する修復機転としての炎症が代表として挙げられます。感染を機に組織壊死が進行するとその反応として炎症が生じます。自己の細胞や組織に対する異常な免疫反応によっても慢性的な炎症が起こってきます。物理的・化学的刺激の場合も同様に損傷した組織が炎症を惹起します。このように炎症は生体防御のみならず，損傷後の組織修復に向かう重要なステップとなります。

16 第2回 炎　症

表 2-1 炎症の原因

原因	具体例
組織壊死 tissue necrosis	虚血などによる壊死や細胞死の修復
感染 infection	細菌，ウイルス，寄生虫による感染の防御
免疫学的反応 immunological reaction	異常な自己免疫反応による細胞死や抗原抗体反応物質の沈着
物理的刺激 physical stimuli	外傷，熱，低温，放射線などによる組織傷害の修復
化学的刺激 chemical stimuli	酸，アルカリ，毒物などによる組織傷害の修復

B　炎症の進行過程 process of inflammation

いったん炎症が起きると，一般的には次のような段階を経て進行します。

①**液性滲出** exudation：血管壁の透過性亢進により血漿成分が血管外に滲出します。

②**白血球遊出** emigration of leukocyte：好中球と単核白血球が血管外に遊出します。

③**ケミカルメディエーターの活性化** activation of chemical mediators：血管内皮細胞および炎症細胞により種々のメディエーターが放出されます *memo*。

④**分解と除去** degradation and removal：組織・細胞破壊物の酵素的分解と貪食および除去が行われます。

⑤**組織修復と治癒** tissue repair and healing：肉芽組織形成や線維化が生じ，治癒に向かいます。

> *memo* ──
> ケミカルメディエーターは化学伝達物質ともいわれ，細胞間の情報伝達を仲介する物質の総称です。炎症に関係するサイトカインの他にホルモン，神経伝達物質などが含まれます。

C　急性炎症 acute inflammation

Point　血管の変化とケミカルメディエーターが急性炎症の主体を担う

炎症の急性期においては，局所の**微小循環の変化**，および傷害組織と炎症細胞によるケミカルメディエーターの産生・活性化が中心的な役割を果たします。炎症が進行すると，**発熱** pyrexia，**白血球増多症** leukocytosis，**リンパ節腫大** lymphadenopathy，**急性相反応物質** acute phase reactant（APR）*memo* の上昇，**赤血球沈降速度** erythrocyte sedimentation rate（ESR）の亢進などを伴います。

> *memo* ──
> **急性相反応物質（APR）**
> 急性期タンパク質とも呼ばれ，生体に炎症が起こったときに主として肝臓で産生されるもので，CRP は APR の代表です。

C-1　急性炎症における血管反応

炎症初期の局所血管には，収縮・拡張，炎症細胞が動員され，透過性亢進が生じます。

a）血管収縮 vasoconstriction と**血管拡張** vasodilation *memo*

炎症のごく初期には血管はいったん収縮しますが，次に毛細血管および細動・静脈が拡張することによって，局所の血流量が増加します（図 2-1）。通常はほとんど血流のない細い血管にも血流が増加し，全体として**充血** hyperemia が生じ，症状として発赤と熱感になります。

b）炎症細胞の組織への動員

白血球が血管の中心から辺縁部に移動（**辺縁趨向** margination *memo*）し，さらに**接着分子** adhesion molecule のはたらきによって炎症局所の血管内皮細胞に白血球が**接着** adhesion します（図 2-2）。次に好中球と単球はアメーバのような動きによって血管外へ**遊出** emigration します。そして単球はサイトカインによる活性化で**マクロファージ** *memo* に分化し，その**食作用** phagocytosis によって異物，病原体，組織破壊物質を取り込んで消化します。

> *memo* ──
> 急性炎症での血管反応には，セレクチン，細胞間接着分子，血管細胞接着分子，インテグリンなどが関与します。

> *memo* ──
> 白血球の辺縁趨向は，拡張した血管では，血管壁に近いところで血流が緩やかになることによって生じます。

> *memo* ──
> 血液中の単球は，血管外に遊出して貪食作用を示すと，マクロファージと名前が変わります。

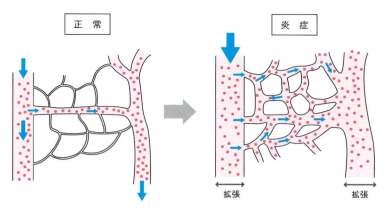

図 2-1 急性炎症における充血
血管拡張によって血液量が増加すると局所が赤く見え，温度も上昇する。

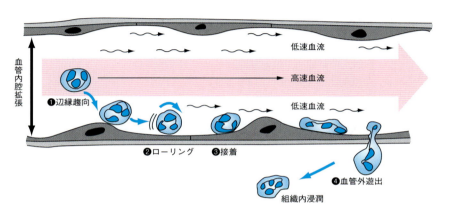

図 2-2 炎症による白血球の血管外遊出

c) 毛細血管透過性 capillary permeability の亢進

　局所に動員され活性化した白血球が血管内皮細胞 *memo* にはたらきかけることで，血漿成分が血管外へ滲出します（図 2-3）。この血管透過性亢進によって生じる細胞間液の増加は**浮腫** edema と呼ばれ，炎症原因物質の希釈としてもはたらきます。この組織変化は**腫脹** tumor という症状として現れます。

memo
血管内皮細胞
間隙には水分子が通り抜けられる程度の大きさの細孔が生理的に存在しています。

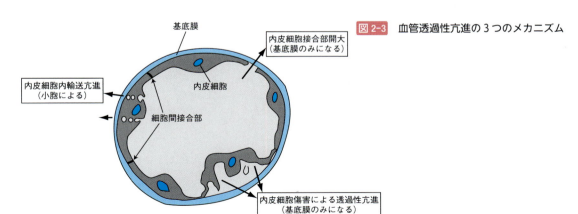

図 2-3 血管透過性亢進の3つのメカニズム

 血管からの滲出液にはどのような意義がありますか？

 滲出液には，血漿中のグロブリン（抗体を含む）による免疫学的な感染防

御作用，線維素沈着（フィブリンネット形成）による病原体拡散の防止，さらには，組織修復の促進などのはたらきがあります。

 滲出液と漏出液の違いは何ですか？

 滲出液 exudate は，炎症などにより多くのタンパク成分を含んだ血液成分が血管外に滲出したものです *memo*。一方，**漏出液** transudate は，血管内圧の亢進や血漿コロイド浸透圧の低下などによって血管内成分が組織内に出てきたもので，タンパク含有量が少ないという特徴があります。

> *memo*
> 炎症が生じると局所の血管では内皮細胞接合部が開裂して，タンパク成分や血球成分が血管外に出ます。

C-2 炎症における各白血球の役割

 炎症に関与する細胞にはどのようなものがありますか？

 顆粒球（好中球，好酸球，好塩基球），単球（組織球またはマクロファージ），血管内皮細胞，リンパ球，形質細胞，線維芽細胞などです（図 2-4）。特に急性化膿性炎症では，顆粒球が重要な役割を示します。

a) **好中球** neutrophil

炎症初期に局所に集合し，つづいて末梢血に**好中球増加症** neutrophilia を生じます。好中球は細菌感染や組織・細胞壊死に対してよく反応します。好中球の顆粒には，過酸化水素分解酵素（強力な酸化剤）である**ミエロペルオキシダーゼ** myeloperoxidase（MPO），**リゾチーム** lysozyme（**ムラミダーゼ** muramidase ともいう）などが含まれていて，殺菌作用があります。

b) **好酸球** eosinophil *memo*

Ⅰ型アレルギー反応によって動員される細胞ですが，寄生虫殺傷に有効な多くの顆粒タンパクを含んでいます。寄生虫感染の際には，虫体由来の走化性物質が**好酸球増加症** eosinophilia の原因となります。

c) **好塩基球** basophil，**肥満細胞** mast cell *memo*

細胞質内に**ヒスタミン** histamine や**ヘパリン** heparin などのメディエーターを含む多数の好塩基性顆粒をもっています。好塩基球の表面に発現している Fc レセプターは，IgE と結合していて，その IgE が抗原と結合するとⅠ型アレルギー反応として**脱顆粒** degranulation が生じてメディエーターを放出します。

d) **単球** monocyte，**マクロファージ** macrophage

骨髄由来の盛んな貪食機能を有する白血球です。成熟段階や活性化によって形態が変化します。骨髄から末梢血中に移行した単球は，血管内から組織中に出て定着すると，**組織球** histiocyte あるいは**マクロファージ** macrophage と呼ばれるようになります。マクロファージは刺激によって活性化し，**類上皮細胞** epithelioid cell や**多核巨細胞** multinucleated giant cell に形を変えます。さらに，臓器に特異的な分化を示すマクロファージ系細胞が存在します。たとえば，肝の**クッパー細胞** Kupffer cell，中枢神経系の**ミクログリア** microglia，骨の**破骨細胞** osteoclast などがその例です。

図 2-4
炎症細胞の形態

好中球

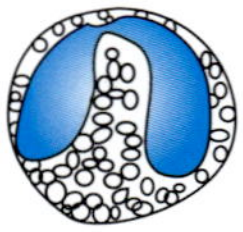

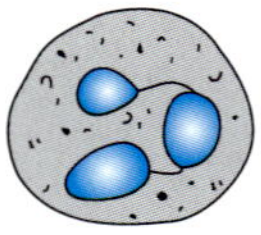

> *memo*
> acidophilic ≒ eosinophilic
> 好酸性 ≒ エオシン好性
> ほぼ同義語として使われますが，エオシン好性というのはエオシンなどの酸性色素によく染まる特性を持っているということを意味しています。

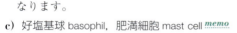
好酸球

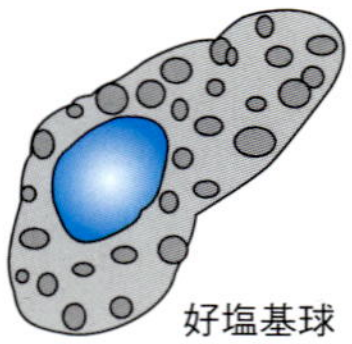

好塩基球

> *memo*
> 肥満細胞
> 血液中の好塩基球が血液外に出て組織内に広く遊走した時に呼ばれる名称です。

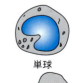
単球

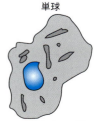
マクロファージ

e) リンパ球 lymphocyte

急性期には，主としてウイルス感染に反応して動員されます。また，慢性炎症で主体となる炎症細胞です。T細胞とB細胞に区別され，それぞれは特徴的な抗原を細胞表面に発現しています。ナチュラルキラー細胞 natural killer cell（NK細胞）もリンパ球の特殊なものです。

リンパ球

f) 形質細胞 plasma cell

終末分化したB細胞であり，分裂能はない。遊走能がなく，健常人の末梢血や体腔液にはみられません。免疫グロブリンを産生します。車軸状のクロマチンを示す偏在核が特徴的です。

形質細胞

C-3 急性炎症の分類

炎症のメカニズムは基本的に同じであっても，その原因の違い，炎症の程度や広がり，滲出物の性状などは多彩です。それぞれの特徴によって急性炎症は次のような修飾語をつけて呼ばれることがあります。

a) 漿液性 serous（カタル性 catarrhal）*memo*

粘膜上皮細胞が保たれながら，粘液や滲出液分泌の増加した状態で，粘膜には充血がみられます。フィブリノーゲンや好中球が血管から遊出しない比較的軽い炎症像です（例：急性カタル性虫垂炎 acute appendicitis catarrhalis）。

b) 線維素性 fibrinous

線維素（フィブリン）fibrin *memo* の析出が著しい炎症で，漿膜炎でみられます。血管透過性が亢進してフィブリノーゲン（線維素原）が血管外に遊出してフィブリン線維素となります（例：線維素性心外膜炎 fibrinous pericarditis）。

c) 化膿性 suppurative（purulent）*memo*

膿 pus の貯留すなわち多量の好中球滲出を特徴とします。好中球が血管外に遊走する強い炎症像です。膿が組織内に限局性に貯留する場合には，膿瘍 abscess となりますが，さらに周辺結合組織に広がった場合には，蜂窩織炎（蜂巣炎）cellulitis あるいはフレグモーネ phlegmone と呼びます（例：化膿性関節炎 suppurative arthritis）。

d) 壊疽性 gangrenous（壊死性 necrotizing）*memo*

広範囲の組織壊死を伴った化膿性炎症を壊疽性（あるいは壊死性）と表現します（例：壊疽性胆囊炎 gangrenous cholecystitis）。

e) 出血性 hemorrhagic

化膿性炎症よりも出血が優勢となる炎症です（例：出血性膀胱炎 hemorrhagic cystitis）。

C-4 急性炎症の成り行き

急性炎症が治癒しない場合には慢性化し，下記にみられるような種々の形態変化へと移行する転帰をとります（図 2-5）。

a) 治癒 complete resolution（再生 regeneration）

炎症の原因が除かれ，元の組織構造と機能が回復・再生します。

b) 膿瘍形成 abscess formation

組織の分解，融解によって形成された空洞に，好中球，単球および細胞片の液状化した混合物が充満した状態です（図 2-6）。膿が排出 drainage されたり，分解酵素により解消することで治癒に向かいますが，膿が残ると膿瘍と周囲組織との

---

memo
カタルとは，粘膜表面から水分が流出してくる状態のことで，粘膜組織は破壊されていない。

memo
フィブリン
トロンビンの作用によってフィブリノーゲンから変化したもので，分子同士の結合でゲル化します。

memo
化膿性炎症の場合には，多量の好中球が消費され，未熟な好中球である桿状球（かんじょうきゅう）band form から分葉球 lobulated form への成熟過程が間に合わずに全白血球数に対する桿状球の割合が増加します。これを左方移動といい，化膿性炎症の指標となります。

memo
壊疽 vs. 壊死
壊死した組織に細菌感染が重複した場合に，壊疽と呼びます。

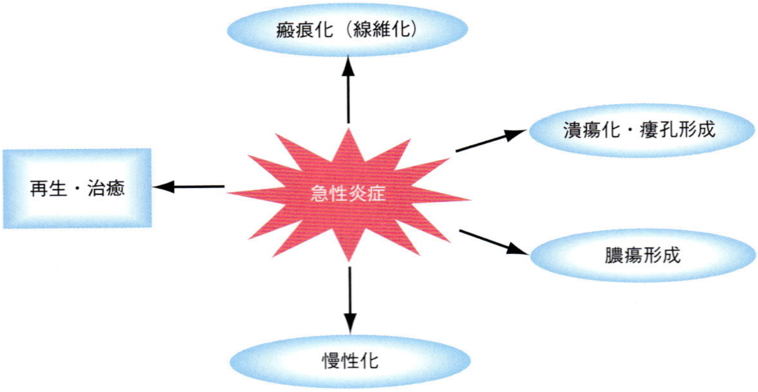

図 2-5 急性炎症の成り行き

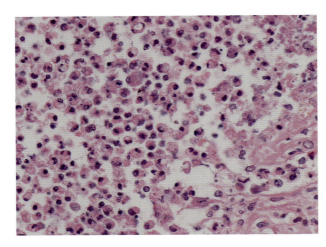

図 2-6 膿瘍形成
好中球，マクロファージ，好酸性の細胞片，フィブリン，壊死物質などが混在し，背景の組織が融解消失している。

間に膜様の結合織増生による被包化 encapsulation が生じます。

c) 潰瘍化 ulceration・瘻孔形成 fistula formation

　潰瘍は，消化管粘膜や皮膚表面にみられるように，被覆上皮およびその直下の間質結合組織が欠損して形成されます。瘻孔は，組織融解によって形成された間隙で，しばしばその開口部より外部に排膿されます。

d) 瘢痕化 scarring（線維化 fibrosis）

　組織の修復機転により肉芽組織が消失し，線維化が進行 memo して組織の変形と機能異常を起こすような変化です。炎症が消退した後も長期間にわたって残存することがあります。

e) 慢性炎症への進展 progression to chronic inflammation

　慢性化した炎症巣では，リンパ球，形質細胞およびマクロファージ主体の炎症細胞群に移行します。

memo ── 線維化の進行により瘢痕化組織は硬くなります。さらに，瘢痕性収縮（拘縮）cicatrical contracture を生じて四肢の機能障害や管腔の狭窄を伴うことがあります。

C-5 組織傷害の修復と再生

Point 傷害された組織には，炎症に続いて修復・再生機転が起きる

　ストレスによって細胞が壊死して組織が傷害されると，生体は"炎症 inflammation"という反応を起こして，傷害の原因や壊死部を除去しようとします。この炎症反応に平行して，組織を元に戻そうとする機能，すなわち修復 repair がはたらきはじめます。

ほぼ完全に組織が復元されることを**再生** regeneration といい，不完全な形で収束すると瘢痕化 scarring *memo* （組織によっては空洞化 cavitation *memo*）が起きます。組織傷害の程度によって整理すると次の表のようになります（表 2-2）。

memo
再生か瘢痕化かの転機の選択は損傷の性質や範囲，炎症反応の起こり方，さらには組織の再生能力などの要素が複雑に関係して決まります（図 2-7）。

memo
中枢神経内では，線維化が生じないので，損傷は瘢痕とはならず，空洞化します。

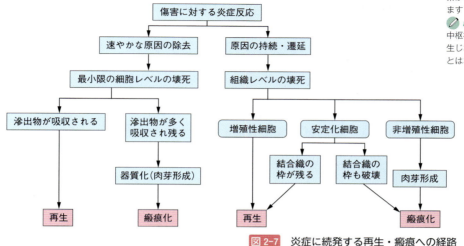

図 2-7 炎症に続発する再生・瘢痕への経路

表 2-2 組織傷害の程度と惹起される炎症様式・転帰

組織傷害の程度	炎症様式	転帰（成り行き）
軽度で単発の傷害	軽度の急性炎症	血管外滲出物・遊走物 →吸収される　あるいは →吸収されず器質化
重大な傷害	高度の急性炎症	再生：組織構築が保たれる　あるいは 瘢痕化：組織構築が破壊される
持続する，あるいは反復する傷害	慢性炎症	

a）再生 regeneration

> **Point** 欠損した組織が同一系統の細胞によって補充され，形態的・機能的に復元される

　造血細胞，消化管粘膜上皮細胞，表皮細胞には寿命があり，絶えず**生理的再生** physiological regeneration を続けています。一方，組織の欠損や機能低下を補うための再生は，**代償性再生** compensatory regeneration となります。再生能力は細胞・組織によって大きく異なります（図 2-7）。再生には，組織幹細胞 tissue stem cell の存在が重要であり，その分化能力や組織内の分布によって，再生能力が決まっていると考えられています。

　近年，多分化能を有する細胞 を用いてこの限界を超える再生医療の開発が急速に進んでいます。

memo
ES 細胞と iPS 細胞
胚幹細胞（embryonic stem cell：ES 細胞）は，発生に全能性を有する胚細胞を培養株化したものです。iPS 細胞（induced pluripotent stem cell）とは，分化した体細胞に特定の遺伝子発現を誘導することで ES 細胞のような多能性と自己複製能を持たせた細胞のことです。

b）**瘢痕化** scarring

　完全な再生ができなかった組織の欠損は，多くの場合に**肉芽組織** granulation tissue を経て最終的には線維組織で置換（線維化 fibrosis）された瘢痕化に至ります *memo*。

memo
中枢神経内では線維芽細胞による線維化が生じないので，瘢痕化ではなく，吸収されて空洞化します。

> **Point** 再生できなかった傷害組織は，
> 炎症，不要物除去，肉芽形成そして瘢痕化を経て治癒する

治癒過程は，阻害する要因 memo の存在などにより組織によって異なる場合もありますが，①炎症反応，②壊死細胞・組織の除去，③肉芽組織の形成，④瘢痕化という過程で進行します（表2-3）。この間は通常約10日〜2週間です。瘢痕化は，生体に悪影響を及ぼします。たとえば，皮膚のケロイド memo や術後のイレウス，関節炎後の拘縮などがあります。

> memo
> 組織修復を阻害する要因として，破壊物・異物の吸収障害，局所の循環障害，ビタミンCやタンパク質の不足などが挙げられます。

> memo
> ケロイド kelloid は線維性結合組織の修復が過剰に進行してしまうことで生じます。

表2-3 組織傷害の治癒過程（完全な再生が起こらない場合）

炎症	血管透過性亢進による血液成分の滲出
壊死細胞・組織の除去	好中球酵素による壊死細胞・組織の融解 マクロファージによる消化・貪食
肉芽形成	線維芽細胞，毛細血管，膠原線維の増生とリンパ球・形質細胞浸潤
瘢痕化	膠原線維の増加と線維芽細胞・毛細血管の減少により線維化が進行し瘢痕形成

D 慢性炎症 chronic inflammation

Point 慢性炎症では単核細胞と線維芽細胞の活動が中心になる

炎症の原因が取り除かれない場合に慢性炎症となりますが，急性炎症反応を経ずに直接慢性化する場合もあります。慢性炎症は組織学的に**単核細胞** mononuclear cells memo（マクロファージ，リンパ球，形質細胞）主体の炎症で，時間経過とともに組織破壊・修復，瘢痕化，変形を生じていきます。

 炎症の原因が持続して慢性化するのはなぜですか？

 比較的毒性の弱い病原体，あるいは好中球の攻撃に対して抵抗性のある病原体（たとえば，結核菌 *M. tuberculosis*，トレポネーマ *Treponema*，真菌 *fungus*，らい菌 *M. leprae* など）は，感染が持続する傾向にあります。体内に取り込まれた塵肺，珪肺，豊胸術後などによる外来物質の長期曝露も慢性炎症の原因になります。自己免疫疾患（橋本病，関節リウマチなど）では，炎症の原因（自己抗原）を取り除くことができないために必然的に慢性の経過をたどることになります。

> memo
> **単核細胞 vs. 多形核白血球**
> 好中球，好酸球，好塩基球など，核の形が分葉を示す多形核白血球（polymorph）に対して，円形〜楕円核を有するものを単核細胞と呼んでいます。

慢性炎症には，肉芽腫性炎症と非特異性炎症が含まれます。

D-1 肉芽腫性炎症 granulomatous inflammation

Point **類上皮細胞** epithelioid cell が集合して**肉芽腫** granuloma memo を形成する特異的炎症を肉芽腫性炎症という

肉芽腫の周辺には通常，リンパ球浸潤を伴います。活性化したマクロファージはしばしば**多核巨細胞** multinucleated giant cell となりますが，特に，核が細胞質の周辺部に馬蹄形に並ぶものを**ラングハンス巨細胞** Langhans giant cell memo と呼び，主として次の「結核」でみられます。

> memo
> **肉芽組織 granulation tissue vs. 肉芽腫 granuloma**
> 肉芽組織は，治癒過程にある炎症，潰瘍，創傷における血管内皮と線維芽細胞主体の増生からなる新生組織です。肉芽腫では，活性化されたマクロファージが主体の病変であることが肉芽とは異なります。

> memo
> **ラングハンス巨細胞（ラ氏型巨細胞）**
> マクロファージの融合により生じます。サルコイドーシス（⇨ D-1 -c）など他の疾患でも出現します。

類上皮細胞 epithelioid cell とは何ですか？

Tリンパ球との相互作用によって活性化し，特殊な形態に変化したマクロファージのことです。病巣を中心として柵状に配列する傾向があり，上皮細胞の極性配列に似るところから類上皮細胞とも呼ばれています。

a) 結核性肉芽腫 tuberculous granuloma

結核菌の感染による病変で**結核結節** tubercle とも呼ばれます。典型的な結核性肉芽腫は，乾酪性壊死を中心に伴うことから，**乾酪性肉芽腫** caseous granuloma ともいいます（図 2-8）。

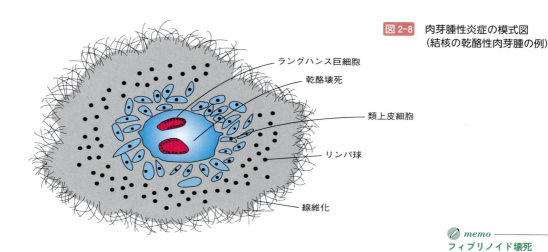

図 2-8 肉芽腫性炎症の模式図（結核の乾酪性肉芽腫の例）

ラングハンス巨細胞
乾酪壊死
類上皮細胞
リンパ球
線維化

b) リウマチ結節 rheumatoid nodule

関節リウマチ rheumatoid arthritis は，中心の**フィブリノイド壊死** fibrinoid necrosis *memo* に向かって柵状に配列する類上皮細胞を特徴とします。

c) サルコイド肉芽腫 sarcoid granuloma

サルコイドーシス（図 2-9）*memo* は原因不明の疾患ですが，典型的には中心部に乾酪壊死を伴わない肉芽腫を形成し，ラングハンス巨細胞および異物巨細胞を含みます。巨細胞の細胞質内には**星状小体** asteroid body や**シャウマン小体** Schaumann body がみられることがあります。

📝 *memo*
フィブリノイド壊死
結合組織が変性・壊死に陥り，均質無構造となり線維素 fibrin 様の形態変化を示すところから名付けられた壊死の一種です。

📝 *memo*
サルコイドーシスと同様の肉芽腫は，クローン病，梅毒，ハンセン病，真菌症などでもみられ，**サルコイド反応** sarcoid reaction と総称されています。

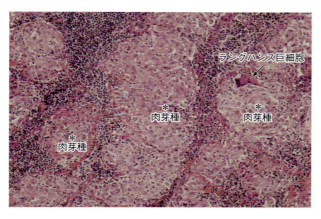

図 2-9 サルコイドーシス
明るい胞体を有するマクロファージの集合した肉芽腫性病変（＊）が多数形成される。ラングハンス巨細胞（↗）を含むが，肉芽腫の中心に乾酪壊死はみられない点が結核と異なる。

d）その他の肉芽腫性病変

リウマチ熱 rheumatic fever（心筋間結合組織にみられる**アショフ結節** Aschoff body），**異物肉芽腫** foreign body granuloma（マクロファージによる異物貪食や異物巨細胞反応を伴う肉芽腫），**ネコひっかき病** cat scratch disease（グラム陰性菌感染によるリンパ節腫張），**黄色肉芽腫** xanthogranuloma（脂肪貪食マクロファージとツートン型巨細胞を伴う肉芽腫），自己免疫疾患（**ウェゲナー肉芽腫症** Wegener granulomatosis），**アレルギー性肉芽腫性血管炎** allergic granulomatous angiitis（AGA），悪性新生物に伴う反応などで肉芽腫性病変が観察されます。

D-2 慢性非特異性炎症 chronic nonspecific inflammation

前述の肉芽腫性炎症に対して，特定の原因による組織球・マクロファージへの刺激がなく慢性の経過をたどる非特異的炎症です。特徴として線維芽細胞の増生と血管新生がみられます。特に著しい線維増生が認められるのは，**慢性肝炎** chronic hepatitis, **慢性膵炎** chronic pancreatitis（図 2-10），**慢性腎盂腎炎** chronic pyelonephritis などです。アレルギー反応を伴う炎症像では，リンパ球，単球，好酸球の浸潤が優勢に認められます。リンパ球増殖による濾胞形成は**橋本病** Hashimoto disease（**慢性甲状腺炎**）などの自己免疫性で特徴的な炎症像として観察されます。

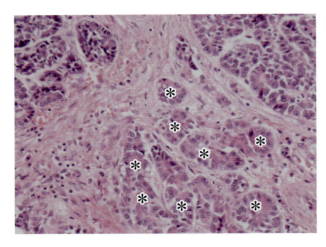

図 2-10 慢性膵炎
膵の腺房組織（＊）の間に著しい線維化と少数の小型リンパ球浸潤がみられる。

TRY! ➡第2回の復習問題(p.235)

病理学総論 第3回 感染症

▶今回の講義内容　A 感染症とは？　B 感染の成立　C 感染の広がり　D 感染防御機構　E 日和見感染症
F 感染症における特徴的組織所見　G 病原体感染細胞の形態学的特徴
H 全身性炎症反応症候群　I インフルエンザ　J 麻疹　K 風疹　L ジフテリア　M 破傷風
N 百日咳　O リケッチア感染症　P 蠕虫症　Q 真菌感染症　R 原虫感染症
S トキソプラズマ症　T 後天性免疫不全症候群　U 突発性発疹（症）　V 咽頭結膜熱

Dr. レイ	生体内に菌が侵入するだけでは感染 infection は成立しませんね。健康体にも常在している微生物を知っていますか？
クルミさん	正常微生物叢 normal flora のことですね。
Dr. レイ	それはからだのどのような部位でみられますか？
ヒラリ君	外界に接するところ，たとえば口腔・咽頭や消化管の粘膜，泌尿生殖器の粘膜などです。常在菌には病原性 pathogenicity はないのですか？
Dr. レイ	実際には，病原性細菌も潜んでいます。抗生物質投与などによって非病原性菌と病原性細菌とのバランスが崩れると，菌交代現象 superinfection が起こって優勢になり感染症を引き起こします。
クルミさん	日和見感染 opportunistic infection も含まれますか？
Dr. レイ	そのとおり。宿主の免疫機構が損なわれると，通常は感染を起こさない菌でさえ重篤な感染症の原因になってしまいます。

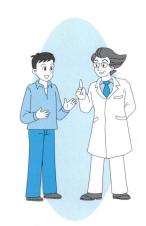

A　感染症 infectious disease とは？

> **Point**　病原体 pathogen が，生体に傷害を起こすことによって感染症が成立する

　感染症の原因となる感染因子 infectious agent には，細菌，ウイルス，真菌，植物，原生動物，寄生虫，節足動物など多くの生物が含まれます。
　人体には有益な共生関係をもつ微生物叢 flora が存在します。腸内細菌叢 intestinal bacterial flora*memo* は病原細菌の侵入を防いだり，物質代謝・免疫賦活化に関与しています。腟粘膜に常在するデーデルライン腟桿菌 Döderlein bacillus は，腟内を酸性に保つことで外界からの細菌の侵入を防いでいます。
　細菌叢の多くは非病原性ですが，病原細菌も含まれています。抗癌剤の投与などによる正常細菌叢の消退をきっかけに，病原細菌が優勢に増殖して感染症を起こすことがあります。これを菌交代現象 superinfection（microbial substitution）*memo* といいます。例として，クロストリジウム・ディフィシル *Clostridium difficile* が異常増殖して偽膜性大腸炎 pseudomembranous colitis（⇨ p.138, E-8 薬剤性大腸炎）を生じることはよく知られています。

memo
腸内細菌叢
広く消化管（食道，胃，十二指腸，小腸，大腸）に常在する正常細菌の集団のことです。

memo
菌交代現象（菌交代症）
腸内などに存在する常在細菌叢の増殖バランスが宿主の状態の変化で壊れることです。

腸管内の非病原性大腸菌が，手術侵襲，虚血，門脈圧亢進などによって破綻した粘膜バリアを通過する，いわゆる**バクテリアル・トランスロケーション**（細菌移行）bacterial translocation によって感染を引き起こす場合もあります。

B 感染の成立

感染症が成立するには，いくつかのステップがあります。まず，外界から体内への感染経路が存在し，しかも病原体の感染力・病原性が宿主の防御力を超えた場合にはじめて感染が成立します（図3-1）。

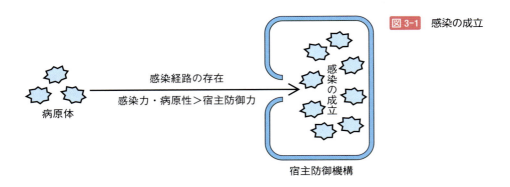

図 3-1 感染の成立

> **Point** 感染力には病原体の増殖速度，細胞・組織侵襲性，毒性が関与する

ウイルスは細胞膜に吸着し細胞内に侵入しようとします。また，細菌の産生する毒素により，粘膜上皮を壊死脱落させることで組織内に細菌が侵入しやすくなります。

病原体の感染力の違いによって，疾患の進行速度（急性・慢性）や重症度が大きく左右されます。菌の増殖速度のみならず，感染成立に必要な病原体の数も，細菌やウイルスの種類によって異なっています。

C 感染の広がり

病原体は侵入した局所のバリア（⇨ p.27, D 感染防御機構）を越えて広がります。

C-1 病原体の進展経路

病原体が体内に侵入するとさまざまな経路で広がります*memo*。侵入局所においては，細菌が産生する外毒素放出や炎症細胞の酵素による組織傷害で病原体が広がります。リンパ管に入ると所属リンパ節に炎症を起こします。血行性に広がると**菌血症** bacteremia あるいは**ウイルス血症** viremia と呼ばれる状態になります。血中に菌が存在しなくとも菌の内毒素などによって菌血症に類似した状態になることを**敗血症** sepsis*memo*（⇨ p.31, 図3-6）と呼んでいます。病原体が体腔や血管内に侵入すると，散布されたように広がり，**播種**（はしゅ）dissemination といいます。

C-2 病原体の至適環境

> **Point** 病原体はからだの中の至適環境に局在する

memo
特殊な感染経路として神経細胞の胞体や空胞，軸索内を移動する病原体には，帯状疱疹（たいじょうほうしん）ウイルスや狂犬病ウイルスが知られています。

memo
菌血症 vs. 敗血症
菌血症のように血中に必ずしも菌が証明できなくとも，感染に起因するサイトカインの放出による全身性炎症反応症候群（SIRS）を呈したものを敗血症と定義しています。

ピロリ菌 *Helicobacter pylori* は**ウレアーゼ** urease 活性を有し，アンモニアを産生して胃酸を中和し，胃粘膜に感染します。小腸には，サルモネラ菌，腸炎ビブリオ，大腸には赤痢アメーバ，腸管出血性大腸菌が感染します。好気性菌である**ブドウ球菌** *Staphylococcus* は皮膚に常在する傾向にありますが，**連鎖球菌** *Streptococcus* は嫌気性に傾いた環境にも生息できるので，口腔，咽頭などにも分布します。

C-3 不顕性感染 inapparent（subclinical） infection

病原体の感染から感染症の発症までを**潜伏期間** latent period *memo* といいます。生体の防御機能が病原体の病原性を封じ込めることができれば，**不顕性感染** inapparent infection（subclinical infection）となります。

いったん感染症を引き起こしても，生体の防御反応が活性化されて病原体の病原性を超えると治癒に向かいます。

memo
潜伏感染 latent infection
ウイルスゲノムが細胞内や生体内に存在するが，感染ウイルスあるいはその抗体を検出できない状態です。例として単純ヘルペスウイルスⅠ型の初感染は不顕性感染が多いのですが，三叉神経節のニューロン中に潜伏感染し，後に刺激によって増殖をはじめ，神経線維中を下行して，口唇ヘルペスを発症します。

D 感染防御機構

 からだはどのようなものによって，感染から守られているのですか？

 物理・化学的バリア，炎症細胞，抗体（液性免疫）などのはたらきによって防御されています。

D-1 物理的バリア physical barrier

表皮の角化層，粘膜表面の粘液，分泌物，気道粘膜の線毛，涙や尿などは病原体の侵入のバリアとしてはたらきます。

D-2 化学的バリア chemical barrier

胃酸，デーデルライン腟桿菌の産生する乳酸，粘膜や腸管の常在細菌叢，リゾチーム，ラクトフェリン *memo* ，ディフェンシンなどの非特異的抗菌物質を含んだ分泌液が知られています。

memo
ラクトフェリン
母乳，血液，分泌液などに含まれ，抗菌，抗エンドトキシン作用を持っています。病原体に必要な鉄イオンを奪ったり，病原体内の鉄イオンと結合することで抗菌作用を示します。

D-3 炎症細胞 inflammatory cell

好中球およびマクロファージは**貪食作用** phagocytosis により殺菌，溶菌作用を示します。この作用は**リゾチーム** lysozyme *memo* や**ミエロペルオキシダーゼ** myeloperoxidase によるものです。**NK 細胞** natural killer cell は，ウイルスに感染することで MHC クラスⅠ分子 *memo* の発現量低下をきたした細胞を傷害します。

memo
リゾチーム
ムラミダーゼともよばれ，細菌細胞壁のペプチドグリカンの結合を加水分解するグリコシダーゼという酵素です。

D-4 抗体 antibody（液性免疫 humoral immunity）

抗原に対する特異的抗体が中心となる免疫です。抗原刺激を受けたB細胞が，ヘルパーT細胞のはたらきにより，抗体産生細胞（形質細胞）に分化します（図 3-2）。

memo
MHC＝主要組織適合複合体
major histocompatibility complex

> **Point** IgG は胎盤を通過して乳児期の感染防御を担う

母体の免疫グロブリンの中で IgG のみが胎盤を通過し，乳児期（生後 6 カ月まで）の**中和抗体** neutralizing antibody として感染防御に関与します。このためこの時期には麻疹，ポリオ，水痘，手足口病のウイルス感染はありませんが，IgG で防御できな

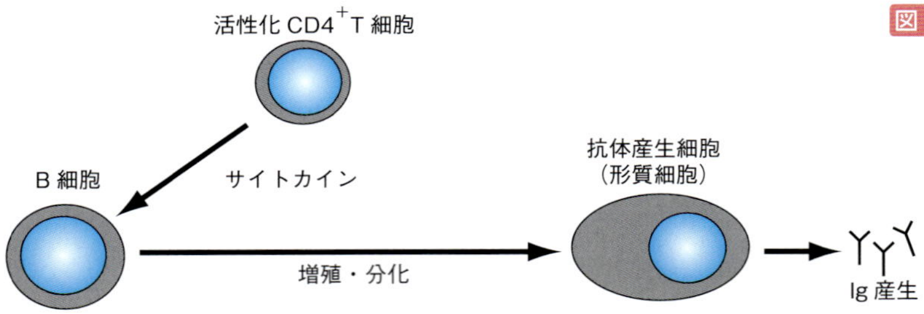

図 3-2 B細胞分化と抗体産生

memo
IgG で殺菌されない**B群連鎖球菌** group B strepto-coccus（GBS）は**化膿性髄膜炎** suppurative men-ingitis を生じます。

い場合もあります*memo*。

D-5 細胞性免疫 cellular immunity（cell-mediated immunity）

特異的な抗体提示を受けたキラーT細胞 *memo* と活性化マクロファージによる免疫です。詳細は免疫（⇨ p.38，第4回 C 細胞性免疫）で説明しています。

memo
キラーT細胞
細胞傷害性を示すCD8陽性T細胞のことで，標的細胞表面に接触して結合し，細胞膜に穴を開けてグランザイムが細胞内に侵入することでアポトーシスを誘導します。

E 日和見感染症 opportunistic infection

健常者では感染を起こさないような弱毒病原体が，宿主の免疫力が低下したために感染が成立し，重篤な病態をきたすものを**日和見感染症**といいます。易感染性をきたす主な原因には，骨髄抑制，液性免疫・補体産生不全，細胞免疫不全，菌交代症などがあります（図 3-3）。その他加齢，糖尿病，腎不全によっても日和見感染を生じます。

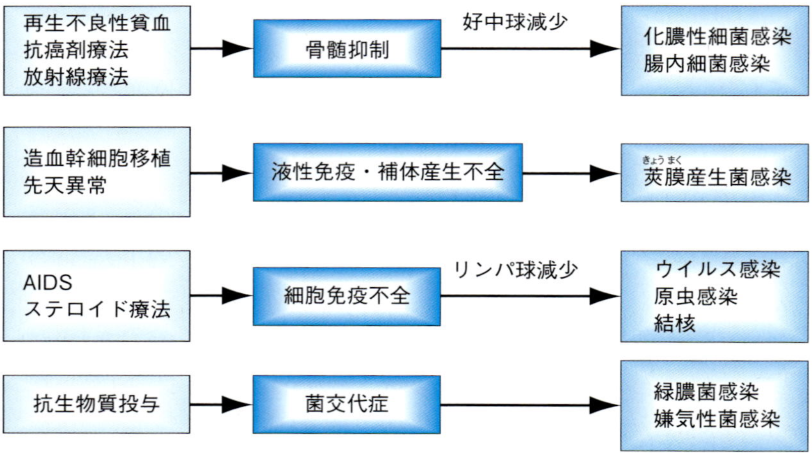

図 3-3
日和見感染症の原因

memo
日和見とは，天気模様を見ることから転じて，事の成り行きを見て有利な方につこうと形勢をうかがうことを意味します。ヒトのからだが弱って病原体がつけ入る様子を日和見感染というわけです。

F 感染症における特徴的組織所見

F-1 急性細菌性感染 acute bacterial infection

a）化膿 purulence

好中球とその変性崩壊物および局所組織の崩壊物が混在する**膿** pus *memo* を生じる炎症です。病原細菌はブドウ球菌と連鎖球菌に代表されます。その他，好中球の反応による化膿性炎症は腸内細菌，インフルエンザ菌，緑膿菌，ナイセリア属などによる感染でもみられます。

memo
化膿した組織中にみられる黄白色〜黄緑色の不透明かつ粘稠性のある液状物を膿といいます。

b) 壊疽 gangrene

> **Point** 細菌感染を伴った組織の壊死を壊疽という

　　壊疽を引き起こす感染症は嫌気性菌が原因となることが多く，腐敗臭やガス発生がみられることもあります。偏性嫌気性*memo*グラム陽性大型桿菌である**ウェルシュ菌** *Bacillus welchii* は，**ガス壊疽** gas gangrene *memo* を起こす代表的な菌です。四肢などの軟部組織に急速に進展する壊死性炎症を起こすものとして，**劇症型Ａ群溶連菌感染症（人喰いバクテリア症）** fulminant group A streptococcal infection があります。

c) 好酸球浸潤 eosinophilic infiltration

　　蠕虫症 helminthiasis では，組織内に**好酸球浸潤**と末梢血の好酸球増多症 eosinophillia がみられます。好酸球の細胞質内の顆粒が，寄生虫に対する毒性を示す **MBP**（major basic protein）を含みます（⇨ p. 18，第 2 回 **C-2** -b）。

d) リンパ球浸潤 lymphocytic infiltration

> **Point** 細菌感染では好中球が主体であり，
> 慢性化するとリンパ球・形質細胞浸潤に移行する

　　細菌感染と異なり，ウイルス感染およびリケッチア感染では，急性期より標的組織や小血管周囲にリンパ球浸潤がみられます。その他，**クラミジア感染** chlamydiasis や**梅毒** syphilis *memo*（**トレポネーマ感染** treponemiasis）では，リンパ球浸潤を伴いますが，形質細胞が混じる場合もあります。

F-2 **肉芽腫性感染症 granulomatous infection**

> **Point** 肉芽腫性炎症を引き起こす一連の感染症である

　　ラングハンス巨細胞 Langhans giant cell を伴う**類上皮細胞肉芽腫** epithelioid granuloma は抗酸菌症（結核菌，非定型抗酸菌症，ハンセン病）および梅毒トレポネーマ感染で形成されます。特に**結核菌** *Mycobacterium tuberculosis* の感染に対する宿主反応では，中央部に**乾酪壊死** caseous necrosis（チーズ様）を伴った肉芽腫性病変がみられます（⇨ p. 23，第 2 回 **D-1** -a）。その他，真菌感染症，らい菌 *Mycobacterium leprae* の感染による**ハンセン病** Hansen disease（leprosy）においても肉芽腫性病変がみられます。

　　化膿性肉芽腫炎症 suppurative granulomatous inflammation *memo* は，類上皮細胞肉芽腫の中央部に膿瘍形成を伴うものです。

G 病原体感染細胞の形態学的特徴

> **Point** ウイルス感染細胞では，特徴的な封入体がみられる

　　封入体 *memo* を形成する代表的な病原体を挙げると**表** 3-1 のようになります。**核内封入体** intranuclear inclusion は DNA ウイルスが感染した細胞の核内で増殖して形成されます。たとえば，**サイトメガロウイルス感染** cytomegalovirus infection では大型の核内封入体が形成されます（**図** 3-4）。単純ヘルペスウイルス，水痘・帯状疱疹ウイルスの封入体は，すりガラス状に肥大した核を呈します。**伝染性軟属腫** molluscum

---

memo
偏性嫌気性 VS. 通性嫌気性
前者は酸素が存在すると発育できません。後者は酸素の有無にかかわらず発育できる細菌（大腸菌など）です。

memo
ガス壊疽では，感染局所に悪臭のあるガスが発生します。

memo
梅毒の病原体は梅毒トレポネーマ *Treponema pallidum* というスピロヘータの一種です。

memo
化膿性肉芽腫炎症を起こす疾患には，**ネコひっかき病** cat-scratch disease，**ブルセラ症** brucellosis，**野兎病** tularemia，**鼠径リンパ肉芽腫症** lymphogranulomatosis inguinale が含まれます。

memo
封入体
細胞・核内に含まれている異物あるいは異種物質のことです。感染したウイルスの増殖により形成されます。

表 3-1　封入体を形成する病原体

病原体	分類	封入体の局在	特徴
単純ヘルペスウイルス herpes simplex virus（HSV）	DNA ウイルス	核内	細胞融合，多核巨細胞
水痘・帯状疱疹ウイルス varicella-zoster virus（VZV）	DNA ウイルス	核内	細胞融合，多核巨細胞
アデノウイルス adenovirus	DNA ウイルス	核内	Cowdry A 型，full 型封入体
サイトメガロウイルス cytomegalovirus（CMV）	DNA ウイルス	核内	フクロウの目 owl eye
ポックスウイルス poxvirus	DNA ウイルス	細胞質内	伝染性軟属腫など
B 型肝炎ウイルス hepatitis B virus（HBV）	DNA ウイルス	細胞質内	すりガラス状肝細胞
麻疹ウイルス measles virus	RNA ウイルス	核内，細胞質内	ワルチン-フィンケルダイ巨細胞
狂犬病ウイルス rabies virus	RNA ウイルス	細胞質内	ネグリ Negri 小体
クラミジア Chlamydia	寄生性細菌	細胞質内	星雲状封入体

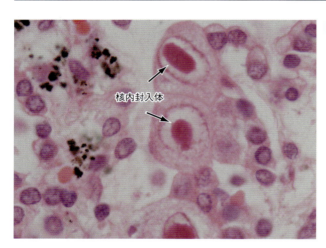

図 3-4　サイトメガロウイルス肺炎
サイトメガロウイルスが感染した肺胞上皮細胞には核内封入体（↘）が認められる。

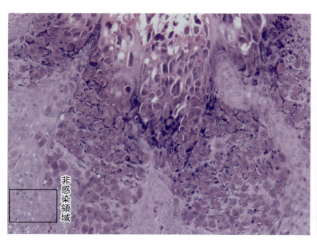

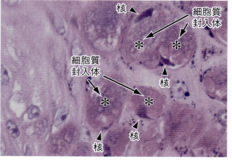

図 3-5　伝染性軟属腫
表皮のケラチノサイトに感染したウイルスが増殖して細胞質封入体（*）を形成し，核が辺縁に押しやられている（▶）。

contagiosum を起こすポックスウイルスやB型肝炎ウイルスはDNA ウイルスですが，**細胞質内封入体** intracytoplasmic inclusion を形成します（図 3-5）。

　一方，RNA ウイルスは細胞質内封入体を形成することが多い。しかし，RNA ウイルスである麻疹ウイルスは核と細胞質の両方に好酸性の封入体を形成します。その際，細胞融合を起こして多核の**ワルチン-フィンケルダイ巨細胞** Warthin-Finkeldey giant cell がみられることがあります。

H 全身性炎症反応症候群 systemic inflammatory response syndrome (SIRS)

> **Point** 侵襲の種類や感染の有無にかかわらず，炎症性メディエーターが全身に起こす免疫・炎症反応を SIRS という

　具体的には，発熱または低体温，頻脈，呼吸数増加，白血球増多を診断基準としています。したがって，外傷，術後，感染症，敗血症性ショックなど炎症性サイトカインによる全身の炎症性反応を示す病態が含まれます。**敗血症** sepsis は SIRSに感染性の存在が確認されたものです（図 3-6）。さらに輸液に反応しない血圧低下を伴うと，**敗血症性ショック** septic shock となります。

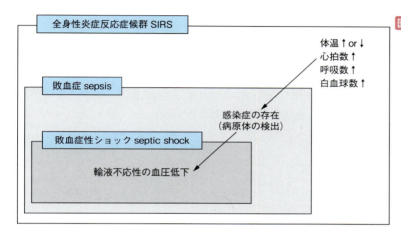

図 3-6　全身性炎症反応症候群 (SIRS) の分類

memo — SIRS は「サーズ」と読みますが SARS (severe acute respiratory syndrome) も「サーズ」といいますので区別してください。

I インフルエンザ influenza

> **Point** インフルエンザウイルスには，A，B，C の 3 型があり，A 型が最も毒力が強い

　A 型は変異しやすく免疫が有効でない。組織学的には，細気管支上皮の壊死を伴う壊死性気管支炎や間質性の炎症が主体となります。また二次感染として，肺炎球菌，インフルエンザ菌，黄色ブドウ球菌による細菌性肺炎の頻度が高い。インフルエンザウイルス A 型には，**赤血球凝集素** hemagglutinin（HA）と**ノイラミニダーゼ** neuraminidase（NA）（シアリダーゼ sialidase ともいいます）をそれぞれ抗原としてもっています。この抗原の種類によってウイルスの型 *memo* が分類されています。新型インフルエンザは，ヒトからヒトへの感染能力を新たに獲得したウイルスによるもので，過去の免疫をヒトが有さないことで急速に広がる恐れがあります。

memo — ウイルスの型分類では，病原性を示すのは，H1N1，H2N2，H3N2 です。最近では，H5N1 型の鳥型インフルエンザウイルスが注目されています。

J 麻疹 measles, rubeola （はしか）

　麻疹ウイルス（パラミキソウイルス科の RNA ウイルス）の空気飛沫感染によって発症し，不顕性感染は少ない。病気の進行は，カタル期，発疹期，回復期の 3 期に分けられます。カタル期は咳，流涙過多の症状や口腔粘膜（耳下腺開口部付近）に**コプリック斑** Koplik spot *memo* を呈します。合併症として中耳炎，肺炎，脳炎などが知ら

memo — コプリック斑
1896 年 Henry Koplik という米国の小児科医によって報告された頬粘膜の白い斑点で，麻疹患者の 90% 以上に出現します。

れています。発疹出現後数日で出現する**麻疹脳炎** measles encephalitis として発症するものと，**遅発性ウイルス感染症** slow virus infection として数年後に起こる**亜急性硬化性全脳炎** subacute sclerosing panencephalitis（SSPE）*memo* があります。SSPE は，ウイルスMタンパクの欠損変異株が神経細胞や膠細胞に持続感染することによって起こります。

> 🔍**Point** SSPE は，麻疹ウイルスの遅発性感染症として生じる脳炎である

　組織学的には，核内封入体を有する神経細胞の出現，神経細胞の消失，星細胞の肥大，グリア線維の増加が広範にみられます。

> *memo*
> SSPE という疾患名の sclerosing（硬化性）は，**グリオーシス** gliosis による脳の硬化がみられることから名付けられています。

K　風疹 rubella

> 🔍**Point** 風疹は垂直感染により胎児奇形を生じる

　風疹ウイルス（トガウイルス科の RNA ウイルス）の感染による感染症で，発熱，発疹，リンパ節腫脹を三徴とします。妊娠 16 週頃までの風疹初感染では，経胎盤感染すなわち**垂直感染** vertical infection を起こし，**先天性風疹症候群** *memo* congenital rubella syndrome（CRS）を合併します。

> *memo*
> 先天性風疹症候群に合併する胎児奇形には，先天性心奇形，白内障，難聴，小頭症，小眼球症などが含まれます。

L　ジフテリア diphtheria

> 🔍**Point** 扁桃の偽膜形成および菌体外毒素による神経炎や心筋炎を起こす

　小児に好発する**ジフテリア菌** *Corynebacterium diphtheria* による感染症です。扁桃に偽膜形成を伴う咽頭炎（クループ）がみられます。ジフテリア毒素により発病後 2 〜 3 週間で房室ブロックなどを伴う**心筋炎** myocarditis を起こします。また，**多発神経炎** polyneuritis により運動性麻痺を起こすこともあります。

M　破傷風 tetanus（TE）

> 🔍**Point** 外傷などにより感染し，菌体外毒素により神経障害を起こす

　破傷風菌 *Clostridium tetani* は芽胞の形で土壌などに存在し，傷口などから侵入して生体内で増殖を始めます。破傷風菌が産生する毒素（菌体外毒素エキソトキシン）は**テタノスパスミン** tetanospasmin と呼ばれる神経毒であり，顔面から体幹四肢に及ぶ横紋筋の痙攣発作を起こします *memo*。

> *memo*
> テタノスパスミンにより咀嚼筋のけいれんによる開口障害と表情筋の持続性けいれんによって特有の破傷風顔貌を生じます。

N　百日咳 pertussis（PERT）

　百日咳菌 *Bordetella pertussis* の感染により，長く続く咳嗽とリンパ球増多を主体とする白血球増多症がみられます。百日咳抗体の中で IgA に属するものは胎盤を通過しない *memo* ので新生児に感染する場合があります。

> *memo*
> 免疫グロブリンのうちで胎盤を通過できるのは IgG です。

O リケッチア感染症 rickettsial infection

リケッチア rickettsia はクラミジアと同様に真核細胞に寄生し，その中でのみ増殖する小型の細菌です。自然界ではノミ，シラミ，ダニなどの節足動物に共生しています。代表的な疾患を次にまとめました（表 3-2）。

表 3-2 代表的なリケッチア感染症

病名	病原体	媒介動物
発疹チフス epidemic louse-borne typhus	R. prowazekii	シラミ
ツツガムシ病 tsutsugamushi disease	R. tsutsugamushi	ダニ
発疹熱 endemic typhus	R. typhi（R. mooseri）	ノミ
ロッキー山紅斑熱 Rocky mountain spotted fever	R. rickettsii	ダニ
Q 熱 Q fever	Coxiella burnetii	ダニ，ウシ生乳

Point 蠕虫は代表的な寄生虫の総称である

P 蠕虫症（ぜんちゅうしょう）helminthiasis

寄生虫 parasite の主なものは**蠕虫** helminth とも呼ばれ，さらに，**線虫類** nematode，**吸虫類** trematode および**条虫類** cestode に分類されます。アニサキスは線虫類に属し，幼虫は中間宿主であるサバ，イカに寄生しています。この幼虫が胃や回腸壁に穿入すると即時型アレルギー反応（Ⅰ型アレルギー反応）を起こし，激しい腹痛を伴います。これは**内臓幼虫移行症** visceral larva migrans のひとつです。**回虫症** ascariasis では線虫の一種である**回虫** Ascaris lumbricoides が小腸腔内に寄生します。**吸虫症** distomiasis *memo* では**住血吸虫症** schistosomiasis *memo* として**日本住血吸虫** Schistosoma japonicum，**マンソン住血吸虫** Schistosoma mansoni，**ビルハルツ住血吸虫** Schistosoma haematobium によるものが知られています。**包虫症** hydatid disease では条虫類のひとつである**エキノコックス** Echinococcus *memo* の幼虫が肝，肺，脳，眼窩に嚢胞を作り寄生します。

Q 真菌感染症 fungal infection

Point 免疫不全状態などで**日和見感染**（ひよりみ）opportunistic infection として発症する

組織内の真菌は一般に PAS 染色やグロコット染色で明瞭に染色されます。

カンジダ症 candidiasis は，最も多い真菌感染症で**カンジダ・アルビカンス** Candida albicans によるものが代表的です。**アスペルギルス症** aspergillosis *memo* は，カンジダ症に次いで多い真菌症で，**アスペルギルス・フミガタス** Aspergillus fumigatus が代表的な病原体です。肺に結節性の感染巣を形成し，ときに菌体が集合して**菌球**（きんきゅう）fungus ball が形成されます。**クリプトコッカス症** cryptococcosis は，主として**クリプトコッカス・ネオフォルマンス** Cryptococcus neoformans を病原体とします。厚い莢膜（きょうまく）を有するが，仮性菌糸を形成しないのが特徴です。ハトなどの糞で増殖し空中にも浮遊して

memo
吸虫は口吸盤と腹吸盤の 2 つの吸盤をもっているために**ジストマ** distoma（di：2 つの，stoma：口）とも呼ばれています。

memo
住血吸虫症は成虫が静脈内（血中）に寄生するところから命名されています。

memo
エキノコックス
キツネ，オオカミ，イヌを終宿主とし，北海道，その他の地域にみられます。

memo
アスペルギルスは糸状真菌で，菌糸が Y 字型に分岐するのが特徴です。

います。しばしば肺の病巣から血行性に脳に新たな病巣が形成するのが特徴です。**ムコール症** mucormycosis は，ヒトの鼻粘膜や副鼻腔にも存在するムコール目に属する真菌によって起こり，糖尿病に合併しやすいことでも知られています。

R 原虫感染症 protozoan infection

> **Point**　原虫とは，ヒトに感染症を引きおこす原生生物の総称である

消化器に寄生する原虫 protozoa *memo* では，**赤痢アメーバ** *Entamoeba histolytica*，**ランブル鞭毛虫** *Giardia lamblia*，**クリプトスポリジウム** *Cryptosporidium* の３つが代表的なものです。腟炎，膀胱炎，尿道炎を起こす**腟トリコモナス** *Trichomonas vaginalis* も原虫の一種です。

マラリア malaria を起こす４種類のマラリア原虫のうち，**三日熱マラリア原虫** *Plasmodium vivax*，**熱帯熱マラリア原虫** *Plasmodium falciparum* の２つがわが国でみられます。ギムザ染色をした血液塗抹標本において赤血球内のマラリア原虫を確認することによって診断されます。

> **memo**
> **原虫**
> 生物学でいう原生動物のことで，一般に動物としての性格（べん毛などの運動性）を有するものを指します。

S トキソプラズマ症 toxoplasmosis

病原体である**トキソプラズマ・ゴンディ** *Toxoplasma gondii* の感染は，ネコの糞やブタなどの生肉に存在しています。経胎盤的に移行（**垂直感染** vertical infection）（⇨ p.69，第7回 **A**）し，死産や奇形の原因となります。後天性では成人の不顕性感染が多い。AIDS 患者では日和見感染として**トキソプラズマ脳炎** toxoplasmic encephalitis がみられます。

T 後天性免疫不全症候群 acquired immunodeficiency syndrome（AIDS）

> **Point**　ヒト免疫不全ウイルス（HIV）に感染した CD4$^+$T 細胞が
> 死滅・減少して免疫不全になる

ヒト免疫不全ウイルス human immunodeficiency virus（HIV）は RNA ウイルスで，**逆転写酵素** reverse transcriptase を有する**レトロウイルス** retrovirus *memo* に属します。免疫不全状態 *memo* に陥ることから，**日和見感染** opportunistic infection（**表 3-3**）や腫瘍（カポジ肉腫，悪性リンパ腫など）が生じます。HIV の感染経路としては，**性感染症** sexually transmitted disease（STD）や輸血，汚染注射針の使用（麻薬中毒）が挙げられます。さらには，母子感染として分娩時の感染や母乳を通しての感染もあります。

> **memo**
> **レトロウイルス**
> ウイルス粒子中に存在するRNA を鋳型にして DNA を合成する逆転写酵素によって宿生 DNA に入り込むことができる。

U 突発性発疹（症） exanthema subitum

生後６カ月〜２年の乳幼児に好発し，高熱とそれに続く全身の皮膚に広がる斑状丘疹を特徴とします。**ヒトヘルペスウイルス 6 型** human herpesvirus 6（HHV-6）の B 型の感染によるものが多く，一部 HHV-7 によるものが含まれます。

> **memo**
> HIV 感染による免疫不全は，ウイルス RNA が DNA に逆転写され，CD4$^+$T リンパ球の染色体 DNA に取り込まれることで CD4$^+$T リンパ球が減少することによって生じます。

表 3-3　AIDS における主な日和見感染症

	病原体	疾患・症状
細菌	結核菌	肺結核および肺外の活動性結核
	非定型抗酸菌	非定型抗酸菌症（リンパ節腫大，全身播種）
	サルモネラ菌	腸炎
真菌	ニューモシスティス	ニューモシスティス肺炎
	カンジダ	口腔咽頭炎，食道カンジダ症
	クリプトコッカス	髄膜炎
ウイルス	サイトメガロウイルス	肺炎，腸炎，網膜炎
	単純ヘルペスウイルス	皮膚・粘膜潰瘍
	JC ウイルス	進行性多巣性白質脳症
原虫	トキソプラズマ・ゴンディ	脳炎
	クリプトスポリジウム	腸炎（下痢）
	イソスポーラ	腸炎（下痢）

V　咽頭結膜熱 pharyngoconjunctival fever

　アデノウイルス（3型，7型）の感染によって生じる急性咽頭炎 acute pharyngitis と結膜炎 conjunctivitis の合併した疾患です。"プール熱"とも呼ばれ，夏から秋にかけてプール水浴後の学童に集団発生することが多くみられます。

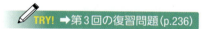

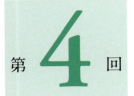

病理学総論 第4回 免疫異常

▶今回の講義内容　A 抗原抗体反応　B 免疫グロブリン　C 細胞性免疫　D 補体系
　　　　　　　　E アレルギー（アレルギー反応）　F 自己免疫疾患　G 免疫不全病

　免疫機構は生体のホメオスタシス維持の重要なはたらきのひとつです。生体における免疫は，前回の「炎症」とも密接に関係しており，感染防止 prevention of infection のみならず，腫瘍の発生を抑制する腫瘍免疫 tumor immunity であったり，異物に対するアレルギー反応 allergic reaction にも働きます。さらに，この免疫反応 memo に異常が生じると，自己免疫疾患 autoimmune disease や免疫不全症候群 immunodeficiency syndrome になります。また，免疫機構は，免疫グロブリンの産生による液性免疫 humoral immunity と細胞相互の作用によって成立する細胞性免疫 cellular immunity の2つに分けて考えることができます（図 4-1）。

> memo
> 免疫反応が行われている場所は主として骨髄，胸腺およびその他の全身リンパ組織（リンパ節，脾臓，扁桃，粘膜随伴リンパ組織）です。

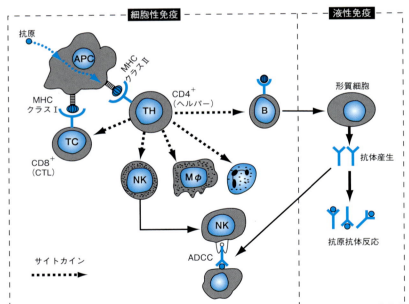

図 4-1
細胞性免疫と液性免疫
TH：ヘルパー T 細胞
TC：細胞傷害性 T 細胞
Mφ：マクロファージ
MHC：主要組織適合複合体
APC：抗原提示細胞
ADCC：抗体依存性細胞傷害作用
NK：ナチュラル・キラー細胞
B：B 細胞

A 抗原抗体反応 antigen antibody reaction

> **Point** 液性免疫は抗原抗体反応で行なわれる

　液性免疫 humoral immunity では，抗原と抗体が結合して抗原抗体複合体 memo antigen-antibody complex が作られます。基本的には可逆的結合ですが，相補性の高い抗原と抗体では反応が抗原・抗体複合体形成の方に傾き，沈降しやすくなります（図 4-2）。

> memo
> 抗原抗体複合体は免疫複合体（immune complex）とも呼ばれます。

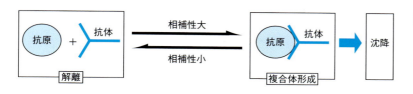

図 4-2 抗原・抗体の相補性と複合体形成
抗原と抗体の相補性が高いほど複合体形成に反応が傾き，沈降反応が起こりやすくなる。

抗原と抗体が結合すると次に挙げる作用を引き起こします。

① **沈降反応** precipitation reaction：可溶性の抗原と抗体が多数結合して集塊が形成され，全体として不溶性になって沈降します。
② **凝集反応** agglutination reaction：赤血球や細菌などの抗原と抗体が複合体を作ると，集塊状になって凝集が生じます。
③ **毒素中和反応** toxin neutralization reaction：抗原が毒素であった場合には，抗体の結合によって毒力が中和されます。
④ **オプソニン作用** opsonization *memo*：食細胞の表面にある Fc 受容体に，抗原・抗体結合物の Fc 領域が結合することによって食作用を誘発することをオプソニン作用といいます。
⑤ **補体結合反応** complement fixation：抗原抗体結合物（IgG または IgM）の Fc 領域が，補体系を活性化します。

memo
オプソニン opsonin
細胞や微生物の表面に結合して，食細胞の貪食作用の感受性を高める物質の総称です。

B 免疫グロブリン immunoglobulin

Point 抗体（免疫グロブリン）はB細胞によって分泌される可溶性分子で，さまざまな抗原を認識する

免疫グロブリン immunoglobulin (Ig) は，抗原に結合する Fab という Ig 分子の**可変領域** variable region と，抗原に結合しない Fc という**定常領域** constant region から構成されています（図 4-3）。一方，T細胞受容体は**主要組織適合複合体** *memo* major histocompatibility complex (MHC) を介してのみ抗原に結合できるのに対して，Ig は他の助けなしに抗原と直接結合することができます。

memo
MHC
T細胞受容体に抗原ペプチドを提示するはたらきをもつ分子であるクラスI分子とクラスII分子をコードする遺伝子領域のことです。

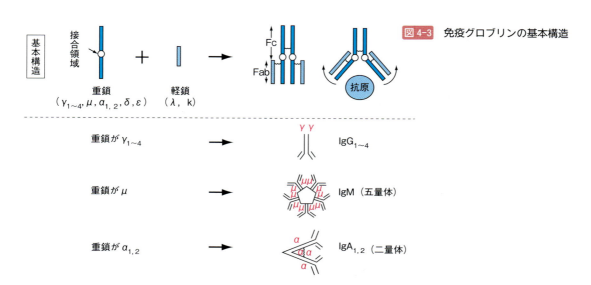

図 4-3 免疫グロブリンの基本構造

免疫グロブリンの**軽鎖** light chain は λ と κ いずれかで構成され，**重鎖** heavy chain の種類によって IgG$_{1\sim4}$ ^memo^，IgA$_{1,2}$，IgM，IgD，IgE に分類されています（図 4-3）。IgG は血清免疫グロブリンの中で最も多く存在しています。それぞれの抗原によって異なる IgG$_{1\sim4}$ のサブクラスが産生されます。IgM は五量体を形成する**マクログロブリン** macroglobulin ^memo^ です。このため多価抗体として，赤血球凝集能，細菌凝集能が強く，溶血や殺菌作用に優れています。IgA には，**血清型**と**分泌型**があります。後者は形質細胞によって作られた IgA が粘膜上皮細胞に取り込まれ，糖タンパクである**分泌成分** secretory component（SC）が付加され，粘膜表面から管腔内に分泌されます（図 4-4）。これによって抗原の粘膜内への侵入を防ぐ役割をもちます。

> memo
> すべての免疫グロブリンの中で IgG$_{1\sim4}$ のみが胎盤を通過することができ，母体由来の IgG は生後 3 カ月頃まで存続します。

> memo
> マクログロブリンは，分子量が大きな可溶性の血清タンパクのことですが，通常は IgM（五量体で大きい）のことをさします。

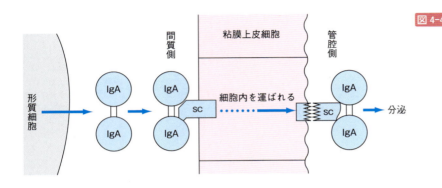

図 4-4 **分泌型 IgA の産生と分泌**
形質細胞によって産生された二量体 IgA（J 鎖で結合）は，上皮細胞の基底側で分泌成分（SC）と結合して上皮細胞内に取り込まれ，粘液とともに管腔側に分泌される。

C 細胞性免疫 cellular immunity

> Point T細胞は抗原提示細胞上の MHC 分子に結合した抗原のみを認識できる

T 細胞が活性化され，**抗原特異的受容体** antigen-specific receptor をもつようになるには，**抗原提示細胞** antigen-presenting cell（APC）^memo^ の助けを必要とします。タンパク分解処理を受けた抗原が**主要組織適合複合体** major histocompatibility complex（MHC，ヒトの場合には HLA に相当）とともに APC 細胞表面に提示されます。T 細胞受容体は，単独の抗原を認識することはできず，APC 細胞上で MHC（HLA）と複合体を形成した抗原のみに結合できます（図 4-5）。

> memo
> **抗原提示細胞**
> CD8 陽性キラー T 細胞と CD4 陽性ヘルパー T 細胞に対して MHC 分子に結合した抗原ペプチドを提示する細胞です。樹状細胞が主役で，マクロファージや B 細胞もこれに含まれます。

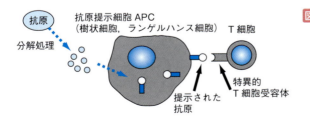

図 4-5 **T 細胞の抗原認識機構**
酵素で分解処理された抗原は，抗原提示細胞（APC）に取り込まれ，HLA クラス II 抗原とともに APC 細胞表面に提示され，T 細胞受容体によって認識される。
○分解された抗原
■HLA クラス II 抗原

免疫担当細胞の表面に発現している機能分子には，CD（clusters of differentiation）番号が付けられています。たとえば，CD3 は T 細胞抗原受容体をもつすべての T 細胞に発現しています。CD4 は，**ヘルパー T 細胞** helper T cell で発現しますが，HIV 感染受容体にもなっているため，AIDS 患者では CD4 陽性細胞が著しく減少します。CD8 は**細胞傷害性 T 細胞** ^memo^ cytotoxic T lymphocyte（CTL）のマーカーです。**ナチュラルキラー細胞** natural killer（NK）cell は CD56，CD57 分子を発現しています。抗原に

> memo
> 細胞傷害性 T 細胞は抗原受容体のはたらきによって，特異的な抗原を発現している細胞（感染細胞など）に**パーフォリン** perforin，**グランザイム** granzyme などを含む顆粒を放出することによって細胞傷害を起こします。

対する特異性は低いが，ウイルス感染細胞や癌細胞を攻撃します。このように，特異抗原を表面に発現している標的細胞が，その抗原に対するIgG抗体のFc領域と結合する受容体（CD16）をもつNK細胞やT細胞に傷害される作用を**抗体依存性細胞傷害** antibody-dependent cell-mediated cytotoxicity（ADCMCまたはADCC）といいます（図4-1）。CD4陽性T細胞によって，マクロファージや好中球，好酸球，肥満細胞が活性化されます。

D 補体系 complement system

補体系にはいくつの補体があるのですか？

補体の成分はC_1～C_9で表され，それぞれのサブタイプをあわせて20種以上のタンパクから構成されます。

> **Point** 補体の活性化によって標的細胞の細胞膜が破壊される

抗原抗体複合体のFc領域がC_1に結合することによって補体の連鎖的反応素（カスケード）が活性化されていきます。これは**補体古典経路** classical complement pathwayと呼ばれています。一方，抗体を介さずに内毒素や**プロペルジン** properdinなどによって活性化される**補体第二経路**（副経路）alternative complement pathwayやレクチンによる活性化経路も存在します。いずれにしても，最終的にはC_{5b6789}という**膜侵襲複合体** membrane attack complex（MAC）が産生され，これが標的細胞の細胞膜に穴をあけて殺菌効果を示します。たとえば，MACが赤血球に作用すると，ヘモグロビンの流出，すなわち溶血を生じることになります。

memo
補体の非働化
血清を56℃で加熱処理すると，C1qが熱に弱いので補体反応を抑制できます。熱に強いIgGのみの作用を期待するときに，熱処理が行われます。

E アレルギー allergy（アレルギー反応 allergic reaction）

アレルギー反応 *memo* には，5型があります（表4-1）。液性免疫によるものはⅠ，Ⅱ，Ⅲ型で反応が速く，細胞性免疫によるものは反応に時間を要するⅣ型が含まれます。また，細胞機能亢進を示す刺激型としてⅤ型があります。

E-1 Ⅰ型アレルギー／アナフィラキシー型 anaphylaxis 即時型（そくじがた）アレルギー immediate allergic reaction

細胞表面のIgEとそれに対する抗原が結合することによって，肥満細胞，好塩基球の**脱顆粒**（だつかりゅう）degranulation，すなわち**ヒスタミン** histamineや**ロイコトリエン** leukotriene

memo
ある物質に対して生体が過敏に反応することを，一般にアレルギーといいますが，ここで取り上げる広義のアレルギーとは，免疫反応のみならず，それに引き続いて起こる組織・臓器の障害のすべてを含みます。

表4-1 アレルギーの分類と疾患例

アレルギー型		疾患名
Ⅰ型	アナフィラキシー型（即時型）	アナフィラキシーショック（ペニシリン，ハチ毒），蕁麻疹，アレルギー性鼻炎，花粉症，枯草熱，気管支喘息，食物アレルギー
Ⅱ型	細胞傷害型	自己免疫性溶血性貧血，橋本病，不適合輸血，グッドパスチャー症候群
Ⅲ型	免疫複合体型	免疫複合体糸球体腎炎（SLEなど），アルチュス反応
Ⅳ型	遅延型	ウイルス・真菌・結核菌感染症，移植免疫反応，接触性皮膚炎
Ⅴ型	刺激型	バセドウ病

などのケミカルメディエーターが放出されます。これにより血管拡張，血管透過性亢進や平滑筋収縮が生じます（図 4-6）。

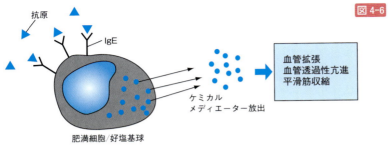

図 4-6 Ⅰ型アレルギー／アナフィラキシー型 memo のメカニズム

抗原が肥満細胞／好塩基球の表面にある IgE と結合するとケミカルメディエーターが放出される。

> memo
> アナフィラキシー様反応 anaphylactoid reaction
> IgE 抗体を介さないで同様の病態を生じるもので，アレルゲンへの初回曝露でもアナフィラキシーを起こします。

E-2 Ⅱ型アレルギー／細胞傷害型 cytotoxic type

抗原をもった細胞に特異的抗体が結合して傷害を起こす反応です。細胞表面の抗原に結合した IgG 抗体の Fc 領域が他の細胞に認識されて細胞が傷害されます（図 4-7）。

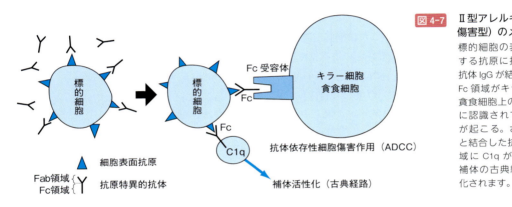

図 4-7 Ⅱ型アレルギー（細胞傷害型）のメカニズム

標的細胞の表面に存在する抗原に抗原特異的抗体 IgG が結合し，その Fc 領域がキラー細胞や貪食細胞上の Fc 受容体に認識されて細胞傷害が起こる。さらに抗原と結合した抗体の Fc 領域に C1q が結合して，補体の古典経路が活性化されます。

E-3 Ⅲ型アレルギー／免疫複合体型（アルチュス反応 memo） immune complex type（Arthus reaction）

抗原と抗体の結合物である**免疫複合体** immune complex が局所に沈着して，補体活性化，血小板凝集，多核白血球遊走，血管作用性アミン放出などを引き起こします。**血清アレルギー** serum allergy は，**血清病** serum sickness とも呼ばれ，発熱・リンパ節腫脹皮疹，関節痛がみられます。これは抗原が過剰状態にある場合に，免疫複合体が可溶性になって血中を循環しやすくなり全身に障害を起こすことになるからです。たとえば，SLE では免疫複合体が腎糸球体基底膜に沈着することで糸球体腎炎が誘発されます。

> memo
> アルチュス現象 Arthus phenomenon
> 抗体過剰状態の個体の局所に抗原を投与すると，免疫複合体が形成され，抗体の Fc 領域が補体を活性化し，一連のアレルギー反応が進行するというものです。Arthus はフランスの生理学者。

E-4 Ⅳ型アレルギー／遅延型（細胞媒介型免疫） delayed-type（cell-mediated immunity）

感作 T 細胞 memo sensitized T cell と**活性化マクロファージ** activated macrophage のはたらきによって惹起される反応で，24～72 時間かかって出現します。遅延型の例として 48 時間後に判定する**ツベルクリン反応** tuberculin reaction を思い出してみるとよいでしょう。

> memo
> 感作というのは抗原に特異的な免疫応答がはたらき始めることで，感作された T 細胞はサイトカインを分泌したり，キラー活性を発現したり，B 細胞の抗体産生を刺激するようになります。

E-5　V型アレルギー／刺激型 stimulative type

　抗原（特に自己抗体）が標的細胞に結合することによって，その機能が亢進し，臓器や個体レベルで障害を生じる場合があてはまります。例として，**バセドウ病** Basedow disease _memo_ があります。

> **memo**
> バセドウ病では抗TSH受容体抗体に甲状腺刺激作用があり，甲状腺機能亢進をきたします。

F　自己免疫疾患 autoimmune disease

> **Point** 自己免疫疾患は個体内の構成成分を抗原とするアレルギー反応によって起こり，臓器特異的と臓器非特異的なものに分類できる

　自己には反応しないという**免疫寛容** immune tolerance の機構が破綻することによって，自己細胞あるいは細胞産生物質に対する免疫応答が引き起こす疾患です。特定の臓器に特異的に起こる**臓器特異的自己免疫疾患** organ-specific autoimmune disease と，全身性に起こる**臓器非特異的自己免疫疾患** organ-nonspecific autoimmune disease に分けることができます（表4-2）。

表4-2　臓器特異的自己免疫疾患と臓器非特異的自己免疫疾患

	疾　患	抗　原
臓器特異的自己免疫疾患	橋本病	チログロブリン
	1型糖尿病	膵島細胞
	2型糖尿病	インスリン受容体
	自己免疫性溶血性貧血	赤血球
	特発性血小板減少性紫斑病	血小板
	悪性貧血	内因子，胃の壁細胞
	自己免疫性萎縮性胃炎	胃の壁細胞
	潰瘍性大腸炎	大腸上皮リポ多糖体，リンパ球
	原発性胆汁性肝硬変	ミトコンドリア，平滑筋，細胆管上皮
	グッドパスチャー症候群	基底膜（腎糸球体，肺胞壁）
	重症筋無力症	神経筋結合部アセチルコリン受容体
	尋常性天疱瘡	皮膚扁平上皮有棘細胞膜
臓器非特異的自己免疫疾患	全身性エリテマトーデス	核物質（DNA，RNA，核タンパク質）細胞（赤血球，白血球，血小板）
	関節リウマチ	IgG，核物質
	シェーグレン症候群	核物質（SS-A，SS-B），外分泌腺導管上皮
	多発性筋炎，皮膚筋炎	核物質（アミノアシルtRNA合成酵素）
	強皮症	核物質（特に核小体関連物質）

　自己免疫疾患における，免疫応答の成立には通常の免疫とは違ったメカニズムが推定されています。たとえば，薬品や化学物質，物理刺激によって抗原が変化したり，炎症などによってタンパク分解を受けることによって，抗原が新しく形成されたり，マスクされていた抗原が分解・変性で露出したりすることが考えられています。また，ウイルスなどの微生物の抗原と自己組織中の抗原との間に生じる交差反応も知られています。

第4回　免疫異常

F-1　全身性エリテマトーデス systemic lupus erythematosus（SLE）

> **Point**　抗核抗体の産生を特徴とし，多臓器に多彩な病変を示す慢性難治性炎症性疾患

　種々の核成分に対する自己抗体，特に**二本鎖 DNA** double strand DNA と**リボ核タンパク** ribonucleoprotein（RNP）である **Sm タンパク** *memo* に対する抗体が特徴的に検出されます。これらの自己抗体によって形成される免疫複合体が引き起こす病変・臨床症状は多彩です（表 4-3）。

memo　抗 Sm 抗体は，SLE に特異的に出現する自己抗体であり，Smith という SLE 患者の血清中に認められたことに由来する名前です。

表 4-3　SLE の診断基準（下記の 11 項目のうち 4 項目以上を満たすと SLE と診断される）

基準項目	定義・説明
① 頬部発疹 malar rash（蝶形紅斑 butterfly erythema *memo*）	頬部から鼻背にかけて左右対称性にみられる固定した紅斑でステロイドにより軽快する
② 円板状紅斑 discoid lupus rash	隆起した円形紅斑状の病変で角化鱗屑と毛嚢栓を伴う
③ 光線過敏症 photosensitivity	太陽光に対する異常反応として生じる発疹が観察される
④ 口腔内潰瘍 oral ulcers	口腔ないし鼻咽頭の無痛性潰瘍
⑤ 関節炎 arthritis	2 カ所以上の末梢関節に起こる非びらん性関節炎
⑥ 漿膜炎 serositis	胸膜炎，心外膜炎
⑦ 腎障害 renal disorder	持続性タンパク尿，細胞性円柱を伴うループス腎炎
⑧ 神経症状 neurologic disorder	痙攣発作，精神症状（鬱病や知的機能障害）
⑨ 血液学的異常 hematologic disorder	溶血性貧血，白血球減少症，リンパ球減少症，血小板減少症
⑩ 免疫学的異常 immunologic disorder	抗二本鎖 DNA 抗体，抗 Sm 抗体，抗リン脂質抗体
⑪ 抗核抗体 antinuclear antibody（ANA）	免疫蛍光法などによって検出され，SLE であれば 100％陽性

memo　蝶形紅斑（ちょうけいこうはん）は，両頬部にかけて左右対称性に出現する紅斑で，SLE の診断に重要です。

F-2　抗リン脂質抗体症候群 antiphospholipid antibody syndrome（APS）

> **Point**　リン脂質またはリン脂質結合タンパクに対する自己抗体によって，血栓症，血小板減少症や習慣性流産を生じる

　抗カルジオリピン抗体 anticardiolipin antibody（aCL）が代表的な抗リン脂質抗体のひとつです。APS は後天性の血栓形成素因の中では，最も頻度が高い疾患です。背景疾患として全身性エリテマトーデス（SLE）が最も多く，その他の膠原病，悪性腫瘍，感染症にも随伴してみられます。

F-3　混合性結合組織病 mixed connective tissue disease（MCTD）

> **Point**　SLE，全身性強皮症，多発性筋炎に類似した症状や徴候が混在してみられる疾患

　血清中に**抗 U1-RNP 抗体**が陽性を示し，共通所見として**レイノー現象** Raynaud phenomenon *memo* や指または手背の腫脹があり，SLE，全身性強皮症，多発性筋炎それぞれに類似した症状や検査所見が混在するものと定義されています。これに対してそれぞれの診断基準を満たす複数の自己免疫疾患が重複する場合には，**オーバーラップ症**

memo　**レイノー現象**
外的刺激，特に四肢（しし）末梢の細動脈が一過性に収縮することによって，皮膚の冷感や色調の変化，さらには疼痛を呈します。女性に好発し，神経障害，閉塞性動脈疾患，膠原病，職業との関連が知られています。原因が不明のものをレイノー病 Raynaud disease と呼びます。

F　自己免疫疾患　**43**

候群 overlap syndrome と呼ばれます。

F-4　血管炎症候群 vasculitis syndrome

> **Point**　種々の太さの血管における血管炎を主体とする疾患群である

　全身性血管炎は病変がみられる血管の太さで分類することができます（**表 4-4**）。組織学的には，動脈壁にフィブリノイド壊死 *memo* を伴う**壊死性血管炎** necrotizing vasculitis，動脈壁に肉芽腫形成を伴う**肉芽腫性血管炎** granulomatous vasculitis，および動脈内膜肥厚を主体とする**閉塞性動脈炎** obliterating arteritis などがみられます。

> *memo*
> **フィブリノイド壊死**
> 変性・壊死した結合組織が均質無構造となり，フィブリン（繊維素）のように見えることから名づけられています。

4
免疫異常

表 4-4　全身性血管炎の分類

	疾患名	特徴
大血管	高安動脈炎 Takayasu arteritis	大動脈炎症候群とも呼ばれ，主に大動脈とその分枝に狭窄・拡張を示す
	側頭動脈炎 temporal arteritis（TA）	側頭動脈にみられる巨細胞性動脈炎で，大動脈やその分枝にも及ぶことがある
中血管	結節性多発動脈炎 polyarteritis nodosa（PN）（古典的 PN）	全身の中・小動脈（筋性動脈）の壊死性血管炎
	悪性関節リウマチ malignant rheumatoid arthritis（MRA）	全身の血管炎を主体とする関節外病変を伴った難治性の関節リウマチ
小血管	多発血管炎性肉芽腫 granulomatosis with polyangiitis（GPA） （ウェゲナー肉芽腫症 Wegener granulomatosis）	小動脈，毛細管，静脈に起こる壊死性肉芽腫性血管炎で糸球体腎炎を伴う
	顕微鏡的多発血管炎 microscopic polyangiitis（MPA）	古典的 PN（筋性動脈）に対して微小血管（細動脈，毛細管，細静脈）に壊死性血管炎が認められる
	アレルギー性肉芽腫性血管炎 allergic granulomatous angiitis（AGA） （チャーグ-ストラウス症候群 Churg-Strauss syndrome）	血管炎の組織所見を伴うものをアレルギー性肉芽腫性血管炎，気管支喘息，好酸球増多症を伴う血管炎をチャーグ-ストラウス症候群という

F-5　ベーチェット病 Behçet disease *memo*

> **Point**　全身小血管の炎症により多彩な病変を呈する膠原病類似の疾患

　再発性口腔内アフタ，外陰部潰瘍，前房蓄膿性ぶどう膜炎を三主徴とし，20～30 歳代に好発する慢性炎症性疾患です。その他，皮膚症状，関節炎，副睾丸炎，動脈瘤や深部静脈血栓症などの血管病変がみられます。組織学的には特異的炎症像はなく，また臨床検査においても特異的なものがないことから，全身の症状をあわせて診断することになります。

> *memo*
> 皮膚粘膜眼症候群 muco-cutaneo-ocular syndrome のひとつとされます。連鎖球菌に対する個体の過剰な免疫反応が推測されるものの，今なお原因は確定していません。

F-6　川崎病 Kawasaki disease

> **Point**　乳幼児の皮膚・粘膜・リンパ節を侵す原因不明の疾患で，冠動脈瘤を発生する

　急性熱性皮膚粘膜リンパ節症候群 acute febrile mucocutaneous lymphnode syndrome（acute febrile MCLS）とも呼ばれます。全身の血管炎を生じるが，特に問題になるの

44　第4回　免疫異常

が冠状動脈炎 coronary vasculitis による**動脈瘤** aneurysm の発生です。動脈瘤は多発性の大きなものが多く，心筋梗塞を起こしやすい。粘膜症状として，眼球結膜の充血，口唇の紅潮，**苺状舌** strawberry tongue _memo_，口腔咽頭粘膜の発赤などがみられます。

G　免疫不全病 immunodeficiency disease

　特異的免疫反応をもつ液性免疫系と細胞性免疫系，および非特異的免疫反応に関与する食細胞系と補体系のいずれに障害があっても免疫不全が起こります。

　先天性免疫不全症として，B細胞異常 _memo_ による**無ガンマグロブリン血症** agammaglobulinemia や，胸腺が発生異常で欠損する**ディジョージ症候群** DiGeorge syndrome が知られています。**チェディアック・東症候群** Chediak-Higashi syndrome（CHS）では，好中球の遊走性や殺菌力低下から免疫不全になります。

　後天性免疫不全症として，**エイズ** acquired immunodeficiency syndrome（AIDS）がよく知られていますが，悪性腫瘍の化学療法や移植の際の免疫抑制療法によるものも含まれます。

✎ **TRY!** ➡第4回の復習問題（p.237）

---

memo
苺状舌（いちごじょうぜつ）は，舌乳頭が発赤膨張している状態です。川崎病や溶連菌感染症でみられます。

memo
一般に，B細胞異常では，細菌に感染しやすく，T細胞異常ではウイルス・真菌・細胞内感染細菌に対する抵抗力の低下が生じます。

病理学総論 第5回 循環障害・血液異常

▶今回の講義内容　A うっ血と充血　B 血栓症　C 血栓症の転帰　D 塞栓症　E 虚血　F 梗塞　G 出血
H 出血の様式　I 心不全　J 浮腫（水腫）　K 脱水症　L ショック
M ショックに対する全身の反応　N ショックにおける各臓器の形態学的変化

Dr. レイ	循環器の基本的な役割は何ですか？
ハートさん	全身の組織に酸素と栄養を供給することです。
Dr. レイ	そうですね。さらに，二酸化炭素など不要な代謝物を運び出すはたらきもありますよ。図 5-1 のように左心室から全身を回って右心房に至るまでを**大循環**あるいは**体循環**といいますが，それに対して右心室から左心房までを何と呼びますか？
ヘマト君	**小循環**あるいは**肺循環**です。
Dr. レイ	肺への血流は大部分が肺循環由来ですが，一部は体循環系から供給されているのを知っていますか？
ハートさん	はい。大動脈から分岐する気管支動脈が肺循環に合流しています。
Dr. レイ	そうです。肺は肺動脈と気管支動脈との**二重支配**を受けているのです。その他，肝血流の二重支配は門脈と肝動脈によってなされています。

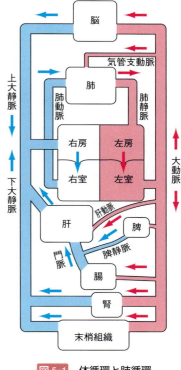

図 5-1　体循環と肺循環

A　うっ血と充血 congestion and hyperemia

 うっ血と充血はどう違うのですか？

 うっ血は静脈血流が妨げられることによって，血液が血管内に異常に停滞する状態です。たとえば，左心不全では肺静脈血流が妨げられ肺うっ血になります。一方，**充血**は動脈を拡張させることによって能動的に血流量が増加した状態です。炎症の際には種々のケミカルメディエーター，物理的刺激，および自律神経系の影響を受けて血管が拡張して充血を生じます（⇨ p.16，第 2 回 C-1 ）。

高度なうっ血が続くと様々な病態が続発します。肺では肺うっ血水腫や**肺胞出血** alveolar hemorrhage がみられます。肝臓のうっ血が長期間続くと**うっ血性肝硬変症** congestive cirrhosis になります。門脈圧亢進もうっ血のひとつで，**胃食道静脈瘤** gastroesophageal varices が形成されたり，**腹水貯留** ascites を生じます。うっ血が続いた静脈壁は硬化・肥厚を呈します。

B 血栓症 thrombosis

Point 血液成分が血管内で凝固すると血栓 *memo* になる

　内皮細胞 *memo* が傷害されると，その部位に血小板が付着し，凝固因子を放出することで血栓形成が始まります。血小板とフィブリンが網目構造を形成し，その間を血球成分が埋めるようにして血栓が成長していきます。この最初にできる血小板やフィブリンに富む成分が白色血栓 white thrombus となります。その下流に成長する血栓は赤血球由来の成分が主体で，赤色血栓 red thrombus と呼ばれます。

　血栓症の特殊な型として播種性血管内凝固症候群 disseminated intravascular coagulation（DIC）があります。DIC では，毛細血管内に多数のフィブリン血栓 fibrin thrombus が形成され（図 5-2），その結果として凝固因子が消費されることで，逆に全身の出血傾向が現れます *memo*。

> *memo*
> 血管内の血栓に対して血腫 hematoma は血管外で凝血したものです。
>
> *memo*
> 血管内皮細胞は，血管内腔表面を覆う単層扁平上皮です。これが傷害されると接触因子XII, XIが関与して内因素凝固が始まります。
>
> *memo*
> 凝固異常所見としてFDP↑，血小板↓，フィブリノーゲン↓，プロトロンビン時間延長などがみられます。

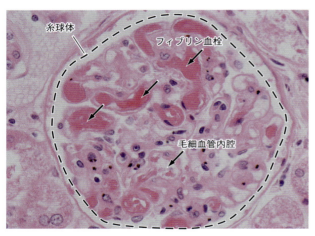

図 5-2 DIC における腎糸球体フィブリン血栓
腎糸球体毛細血管内にフィブリン血栓（→）が多数認められる。

Point 血栓の形成には，血管壁，血流および血液性状の異常（Virchow の三徴）が関与する

　血栓形成の３大原因を次にみてみましょう。
①**血管壁の変化**：血管炎，動脈硬化，毒素などによる血管内皮細胞傷害が原因となります。
②**血流の変化**：血管構造の異常により血流の乱れが著しい場合に，物理的に血管内皮細胞損傷が生じます。たとえば大動脈二尖弁，動脈瘤，弁膜症などです。
③**血液性状の変化**：血中の異常タンパクにより血液粘稠度が高くなる場合や，線維素の増加，血液凝固能亢進，血小板粘着性亢進，線溶系 *memo* の機能低下などで血栓が形成されやすくなります。

> *memo*
> **線溶系**
> 線維素溶解系を略したもので，文字どおりフィブリン（線維素）を分解することによって血栓を溶解する一連の反応経路のことです。これに対して血液凝固系 blood coagulation は，血栓が形成される反応経路を指します。両者は一括して凝固線溶系とも呼ばれています。

C 血栓症の転帰 outcome of thrombosis（図 5-3）

①**血栓溶解** thrombolysis：線維素溶解 fibrinolysis によって血栓が融解し，血管内面は修復され元の組織に戻ります。

図 5-3 血栓症の転帰

② **閉塞 obstruction** と**再疎通 recanalization**：動脈が閉塞すると支配領域の組織に梗塞を起こします。血栓内には毛細血管が侵入して血栓が吸収され，徐々に再疎通が始まります。

③ **血栓塞栓症 thromboembolism**：血管内腔壁に付着する血栓を**壁在血栓 mural thrombus** *memo* といいますが，壁から剥離すると別の場所に移動して塞栓となり，その結果，梗塞を起こすことになります。

④ **器質化 organization**：血栓付着部の血管壁より，線維芽細胞，マクロファージなどが侵入して，次第に血栓内に毛細血管形成や線維増生が生じていきます．この血管内の変化を器質化といいます．この器質化の程度から血栓が形成されに時期を推定できます．

 memo
壁在血栓 mural thrombus
血管壁あるいは心房・心室の壁に付着している血栓のことです．壁在血栓であっても一部が遊離して移動すると，他の部位の塞栓となることがあります．

D 塞栓症 embolism

Point 血流に運ばれて血管内腔を閉塞するあらゆるものを**塞栓**という

血流に運ばれて血管内の閉塞をきたすあらゆるものを総称して**塞栓 embolus** といい，塞栓によって閉塞した状態を**塞栓症 embolism** といいます．塞栓症には梗塞が続発することが多いが，血栓性の塞栓は，線溶系のはたらきによって溶解し，梗塞に至らない場合もあります．

塞栓症には以下のものがあります．

D-1 血栓塞栓症 thromboembolism

血栓による塞栓症のことです．

 肺にみられる血栓はどこから運ばれてくるのですか？

 多くは下肢・骨盤腔内の深部静脈に生じた血栓が，下大動脈〜右心系を経て，**肺動脈血栓塞栓症**となります（図 5-4）．

肺は，全身からの塞栓のフィルタートラップとなり，他の臓器の塞栓症を防いでいると考えることができます．しかし，肺循環後の左心房，左心室，大動脈に発生した血栓は，直接全身臓器を標的とすることになり，特に脳血管の塞栓は重篤となります．

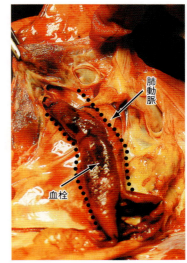
図 5-4 肺動脈血栓塞栓症
肺動脈内から肺内に至る血栓（↗）が形成されている

D-2 腫瘍塞栓症 tumor embolism

悪性腫瘍が血管内に侵入した際にみられます。たとえば，肝細胞癌では，しばしば腫瘍組織が門脈内を血流に逆行性に成長して**腫瘍塞栓** tumor embolus を形成し，肝血液量の低下から肝不全となります。

D-3 細菌塞栓症 bacterial embolism

細菌性心内膜炎では，化膿菌を含む血栓塞栓が，漂着した下流臓器（たとえば脳，心臓，腎臓）に感染を広げることになります。

D-4 羊水塞栓症 aminotic fluid embolism

羊水（胎児の皮膚や脂肪由来の組織を含む）が胎盤経由で母胎側の血管内に侵入し，肺塞栓症，DIC などを生じる致死率の高い分娩合併症のひとつです。

D-5 その他の塞栓症

骨折（骨髄脂肪組織）・外傷（皮下脂肪組織）の場合には，肺に**脂肪塞栓症** fat embolism がみられます。手術，気胸，静脈注射，分娩の際には，脳や肺の**空気塞栓症** air embolism が発生することがあります。動脈から剥離した粥腫も塞栓となる危険をはらんでいます。

E) 虚血 ischemia

支配領域の血流低下・停止によって，細胞・組織の機能障害が生じる状態を**虚血**といいます。虚血になると，組織は必然的に**低酸素症** hypoxia になり，そのストレスで細胞・組織が壊死に陥ります。

> **Point** 虚血によって組織が壊死することを**梗塞**という

梗塞の例として，心筋梗塞，肺梗塞，脳梗塞などが挙げられます。血管分布の面からみると，終動脈支配を受けている臓器，たとえば腎臓，脾臓，脳，心臓の虚血は組織壊死，すなわち梗塞になりやすい特徴 *memo* があります。一方，血管二重支配を受ける肝や肺では，比較的梗塞になりにくい（図 5-5）。

F) 梗塞 infarction

> **Point** 組織が虚血性壊死に陥ることを梗塞という

通常は，血流の途絶のために，その支配領域の組織に虚血性壊死が生じます。梗塞の種類は，血管分布状態の違いと梗塞巣における出血の有無によって次の 2 つに分類されますが（図 5-5），出血の有無は他の要因によっても左右されますので，いつも両者に明確な区別があるということではありません。

memo
脳の中でも特に梗塞に陥りやすい細胞として，**海馬** hippocampus の神経細胞，小脳の**プルキンエ細胞** Purkinje cell，が挙げられます。

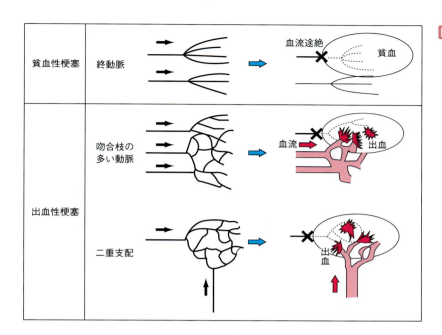

図 5-5 貧血性梗塞と出血性梗塞

F-1 貧血性（白色）梗塞 anemic (white) infarction

終動脈 end artery *memo* の支配を受ける充実性臓器にみられる梗塞です。動脈周囲間質の血管が少ないので，動脈閉塞時に立ち上がる側副路に乏しく，破綻出血が目立たないことから，白色梗塞とも呼ばれています。

F-2 出血性（赤色）梗塞 hemorrhagic (red) infarction

血管の二重支配を受けている肺や，複数の吻合枝が豊富に存在する腸管では，しばしば梗塞に出血を伴います。それは，梗塞壊死を生じた部位の血管に他から吻合部を介して血液流入があり，破綻している血管から出血することになるからです。

> *memo*
> **終動脈とは？**
> 毛細血管に至るまでの小動脈同士の吻合がない動脈を終動脈といいます。終動脈は脳灰白質，肺，腎，肝，脾，甲状腺でみられます。

G 出血 bleeding, hemorrhage

赤血球を含む血液成分が血管外に出ることを出血といいます。血管外に出た血液が組織内で凝固すると血腫 hematoma が形成されます。血管内で凝固した血栓とは区別されます。出血は，血管壁の破綻の有無によって漏出性出血と破綻性出血に分けることができます。

① 漏出性出血 hemorrhage per dispedesis：血管の開放性破綻なしに赤血球が血管外に出ることです。小静脈や毛細血管に生じやすい。例として肺うっ血や種々の出血性素因による出血が挙げられます。

② 破綻性出血 hemorrhage per rhexis：血管壁が物理的に離断して血液が血管外に出ることです。外傷，動脈瘤，高血圧，血管壁への腫瘍浸潤などで出血します。

出血傾向を呈する原因すなわち，出血性素因 hemorrhage diathesis を次にまとめました（表 5-1）。

50　第 5 回　循環障害・血液異常

表 5-1　出血傾向を呈する疾患・病態

血管異常	細菌感染，ウイルス感染，ビタミン C（壊血病），遺伝性出血性毛細血管拡張症，エーラース-ダンロス症候群，マルファン症候群，ヘノッホ-シェーンライン紫斑病，副腎皮質ステロイド投与，原発性アミロイドーシス
血小板の異常	Fanconi 症候群，遺伝性血小板減少症，再生不良性貧血，骨髄抑制，薬剤アレルギー，胎児赤芽球症，ITP，TTP，DIC，血小板無力症
凝固系の異常	Ⅷ因子欠乏症（血友病 A），Ⅸ因子欠乏症（血友病 B），その他の凝固因子欠乏症（Ⅱ，Ⅴ，Ⅶ，Ⅹ，Ⅺ，Ⅻ，ⅩⅢ），フォン・ヴィレブランド病，肝硬変症，肝癌，ビタミン K 欠乏症
線溶系の異常	プラスミノーゲン欠乏症，DIC，ヘパリン投与，血栓溶解薬投与
凝固線溶系阻害の異常	アンチトロンビンⅢ欠乏症，プロテイン C 欠損症，プロテイン S 欠損症，ループスアンチコアギュラント（プロトロンビンからトロンビンへの転換障害）

H　出血の様式

　出血は全身至るところに起こりますが，出血部位や背景によってさまざまな形態を呈し，呼び名も異なります。そのいくつかの例を次にまとめています（表 5-2）。

表 5-2　出血の様式

喀血 hemoptysis	肺または気管・気管支からの出血
鼻出血 epistasis	鼻腔からの出血
吐血 hematemesis	血液を口腔より吐出する（上部消化管出血）
血便 melena	黒色便，タール便 *memo*
血便 hematochezia	鮮血便
血尿 hematuria	血液の混じった排尿
子宮出血 metrorrhagia	子宮からの出血
血胸 hemothorax	胸腔内への出血
血心嚢 hemopericardium	心嚢内への出血
紫斑 purpura	皮下あるいは粘膜内出血
点状出血 petechia	5 mm 未満の皮下あるいは粘膜出血
斑状出血 ecchymosis	5 mm 以上の皮下あるいは粘膜出血

> *memo*
> タール便（タール様便）tarry stool は血液が混じった黒色の便です。上部消化管出血では胃に貯留した際，ヘモグロビンが塩酸ヘマチンに変化して黒色になります。下部消化管出血でも 8 時間以上停滞（ていたい）すると腸内の硫化水素により硫化ヘモグロビンが生じて黒色になります。

I　心不全 heart failure

　心臓のポンプ機能障害のために，からだに必要な血液循環を維持できなくなった状態を心不全といいます。その結果，生じる血液の停滞はうっ血 congestion となります。

> **Point**　左心不全は肺循環に，右心不全は体循環にうっ血を生じる

I-1　左心不全 left-sided heart failure

　左心室と左心房の機能障害による心不全です（図 5-6）。原因として，心筋障害（虚血性心疾患，心筋炎など），心タンポナーデ，僧帽弁異常，大動脈弁異常，不整脈があります。左心不全では，肺うっ血水腫と体循環末梢への血流不足を示します。肺うっ血が続くと，毛細血管拡張や浮腫のみならず肺胞内に小出血を伴い，それに反応してヘモジデリン貪食マクロファージ hemosiderin-laden macrophage（心不全細胞 heart failure cell）が観察されるようになります（図 5-7）。

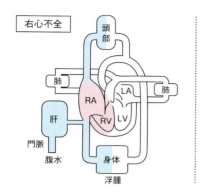
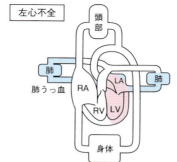

図 5-6　右心不全と左心不全
青色はうっ血の部位を示す。
赤色は心機能障害を示す。
LA：左心房
LV：左心室
RA：右心房
RV：右心室

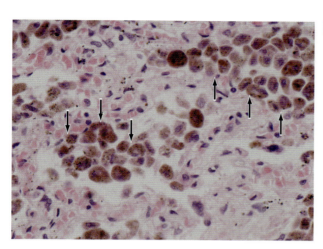

図 5-7　左心不全による慢性肺うっ血
左心不全が続いた肺には慢性うっ血が生じ，肺胞内にはヘモジデリンを貪食したマクロファージ（心不全細胞）が多数認められる（↑）。

I-2　右心不全 right-sided heart failure

　体循環の静脈側にうっ血が生じるポンプ機能低下です（図 5-6）。右心不全の多くは，左心不全に続発して生じます。また，肺の障害によって生じる右心負荷や右心不全を**肺性心** cor pulmonale *memo* と呼びます。肺性心は基本的に肺高血圧症によって引き起こされるものであり，その原因となるのは**慢性閉塞性肺疾患**（COPD），**肺塞栓症** pulmonary embolism，**特発性肺高血圧症** idiopathic pulmonary hypertension などです。その他，心臓内の病変として，**肺動脈弁狭窄症** pulmonary stenosis，**三尖弁逆流症** tricuspid regurgitation も右心不全の原因となります。静脈系のうっ滞では，心臓のすぐ上流にある肝臓で顕著にみられ，慢性化すると肝の腫大や**にくずく肝** nutmeg liver *memo* が生じます（図 5-8）。

memo
肺性心
肺の実質や血管の病変によって肺動脈圧の上昇を生じ，さらに右心負荷，右室肥大から右心不全へと進行する状態です。

memo
にくずく肝
慢性のうっ血が続いた肝臓では，中心静脈周辺のうっ血と門脈域周辺の脂肪変性によって，斑紋状にみえるのがナツメグの実の割面に似ているところから命名されています。

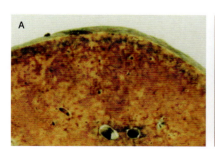
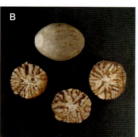

図 5-8　にくずく肝 nutmeg liver とナツメグの実
A：右心不全による慢性うっ血が続いた肝臓の割面で，中心静脈付近のうっ血が融合して斑状にみえる。
B：ナツメグ nutmeg（肉豆蔲）の実の割面はうっ血肝の斑状模様にたとえられる。

J 浮腫（水腫）edema

> **Point** 細胞間あるいは組織間に異常に多くの水分が蓄積した状態

浮腫の成因には，血管内静水圧の上昇，血漿コロイド浸透圧の低下，リンパ管の閉塞およびナトリウムの貯留 *memo* があります。

浮腫発生のメカニズムを次に説明します（図5-9）。

memo ナトリウムの貯留が浮腫になるのは，水がナトリウムに引かれて動くからです。

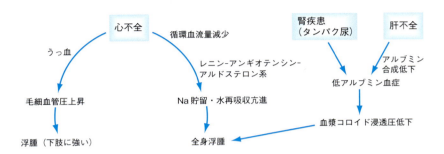

図 5-9 浮腫の発生メカニズム

うっ血性心不全では，右心房の静脈圧が亢進し，逆行性に末梢の毛細血管圧が上昇します。この際，下肢に強い浮腫をみます（表5-3）。もうひとつのメカニズムとして，心不全で循環血流量が減少すると，**レニン-アンギオテンシン-アルドステロン系** *memo* のはたらきにより，ナトリウム貯留および水の吸収亢進が生じて，体内の水分が多くなります。

memo アルドステロンは腎におけるNa^+の貯留と体液量の増加によって循環血流量の増加・血圧上昇を引き起こします。

表 5-3 浮腫による全身組織の変化

組織	浮腫の特徴
皮下	右心不全では下肢に浮腫，腎不全では全身に浮腫
肝	右心不全による肝腫大と Disse 腔の拡大
肺	左心不全による肺胞腔内に水腫液の貯留
脳	脳溝の狭小化，脳回の平坦化，血管周囲腔（Virchow-Robin space）の拡大

腎疾患では，アルブミンが尿中に出ることによって，低アルブミン血症，すなわち血漿コロイド浸透圧の低下を起こし，これが全身浮腫の原因となります。

肝不全においては，肝細胞のアルブミン合成低下によって，血漿コロイド浸透圧の低下から浮腫が生じます。

K 脱水症 dehydration

体内の水分量が低下した状態を**脱水症**といいます。電解質とのバランスによって脱水症は**高張性** hyperosmotic，**等張性** isosmotic，**低張性** hypoosmotic に分類されます（表5-4）。高張性脱水では，細胞外液が高張となり，水は細胞内から細胞外へ移動します。逆に低張性脱水では，細胞外から細胞内への水移動が起きます。

表 5-4 脱水症の分類

	原因	症状・徴候
高張性脱水（水喪失型）	尿崩症，高温環境（過剰な発汗）	高ナトリウム血症，口渇，中枢神経症状，深部反射抗進，尿量減少
等張性脱水（混合型）	糖尿病，浸透圧利尿後（マンニトール投与）	粘膜乾燥（口腔など）
低張性脱水（Na 喪失型）	下痢，嘔吐，アジソン病，腎不全，熱傷	低ナトリウム血症，脳浮腫，起立性低血圧，頻脈，循環不全，熱中症

L ショック shock

Point 血圧低下などによる**組織灌流** tissue perfusion の障害から臓器機能の異常や全身症状が現れた状態をショックという

ショックはその原因によって分類できます（表 5-5，図 5-10）。

表 5-5 ショックの原因別分類

心原性ショック cardiogenic shock	心拍出量の減少による。心筋梗塞，心タンポナーデ，不整脈などが原因
循環血液量減少性ショック hypovolemic shock	外傷などによる出血，組織内出血，体腔への出血あるいは嘔吐，下痢，火傷による体液喪失から血液容量が減少
敗血症性ショック septic shock エンドトキシンショック endotoxin shock	細菌由来の毒素，特にグラム陰性桿菌の産生するエンドトキシン endotoxin によって喚起される。細小血管の拡張による血管抵抗の低下からショックになる
神経原性ショック neurogenic shock	頭部外傷，脊髄損傷，麻痺などによる神経系の障害や刺激によって血管が拡張して血圧が低下する
アナフィラキシーショック anaphylactic shock	薬剤などによって IgE 抗体を介した I 型アレルギー反応で生じる。肥満細胞，好塩基球が放出するケミカルメディエーターが血管透過性を亢進させる

memo 心筋の再灌流障害 reperfusion injury

冠動脈閉塞後に再び血流が戻った際に発生する心筋傷害のことです。原因となるのは，好中球やマクロファージ，血管内皮によって産生される活性酸素やフリーラジカルです。

memo 内毒素 endotoxin vs. 外毒素 exotoxin

細菌が産生する分泌性タンパク毒素を外毒素といいます。これに対してグラム陰性菌外膜の構成成分，たとえばリポ多糖 lipopolysaccharide（LPS）が遊離して毒素としてはたらくものを内毒素といいます。

memo アナフィラキシー anaphylaxis

IgE 抗体によって引き起こされる I 型アレルギー（即時型アレルギー）のことです。

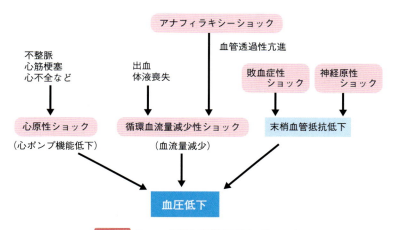

図 5-10 ショック発生病態のフローチャート

第5回 循環障害・血液異常

M ショックに対する全身の反応

Point ショックになると生体は脳と心臓を守ろうとする

ショックが起きるとまず，ホメオスタシスを保とうとする機構がはたらきます。たとえば，循環血流量減少性ショックでは，血液容量の維持のために**レニン-アンギオテンシン-アルドステロン系** *memo* が活性化され，脳や心臓を守ろうとするために，副腎のカテコラミン分泌によって末梢血管が収縮します。一方，他の臓器，たとえば腎では尿細管上皮の変性壊死が生じて，**急性尿細管壊死** acute tubular necrosis（ATN）による腎不全になります。

memo
Na代謝によって循環血液量と血液抵抗性を調節する反応系のことで，血圧の維持に重要なはたらきをします。

N ショックにおける各臓器の形態学的変化

ショックによる虚血性障害が生じると，それぞれの臓器に特徴的な形態学的変化がみられます。

心：心筋線維の**収縮帯壊死** contraction band necrosis や微小な心筋壊死巣が出現します。虚血がさらに高度になると**心筋梗塞** myocardial infarction になります。

腎：皮質の血流低下が起こると，特に感受性の高い尿細管細胞の変性壊死（**急性尿細管壊死**）になります。

肺：特に敗血症性ショックでは肺循環障害，すなわち，うっ血と水腫がみられます。肺胞内に漏出液が貯留するのみならず，**硝子膜** hyaline membrane の形成を伴った**びまん性肺胞傷害** diffuse alveolar damage（DAD） *memo* と呼ばれる状態にも進行します。

消化管：カテコラミン分泌による血管収縮が消化管内の血流を低下させて，急性の胃十二指腸潰瘍が，**ストレス潰瘍** stress ulcer（Curling ulcer）として生じます。

肝：門脈域の最下流に相当する小葉中心部は血液による O_2 供給が不足しがちで，ショックの際には小葉中心性に肝細胞の変性や壊死が起こります。

memo
ARDS vs. DAD
ARDSは，急激な呼吸障害を呈する臨床的な所見を示す診断です。一方，DADは硝子膜形成など肺胞傷害による組織学的な所見に基づいた病理診断です。すなわち両者は，同じ病態を異なる面から表現したものになります。

ショックがさらに進行すると，各臓器の変化が互いに影響し合いながら，複数の臓器が機能不全に陥る病態，すなわち**多臓器不全症候群** multiple organ dysfunction syndrome（MODS），あるいは**多臓器不全** multiple organ failure（MOF）と呼ばれる状態に移行し，それが**不可逆点**（point of no return）に達すると死に至ります。

TRY! ➡第5回の復習問題（p.237）

病理学総論 第6回 腫瘍（新生物）

▶今回の講義内容　A 腫瘍とは？　B 腫瘍の命名　C 腫瘍の発生母地　D 悪性腫瘍細胞の特徴とは？　E 癌の段階的発生　F 前癌病変　G 腫瘍細胞の増殖速度　H 腫瘍の発育パターン　I 転移　J 腫瘍の予後判定　K 腫瘍の発生要因　L 発癌　M 腫瘍の染色体異常　N 腫瘍随伴症候群　O 不顕性癌と臨床癌　P 癌の悪性度と病期　Q 腫瘍マーカー

Dr. レイ	癌は遺伝すると思いますか？	
リョウ君	ハイ，癌には**遺伝性** hereditary と遺伝的背景のない**散発性** sporadic があります。	
アクコさん	とすると，癌の多発する家系があるのですか？	
Dr. レイ	そうです，リー・フラウメン症候群や家族性大腸ポリポーシスなどが知られています．それぞれ**癌抑制遺伝子**である p53 と APC の異常によることがわかっています．	

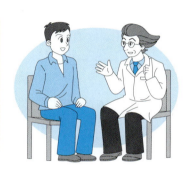

癌は，今もなお致死性の高い疾患であり，**悪性新生物** malignant neoplasm とも呼ばれています．この悪性新生物こそが，現在の日本においては，昭和56年以来疾患による死因のトップになり続けているのです．部位別死亡数をみてみると，平成26年度では，男性は肺癌がトップで，胃，大腸，肝，膵に発生する癌がこれに続きます．女性では，大腸，肺，胃，膵，乳房の順になっています（表6-1）．最近の傾向として，男女ともに肺癌が増加しており，女性では，乳癌の罹患率がトップになっています．

表 6-1　性別・部位別にみた悪性新生物死亡数トップ5（平成26年）

	男	女	男女計
1位	肺	大腸（結腸＋直腸）	肺
2位	胃	肺	大腸（結腸＋直腸）
3位	大腸（結腸＋直腸）	胃	胃
4位	肝	膵	膵
5位	膵	乳房	肝

A　腫瘍とは？ *memo*

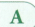**Point**　腫瘍は新たに形成される**新生物**で，**自律性**を獲得している

腫瘍は，人の顔がそれぞれ違うように，腫瘍も発生する場所や個体によって，多様性に富んでいます．

腫瘍とは，「不可逆的な変異によって，**自律的** autonomous な増殖を続ける多様な細胞の集合」と定義することができます．また，個体から新しく生まれ出て全く別の生命体のようにふるまうことから**新生物** neoplasm とも呼ばれます．しかし，この新生

memo
腫瘍学 oncology＝oncos ＋logos
腫瘍の悪性・良性：悪性 malignant，良性 benign
癌 cancer＝Krebs（ドイツ語）蟹を意味する

物の増殖は自律的ではあっても個体から完全に自立して生存することはできません。新生物の増殖は一種の寄生という見方もできます。

　細胞が増殖するパターンは**生理的増殖** physiological proliferation と**病的増殖** pathological proliferation（**非腫瘍性増殖** *memo* と**腫瘍性増殖**）に分けることができます（図6-1）。非腫瘍性増殖が，可逆的なものであるのに対して，腫瘍性増殖は良性・悪性を問わず，非可逆的（元に戻れない）な増殖態度を示します（図6-2）。特に，悪性腫瘍は，血管新生による栄養の取り込み（寄生性）や，周囲組織を無視した増殖（過剰増殖・破壊的増殖・遠隔転移），といった暴れ者の性格を持っているのです（図6-3）。

> *memo*
> 非腫瘍性増殖には肥大 hypertrophy や過形成 hyperplasia などがある（⇨ p.7）。

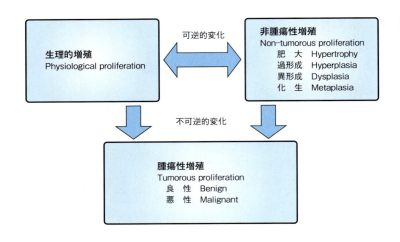

図 6-1　細胞増殖の3つのパターン
腫瘍性増殖は元に戻らない非可逆的増殖で規定される。

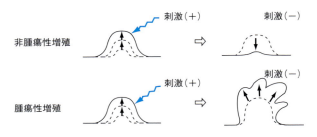

図 6-2　自律的腫瘍増殖
非腫瘍性増殖では刺激がなくなると可逆的に戻るが，腫瘍性では自律的に増殖を続ける。

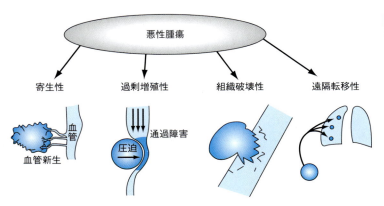

図 6-3　悪性腫瘍増殖の特徴
悪性腫瘍が良性腫瘍に比べて生物学的に悪性である理由には，寄生性，過剰増殖性，破壊性増殖性，遠隔転移性という特徴があげられる。

B　腫瘍の命名　57

B　腫瘍の命名

　腫瘍には，病理診断によって適切な名前が付けられ，予後判定，治療方針の決定に大変重要な意味を持ちます。腫瘍命名の基本的ルールによれば，増殖の主体となる**実質細胞** parenchymal cell *memo* に由来して付けられることになっています。

> **◎Point**
> 腫瘍命名の基本的ルール
> 良性腫瘍：「～**腫** -oma」
> 悪性腫瘍：「～**癌** carcinoma」……上皮細胞（3胚葉）由来
> 　　　　　「～**肉腫** sarcoma」……非上皮性（中胚葉間葉系）由来

memo
実質 parenchyma vs.
間質 stroma
臓器固有の機能を有する細胞を実質細胞といい，その間を埋めている結合組織性細胞を間質細胞と呼んでいます。たとえば，肝の実質細胞は肝細胞で，線維芽細胞や内皮細胞は間質細胞になります。

　良性腫瘍では，実質細胞の名前に「腫」を付けると日本語の腫瘍名となり，英語の場合には接尾語として「-oma」を付加します（**表6-2**）。たとえば，骨が形成される良性腫瘍は「骨腫 osteoma」といいます。

表6-2　腫瘍の命名法（日本癌学会）

定義	例
①癌，「ガン」は悪性腫瘍を総称する。	癌の治療など
②はじめに「癌」のある単語は悪性腫瘍一般を意味する。	癌化，癌悪液質など
③中間に「癌」がある単語も一般悪性腫瘍を意味する。	発癌率，抗癌剤など
④以上の①，②，③で特に腫瘍，肉腫を指定することが必要な時には，「癌」の代わりに腫瘍，肉腫の語を挿入する。	癌腫化，抗肉腫剤，肉腫形成など
⑤単語の最後に「癌」がある時は癌腫を意味する。しかし癌腫としてもよい。肉腫を指定するときは必ず肉腫をつける。	子宮癌，扁平上皮癌，硬癌など　骨肉腫，小円形細胞肉腫など
⑥良性腫瘍あるいは癌腫，肉腫以外—oma で終わる癌腫はすべて「—腫」とする。	骨腫，腺腫など
⑦従来，慣用的に人名を冠した「—腫瘍」と呼ばれている腫瘍はいずれも「—腫」とする。	Grawitz 腫，Wilms 腫など

　悪性のうち，**上皮細胞** epithelium（3胚葉の場合あり）由来の悪性腫瘍では「～**癌** carcinoma *memo*」を用います（**表6-2**）。たとえば胃の上皮性悪性腫瘍の場合には，「胃癌 gastric carcinoma」と呼びます。それに対して，**非上皮性** non-epithelial（中胚葉間葉系）由来の悪性腫瘍は，「～**肉腫** sarcoma」が用いられます。たとえば「骨肉腫 osteosarcoma」となります。

　しかし，これらの命名のルールには，紛らわしいことに例外もあるので注意しましょう。真の腫瘍ではないのに，腫瘤を形成することから，慣例的に腫瘍のような名前が付けられている病変があります。たとえば，血腫 hematoma，真珠腫 cholesteatoma，肉芽腫 granuloma，粥腫 atheroma などです。

　一方，悪性腫瘍でも良性のような名前で呼ばれることがあります。たとえば，肝細胞癌 hepatocellular carcinoma は略してヘパトーマ hepatoma と呼ばれることがしばしばあり，あたかも良性腫瘍のように「-oma」を付けています。このような例には，他にリンパ腫 lymphoma，中皮腫 mesothelioma，黒色腫 melanoma，精巣上皮腫 seminoma などがあり，注意が必要です。

memo
日本語の「癌」という言葉を使う際には，少し注意が必要です。
「広義の癌」を意味する場合，たとえば，「一般に癌の治療は……」というような場合の「癌」は癌腫と肉腫すべてを含む cancer の意味です。
一方，狭義に用いる場合，たとえば「癌に比べて肉腫は血行性転移を起こしやすい」という場合には，癌腫 carcioma の意味で「癌」を用いていることになるのです。

6
腫瘍（新生物）

C 腫瘍の発生母地 origin of tumor

 Point 腫瘍の由来あるいは起源となる細胞を，発生母地という

表6-3 腫瘍の発生母地

上皮性組織	→	癌腫 carcinoma
間葉系組織	→	肉腫 sarcoma
単一胚葉内複数組織	→	混合腫瘍 mixed tumor
多胚葉性（多潜能細胞）	→	奇形腫 teratoma

一般に**発生母地**によって腫瘍に名前が付けられています（表6-3，表6-4）。したがって，名前を聞くだけで腫瘍起源や良悪がわかるようになっています。

腫瘍は全身のほとんどの組織から発生します（表6-4）。また，腫瘍細胞は，多かれ少なかれ発生母地の形態・機能的類似性を発現していて，病理学的診断の根拠になっています。

表6-4 腫瘍の命名と組織学的分類

発生母地			良性腫瘍	悪性腫瘍
上皮性組織	腺上皮		腺腫 adenoma	腺癌 adenocarcinoma
			嚢胞腺腫 cystadenoma	嚢胞腺癌 cystadenocarcinoma
	肝細胞		肝細胞腺腫 liver cell adenoma	肝細胞癌 hepatocellular carcinoma
	腎上皮細胞		乳頭状腺腫 papillary adenoma	腎細胞癌 renal cell carcinoma
	扁平上皮		扁平上皮乳頭腫 squamous cell papilloma	扁平上皮癌 squamous cell carcinoma 基底細胞癌 basal cell carcinoma
	尿路上皮		尿路上皮乳頭腫 urothelial papilloma	尿路上皮癌 urothelial carcinoma
	母斑細胞		色素性母斑 pigmented nevus	悪性黒色腫 malignant melanoma
	胎盤上皮		胞状奇胎 hydatidiform mole	絨毛癌 choriocarcinoma
	精巣上皮			セミノーマ（精上皮腫）seminoma 胎児性癌 embryonal carcinoma
間葉系組織	線維組織		線維腫 fibroma	線維肉腫 fibrosarcoma
	脂肪組織		脂肪腫 lipoma	脂肪肉腫 liposarcoma
	平滑筋組織		平滑筋腫 leiomyoma	平滑筋肉腫 leiomyosarcoma
	横紋筋組織		横紋筋腫 rhabdomyoma	横紋筋肉腫 rhabdomyosarcoma
	骨組織		骨腫 osteoma	骨肉腫 osteosarcoma
	軟骨組織		軟骨腫 chondroma	軟骨肉腫 chondrosarcoma
	血管		血管腫 hemangioma	血管肉腫 angiosarcoma
	リンパ管		リンパ管腫 lymphangioma	リンパ管肉腫 lymphangiosarcoma
	滑膜			滑膜肉腫 synovial sarcoma
	中皮			悪性中皮腫 malignant mesothelioma
	脳髄膜		髄膜腫 meningioma	浸潤性髄膜腫 invasive meningioma
	造血組織			白血病 leukemia 悪性リンパ腫 malignant lymphoma
単一胚葉内複数組織	唾液腺 腎原基		多形腺腫 pleomorphic adenoma	悪性混合腫瘍 malignant mixed tumor ウイルムス腫 Wilms tumor
多胚葉性	多潜能細胞		成熟奇形腫 mature teratoma	未熟奇形腫 immature teratoma 奇形癌 teratocarcinoma

D 悪性腫瘍細胞の特徴とは？

未熟な細胞が正常の機能と形態をもつようになることを，**分化** differentiation といいます。この分化が逆行性に進み，細胞が先祖返りをした状態を，**退形成** anaplasia と呼びます。

> **Point** 退形成とは，分化した細胞が先祖返りすることである

退形成は**構造異型** structural atypia *memo* と**細胞異型** cellular atypia *memo* の観点からも考えることができます（図 6-4）。構造異型は腺管構造の消失など細胞集団の構造異常を示し，細胞異型は個々の細胞における形態異常のことです。

memo
構造異型
細胞が集合して形成している腺管などの組織構築が乱れたり消失したりすることです。

memo
細胞異型
分化した個々の細胞の形態的特徴が不整になったり，未分化なものになったりすることです。

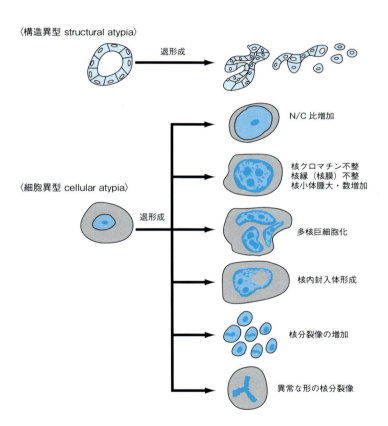

図 6-4 腫瘍の構造異型と細胞異型

退形成を示す細胞の具体的な特徴には次のようなものが挙げられます。
①核 nucleus が濃染 hyperchromatic を示し大きい
② N/C 比 nuclear-cytoplasmic ratio が高い
③巨細胞 giant cell（多核あるいは巨大単核）
④核小体 nucleolus の数とサイズが増大，形態不整
⑤核分裂像 mitotic figure が多く，異常な形態（3極，4極）の核分裂像
⑥細胞極性 cell polarity の喪失（特定の構造を失う）
⑦細胞機能（ホルモン産生，胆汁産生，ケラチン産生）を失う傾向

これらの退形成の程度を，**分化度** degree of differentiation で表現することもできます（表 6-5）。たとえば，角化傾向など扁平上皮への分化をよく保った扁平上皮癌を**高分化型扁平上皮癌** well differentiated squamous cell carcinoma といいます。これに対

し，角化傾向を示さず扁平上皮としての性格が乏しいものは**低分化型扁平上皮癌** poorly differentiated squamous cell carcinoma です．さらに，ほとんど何の分化傾向も示さず，細胞の異型性が強く，増殖速度も速い癌は，**未分化癌** anaplastic carcinoma/undifferentiated carcinoma ということになります．

表6-5	癌の分化度
①高分化	well differentiated
②中分化	moderately differentiated
③低分化	poorly differentiated
④未分化	anaplastic (undifferentiated)

 腫瘍細胞の**多形性** pleomorphism とは何ですか？

 個々の腫瘍細胞をみたとき，細胞の大きさや形態が一様でなく，同じ癌の中の細胞間でばらつきを示すことを腫瘍の**多形性**といいます．一般に多形性に富んだ腫瘍は悪性であることが多いです．

E 癌の段階的発生

癌の多くは，正常細胞にいろいろな遺伝子異常が蓄積されて，悪性に変化していきます．すなわち，可逆的な良性の変化に**異形成** dysplasia と呼ばれる病変が追加され，最終的に非可逆的な腫瘍性増殖に至ります．このように複数の段階を経て癌化する場合を**多段階発癌** multistep carcinogenesis といいます．一方，正常からいきなり癌化する場合には，**デノボ癌** de novo cancer といいます．

> **Point** 上皮内癌とは，癌が発生した上皮内に限局しているものである

上皮内癌 carcinoma in situ（CIS）は，上皮内に発生している癌が，まだ基底膜を越えず，間質に浸潤していないものです．一方，間質に浸潤を開始した癌は**浸潤癌** infiltrating carcinoma といいます．

E-1 早期癌 early cancer

> **Point** 治療効果を考慮して各臓器によって異なる定義がされている

したがって，上皮内にとどまらず軽度の間質浸潤を示す早期癌もあります．たとえば，胃癌ではリンパ節転移の有無にかかわらず粘膜下層には浸潤するが，固有筋層には至っていない癌が早期癌と定義されています．

F 前癌病変 precancerous lesion

> **Point** 対照群に比べて有意に癌の発生率が高くなる病変を**前癌病変**という

表6-6 前癌病変の例

前癌病変	癌化の例
慢性炎症 chronic inflammation	慢性肝炎→肝細胞癌，H. pylori 胃炎→胃癌
過形成 hyperplasia	子宮内膜過形成→子宮内膜癌
異形成 dysplasia	骨髄異形成症候群→白血病，子宮頸部異形成→頸部癌
白板症 leukoplakia	口腔・腟・陰茎白板症→扁平上皮癌
腺腫 adenoma	胃・結腸腺腫→腺癌（腺腫-癌連関 adenoma-carcinoma sequence）

memo
多発癌 multiple cancer と**重複癌（多重癌）** double (multiple) primary cancer
多発癌は，同一臓器に多数の癌が発生したもので，重複癌（多重癌）は多臓器に発生したものに使われることが多い．

memo
上皮内には血管やリンパ管が存在しないことから，遠隔転移をしないという特徴があります．

memo
早期癌が進展をすると予後の悪い進行癌 advanced cancer になります．

memo
腺腫-癌連関とは，デノボ癌に対して，腺腫を経て多段階発癌として腺癌が発生するものをいいます．大腸や胃の腺腫-癌連関がよく知られています．

これには明確な基準があるわけではありませんが，表6-6のような病変は癌の発生の頻度が高くなる前癌病変とされています。

G　腫瘍細胞の増殖速度

> **Point**　悪性腫瘍の増殖速度は速く，一般に腫瘍の分化度と逆相関を示す

良性腫瘍に比べて悪性腫瘍は増殖速度が速いとされています *memo*。腫瘍の増殖速度が速すぎると，支持組織の増殖とのバランスが崩れ，腫瘍の中心部は低酸素による**中心壊死** *memo* central necrosis に陥ります。

> *memo*　ただし，エストロゲンによって増殖が刺激される**子宮平滑筋腫** uterine leiomyoma は，良性であってもホルモンや血流の変化によって妊娠中に急速に大きさが増大することがあります。

> *memo*　中心壊死は，腫瘍が悪性であることの指標のひとつです。

H　腫瘍の発育パターン

> **Point**　良性腫瘍は**膨張性発育**，悪性腫瘍は**浸潤性発育**を特徴とする

腫瘍組織と周囲正常組織との境界に注目してみると，良性腫瘍は周囲組織を圧排しながら**膨張性発育** expansive growth をする傾向にあります。この膨張性発育に対して，周囲組織を破壊しながらその間に成長していく**浸潤性増殖** infiltrative growth は悪性腫瘍で特徴的にみられます（図6-5）。

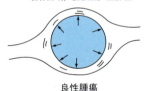
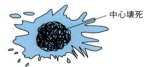

図6-5　良性腫瘍と悪性腫瘍の比較

I　転移 metastasis

原発巣 primary lesion から不連続的に離れた組織に腫瘍細胞が移り，増殖を続けることを転移といいます。転移という性質は，腫瘍の**悪性度** degree of malignancy を最もよく示している形質のひとつであるといってもよいでしょう *memo*。癌の転移様式を表6-7にまとめました。

人名を冠した転移巣の呼び名として次のものがよく知られています（⇨ p.135，図12-16）。

①　**ウィルヒョウ・リンパ節転移** Virchow lymph node metastasis：腹腔内諸臓器由来の悪性腫瘍（特に胃癌）が左鎖骨上窩リンパ節に転移し，触知できるようになったものです。

②　**シュニッツラー転移** Schnitzler metastasis：腹腔内臓器の腫瘍（特に胃癌）が腹腔内播種によって，直腸子宮窩（Douglas窩）または膀胱直腸窩に転移したものです。

③　**クルーケンベルク腫瘍** Krükenberg tumor：粘液産生性の印環細胞癌などが卵巣に転移したものです。子宮体癌，胃癌，乳癌，結腸癌などからの転移でみられます。

> *memo*　一般に退形成が強く，すなわち分化度が低く，原発巣が大きいものほど転移しやすい傾向にあります。
> 最近の研究では，癌細胞集団の**癌幹細胞** cancer stem cell（CSC）が**上皮間葉転換**（EMT）を起こして転換する能力を持っていると示されています。

表6-7 癌の転移様式

転移様式	説明
播種性 seeding（dissemination）	癌細胞が体腔（腹腔，胸腔，心囊腔）に撒き散らされて，浮遊増殖あるいは漿膜面に多数の結節を形成する
リンパ行性 lymphatic metastasis	癌細胞がリンパ管内に侵入し，所属リンパ節に運ばれ転移巣が形成される
血行性 hematogenous metastasis	血管に侵入した癌細胞が血流によって運ばれ，他臓器の塞栓となり血管外で増殖し転移巣を形成する
接触性 contact metastasis	隣接した正常組織と繰り返し接触することで癌が転移する 例：上口唇癌が下口唇へ
管内転移 intracanalicular metastasis	気管・気管支などの気道内や尿管・膀胱などの尿路内で転移する
医原性 iatrogenic metastasis *memo*	手術などによる癌細胞の接種 inoculation で癌細胞が生着する

memo
医原性とは，医療行為（検査や治療）によって，本来の病気以外に患者に不可抗力的に発生する病的状態を指します。医療ミスで生じる医療過誤とは区別されるべきものです。

J 腫瘍の予後判定

一般に，予後不良なものが悪性腫瘍とされていますが，実際には様々な要素によって予後は判断されています。予後 *memo* に相関する病理学的な特徴をまとめると表6-8のようになります。実際には，良悪いずれにも決定しがたい 境界病変 borderline lesion もあります。

表6-8 腫瘍の良悪と病理学的特徴の相関

	良性	悪性
異型性	軽度	高度
発育様式	膨張性	浸潤性
増殖速度	遅	速
中心壊死巣	－	＋
脈管侵襲	－	＋
転移	－	＋

memo
予後 prognosis
予測される患者の経過，転帰のことです。

K 腫瘍の発生要因

腫瘍の発生の原因は，体外からの刺激（外因）と，もともと生体に内在する性質によるもの（内因）に大別されます。

K-1 外因 external cause

a）化学発癌物質 chemical carcinogens（表6-9）

直接作用物質と代謝後に作用する間接作用物質が含まれます。

表6-9 化学発癌物質

発癌物質	腫瘍名	作用物質
コールタール coal tar	皮膚癌	ベンゾピレン benzopyrene は代謝されて，ベンゾピレンジオールエポキシドとなり発癌性を示す
アゾ色素 azo dye	膀胱癌	ベンジジン benzidine などが代表的
アフラトキシン aflatoxin	肝癌	アフラトキシン B_1 が最も活性が高い
ニトロソ化合物 nitroso compound	胃癌	亜硝酸とアミンとの反応により生成される
タール成分 tar	肺癌	コールタールと同様
アスベスト asbestos	中皮腫・肺癌	アスベスト小体

b）物理的因子

義歯，齲歯による物理的刺激で舌癌が発生します。また放射線が DNA の突然変異，染色体異常を誘導して癌を発生することは，**放射線発癌** radiation carcinogenesis として知られています。放射線治療や抗原剤治療によって白血病などの**二次性癌** secondary cancer が生じることもあります。日光への過剰な曝露も発癌の危険因子であり，紫外線の DNA 損傷作用によるものです。

c）ウイルス性発癌 viral oncogenesis

ウイルス感染が実験的に多くの癌を動物に発生させることが知られています。ヒト腫瘍の発生に関与することが明らかにされているウイルスを挙げておきます（表 6-10）。

表 6-10　ヒトのウイルス性発癌

ウイルス名	ウイルスの種類	腫瘍
ヒト T 細胞白血病ウイルス I 型 human T-cell leukemia virus I	RNA レトロウイルス	成人 T 細胞白血病 adult T-cell leukemia（ATL）
ヒト乳頭腫ウイルス human papillomavirus（HPV）	DNA ウイルス（16，18，31型がハイリスクグループ）	子宮頸部，肛門，性器の乳頭腫および扁平上皮癌
Epstein-Barr ウイルス EB virus（EBV）	DNA ウイルス	バーキットリンパ腫，AIDS 患者の B 細胞性リンパ腫，ホジキン病（悪性リンパ腫），鼻咽頭癌
B 型肝炎ウイルス hepatitis B virus（HBV）	DNA ウイルス	肝細胞癌
C 型肝炎ウイルス hepatitis C virus（HCV）	RNA ウイルス	肝細胞癌
ヒトヘルペスウイルス 8 型 human herpesvirus 8（HHV-8）	DNA ウイルス	スカポジ肉腫

d）癌遺伝子 oncogene

> **Point**　正常細胞に内在する癌原遺伝子が変異して癌遺伝子となり癌化を引き起こす

我々のからだの細胞には，癌の源となるような遺伝子，すなわち**癌原遺伝子** proto-oncogene *memo* が存在していて，有害な刺激によって癌原遺伝子に変異が生じると，異常タンパクが生じたり，発現が亢進したりして正常細胞が癌化することが知られています。

癌遺伝子となるのは，主として細胞増殖のシグナル伝達 signal transduction に関係する遺伝子，およびアポトーシス apoptosis を抑制する遺伝子です。具体的な癌遺伝子の機能による分類とその例を表 6-11 に示します。

memo
癌原遺伝子は，ウイルスに含まれる**ウイルス性遺伝子** *v-onc*（viral oncogene）と相同性を示す仲間であることから**細胞性遺伝子** *c-onc*（cellular oncogene）とも呼ばれています。

表 6-11　癌遺伝子の分類

分類	例（細胞内機能）
増殖因子	*sis*（PDGF-B 鎖）
増殖因子受容体	*erbB1*（EGF 受容体） *met*（HGF 受容体）
細胞内シグナル伝達	*ras*（低分子量 G タンパク） *abl*（非受容体型チロシンキナーゼ）
核内調節因子	*myc*（転写因子） *cyclinD1*（細胞周期調節）

K-2 内因（素因）internal cause（predisposition）

a）遺伝的素因 hereditary predisposition

　　腫瘍が多発する家系の詳細な解析から，その遺伝的要因として多くの**癌抑制遺伝子** tumor suppressor gene がみつかっています。例として，家族性に種々の癌が発生する遺伝性疾患の**リー・フラウメニ症候群** Li-Fraumeni syndrome では，*p53* が責任遺伝子であり，その他，**網膜芽細胞腫** retinoblastoma の *RB* 遺伝子（⇨ p. 233，第 20 回 **A-15**），**家族性大腸ポリポーシス（腺腫症）** familial adenomatous polyposis（FAP）の *APC* 遺伝子（⇨ p. 141，第 12 回 **E-16**）などが知られています。これらの癌抑制遺伝子の一方の**アレル** allele *memo* に先天的な異常があり，対立する遺伝子に後天的な体細胞突然変異が生じることによって腫瘍が発生するとされています。すなわち，両方の正常なアレルが失われたときに腫瘍が発生します。

　　このように 2 段階で腫瘍が発生する考え方は，網膜芽細胞腫における**ツーヒット説** two-hit theory（Knudson，1971）として発表されました。

> **Point**
> 癌抑制遺伝子では，
> 両方のアレルの正常な機能が失われると癌が発生する（ツーヒット説）

memo
アレル allele とはペアとなる対立遺伝子のことですが，ここでは父親・母親から受け継いだ 1 組の遺伝子のことです。

　　癌抑制遺伝子は大きく 2 つに分けることができます。変異すると直接癌化が進行する gatekeeper 型（癌化を直接抑制している）と，変異によってゲノムの不安定化や他の遺伝子の変異を起こしやすくする caretaker 型です。それぞれの遺伝子の例と発生する腫瘍を表にまとめています（表 6-12）。

表 6-12　癌抑制遺伝子の分類と代表的な癌の発見

分類	癌抑制遺伝子	発生部位
gatekeeper 型	*p53*	多くの悪性腫瘍
	RB	網膜芽細胞腫
	WT1	腎芽腫
caretaker 型	*hMSH2*	大腸癌
	BRCA-1	乳癌，卵巣癌

b）ホルモン依存性 hormone dependency

　　ホルモンは，細胞増殖を促進させ，DNA 損傷や修飾の機会を増加させることによって発癌に関与すると考えられています。たとえば，**性ホルモン** sex hormone（エストロゲン，アンドロゲン）は感受性のある乳癌や前立腺癌の細胞増殖を刺激することが知られています。このような癌は**ホルモン依存性癌** hormone-responsive cancer *memo* と呼ばれています。

memo
ホルモン依存性癌の治療では，これらのホルモンを遮断することによって，腫瘍の増殖抑制・退縮が起こります。

c）免疫 immunity

　　正常な免疫力の存在下では発癌は抑制され，免疫不全状態では発癌の頻度が上昇すると考えられています。一般に，先天的な免疫不全では癌の合併頻度が高く，**後天性免疫不全症候群** acquired immunodeficiency syndrome（AIDS）においても**悪性リンパ腫** malignant lymphoma（⇨ p. 101，第 10 回 **C** 悪性リンパ腫）や**カポジ肉腫** Kaposi sarcoma *memo* が高率に発生します。移植や自己免疫疾患などの治療で免疫抑制剤の投与を受けた患者にも，腫瘍の発生率が高いとされています。

memo
カポジ肉腫は特発性多発性出血性肉腫ともいわれ，AIDS 患者や免疫抑制剤使用患者に発生します。

L 発癌 carcinogenesis

> **Point**
> 発癌の過程は
> イニシエーション，プロモーション，プログレッションからなる

遺伝子の傷害が修復されず，しかも，アポトーシスを免れて生き残った細胞から癌が発生すると考えられています。この最初の DNA 傷害から突然変異を生じる段階を**イニシエーション** initiation と呼びます。その後，前癌病変から癌化して，微小癌あるいは潜在癌に至るまでの過程を**プロモーション** promotion，さらに癌細胞の増殖が進んで臨床癌，進行癌となる段階が**プログレッション** progression *memo* です。

> **Point** 癌化のターゲットは，細胞の形態形成や増殖能，DNA 修復，アポトーシス誘導に関与する遺伝子群である

この多段階発癌の標的として，**癌原遺伝子（プロトオンコジン）** proto-oncogene，**癌抑制遺伝子** cancer suppressor gene，**アポトーシス誘導経路** apoptotic pathway，**DNA 修復遺伝子** DNA repair gene などが含まれます。

> **Point** 癌遺伝子はひとつのアレル（対立遺伝子）の異常で癌化を促進する

これらの癌化に深く関与する遺伝子は，細胞にとって重要な機能を担っています。たとえば前述のように癌遺伝子が増殖因子（*sis*, *hst-1* など），増殖因子受容体（*erbB1*, *met* など），細胞内シグナル伝達（*src*, *abl* など），転写因子（*myc*, *fos* など）としての作用に異常を起こします。

癌抑制遺伝子の機能は，細胞周期制御（*RB*, *p53* など）DNA 損傷時の修復（*BRCA1*, *BRCA2* など），アポトーシスの誘導 *memo*（*p53*）によって癌化を抑制しています。前述（⇒ p. 62, **K**）のように癌抑制遺伝子では，両方のアレルが異常となってはじめて癌が発生します。

> *memo* ――
> 発生した癌には，通常複数の **遺伝子異常** genetic abnormality が検出され，癌の発生は多段階を経て進行（**多段階発癌** multistep carcinogenesis）すると考えられています。

> *memo* ――
> アポトーシスは，個体発生時の形態形成に必要な現象ですが，DNA 損傷を修復できない細胞を除去することで癌化を防いでいます。

M 腫瘍の染色体異常 chromosomal abnormality

腫瘍細胞の核型 karyotype *memo* として重要なものは，染色体数の異常である**異数性** aneuploidy および次の 3 つの染色体構造の異常です（図 6-6）。

> *memo* ――
> **核型 karyotype**
> 染色体構成のことです。染色体解析のことは細胞遺伝学的解析 cytogenetic analysis ともいいます。

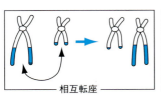
相互転座

欠失

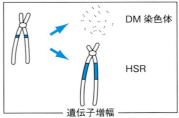
遺伝子増幅

図 6-6
腫瘍における染色体異常のパターン

①**相互転座** reciprocal translocation：2 つの異なる染色体間で断片が相互に入れ替わっています。たとえば，**慢性骨髄性白血病** chronic myelogenous leukemia（CML）の **Ph¹ 染色体** Philadelphia chromosome は，t（9；22）と表記される染色体異常ですが，第 9 番と第 22 番染色体のそれぞれの長腕の一部分が入れ替わっています（⇒ p. 95, 図 10-1）。

②**欠失 deletion**：腫瘤（かたまり）を形成する癌，いわゆる**固形癌** solid tumor _memo_ によくみられる染色体異常で，染色体の一部が抜け落ちます。網膜芽細胞腫では，第13番染色体の長腕 13q14 を含む領域が欠失することから，その部位に存在する癌抑制遺伝子である *RB* 遺伝子がクローニングされています（⇨ p. 233，**図 20-2B**）。

③**遺伝子増幅 gene amplification**：ある遺伝子のコピー数がゲノム上で増えます。その遺伝子増幅のパターンには**均一染色領域** homogeneously staining region（HSR）と**DM 染色体** double minute（DM）chromosome _memo_ の 2 つが区別されています。神経芽細胞腫の *N-myc* や乳癌における *HER2/neu* の遺伝子増幅がよく知られています。

> **memo**
> **固形癌**
> 白血病に対して胃癌や大腸癌など腫瘤を形成する癌の総称です。

> **memo**
> DM 染色体は，二重微小染色体ともいわれ，本来の染色体からはみ出して独立した対をなす微小染色体と変化したものです。

N 腫瘍随伴症候群 paraneoplastic syndrome

> **Point** 腫瘍組織から離れた部位に生じる症状・徴候の総称である

　腫瘍に随伴して生じる症候は，腫瘍組織から分泌される物質の二次的作用による場合と，腫瘍に対する抗体が他の正常組織に**交差反応** cross reaction _memo_ を起こしてしまう場合が知られています。特定の際立った症状がなく，認識されないことも多い。**表 6-13** に代表的な腫瘍随伴症候群とその原因となる腫瘍をまとめました。

　特にしばしば遭遇するのは，**腫瘍随伴体液性高 Ca 血症** humoral hypercalcemia of malignancy（HHM）で，これは肺癌などの腫瘍細胞が産生する**副甲状腺ホルモン関連タンパク**（ペプチド）parathyroid hormone-related protein（peptide）の作用によるものです。骨転移などの他の原因なく高 Ca 血症が発生します。

> **memo**
> **交差反応**
> ある特定の抗原に結合するはずの抗体あるいは T 細胞受容体が，別の抗原に結合してしまうことです。

表 6-13 腫瘍随伴症候群の代表例

	腫瘍随伴症候	悪性腫瘍
内分泌症候群	クッシング症候群（異所性 ACTH 産生）	小細胞肺癌，膵癌，褐色細胞腫
	ADH 不適切分泌症候群	肺癌，頭頸部癌
	高 Ca 血症（PTHrP，骨破壊）	肺癌，頭頸部癌，多発性骨髄腫，乳癌
	高血圧（エピネフリン／ノルエピネフリンの異常分泌）	褐色細胞腫
	低血糖（IGF-II 産生）	悪性胸膜中皮腫
血液症候群	血球増加症（異所性 G-CSF 産生）	肺癌，肝細胞癌，胃癌，甲状腺癌
	播種性血管内凝固症候群（トロンボプラスチン類似物質の放出）	前骨髄球性白血病
神経症候群	亜急性小脳変性症	子宮癌，卵巣癌，乳癌，小細胞肺癌
	腫瘍随伴性脳脊髄炎	小細胞肺癌
	オプソクローヌス・ミオクローヌス症候群	小細胞肺癌，乳癌，神経芽細胞腫
	腫瘍随伴性網膜症	小細胞肺癌
	Lambert-Eaton 筋無力症候群	小細胞肺癌，胃癌，大腸癌，白血病，乳癌
その他	黒色表皮腫（肥厚性）	胃癌
	ネフローゼ症候群（免疫複合体による膜性糸球体腎炎）	胃癌，肺癌，卵巣癌，乳癌
	発熱（リンホカイン・TNFα）	胃癌，肺癌，悪性リンパ腫，骨肉腫，褐色細胞腫，視床下部腫瘍

O 不顕性癌と臨床癌 subclinical cancer and clinical cancer

臨床癌に対して，症状や所見がとらえられていない癌が不顕性癌で，表6-14のようなものが含まれます。前立腺癌，甲状腺癌は偶発癌やラテント癌としてみつかることがよくあります。

表6-14 臨床癌と不顕性癌の種類

臨床癌 clinical cancer	臨床的に癌と診断され，組織でも確認
オカルト癌 occult cancer	症状が先行するが，原発巣が後でみつかる
偶発癌 incidental cancer	非悪性として摘出された組織に癌がみつかった場合
ラテント癌 latent cancer	生前疑いなく，死後に癌がみつかった場合

P 癌の悪性度と病期 grade and stage

Point 癌の治療方針は悪性度 grade と進行病期 stage で決められる

患者の予後判定と治療方針の決定には，癌の**悪性度** grade と**進行病期** stage の決定が極めて重要です。癌の悪性度は，細胞の**異型性**（構造異型 *memo* と細胞異型）と**増殖速度**（核分裂数）を評価することによって分類されます。一方，病期は癌の進行度を表すもので，**国際対がん連合** International Union against Cancer（Union Internationale Contre Cancrum：UICC）の **TNM 分類** TNM classification が世界的に用いられています。

Tは，原発巣における腫瘍（Tumor）の大きさと広がりによって T1～T4 に分けられます。Nは，リンパ節（Node）転移の程度を表し，リンパ節転移のない N0，転移の範囲により N1 から N3 に分けられます。Mは，遠隔転移（Metastasis）のない場合が M0 で，転移があれば M1 とします。この TNM 分類に基づいて**臨床進行期分類**（0～IV期）clinical staging of malignant tumors が各臓器ごとに決められています（図6-7）。

memo 構造異型は組織異型ともいわれ，腫瘍細胞の配列の乱れや基底膜の消失などによって，正常組織の形態学的特徴から腫瘍組織が異なったものに変わることです。

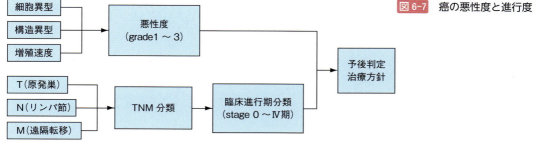

図6-7 癌の悪性度と進行度

腫瘍マーカー tumor marker

> **Point** 癌の存在や由来推定の目印となる特定の物質である

血液，尿，体液中に検出される腫瘍由来の物質，あるいは腫瘍の存在により生体が反応して産生する物質で，腫瘍の診断や局在の判定のみならず，治療効果の評価などに用いられます（表6-15）。広義には，生検などで採取された組織や細胞において特異的抗体を用いた免疫染色によって検出される際の組織・細胞マーカーも腫瘍マーカーの中に含まれます。

腫瘍マーカーの中でも，比較的特異性が高いものに AFP（肝細胞癌）や hCG-β（絨毛癌）が挙げられますが，その他の腫瘍マーカー，たとえば正常消化管組織にも広く発現している CEA の軽度上昇や検出だけでは，診断の確定に至らないことも多い。そのような場合には，複数の腫瘍マーカーや他の検査結果をあわせた総合的判定を行います。

表 6-15 腫瘍マーカー

腫瘍マーカー		腫瘍	腫瘍マーカーの由来
SCC 抗原	扁平上皮癌関連抗原	肺・子宮頸部・頭頸部などの扁平上皮癌	組織産生物質
CYFRA21-1	サイトケラチン 19 フラグメント	肺・子宮頸部・頭頸部などの扁平上皮癌	サイトケラチン（細胞骨格構成タンパク）
ProGRP	ガストリン放出ペプチド前駆体	肺小細胞癌，神経内分泌腫瘍	ガストリン放出ペプチド
NSE	神経特異エノラーゼ	肺小細胞癌	神経細胞内に存在する解糖系酵素のひとつ
CEA	癌胎児性抗原	内胚葉臓器由来の癌，特に大腸癌などの消化管癌	胎児性抗原
CA19-9	糖鎖抗原 19-9	消化器系癌（膵・胆道系）	糖鎖抗原
CA125	糖鎖抗原 125	卵巣癌	コアタンパク関連抗原
PSA	前立腺特異抗原	前立腺癌	前立腺腺上皮の産生物質
AFP	α-フェトプロテイン	肝細胞癌，卵黄嚢腫瘍	胎児性抗原
hCG-β	hCG β サブユニット（ヒト絨毛性ゴナドトロピン）	卵巣・精巣の絨毛癌	胎盤で産生される糖タンパク
sIL-2R	可溶性インターロイキン-2 受容体	リンパ性腫瘍（特に悪性リンパ腫）	可溶性受容体タンパク

TRY! ➡ 第6回の復習問題 (p.238)

病理学総論

第7回 先天異常・遺伝性疾患

▶今回の講義内容　A 先天異常　B 染色体異常症　C 単一遺伝子病　D 多因子遺伝病

ヒトの遺伝子は，約3万個あり，その遺伝子の塩基配列が解読されたことによって，遺伝性疾患のみならず後天的疾患の発生機序が急速に明らかにされています。今やほとんどすべての疾患に，遺伝子の構造や発現様式の変化が深く関わっているといっても過言ではないでしょう。別な見方をすれば，遺伝性疾患とそうでないものの区別は，徐々に薄れてきているともいえます。遺伝形質のバリエーション，すなわち多形性が個体の個性の範囲にとどまるものと，それを超えて病原的な遺伝子異常になる場合の違いについても明らかにされつつあり，今後の展開が期待されています。

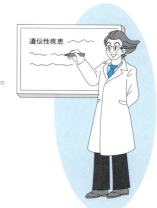

A 先天異常 congenital abnormality

先天異常とは，出生前から存在していた異常が出生時点もしくは乳幼児期・小児期になって現れるものです。原因としては，遺伝子や染色体の異常を示す遺伝的要因（内因）および受精から出産までの環境要因（外因），さらに原因不明のものに分けることができます（表7-1）。

表7-1　先天異常の原因

内因	染色体異常	常染色体異常症，性染色体異常症
	遺伝子異常	単一遺伝子病，ミトコンドリア病，ゲノム刷込み
外因	放射線被曝 垂直感染 （風疹，サイトメガロウイルス，トキソプラズマ，梅毒など） 化学物質（サリドマイド，ニコチン，抗生物質，アルコールなど） ホルモン（黄体ホルモン，甲状腺ホルモンなど） 母体の糖尿病	
原因不明	内因と外因の複合異常を含む	

> *memo*
> 垂直感染 vertical infection
> 母親から胎盤経由で胎児に，あるいは産道経由で新生児に直接伝播する感染をいいます。

B 染色体異常症 chromosomal abnormality

> **Point** 染色体異常には染色体数の異常と構造の異常がある

染色体の数の異常は，配偶子形成時の減数分裂において，細胞は分裂するが染色体のみが分かれずに偏在することによって生じます（図7-1）。相同染色体 homologous chromosome が3個になるものをトリソミー trisomy，1個しかないものはモノソミー monosomy といいます。

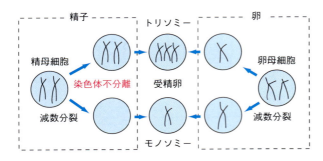

図 7-1 染色体不分離によるトリソミーとモノソミーの形成
この図では，精子形成の際に染色体不分離が生じて，トリソミーとモノソミーになる例を示します。

B-1 常染色体異常症 autosomal chromosomal aberration

> **Point** 第1番～22番の染色体に異常を示す疾患である

常染色体数異常 aneuploidy を示す代表的な遺伝性疾患には次のものがあります。

a) 21トリソミー（ダウン症候群 Down syndrome）　核型 *memo*：47,XY,+21 あるいは 47,XX,+21
　精神発達遅延，特徴的顔貌，その他の欠乏症の合併がみられます。

b) 18トリソミー（エドワード症候群 Edward syndrome）　核型：47,XY,+18 あるいは 47,XX,+18
　寿命は短く，新生児期から乳幼児期に死亡します。精神発育障害，耳介低位，心奇形，小顎症など多くの発生奇形がみられます。

c) 13トリソミー（D1トリソミー）　核型：47,XY,+13 あるいは，47,XX,+13
　一般に予後不良で平均生後6カ月以内に死亡します。無眼球・小眼球症，口唇・口蓋裂，心奇形，小頭症などです。

> *memo*
> **核型** karyotype
> 染色体の構成（数と構造の異常）を表すものをいう。

B-2 性染色体異常症 sex chromosome disorder

> **Point** 性染色体XあるいはYの異常を示す疾患である

a) クラインフェルター症候群 Klinefelter syndrome　核型：47,XXY
　X染色体を余分に1つもつ男性です。不妊（無精子症）であり，身長が高く，やせ型，ヒゲ，腋毛，陰毛の発育不良で精巣が小さい特徴を示します。

b) ターナー症候群 Turner syndrome　核型：45,X
　Xモノソミーです。外見は女性ですが，性的には未熟で二次性徴の欠如と不妊が特徴的です。

c) 超雌 super female（3倍体X染色体症候群）　核型：47,XXX
　無月経，二次性徴不全を伴います。

C 単一遺伝子病 monogenic disorder (single gene disorder)

染色体異常が多くの遺伝子を巻き込むのに対して，単一の遺伝子異常から発症する遺伝病を**単一遺伝子病**といいます。この大部分は古典的な**メンデル型遺伝病** mendelian disorder です（図7-2）。さらに，単一遺伝子が常染色体（第1～22番染色体）上，あるいは性染色体（X，Y染色体）上に存在するか否かによって，それぞれ**常染色体性遺伝** autosomal inheritance と**伴性遺伝** X-linked inheritance に分かれます（表7-2）。常染色体の場合には，相同染色体上の**対立遺伝子** allele の一方のみの異常で発症する

C 単一遺伝子病 71

表 7-2 遺伝子異常疾患

	疾患名	病態
常染色体優性遺伝 autosomal dominant inheritance	ポルフィリン血症 coproporphyria	ヘム代謝異常
	家族性高コレステロール血症 familial hypercholesterolemia	脂質代謝異常
	家族性大腸ポリポーシス症 familial polyposis coli（FPC）	家族性腫瘍
	多発性内分泌腺腫症 multiple endocrine adenomatosis（MEA）	家族性腫瘍
	網膜芽細胞腫 retinoblastoma（RB）	家族性腫瘍
	サラセミア thalassemia	赤血球異常
	鎌状赤血球症 sickle cell disease（SCD）	赤血球異常
	筋緊張性ジストロフィー myotonic dystrophy（MD）	筋疾患，三塩基反復病（CTG）
	ハンチントン病 Huntington disease	神経疾患，三塩基反復病（CAG）
	軟骨異栄養症 osteochondrodystrophy	骨・結合組織疾患
	骨形成不全症 osteogenesis imperfecta	骨・結合組織疾患
	マルファン症候群 Marfan syndrome	骨・結合組織疾患
	エーラース-ダンロス症候群 Ehlers-Danlos syndrome（EDS）	結合組織疾患，一部，常染色体劣性遺伝
	神経線維腫1型（フォン・レックリングハウゼン病 von Recklinghausen disease）	皮膚疾患
常染色体劣性遺伝 autosomal recessive inheritance	糖原病 glycogenosis	糖代謝異常（Ⅷ型の一部は伴性遺伝）
	ガラクトース血症 galactosemia	糖代謝異常
	フェニルケトン尿症 phenylketonuria（PKU）	アミノ酸代謝異常
	メープルシロップ尿症 maple syrup urine disease（MSUD）	アミノ酸代謝異常
	ホモシスチン尿症 homocystinuria	アミノ酸代謝異常
	メチルマロン酸血症 methylmalonic acidemia	有機酸代謝異常
	プロピオン酸血症 propionic acidemia	有機酸代謝異常
	シトルリン血症 citrullinemia	尿素サイクル異常
	ウィルソン病 Wilson disease	銅代謝異常
	囊胞性線維症 cystic fibrosis（CF）	外分泌腺異常
	ムコ多糖症 mucopolysaccharidosis（MPS）	リソソーム病
	ゴーシェ病 Gaucher disease	リソソーム病
	ツェルウェーガー症候群 Zellweger syndrome	ペルオキシソーム病
	アデノシンデアミナーゼ欠損症 adenosine deaminase（ADA）deficiency	免疫不全
	色素性乾皮症 xeroderma pigmentosum（XP）	皮膚疾患
	アルツハイマー病 Alzheimer disease（AD）	β-アミロイド蓄積
	テイ-サックス病 Tay-Sachs disease	β-ヘキソサミニダーゼ欠損症 ガングリオシド蓄積
	網膜色素変性症 retinitis pigmentosa	常染色体劣性が多い
伴性遺伝 X-linked inheritance	オルニチントランスカルバミラーゼ欠損症 ornithine transcarbamylase（ODC）deficiency	尿素サイクル異常 伴性優性遺伝
	ファブリ病 Fabry disease	リソソーム病，伴性劣性遺伝
	血友病 hemophilia	血液凝固異常，伴性劣性遺伝
	デュシェンヌ型筋ジストロフィー Duchenne muscular dystrophy（DMD）	筋疾患，伴性劣性遺伝
	色盲 color blindness	眼疾患，伴性劣性遺伝（第3色盲は常染色体優性遺伝）
	レッシュ-ナイハン症候群 Lesch-Nyhan syndrome（LNS）	高尿酸血症，高尿酸尿症，伴性劣性遺伝
母性遺伝 maternal inheritance （細胞質遺伝 cytoplasmic inheritance）	メラス mitochondrial myopathy, encephalopathy, lactic acidosis and stroke- like episodes（MELAS）	ミトコンドリア病

7

先天異常・遺伝性疾患

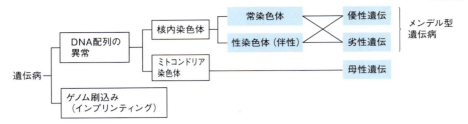
図7-2 遺伝病の遺伝様式

常染色体優性遺伝病 autosomal dominamt genetic disease と，対立遺伝子の両方ともに異常があってはじめて発症する**常染色体劣性遺伝病** autosomal recessive genetic disease に分かれます（表7-2）。

遺伝子異常としては，**点変異** point mutation が最も多く，**欠失** deletion や**重複** duplication，**挿入** insertion なども生じます．メンデル型遺伝形式によらない単一遺伝子病として**ミトコンドリア病** mitochondrial disease（母性遺伝あるいは細胞質遺伝）（⇒ p.200，第17回 C ミトコンドリア脳筋症）や**ゲノム刷込み** genomic imprinting memo や**三塩基反復遺伝病** triplet repeat disease memo などが知られています．

D 多因子遺伝病 multifactorial diseases

Point 複数の遺伝子異常と環境因子の関与で成立する

多くのヒトの遺伝疾患では，単一遺伝子異常だけでは説明できず，複数の遺伝子異常（多遺伝子病）に加えて，環境因子も複雑に関与すると考えられています．たとえば，糖尿病，高血圧，動脈硬化などの生活習慣病や，統合失調症などの精神疾患，先天性股関節脱臼，口唇裂，口蓋裂などの先天性奇形が代表的な多因子遺伝病として挙げられます．

memo ゲノム刷込み
遺伝子変異はないが，発現レベルで父親由来あるいは母親由来の対立遺伝子群の発現が抑制され，結果として父親あるいは母親からのみ疾患が受け継がれる遺伝形式を示します．

memo 三塩基反復遺伝病
CAGやCTGというように三塩基単位の繰り返し数が増加して，ある閾値を超えて異常に伸長すると発症するという機構（表現促進現象 anticipation）をもつ遺伝病です．

TRY! ➡第7回の復習問題(p.238)

病理学総論

第8回 代謝異常

▶今回の講義内容　A タンパク質代謝異常　B 脂質代謝異常症　C 糖質代謝異常　D 核酸代謝障害
　　　　　　　　　E 無機物代謝異常

Dr. レイ	メタボリックシンドローム metabolic syndrome には，どのような代謝異常が関与していますか？
リポさん	主に糖代謝や脂質代謝の異常です。
Dr. レイ	そうですね。**肥満** obesity，**耐糖能異常** hyperinsulinemia，**高中性脂肪血症** hypertriglyceridemia，さらに**高血圧** hypertension をあわせたものが「**死の四重奏** the deadly quartet」と呼ばれている症候群です。これらはなぜ死と結びつくのでしょうか？
アテロ君	死の四重奏によって動脈硬化が進行して，心筋梗塞や脳梗塞になる危険性が高くなるからですね。
Dr. レイ	そのとおり。アテロジェニックな症候群，すなわち動脈壁のアテローム変性を起こすということですね。

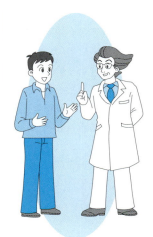

A　タンパク質代謝異常 disorder of protein metabolism

A-1　高窒素血症 azotemia

血清中の**非タンパク性窒素** nonprotein nitrogen（NPN）が増加した状態を**高窒素血症**といい，通常，**血液尿素窒素** blood urea nitrogen（BUN）を測定することによって評価します。

> **Point**　尿素は肝の**尿素サイクル** urea cycle *memo* で作られ，腎より排泄される

血清中の尿素窒素が上昇する原因として，尿素の産生が亢進する**腎前性窒素血症** prerenal azotemia（高タンパク質食，消化管内出血，組織崩壊などから肝での尿素産生が亢進する）と，腎からの排泄低下による**腎後性窒素血症** postrenal azotemia（腎血流量低下，腎糸球体病変）に分けて考えることができます（図 8-1）。BUN の上昇は，**尿毒症** uremia となって多臓器に障害をもたらします。すなわち，**尿毒症性心外膜炎** uremic pericarditis，**尿毒症性肺臓炎** uremic pneumonitis（**尿毒症性肺** uremic lung），**尿毒症性精神症** uremic psychosis，および電解質異常を呈します。

memo
非タンパク性窒素の 50% は尿素窒素で，その他には尿酸，クレアチニン，クレアチン，アンモニアなどの窒素化合物が含まれます。

memo
尿素サイクルは有毒なアンモニアを無毒化して尿素にする回路で肝臓で行われます。

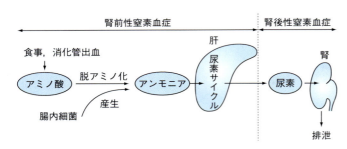

図 8-1　尿素の生成と排泄
アンモニアは消化管内のアミノ酸の脱アミノ化や腸内細菌によって産生され，肝臓の尿素サイクルで尿素に代謝されて腎から尿中に排泄される。

A-2　アンモニア血症 ammon(a)emia, ammoni(a)emia／高アンモニア血症 hyperammon(a)emia

　血中のアンモニアは腸管内の窒素含有物質（食物中のアミノ酸や消化管内出血）に由来します。また，腸内細菌や組織でも作られ，肝の**尿素サイクル** urea cycle で尿素に変わり腎から排泄されます（図 8-1）。尿素サイクルの酵素欠損症*memo*では，血中アンモニア濃度が上昇することになります。肝硬変などの肝機能障害，タンパク過剰摂取，消化管出血からも**高アンモニア血症**を生じます。肝不全による高アンモニア血症は**肝性昏睡** hepatic coma の原因になります。

> *memo*
> **酵素欠損症の例**
> カルバモイルリン酸合成酵素欠損症 carbamoyl-phosphate synthase Ⅰ (CPSI) deficiency（高アンモニア血症Ⅰ型）。
> オルニチントランスカルバミラーゼ欠損 ornithine transcarbamylase carbamylase (OTC) deficiency（高アンモニア血症Ⅱ型）。

A-3　アミロイドーシス amyloidosis

> **Point**　アミロイド amyloid は体内に生じる無構造の沈着物質の総称である

　ヨード反応*memo*が陽性を示すという性質から，**類デンプン質**とも呼ばれています。アミロイドーシスはいくつかの要素から分類できます。たとえば，沈着が全身に起こる**全身性** systemic と局所的な**限局性** localized があります（表 8-1）。また，アミロイド沈着を生じた原因が明らかであるものは**続発性（二次性）** secondary，原因が不明な場合は**原発性（一次性）** primary と分類されます。

> *memo*
> 生体内のグリコーゲンとルゴール液（ヨウ化カリウムを含む）が反応して異過となる反応のことです。

表 8-1　代表的なアミロイドーシス

	病型	アミロイドタンパク	前駆体タンパク
全身性アミロイドーシス	免疫細胞性アミロイドーシス	AL, AH	L鎖（κ, λ），Ig（γ）
	反応性 AA アミロイドーシス	AA	SAA
	家族性アミロイドーシス	ATTR など	トランスサイレチンなど
	透析アミロイドーシス	Aβ2M	β2ミクログロブリン
	老人性 TTR アミロイドーシス	ATTR	トランスサイレチン
限局性アミロイドーシス	アルツハイマー型認知症 ダウン症候群	Aβ	アミロイド前駆体タンパク（β-APP）
	プリオン病	AScr	プリオンタンパク
	甲状腺髄様癌	Acal	（プロ）カルシトニン
	皮膚アミロイドーシス	AD	ケラチン
	限局性結節性アミロイドーシス	AL	L鎖（κ, λ）

　アミロイドは，HE 染色された通常の組織標本では無構造ですが（図 8-2），**コンゴーレッド** Congo red 染色で赤く染まり，偏光顕微鏡観察においてその沈着物は緑色の複屈折を示します。このように無構造にみえるアミロイドには，そのタンパク質の由来の違いによって多くの種類が存在します（表 8-1）。

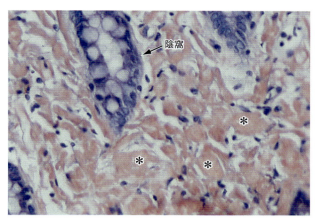

図 8-2 直腸粘膜のアミロイド沈着
残存する陰窩（↙）の間を埋める多量のアミロイド沈着（＊）が認められる。コンゴーレッドによりアミロイドは赤色に染色される。

B 脂質代謝異常症 disorder of lipid metabolism

B-1 脂質異常症 dyslipidemia（高脂血症 hyperlipidemia）

Point 高 LDL コレステロール血症，低 HDL コレステロール血症，高トリグリセリド（TG）血症のいずれかを来たす病態

血中の脂質には**総コレステロール** total cholesterol *memo*，**トリグリセリド** triglyceride，**リン脂質** phospholipid，**遊離脂肪酸** free fatty acid（FFA）の 4 つが含まれます。脂質異常症は，家族性あるいは遺伝性に発症する**本態性（原発性）** essential（primary）と他の疾患によって引き起こされる**続発性（二次性）** secondary に分けられます。

上記の 4 つの脂質のうち総コレステロール，トリグリセリド，リン脂質は**アポタンパク質** apoprotein *memo* と複合体を形成した形，すなわち輸送に適した**リポタンパク質** lipoprotein として存在しています。そのリポタンパク質は，密度の低いものから**カイロミクロン**，VLDL，IDL，LDL，HDL と分類されます（表 8-2，図 8-3）。遊離脂肪酸は，アルブミンと結合しています。

memo 総コレステロールとは LDL，HDL，VLDL など異なるアポタンパクと結合した形で存在するコレステロールをすべてあわせたものです。

memo アポタンパクはアポリポタンパク apolipoprotein とも呼ばれ，血中で脂質（コレステロールなど）を可溶化して運ぶはたらきを持っています。脂質と結合したものをリポタンパクと呼んでいます。

表 8-2 リポタンパク質の種類と特徴（図 8-3 参照）

リポタンパク質	比重	はたらき
カイロミクロン CM chylomicron	<0.96	食事性コレステロールとトリグリセリドを腸管から肝などへ輸送する
超低密度リポタンパク VLDL very low density lipoprotein	0.96〜1.006	トリグリセリドを腸管・肝から筋，脂肪組織へ輸送する
中間型リポタンパク IDL intermediate density lipoprotein	1.00〜1.019	VLDL，カイロミクロンの代謝中間産物。マクロファージに取り込まれやすく動脈硬化巣を形成する
低密度リポタンパク LDL low density lipoprotein	1.006〜1.063	コレステロールを肝より他組織へ輸送する
高密度リポタンパク HDL high density lipoprotein	1.063〜1.210	コレステロールを肝へ輸送して胆汁産生に利用する

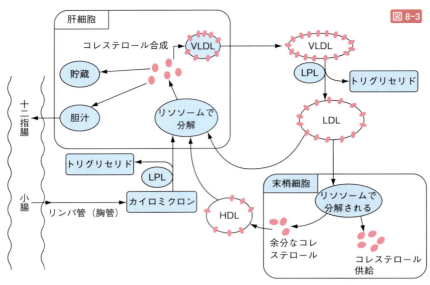

図 8-3 コレステロールの循環とリポタンパク質の生成・分解

コレステロール（●）は血漿リポタンパク質の構成成分である。リポタンパク質の比重はその中に含まれるトリグリセリド（軽い）の割合によって異なる。肝臓で合成されたリポタンパクである VLDL はトリグリセリドが離れることで LDL（悪玉コレステロール）に変化し、末梢細胞においてコレステロールを供給する。余分なコレステロールは HDL（善玉コレステロール）によって回収されます。

> **Point** 脂質異常症は、血中で増加するリポタンパク質の種類によって分類される

脂質異常症の分類（Frederickson 分類と WHO 分類）は、どのタイプのリポタンパク質に異常がみられるかということをもとにしています（表 8-3）。

表 8-3 脂質異常症（高脂血症）の分類 memo

型	増加するリポタンパク質	総コレステロール値	トリグリセリド値
I	カイロミクロン	正常範囲	↑
IIa	LDL	↑	正常範囲
IIb	LDL と VLDL	↑	↑
III	IDL（broad β-バンド）	↑	↑
IV	VLDL	正常範囲	↑
V	カイロミクロンと VLDL	正常範囲	↑

> **memo**
> 表 8-2 における各リポタンパクのはたらきをもとに考えると、脂質異常症における総コレステロール値またはトリグリセリド値の上昇の理由が理解できます。たとえば、IIb 型では LDL（コレステロール輸送）の増加による総コレステロール値↑、VLDL（トリグリセリド輸送）の増加によるトリグリセリド値↑が生じます。

本態性高脂血症 essential hyperlipidemia では、LDL レセプタに異常のある **IIa 型家族性高コレステロール血症** の頻度が最も高く、**IIb 型家族性複合型高脂血症** と **IV 型家族性高トリグリセリド血症** がこれに続きます。**続発性高脂血症** secondary hyperlipidemia は糖尿病、甲状腺機能低下症、肥満、クッシング症候群、腎不全、痛風など、多くの疾患が原因になることが知られています。たとえば、糖尿病患者では高トリグリセリド血症になりやすく、IV 型や IIb 型が多くみられます。

B-2 粥状動脈硬化症 arterial atherosclerosis

> **Point** 動脈硬化症は、粥状硬化、中膜石灰化硬化、細動脈硬化の3つに分けられる

動脈硬化症 arterial sclerosis は、血管壁に組織学的な改変が生じて、弾性が低下することにより血液を運ぶ機能に障害を生じたものです。脂質代謝に関係するのは **粥状硬化症** atherosclerosis で、進行すると **粥腫** atheroma と呼ばれる病巣が内膜

> **memo**
> **粥腫**
> 黄白色調の病変で、コレステロールに富んだ脂質が主成分の **粥腫粥** atheromatous gruel という壊死変性物質を含みます。

B 脂質代謝異常症　77

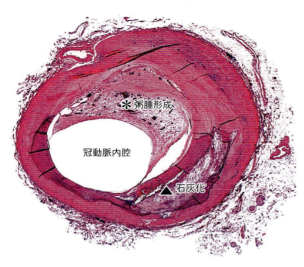

図 8-4　冠動脈粥状硬化症
内膜の粥腫形成（＊）のために著しく血管内腔（↗）
が狭小化した冠状動脈がみられる。
血管壁の一部（▲）に石灰化を伴っている。

に形成されます（図 8-4）。さらに高度になると潰瘍，壁在血栓，感染巣，動脈瘤など
を合併します。特に脳梗塞，心筋梗塞，大動脈瘤に密接な関係があります。

B-3　脂肪肝 fatty liver

Point　30％以上の肝細胞に脂肪滴（中性脂肪）が貯留した状態

　脂質代謝異常によって肝臓の脂質含量が増加し，肝細胞内の脂肪空胞として認められる状態を**脂肪肝**（フォア・グラ foie gras）といいます（図 8-5）。通常のパラフィン包埋 HE 染色標本 *memo* では，脂肪が抜けた大小の細胞質内空胞として観察されます。

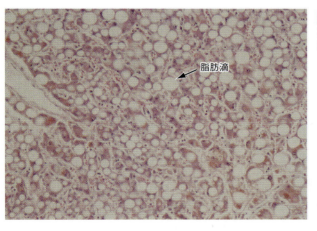

図 8-5　脂肪肝
大小の白く抜けた空胞は肝細胞に沈着した脂肪滴を示す。

memo
脂肪染色
パラフィン包埋過程で脂肪が抜けてしまうので，ホルマリン固定後に凍結切片を作成してズダンⅢやズダン黒などで染めると，脂肪滴がそれぞれオレンジ色や黒色で示されます。

　脂肪肝の原因は何ですか？

　肥満，栄養過多，糖尿病，過度のアルコール摂取，栄養不良（kwasiorkor などの低タンパク食），中毒性肝障害，循環障害（にくずく肝）などで主として中性脂肪が貯留します。

C 糖質代謝異常 disorder of carbohydrate metabolism

C-1 糖原病 glycogen storage disease（GSD），glycogenosis

> **Point** 先天的な酵素欠損により組織にグリコーゲンが異常沈着する

グリコーゲン（糖原）*memo* glycogen の形で貯蔵された糖質を代謝する酵素が先天的に欠損していることによって，組織内に多量の，あるいは異常な構造のグリコーゲンが蓄積する疾患です。基本的にはⅠ～Ⅷ型に分類されますが，約半数がⅠ型（von Gierke 病）で，グルコース-6-ホスファターゼ glucose-6-phosphatase（G6Pase）のサブユニットの異常によって生じます。Ⅰ型の特徴として肝や腎にグリコーゲンが蓄積し，肝腫大，発育不全，人形様顔貌，高尿酸血症が臨床的に認められます。

memo 血中のグルコースが多数結合して炭水化物の貯蔵型となったものをグリコーゲンといいます。

C-2 ムコ多糖症 mucopolysaccharidosis（MPS）（グリコサミノグリカン蓄積症 glycosaminoglycan storage disease）

> **Point** リソソーム機能の先天的欠損により酸性ムコ多糖が蓄積し，尿中にも排泄される

酸性ムコ多糖 acid mucopolysaccharides *memo* の分解を行うリソソーム内の酵素が欠損することによって，骨，肝，脾，皮膚などの結合織内にムコ多糖類が蓄積する遺伝性疾患です。肝脾腫，骨変形，ガーゴイル様顔貌 gargoylism，角膜混濁，多毛，知能障害などをきたします。Hurler 症候群 Hurler Syndrome，Hunter 症候群 Hunter Syndrome に代表される。

memo 酸性ムコ多糖とグリコサミノグリカンは同義で，広く組織に存在する多糖類です。

D 核酸代謝障害 disorder of nucleic acid metabolism

D-1 高尿酸血症 hyperuricemia

ヒトにおけるプリン体 *memo* の最終分解産物は尿酸 uric acid です。尿酸は難溶性で，体液中の濃度が上昇すると，膠原線維やムコ多糖類を多く含む関節や軟骨，腱などに尿酸ナトリウムとして析出します。この尿酸塩が周囲組織に反応を起こして痛風結節 tophus を作ります（図 8-6）。尿酸塩が関節腔内に析出して滑膜炎を起こした場合に

memo プリン誘導体は核酸の構成成分（グアニンとアデニン）として含まれています。

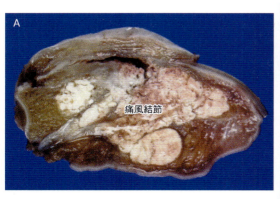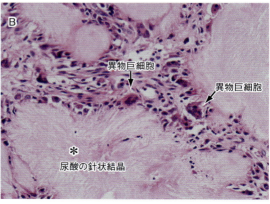

図 8-6 痛風結節
A：母趾の痛風結節。尿酸結晶の沈着が白色結節の集合として認められる。
B：痛風結節の組織像。針状結晶が多数集合（＊）し，周辺部には多数の異物巨細胞（✓）を伴う。

は，激痛を伴う急性の発作を起こします。

D-2 レッシュ-ナイハン症候群 Lesch–Nyhan syndrome

ヒポキサンチン-グアニン-ホスホリボシルトランスフェラーゼ（hypoxanthine-guanine phosphoribosyltransferase：HGPRT）という酵素の完全欠損症で起こる伴性劣性遺伝疾患です。錐体外路性の不随意運動，高尿酸血症，高尿酸尿症を示し，幼児期以後の自傷行為を特徴とします。

E 無機物代謝異常 disorder of mineral metabolism

E-1 鉄代謝異常 iron metabolism disorder

体内の鉄（Fe）は，血中および組織中に存在します。赤血球中には**ヘモグロビン** hemoglobin として存在し，血漿中の鉄は**トランスフェリン** transferrin（TF）という輸送タンパクとともに存在します。細胞内では**フェリチン** ferritin *memo* として，あるいは網内系のマクロファージなどに取り込まれてタンパク部分が変化した**ヘモジデリン** hemosiderin の状態で沈着します。このヘモジデリンが異常に沈着した状態を**ヘモジデローシス** hemosiderosis といいます。さらに，全身組織の障害が強くみられる場合は，**ヘモクロマトーシス** hemochromatosis と呼ばれ，その中には，常染色体優性遺伝を示すものが含まれます。

> **Point** ヘモクロマトーシスの3大合併症は皮膚色素沈着，肝硬変，糖尿病である

> *memo*
> フェリチンは，鉄を細胞内に貯蔵するタンパクです。

E-2 銅代謝異常 copper metabolism disorder

銅（Cu）は，血清中の**セルロプラスミン** ceruloplasmin と結合して輸送されます。**ウィルソン病** Wilson disease *memo* は，セルロプラスミンの濃度が低下することによって特定の組織に銅が沈着する常染色体劣性遺伝疾患です。**肝硬変** liver cirrhosis，進行性の**錐体外路徴候** extrapyramidal sign および**カイザー-フライシャー角膜輪** Kayser–Fleischer corneal ring を三主徴とします。

> **Point** ウィルソン病は銅を輸送するセルロプラスミンの生成障害で生じる

> *memo*
> ウィルソン病では，細胞内銅輸送膜タンパク（ATP7B）の障害によって生体内銅沈着が生じます。

E-3 カルシウム代謝異常 calcium metabolism disorder

> **Point** カルシウム代謝異常は骨・歯の形成，血液凝固，筋肉のはたらき，酵素活性に影響を及ぼす

カルシウム代謝では，主として副甲状腺ホルモン，カルシトニン，ビタミンDによって，小腸での吸収，骨への沈着，糞便中や尿中への排泄が調節されています。これによって血清カルシウム濃度は 8.8〜10.2 mg/dL に維持されています。

高カルシウム血症 hypercalcemia の発生機序として副甲状腺ホルモン分泌亢進，骨破壊をきたす病変，ビタミンD過剰，および薬剤性などが挙げられます（表8-4）。

表8-4 高カルシウム血症の原因

副甲状腺ホルモン分泌亢進	PTHあるいはPTHrPを産生する腫瘍 慢性腎不全などによる低Ca血症による続発性副甲状腺（上皮小体）機能亢進症
骨破壊をきたす病変	多発性骨髄腫，悪性腫瘍転移，白血病，パジェット病など
ビタミンD過剰	代謝異常，ビタミンD過剰摂取，サルコイドーシス *memo*
薬剤性	Ca製剤過剰摂取，サイアザイド系利尿薬，リチウム

> **memo**
> サルコイドーシスでは，その肉芽腫組織で活性型ビタミンDが過剰産生されると考えられています。

一方，**低カルシウム血症** hypocalcemia は，副甲状腺機能低下，ビタミンD欠乏症，腎機能傷害などが原因となります。

E-4 石灰化（石灰沈着）calcification

 病的石灰化とは何ですか？

 生体内には，骨や歯の形成のようにカルシウム塩が生理的に沈着します。それに対して，正常では石灰化のみられない組織や細胞にカルシウム塩が沈着することを**病的石灰化** pathologic calcification といいます。

組織や細胞の**石灰化** calcification した部分はヘマトキシリンに青染し，**コッサ染色** Kossa stain など組織化学的反応でも確認できます *memo*。

> **memo**
> 石灰化を含む組織では，標本薄切の障害となるので，あらかじめ組織からカルシウムを抜く操作（脱灰）の後に切片を作成します。

> **Point**
> **異栄養性石灰化** dystrophic calcification：
> 　組織傷害（壊死など）に続発する
> **転移性石灰化** metastatic calcification：
> 　血中カルシウム濃度上昇による

a）異栄養性石灰化 dystrophic calcification

組織の変性，壊死などの損傷に続発してカルシウム塩 *memo* が沈着します。胃（酸），肺（炭酸ガス），腎（尿）のように「酸」を排出あるいは分泌する臓器では，特にpHが変化しやすいので，石灰沈着も起こりやすい。**異栄養性石灰化**は，血清カルシウム濃度が正常でも起こります。**粥状硬化症** atherosclerosis では，内膜の変性から石灰化を生じることがあり，これも**異栄養性石灰化**のひとつです。

b）転移性石灰化 metastatic calcification（異所性石灰化 ectopic calcification）

高カルシウム血症 hypercalcemia（表8-4）の際に，二次的にカルシウム塩が組織内に沈着した状態を**転移性石灰化**といいます。石灰沈着は，特に，血管壁，腎間質，肺胞壁，胃粘膜間質に好発します。主として，リン酸カルシウム塩結晶として沈着します。

> **memo**
> **砂粒体（砂粒小体）**
> psammoma body
> 同心円状に石灰化が進行して，カルシウム塩の小結節を生じたものです。乳頭状増殖を示す腺癌（甲状腺癌，肺癌，乳癌，卵巣癌）や髄膜腫にみられます。細胞が変性壊死に陥った部位を中心にカルシウム塩が周囲に沈着する，異栄養性石灰化のひとつです。

E-5 リン代謝異常 phosphorus metabolism disorder

> **Point**
> 血清リンは血清カルシウムとの相関で考える

腎尿細管や腸管におけるリンの再吸収障害の結果として，低リン血症性くる病が知られています。ビタミンD代謝障害や骨芽細胞が活性型ビタミンD_3に対する反応異型を示すことなどが原因となるが，いずれも先天異常によることが多い。

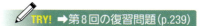

82	第 9 回	循環器
92	第10回	造血系・リンパ系
106	第11回	呼吸器
125	第12回	口腔・消化管
143	第13回	肝・胆・膵
155	第14回	泌尿器
166	第15回	生殖器
181	第16回	内分泌
194	第17回	筋・骨格系
203	第18回	脳・神経系
217	第19回	皮膚
230	第20回	感覚器

Ⅱ 病理学各論

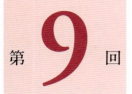

病理学各論 第9回 循環器

▶今回の講義内容

心臓の疾患 A 虚血性心疾患 B 心肥大と萎縮 C 心筋症 D 特定心筋症
E 心臓弁膜症（弁膜性心疾患） F 心内膜炎 G 先天性心疾患

血管の疾患 A 大動脈解離 B 大動脈瘤 C 高安動脈炎 D 閉塞性動脈硬化症
E バージャー病/閉塞性血栓性血管炎 F 上大静脈症候群 G 下肢静脈瘤
H リンパ浮腫（リンパ水腫） I 高血圧

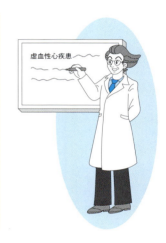

Dr. レイ	虚血性心疾患 ischemic heart disease は何という血管の狭窄や閉塞で起こりますか？
ベインさん	冠状動脈です。
Dr. レイ	虚血性心疾患の代表的なものを2つ挙げてください。
ココロ君	狭心症 angina pectoris と心筋梗塞 myocardial infarction です。
ベインさん	レイ先生，両者の違いがよくわからないのですが…。
Dr. レイ	狭心症は一過性の虚血による胸痛発作を主徴とする症候群としてみることができますが，心筋梗塞では梗塞という名のとおり，心筋に壊死が生じます。
ココロ君	それでは，狭心症と心筋梗塞は全く別の病気ですか？
Dr. レイ	狭心症は心筋梗塞の前駆病変と考えることができるのですよ。

● 心臓の疾患

A 虚血性心疾患 ischemic heart disease

 Point 狭心症と心筋梗塞は冠不全によって生じる

心筋が必要とする血流量を冠状動脈が供給できない状態を**冠不全** coronary insufficiency といい，心筋は虚血状態に陥ります（表9-1）。軽度の虚血であれば**狭心症** angina pectoris という一過性の症状にとどまりますが，高度の低酸素ストレスが続くと心筋に不可逆的変化（心筋壊死）が生じ，**心筋梗塞** myocardial infarction になります。すなわち，狭心症は心筋梗塞の前駆症状を呈する疾患ともいえます。

表9-1 心筋虚血の誘因

心筋虚血 （酸素供給不足）	冠動脈の器質的変化	冠動脈硬化症，大動脈解離，血管炎，血栓，塞栓
	冠動脈攣縮	血小板凝集物から血管攣縮作用物質放出，副交感神経活動増大，喫煙
	冠動脈灌流圧低下	ショック，大動脈弁狭窄症・逆流症
心筋の酸素需要増大		高血圧，運動，弁膜症，貧血，甲状腺機能亢進症

心臓の疾患　A　虚血性心疾患

冠不全 memo が急速に生じるものとして，冠動脈の一過性攣縮，血栓形成および血圧低下（ショック）などがあります。また，冠動脈粥状硬化の進行は不可逆的な内腔狭窄・閉鎖を生じ，バイパス手術の対象となります。

A-1　狭心症 angina pectoris（AP）

 狭心症にはどのような種類がありますか？

 心筋の酸素需要が高い労作時に生じる**労作狭心症** angina of effort と安静時に生じる**安静時狭心症** angina at rest/spontaneous angina があります。

狭心症を発生機序からみると，冠動脈の器質的狭窄によるものと冠動脈の攣縮によるものに分けられます。後者のうち，心電図上，一過性 ST 上昇を示す**異型狭心症** variant angina は，夜間から明け方に副交感神経が優位になる時間帯に冠動脈攣縮が起こり，狭心症発作となります。

A-2　心筋梗塞 myocardial infarction

> **Point** 心筋壊死の範囲は冠動脈の分布と閉塞部位によって決まる

心筋梗塞は，左心室壁および心室中隔に発生することが多く，右心室や心房の梗塞はまれです。心内膜側から心外膜側の心筋全層に壊死が及ぶものを**貫壁性梗塞** transmural infarction と呼びます。**心内膜下梗塞** subendocardial infarction といわれるものは，心内膜下層に限局するが，全周性に広がることの多いパターンの梗塞で，3 枝に狭窄が存在する場合に多いとされています（図 9-1）。

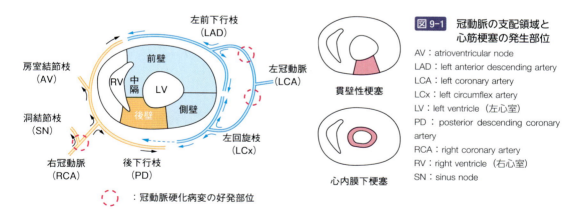

図 9-1　冠動脈の支配領域と心筋梗塞の発生部位

AV：atrioventricular node
LAD：left anterior descending artery
LCA：left coronary artery
LCx：left circumflex artery
LV：left ventricle（左心室）
PD：posterior descending coronary artery
RCA：right coronary artery
RV：right ventricle（右心室）
SN：sinus node

急性心筋梗塞では心筋壊死と炎症細胞浸潤がみられます（図 9-2）。心筋が凝固壊死したあとは，他の組織と同様に炎症反応，肉芽形成から線維化，瘢痕化へと進行します（表 9-2，図 9-3）。

---

memo
冠不全
冠動脈が十分な酸素を心筋に供給できない病態をいいます。
冠状動脈内に血栓が形成されたり，冠状動脈が攣縮することによって冠状動脈の血流調節機能が障害されることで，急性冠状動脈症候群を引きおこします。

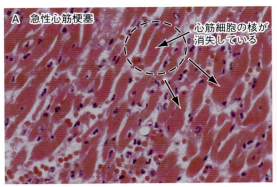
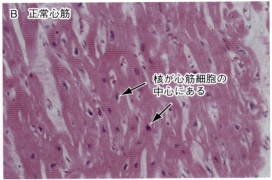

図 9-2 急性心筋梗塞（2日後）
A：心筋細胞核の消失，細胞質の好酸性変化，横紋の消失がみられる．変性した心筋線維間には炎症細胞が多数認められる．
B：正常心筋組織では，心筋細胞中心に核がみられる（↙）．

表 9-2 心筋梗塞組織の経時的変化

時間経過	組織学的変化
6時間〜	心筋細胞の凝固壊死 心筋細胞核濃縮・消失，細胞質の好酸性変化，横紋の消失
1〜3日	好中球浸潤
3日〜1カ月	マクロファージによる貪食
1〜3カ月	線維芽細胞増生による肉芽組織形成から線維化・瘢痕化へ

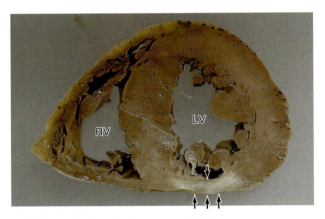

図 9-3 陳旧性心筋梗塞（ホルマリン固定後）
左室後壁の菲薄化と線維化（白くなっている）がみられる（↑）．
LV：left ventricle（左心室），RV：right ventricle（右心室）．

A-3 心筋梗塞の合併症

急性期に死を逸れた場合にも，心筋梗塞発症後は，致死率の高い合併症の危険にさらされることになります（表9-3）．

表 9-3 心筋梗塞の合併症

急性期	心原性ショック うっ血性心不全 不整脈
1カ月以内	乳頭筋断裂→僧帽弁逆流症 心破裂→心タンポナーデ
1カ月以降	心室中隔穿孔→シャント *memo* 心室壁在血栓 心室瘤 再梗塞 ドレスラー症候群 *memo*

memo
左右の心室間に血液が交通することで肺循環を経ずに短絡（シャント）が生じます．

memo
ドレスラー症候群 Dressler syndrome は心筋梗塞発症数週間以後にみられる発熱，胸痛，心膜炎，胸膜炎，肺臓炎を主徴とします．

B 心肥大と萎縮 cardiac hypertrophy and atrophy

Point 心臓への負荷が増大すると心筋は肥大し，負荷が減少すると萎縮する

心肥大では，心筋細胞が大きくなります．高血圧 hypertension や大動脈弁狭窄症

aortic stenosis の場合には，心臓への負荷が増大し，心室壁，特に左心室壁が肥厚して内腔が狭くなる求心性心肥大 concentric hypertrophy が生じます。僧帽弁逆流症 mitral regurgitation や大動脈弁逆流症 aortic regurgitation においては左心室内腔が拡大する拡張性心肥大 eccentric hypertrophy となります。心筋の肥大による代償は，負荷が強すぎると，心不全 heart failure になります。

図 9-4 特発性心筋症の模式図

正常

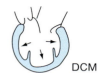
DCM

HCM

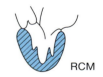
RCM

C 心筋症 cardiomyopathy

原因不明の心筋変性疾患で，次の D にある特定心筋症（⇨ p. 86）を除外したものを特発性心筋症 idiopathic cardiomyopathy と呼び，3つの型があります。（図 9-4）。

C-1 拡張型心筋症 dilated cardiomyopathy（DCM）

左室または両心室の心筋収縮不全によって，心室拡張と壁運動低下をきたす疾患群です。心筋症の3つのタイプの中で最も多い。最近では，特発性以外に種々の原因による二次性の心筋障害によるものも明らかにされています *memo*。病理組織学的には，変性・壊死による心筋細胞の減少と心筋線維間のびまん性線維化が観察されます。

C-2 肥大型心筋症 hypertrophic cardiomyopathy（HCM） *memo*

心室の不均一な肥大と内腔の狭小化を特徴とします。特に心室中隔の肥大が著しくみられます。病理組織学的特徴として，心筋細胞の肥大 hypertrophy と錯綜配列 disarray が特徴的に認められます（図 9-5）。

C-3 拘束型心筋症 restrictive cardiomyopathy（RCM）

拘束というのは，心筋収縮力は保たれるが，拡張時に力学的制限が加わり，十分に心室腔が広がらない状態を意味します。心内膜心筋線維症 endomyocardial fibrosis や好酸球増多症 eosinophilia を認めるレフラー型線維性心内膜炎 Löffler fibroplastic endocarditis が代表的ですが，頻度的には極めてまれな疾患です。

memo
遺伝性拡張型心筋症では10か所以上の遺伝子座との連鎖が知られています。

memo
最近の研究で，家族性 HCM は心筋収縮タンパクに関連するサルコメア構成タンパクの遺伝子異常で生じることが明らかとなっています。

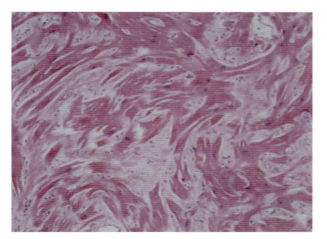

図 9-5 肥大型心筋症の組織像
心筋細胞の肥大と交錯するパターンが特徴的である。正常の心筋細胞（図 9-2B 参照）は同じ方向に配列するパターンであるのに対して，心筋細胞の走行が不規則に曲がって交錯するパターンを示している。

D 特定心筋症 specific myocardiopathy

> **Point** 特定の原因や他の疾患に続発する心筋変性疾患

特発性心筋症に対する疾患群で，原因が明らかであるか，あるいは他の疾患との関連性のある心筋疾患が含まれます（表9-4）。

表9-4 特定心筋症の原因・関連疾患

感染症	ウイルス（コクサッキーなど），リケッチア，細菌（ブドウ球菌など），真菌，原虫（*Trypanosoma cruzi* など），寄生虫（*Filaria* など）
内分泌・代謝疾患	甲状腺機能亢進症，甲状腺機能低下症，副腎皮質機能不全症，ヘモクロマトーシス，糖原病，クワシオルコル，貧血，脚気，アミロイド症
膠原病	全身性エリテマトーデスなど
筋ジストロフィー	Duchenne 型筋ジストロフィー，筋強直性ジストロフィー
神経・筋疾患	Friedreich 運動失調症
過敏性・毒物性	アドリアマイシン，サルファ剤，ペニシリン，アンチモン，コバルト，アルコール
その他	白血病，サルコイドーシスなど

E 心臓弁膜症（弁膜性心疾患） valvular heart disease

心臓内の4つの弁が構造的および機能的な異常により，通過する血流障害を起こしたものです。原因としては，リウマチ熱 *memo* や次の F 心内膜炎などによる感染性や動脈硬化性が多くみられますが，前項の D 特定心筋症に発展する場合もあります。
心臓弁膜症では，心臓の4カ所の弁膜に狭窄症 stenosis あるいは逆流症（閉鎖不全症）regurgitation（insufficiency），またはその両方が生じます。障害部位の頻度は，僧帽弁が最も多く，大動脈弁，三尖弁が続き，肺動脈弁障害は比較的少なくなっています（表9-5）。

memo
リウマチ熱
A群β溶連菌の急性咽頭炎に続発する自己免疫性炎症性疾患です。心膜炎，多発関節炎や中枢神経，皮膚にも病変を生じます。類似していますが，関節リウマチは別の疾患です。

表9-5 心臓弁膜症の原因

心弁膜症の種類	原因
僧帽弁狭窄症 mitral stenosis（MS）	リウマチ熱
僧帽弁逆流症 mitral regurgitation（MR）	リウマチ熱，細菌性心内膜炎，腱索断裂
大動脈弁狭窄症 aortic stenosis（AS）	リウマチ熱，先天性，動脈硬化症
大動脈弁逆流症 aortic regurgitation（AR）	リウマチ熱，梅毒，高血圧，大動脈炎症候群
三尖弁狭窄症 tricuspid stenosis（TS）	リウマチ熱
三尖弁逆流症 tricuspid regurgitation（TR）	右室拡大（左心系弁膜症→肺高血圧→右室圧上昇）

F 心内膜炎 endocarditis（表9-6）

感染性心内膜炎 infectious endocarditis（IE）では，先行する器質的心疾患（弁膜症，先天性心奇形，開心術後など）が存在する場合が多く，血流異常などで傷害された心内膜に細菌が定着して感染が成立します。感染巣には疣贅 verruca *memo* が生じます。また，非感染性（非細菌性）では，血小板とフィブリンからなる疣贅形成がみられます。

memo
疣贅は，一般にいぼ状の不規則な隆起性病変を指します。

心臓の疾患　G　先天性心疾患　**87**

表9-6 感染性心内膜炎と非感染性心内膜炎

	分類	起炎菌・原因
感染性	急性細菌性心内膜炎 acute bacterial endocarditis（ABE）	黄色ブドウ球菌 *Staphylococcus aureus* などの化膿菌
	亜急性細菌性心内膜炎 subacute bacterial endocarditis（SBE）	緑色連鎖球菌 *Streptococcus viridans* **memo** 腸球菌 enterococcus などの弱毒菌
非感染性	非細菌性血栓性心内膜炎 nonbacterial thrombotic endocarditis（NBTE）	悪性腫瘍，SLE，抗リン脂質抗体症候群，HIV 感染，低酸素症など

memo
緑色連鎖球菌
口腔や上気道の常在菌で，緑色の溶血を示します。悪急性心内腔炎のみならず齲歯にも関係しています。

G 先天性心疾患 congenital heart disease

　新生児のおよそ１％に先天性心疾患が発生しています。しばしば，**短絡** shunt が形成されます。中でも，体静脈血（肺に到達する前の血液）が動脈系に短絡して合流するものを**右左短絡** right-left shunt と呼び，皮膚粘膜が暗紫青色を呈する，いわゆる**チアノーゼ** cyanosis *memo* が現れます。早期のチアノーゼは，**ファロー四徴症**と**大血管転位症** *memo* にみられます。もともとは**左右短絡** left-right shunt を有する**心房中隔欠損症**（ASD），**心室中隔欠損症**（VSD），**動脈管開存症**（PDA）などでは，肺血管抵抗が上昇することによって，右左短絡優位に転じてから遅れてチアノーゼが出現するようになりますが，これを**アイゼンメンガー症候群** Eisenmenger syndrome といいます。

memo
チアノーゼ
酸素を運んでいない還元型ヘモグロビンが増えることによって生じます。

memo
修正大血管転位症
corrected transposition of the great arteries
RA に LV が接続し，LA に RV が接続する発生異常です。

G-1 ファロー四徴症 tetralogy of Fallot（TOF）

　早期からチアノーゼが生じ，治療しなければ予後不良です。基本的に①心室中隔欠損，②右心室肥大，③肺動脈狭窄，④大動脈騎乗の４つの病変が複合的にみられます（**図 9-6**）。

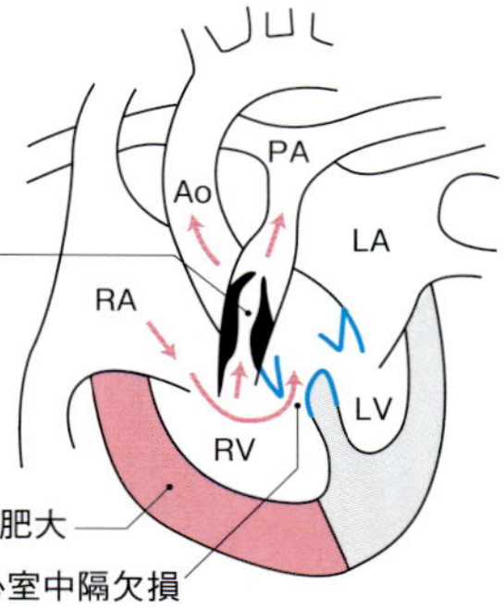

G-2 大血管転位症 transposition of the great arteries（TGA）

　発生段階で肺動脈と大動脈が入れ替わり，右室から大動脈，左室から肺動脈が起始します。したがって，左右短絡がどこかに存在することが不可欠です。すなわち，ASD，VSD，PDA のいずれかが合併し，生直後よりチアノーゼを呈します。

G-3 心室中隔欠損症 ventricular septal defect（VSD）

　心室中隔に欠損孔があり，左右短絡が生じます。先天性心疾患の中で最も頻度が高い。

G-4 心房中隔欠損症 atrial septal defect（ASD）

　心房中隔に欠損（多くは卵円孔）があります。VSD に次いで多い先天性心疾患ですが，症状が遅れて出てくることから，成人における頻度が最も高い先天性心疾患です。

G-5 動脈管開存症 patent ductus arteriosus（PDA）

　胎生期の**ボタロー管** Botallo duct とも呼ばれる動脈管が生後も閉鎖せずに開存している異常です。大動脈と肺動脈の交通により**肺高血圧症** pulmonary hypertension を呈し，後に**アイゼンメンガー症候群**になることもあります。

図 9-6 ファロー四徴症の模式図
大動脈が中隔の先端部にまたがった状態（騎乗）となっている（青で示す）。
Ao：aorta（大動脈），LA：left atrium（左心房），LV：left ventricle（左心室），PA：pulmonary artery（肺動脈），RA：right atrium（右心房），RV：right ventricle（右心室）。

肺動脈狭窄
右心室肥大
心室中隔欠損

血管の疾患

A 大動脈解離 aortic dissection

> **Point** 大動脈中膜が解離し，その間に血腫が形成される

　大動脈解離は通常 50〜70 歳の男性に好発します。組織学的には，弾力線維網と平滑筋細胞から構成される大動脈の**中膜** media *memo* に変性・嚢胞状壊死が生じることによって内外 2 層に解離します。その中膜の解離によって生じた血管壁内の空隙を**偽腔** false lumen *memo* といいます。原因としては高血圧，糖尿病，動脈硬化，大動脈二尖弁，マルファン症候群，エーラース-ダンロス症候群，妊娠中毒症，梅毒などが挙げられます。

　内膜亀裂 intimal tear によって血液が侵入する入口のことを解離の**エントリー** entry と呼び，約半数が上行大動脈弁上部に起こります。血管壁に侵入した血液は，偽腔を拡大しながら大動脈壁内を進行し，**リエントリー** re-entry から再び真の血管内腔に戻ります。大動脈解離は Stanford 分類によると A 型と B 型に分類されます。また，解離と入口部の位置による DeBakey 分類も用いられています（図 9-7）。大動脈解離の合併症として，破裂すると**出血性ショック** hemorrhagic shock を起こします。心嚢内に出血すると，**心タンポナーデ** *memo* cardiac tamponade を起こして急速に死に至ります。

memo 大動脈は内腔側から外に向かって，内膜 intima，中膜 media および外膜 adventitia の 3 層で構成されます。

memo 本来血液が流れていた血管腔を真腔 true lumen と呼び，それに対する言葉が偽腔となります。

memo 心タンポナーデでは心膜腔内への貯留物（血液など）により，心臓が圧迫されて拡張できなくなります。

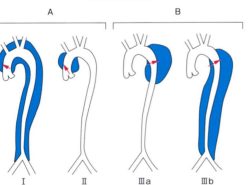

図 9-7　大動脈解離の分類

Stanford 分類	A型	上行大動脈に解離がある
	B型	上行大動脈に解離がない
DeBakey 分類	I型	上行大動脈にエントリーがあり，大動脈弓部以下に解離が及ぶ。
	II型	上行大動脈に解離が限局。
	III型	下行大動脈にエントリーがある。a は腹部大動脈に及ばない。b は及ぶ。

（↗）はエントリー；🔵は解離腔（偽腔）を示す。

B 大動脈瘤 aortic aneurysm

> **Point** 壁の脆弱化によって大動脈が限局性に拡張する

　大動脈瘤は病理学的に真性，仮性および解離性の 3 つに分けられます（表 9-7）。多くの大動脈瘤 *memo* は腎動脈より下方の腹部にみられ，原因の大部分は動脈硬化症ですが，20〜30 歳代の女性では**高安動脈炎** Takayasu arteritis（後述，C を参照）の合併症として大動脈瘤を発症します。

memo 梅毒性嚢状大動脈瘤は上行大動脈に好発します。その他，マルファン症候群，エーラース-ダンロス症候群においても大動脈瘤が形成されます。

表 9-7　大動脈瘤の分類

分類	特徴
真性大動脈瘤 true aortic aneurysm	動脈壁全層，すなわち内膜，中膜，外膜の 3 層が保たれた状態で，大動脈が拡張する
仮性大動脈瘤 false aortic aneurysm	大動脈瘤の壁の一部が欠如し，周囲結合組織により血腫が被包されている
解離性大動脈瘤 dissecting aneurysm	中膜の解離により血腫が形成される。瘤形成のない場合には大動脈解離と呼ばれる

 解離性大動脈瘤と大動脈解離は違うのですか？

 両者ともに大動脈の中膜が同様の原因で解離して生じる病変に対して使われる病名ですが，特に病変部の囊状あるいは紡錘状の拡張によって瘤のようになったものを解離性大動脈瘤と呼んでいます。

C　高安動脈炎 Takayasu arteritis（TA）（表 9-8）

> **Point**　脈なし病ともいわれ若い女性に好発する

　大動脈とその主要な分枝および肺動脈，冠動脈に肉芽腫性炎症を生じ，内腔の狭窄または拡張をきたす非特異性炎症性疾患ですが，自己免疫性機序が考えられています。赤沈の亢進，CRP 上昇などの炎症所見，および上下肢の脈拍ならびに血圧異常 *memo* が認められます。重症例では，脳血管障害や大動脈弁逆流症を合併します。以前はさまざまな名前が付けられた疾患ですが（表 9-8），2012 年より国際基準で正式に Takayasu arteritis となりました。

memo
脈拍や血圧に左右差がある患者では高安動脈炎が疑われます。

表 9-8　高安動脈炎の同義語

大動脈炎症候群 aortitis syndrome
高安病 Takayasu disease
脈なし病 pulseless disease
高安閉塞症 Takayasu occlusive disease
特発性肉芽腫性動脈炎 idiopathic granulomatous arteritis

memo
間欠性跛行
持続歩行ができない状態。一定の距離を歩くと歩行困難となり，休息すると再び歩けるようになること。

D　閉塞性動脈硬化症 arteriosclerosis obliterans（ASO）

> **Point**　慢性動脈閉塞症には ASO と TAO がある

　50 歳以上の男性に多く，下肢動脈（腸骨動脈，大腿動脈，膝窩動脈）に好発する動脈硬化性の慢性閉塞性疾患です。患肢への血流不全のため，間欠性跛行 intermittent claudication *memo*，患部皮膚温低下，疼痛，筋萎縮，レイノー現象 Raynaud phenomenon *memo* がみられます。全身の動脈硬化症によることが多く，脳血管障害や虚血性心疾患の合併がみられます。

memo
レイノー現象
四肢末梢動脈の発作的な収縮により，皮膚の蒼白化，チアノーゼ，冷感，疼痛があらわれるものです。原因不明のものをレイノー病といい，原因疾患のあるものをレイノー症候群と呼びます。

E　バージャー病 Buerger disease／閉塞性血栓性血管炎 thromboangiitis obliterans（TAO）

膝窩動脈や前腕動脈末梢の比較的細い動脈に血栓形成と血管炎が生じる疾患です。若年から中年男性に多く発生し，喫煙との関連があります。症状として患部の冷感，疼痛，間欠性跛行などASOに類似する症状がみられます。**遊走性静脈炎** migrating phlebitis を合併することがあります。

F　上大静脈症候群 superior vena cava（SVC）syndrome

> **Point**　上大静脈の圧排・閉塞のために頭頸部や上肢にうっ血による症状を呈する症候群

上半身のうっ血により顔面頸部・上肢の浮腫，頭痛，静脈の怒張，起坐呼吸などの症状がみられます。原因の多くは，肺・縦隔に発生した腫瘍あるいは大動脈瘤による上大静脈の圧迫・閉塞です。

G　下肢静脈瘤 varicose vein of lower extremity

静脈弁機能不全（一次性静脈瘤）あるいは**深部静脈血栓症** deep vein thrombosis（二次性静脈瘤）によって下肢の皮下静脈が拡張・蛇行してきます。妊娠や長時間の立位，筋肉労働などが誘因となり，中高年女性に好発します。うっ滞した静脈には**血栓性静脈炎** thrombophlebitis を合併しやすいです。

H　リンパ浮腫（リンパ水腫）lymphedema

リンパの還流障害により皮膚・皮下組織に浮腫，肥厚，線維化を生じます。原因不明の特発性リンパ浮腫，および続発性として炎症や腫瘍，手術，放射線治療などによるものがあります。深部静脈血栓症による通常の浮腫では**圧痕浮腫** pitting edema がみられるのに対して，リンパ浮腫では皮膚陥凹を示さないという違いがあります。これは漏れ出したリンパ液の中のタンパクが組織の変性や硬化を引き起こすからです。

> **memo　圧痕浮腫**
> 指先で皮膚を5〜10秒圧迫した後，浮腫液が排除されて形成される一過性の皮膚の陥凹で，浮腫の存在を示す所見。

I　高血圧 hypertension

高血圧は，収縮期血圧140 mmHg以上，または拡張期血圧90 mmHg以上が持続する状態と定義されています。高血圧症は，原因疾患との関連によって次の2つに分類されます。

I-1　本態性高血圧症 essential hypertension（EH）

原因の明らかでない高血圧症のことで，中高年の高血圧の多くが本態性です。主として循環血液量の増加や，末梢血管抵抗の増加が原因となっています。心臓では，**求心性左室肥大** concentric left ventricular hypertrophy となります。脳では，高血圧性脳出血や脳梗塞，および一過性虚血発作（TIA）を呈します。その他，**細動脈性腎硬化症** arteriolar nephrosclerosis や**高血圧性網膜炎** hypertensive retinopathy を伴います。

> **memo**
> 肥大が心臓の内腔に向かって起こり，心室容積が大きくならない場合を求心性肥大といいます。心室容積が大きくなる場合は遠心性肥大と呼びます。

I-2 二次性高血圧症 secondary hypertension

高血圧の原因疾患が明らかなもので，その原因として表9-9のようなものが挙げられます。言い換えれば，生体内の血圧調節に関与する組織*memo*に異常があるものが二次性高血圧症です。たとえば，腎性，内分泌性，血管性の原因では，生体内での昇圧機構のひとつであるレニン・アンギオテンシン・アルドステロン系の異常として考えると理解しやすいでしょう。

memo 特に血圧調節を担うレニン-アンギオテンシン-アルドステロン系のメカニズムを復習しておこう。

表9-9 二次性高血圧症の原因

分類		原因
腎性	腎血管性	動脈硬化症，腎動脈狭窄など
	腎実質性	糸球体腎炎，慢性腎盂腎炎，糖尿病性腎症，多発性嚢胞腎など
	腫瘍性	レニン産生腫瘍，ウィルムス腫瘍など
内分泌性		原発性アルドステロン症，特発性アルドステロン症，クッシング症候群，褐色細胞腫，甲状腺機能亢進症など
血管性		大動脈炎症候群，大動脈縮窄症，大動脈弁逆流症など
神経性		脳幹部障害，脳圧亢進症など
薬物誘発性		エストロゲン製剤，グルココルチコイド，非ステロイド性抗炎症薬，シクロスポリン，エリスロポイエチンなど
その他		妊娠中毒症

I-3 悪性高血圧症 malignant hypertension

高血圧症の中には，拡張期圧の上昇（130 mmHg以上）が著しく，進行性の臓器障害によって極めて予後不良なものがあり，これを**悪性高血圧症** malignant hypertensionといいます。病理組織学的には，糸球体輸入細動脈を中心とした動脈壁のフィブリノイド変性*memo*，多核白血球浸潤，線維筋性内膜増殖を伴う壊死性細動脈炎を特徴とします。

memo フィブリン前駆物質であるフィブリン，フィブリンおよびその分解産物が細胞外基質の中にしみ込んで沈着した状態です。壊死を伴うとフィブリノイド壊死となります。

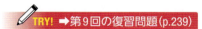

TRY! ➡ 第9回の復習問題(p.239)

病理学各論

第10回 造血系・リンパ系

▶今回の講義内容　造血系の疾患　A 貧血　B 白血球系の異常　C 白血病　D 原発性マクログロブリン血症　E ランゲルハンス細胞組織球症　F 血球貪食症候群　G 血小板の異常　H 溶血性尿毒症症候群
　　　　　　　　リンパ系の疾患　A 非特異的リンパ節炎　B 特異的リンパ節炎　C 悪性リンパ腫

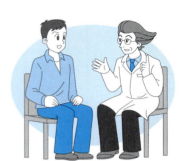

Dr. レイ	造血細胞は胎生期から出生にかけて遊牧民のように移動します。さて，ヒトの造血は胎生初期にまずどこで始まるのでしょうか？
ロイコさん	卵黄嚢 yolk sac です。
Dr. レイ	そうですね。では，胎生3カ月頃から造血 hematopoiesis の主役はどこに移りますか？
ミエロ君	肝臓と脾臓です。そして，出生後は骨髄だけで造血が行われるようになります。
Dr. レイ	肝臓や脾臓は全く造血をしなくなりますか？
ロイコさん	いいえ，抗癌剤投与や骨髄病変のために骨髄での造血機能が著しく抑制されると，肝臓，脾臓などの網内系組織で造血が起こることがあります。
Dr. レイ	そうですね，それを髄外造血 extramedullary hematopoiesis といいます。

● 造血系の疾患

A　貧血 anemia

> **Point**　血液中のヘモグロビン濃度が低下した状態

　貧血の基準値下限は，成人男子では 13.0 g/dL，女子では 12.0 g/dL 以下です。また赤血球数での貧血の目安は，男子 400 万/μL，女子 350 万/μL 程度です。ヘモグロビン濃度の低下により全身組織は酸素欠乏状態に陥り，その代償として循環器系，呼吸器系の機能が亢進し，赤血球産生亢進のための骨髄過形成 bone marrow hyperplasia が生じます。
　貧血は，その発生機序により赤血球産生障害，赤血球破壊亢進，そして出血などの赤血球喪失に分けて考えることができます（表10-1）。

A-1　鉄欠乏性貧血 iron deficiency anemia

　貧血の中で最も頻度が高く，若い女性に多くみられます。慢性失血 *memo* やその他の原因で，体内の鉄不足からヘモグロビン合成が障害されます。小球性低色素性貧血 microcytic hypochromic anemia *memo* となり，血清鉄と血清フェリチンが低値を示します。一方，骨髄は代償性に赤芽球過形成となります。

memo　骨髄は年齢とともに脂肪細胞の割合が増加して赤色骨髄から黄色骨髄に変わっていきますが，貧血で赤芽球の過形成が起こると，再び赤色骨髄になることがあります。

memo　女性の過多月経（月経血量が異常に多い状態）は慢性失血の原因となります。

memo　**小球性低色素性貧血**
赤血球のサイズが正常より小さく血色素（ヘモグロビン）の含有量も少ないという特徴をもつ貧血です。

造血系の疾患　B　白血球系の異常　**93**

10

造血系・リンパ系

表 10-1　貧血の分類

赤血球産生障害	鉄欠乏性貧血 iron deficiency anemia 巨赤芽球性貧血 megaloblastic anemia 再生不良性貧血 aplastic anemia 赤芽球癆 pure red-cell aplasia
赤血球破壊亢進 （溶血性貧血）	遺伝性球状赤血球症 hereditary spherocytosis 発作性夜間血色素尿症 paroxysmal nocturnal hemoglobinuria 自己免疫性溶血性貧血 autoimmune hemolytic anemia（AHA） 血液型不適合妊娠 blood-type incompatible pregnancy
赤血球喪失	消化管出血，尿路出血，外傷など

A-2　巨赤芽球性貧血 megaloblastic anemia

葉酸やビタミン B_{12} の欠乏による DNA 合成障害から巨赤芽球性造血が起こります。DNA 合成障害 *memo* のため核成熟が遅れるが，RNA やタンパク合成はそのまま進行するので，細胞が大型化します。**大球性正色素性貧血** macrocytic normochromic anemia となります。

memo
DNA 合成には葉酸やビタミン B_{12} が必要です。

A-3　再生不良性貧血 aplastic anemia

造血幹細胞レベルでの障害によって，末梢血での**汎血球減少症** pancytopenia *memo* になります。骨髄では，造血細胞が極端に減少（**骨髄低形成** bone marrow hypoplasia）し，**脂肪髄** fatty marrow が認められます。原因不明の特発性，その他ウイルス感染，肝炎，移植片対宿主病 graft-versus-host disease（GVHD）との関連が考えられています。

memo
汎血球減少症
pancytopenia
pan＝all，*cyto*＝cell，*penia*＝poverty を意味し，すべての種類の血球，すなわち赤血球，白血球，血小板が減少した状態のことです。

A-4　溶血性貧血 hemolytic anemia

種々の原因で赤血球破壊が亢進し，結果として赤血球の寿命が短縮することで貧血が生じます（**表 10-1**）。貧血以外には，溶血性黄疸，脾腫がみられ，骨髄は代償性赤芽球過形成を示します。

A-5　髄外造血 extramedullary hemopoiesis/hematopoiesis

骨髄での造血障害のため髄外（肝，脾，リンパ節）で造血が始まった状態を髄外造血 *memo* と言います。赤芽球系造血が主体ですが，顆粒球系，巨核球系および単球などの細胞も出現します。成人の髄外造血は，**骨髄線維症** myelofibrosis や**再生不良性貧血**，悪性腫瘍の骨髄内転移などの骨髄病変に随伴して，胎生期に造血が行なわれていた肝，脾，リンパ節などに生じます。

memo
髄外造血の場所は，かつて胎生期に造血が行われていた，いわば古巣と考えられるところです。

B　白血球系の異常

B-1　白血球増加症 leukocytosis

白血球増加症の中でも最も頻度が高いのは**好中球増加症** neutrophilia です。主として化膿性炎症で好中球が増加しますが，心筋梗塞，術後，不適合輸液など組織・細胞破壊によっても**白血球増加症**を生じます。あたかも白血病のように著しい白血球増加と芽球 *memo* の出現が末梢血中に認められることがあり，これを**類白血病反応** leukemoid reaction といいます。

memo
芽球
幼若な血液細胞のことで，増殖速度が速くなり幼若細胞から成熟細胞への分化の速度が追いつかないと末梢血中に出現することがあります。

B-2 白血球減少症 leukopenia

急性白血病や再生不良性貧血では，骨髄で造血細胞が減少し，白血球産生が抑制されます。ウイルス性疾患や敗血症，重症感染症においても白血球がしばしば減少します。また，抗甲状腺薬や抗生物質などの薬剤投与によって**無顆粒球症** agranulocytosis *memo* が誘発されることもあります。

> **memo**
> **無顆粒球症**
> 顆粒球（好中球，好酸球，好塩基球）が選択的に減少し，赤血球や血小板の減少はないか，あっても軽度である状態をいいます。

B-3 好酸球増加症 eosinophilia

末梢血中の好酸球数が 450/μL 以上になった状態です。アレルギー疾患，寄生虫感染症，結節性動脈炎などの膠原病，サルコイドーシス，ホジキン病などで好酸球増加がよく起こります。

C 白血病 leukemia

> **Point** 造血細胞（顆粒球，単球，リンパ球，赤芽球，巨核球）が自律的に増殖する病態

白血病は，遺伝子変異を起こした造血細胞が骨髄で優勢かつ自律的に増殖するクローン性の疾患群です。末梢血中に異常血球が出現し，骨髄や全身臓器に**白血病細胞** leukemic cell として浸潤増殖します。骨髄の造血抑制 *memo* から貧血，易感染性，出血傾向を生じる特徴があります。異常血球は，**芽球** blast と呼ばれますが，正常骨髄にも芽球の形態を示す細胞が 5％未満含まれています。

> **memo**
> 造血抑制により赤血球減少による貧血，白血球減少による易感染性，血小板減少による出血傾向を生じます。

 急性白血病と慢性白血病では何が違うのでしょうか？

 急性白血病 acute leukemia では，白血病細胞の成熟障害から分化が停止して，幼若な形態の**芽球** blast の単調な増殖が生じています。このため分化の途中段階の細胞が欠けていて**白血病裂孔** hiatus leukemicus という所見を呈します。一方，**慢性白血病** chronic leukemia では成熟障害がなく，各分化段階の細胞が含まれた状態で増殖するので，白血病裂孔はみられません。

> **Point** 急性と慢性の分類は，経過ではなく白血病細胞の成熟障害の有無による

白血病の分類は，2001 年に発表された WHO 分類をもとに改訂が進んでいます *memo*。具体的には 2008 年に出版された「造血器・リンパ系腫瘍の分類（第 4 版）」で造血器腫瘍は**表 10-2** の 5 つのグループに分けられています。

> **memo**
> 芽球の形態，細胞化学，表面マーカーの性状のみならず染色体・遺伝子変異や先行病変や治療歴，さらに芽球以外の細胞異型を考慮して総合的に考えられています。

表 10-2 造血器腫瘍の WHO 分類

①骨髄増殖性腫瘍 myeloproliferative neoplasms（MPN）
②好酸球増多および *PDGFRA*，*PDGFRB* または *FGFR1* 異常を伴う骨髄系とリンパ系腫瘍 myeloid and lymphoid neoplasms with eosinophilia and abnormalities of *PDGFRA*, *PDGFRB* or *FGFR1*
③骨髄異形成／骨髄増殖性腫瘍 myelodysplastic/myeloproliferative neoplasms（MDS/MPN）
④骨髄異形成症候群 myelodysplastic syndromes（MDS）
⑤急性骨髄性白血病 acute myeloid leukemia（AML）

C-1 骨髄増殖性腫瘍 myeloproliferative neoplasms（MPN）

骨髄細胞の1系統ないし多系統の過増殖を示す疾患の総称です。表10-3のような疾患が含まれます。

表 10-3　骨髄増殖性腫瘍の分類

急性型	赤白血病，急性骨髄硬化症（線維症）
慢性型	真性多血症，原発性骨髄線維症，慢性骨髄性白血病，本態性血小板血症

a）慢性骨髄性白血病 chronic myeloid leukemia（CML）

> **Point**　CML は多能性造血幹細胞の異常による3系統の腫瘍性増殖疾患である

骨髄芽球から成熟顆粒球までの各成熟段階の細胞が出現します。すなわち白血病裂孔がない。血中の好酸球や好塩基球，血小板もしばしば増加します。特徴的な染色体異常としてみられる**フィラデルフィア染色体** Philadelphia chromosome（Ph[1]）*memo* は，CML の 97% 以上に検出されます（図 10-1）。骨髄組織は，各成熟段階の顆粒球系細胞が高度の過形成を示して骨髄腔内に充満するようにみえます。

臨床所見としては巨大な**脾腫** splenomegaly が特徴的です。血中の**好中球アルカリフォスファターゼ** neutrophil alkaline phosphatase（NAP）が低下します。真の白血病ではない**類白血病反応** leukemoid reaction（p.93，B-1 参照）では，NAP 値が低下しないことで鑑別診断できます。CML の多くは 3〜4 年後に**急性転化** acute blastic crisis を生じて AML 様の病態を呈して予後不良となります。

memo　フィラデルフィア染色体は，相互転座 t (9 ; 22)（q34 ; q11）の結果として形成されたものです。

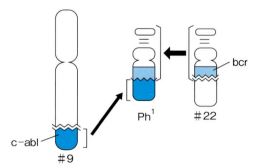

図 10-1　フィラデルフィア染色体と bcr/abl 融合遺伝子
Ph1 染色体は，第9番染色体の長腕の末端部（c-abl を含む）と第22番染色体の bcr を含む部分が融合し，キメラが形成されることで癌遺伝子 c-abl が活性化される。

b）真性赤血球増加症（真性多血症） polycythemia vera（PV）

造血幹細胞レベルでの異常による腫瘍性増殖疾患です。末梢血中および骨髄で全血球系が増加しますが，特に**エリスロポイエチン** erythropoietin に対する感受性が高いので，赤血球増加が著しい傾向にあります。骨髄組織では，赤芽球系細胞を主体に有核細胞数が増加する過形成がみられます。

c）原発性骨髄線維症 primary myelofibrosis

骨髄の線維化と肝，脾における**髄外造血** extramedullary hematopoiesis *memo* を特徴とする原因不明の疾患です。著明な髄外造血のために，**肝脾腫** hepatosplenomegaly が生じ *memo*，**白赤芽球症** leukoerythroblastosis を伴います。線維化のために骨髄穿刺検査で骨髄液が採取できない（dry tap）ようになります。

memo　**髄外造血**
骨髄以外の臓器における血球の産生のことです。造血の部位として脾や肝が多いのですが，リンパ節，脂肪組織，副腎，腎などでも生じることがあります。髄外造血では，芽球が末梢血中に出ていくために白赤芽球症が起こります。

memo　骨髄内造血と異なって髄外造血では，芽球を保持する環境が肝や脾にないので，末梢血液中に幼若顆粒球や赤芽球が出現しやすくなります。

d) 本態性血小板血症 essential thrombocythemia（ET）

> 💡**Point** 本態性血小板血症は巨核球系の腫瘍性増殖疾患である

巨核球系の自律的増殖のために，ときに 100 万/mm³ を超える血小板の産生亢進があります。しかし，同時に血小板の形態や機能異常を伴っていることも多く出血傾向が現れます。

C-2 好酸球増多および *PDGFRA*，*PDGFRB* または *FGFR1* 異常を伴う骨髄系とリンパ系腫瘍
myeloid and lymphoid neoplasms with eosinophilia and abnormalities of *PDGFRA*, *PDGFRB* or *FGFR1*

PDGFRA，*PDGFRB*，*FGFR1* 遺伝子の再構成や融合遺伝子などの異常が証明されたグループです。いずれも好酸球増多，ときに好中球または単球の増多を示す骨髄増殖性腫瘍です。*PDGFR* *memo* にはA鎖（*PDGFRA*）とB鎖（*PDGFRB*）があります。FGFR は線維芽細胞成長因子受容体のことです。これらの増殖因子受容体が癌遺伝子としてはたらいているわけです。

> 📝 *memo*
> PDGFR は血小板由来成長因子受容体 platelet-derived growth factor receptor のことです。

C-3 骨髄異形成／骨髄増殖性腫瘍 myelodysplastic/myeloproliferative neoplasms（MDS/MPN）

このカテゴリーの代表例は，慢性骨髄単球性白血病で骨髄異形成症候群（MDS）の一病型とされています。すなわち異形成が1系統以上の骨髄系細胞にみられます。

C-4 骨髄異形成症候群 myelodysplastic syndromes（MDS）

> 💡**Point** 骨髄における1系統以上の造血異形成と末梢血の汎血球減少症を特徴とする疾患群

骨髄では異形成 *memo* のため過形成状態を示し，末梢血では**汎血球減少症** pancytopenia による貧血を呈する疾患群です（**表 10-4**）。これは骨髄における**無効造血** ineffective hematopoiesis のために，血球が早期に死滅あるいは破壊されることになり，有効な血球成分が十分供給されなくなるからです。末梢における貧血のフィードバックによって骨髄は過形成を示すのです。高齢者（男＞女）に多く，慢性で治療不応性を示す難治性疾患であり，高頻度で急性白血病に移行したり，易感染性や出血傾向などの骨髄不全で死亡します。

> 📝 *memo*
> 造血細胞における異形成とは，成熟して正常な機能を持たない不完全な細胞を作ることを指します。したがって末梢からのフィードバックによって骨髄は増殖刺激を受けることになります。

表 10-4　骨髄異形成症候群の WHO 分類

1系統の異形成を伴う不応性血球減少症 refractory cytopenias with unilineage dysplasia（RCUD） 　不応性貧血 refractory anemia（RA） 　不応性好中球減少症 refractory neutropenia（RN） 　不応性血小板減少症 refractory thrombocytopenia（RT）
環状鉄芽球を伴う不応性貧血 refractory anemia with ring sideroblasts（RARS）
多系統の異形成を伴う不応性血球減少症 refractory cytopenia with multilineage dysplasia（RCMD）
芽球増加を伴う不応性貧血-1 refractory anemia with excess blasts-1（RAEB-1）
芽球増加を伴う不応性貧血-2 refractory anemia with excess blasts-2（RAEB-2）
分類していない骨髄異形成症候群 myelodysplastic syndrome-unclassified（MDS-U）
5q 単独欠失を伴う骨髄異形成症候群 MDS associated with isolated del（5q-）

造血系の疾患　C　白血病　**97**

C-5 急性骨髄性白血病 acute myeloid leukemia（AML）

> **Point** 成熟障害を伴った幼若芽球のクローナルな増生により，白血病裂孔 *memo* を呈する

　急性白血病は，骨髄芽球性，単球性，巨核芽球性，リンパ芽球性などと増殖する芽球の特徴によって分類されます。**FAB 分類** French-American-British（FAB）classification が広く用いられています（**表 10-5**）。この分類では**ギムザ** Giemsa 染色と**ペルオキシダーゼ** peroxidase（PO）染色 *memo* の所見を基本としています。

　急性白血病は，特徴的な細胞がみられる場合にはギムザ染色標本のみでも診断できます。たとえば，M2 では**アズール顆粒** azurophilic granule や，**アウエル小体** Auer body がみられます（**図 10-2**）。アウエル小体が束となった**ファゴット** faggot は APL（M3）で出現します。核の切れ込みや細胞質の空胞などの単球の特徴は AMoL（M4）を示唆します。

　一方，ペルオキシダーゼ染色が陽性であれば骨髄系細胞である，あるいは少なくともリンパ性ないし M0，M7 ではないとすることができます。さらに，ズダンブラック染色も同様に骨髄系細胞では陽性を示します。特異的エステラーゼ染色は骨髄系細胞で陽性，非特異的エステラーゼ染色は単球系細胞が陽性になります。

　これらの特殊染色結果をあわせて，白血病の診断がなされることになります。

memo 慢性骨髄性白血病では，各成熟段階の細胞が出現するのに対して，急性白血病では芽球と成熟した血球のみがみられ，途中の成熟段階の細胞が欠如して裂孔があらわれる，と表現します

memo ミエロペルオキシダーゼを検出する染色です。多核白血球の顆粒に含まれるペルオキシダーゼの一種です。骨髄性とリンパ性の鑑別に用いられます。

10 造血系・リンパ系

表 10-5 急性白血病の分類（FAB 分類）

分類	白血病名	ミエロペルオキシダーゼ陽性率	特徴的所見
M0	急性骨髄芽球性白血病，最未分化型 acute myeloblastic leukemia, minimally differentiated	<3%	骨髄球系マーカー（+） CD13，CD33
M1	急性骨髄芽球性白血病，未分化型 acute myeloblastic leukemia, without granulocytic maturation		特異的エステラーゼ染色（+）
M2	急性骨髄芽球性白血病，分化型 acute myeloblastic leukemia, with granulocytic maturation		
M3	急性前骨髄球性白血病 acute promyelocytic leukemia（APL）	≧3%	faggot cell（+）
M4	急性骨髄単球性白血病 acute myelomonocytic leukemia（AMMoL）		非特異的エステラーゼ染色（+）
M5	急性単球性白血病 acute monocytic leukemia（AMoL）		
M6	赤白血病 erythroleukemia		赤芽球 50％以上
M7	急性巨核芽球性白血病 acute megakaryoblastic leukemia	<3%	巨核球マーカー（+） CD41，CD42
L1	小細胞均一型のリンパ芽球性白血病		リンパ系特異的マーカー（+）
L2	大細胞不均一型のリンパ芽球性白血病	<3%	B cell 系：CD10，CD9，CD20
L3	Burkitt 型リンパ芽球性白血病		T cell 系：CD5，CD7

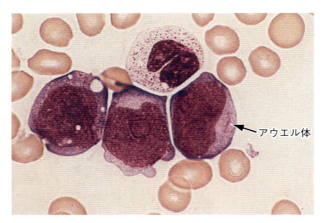

図 10-2 急性骨髄芽球性白血病（M2）
3個の芽球と1個の分化を示す顆粒球を認める。芽球にはアズール顆粒と桿状のアウエル小体（↘）を認める。

D　原発性マクログロブリン血症 primary macroglobulinemia (Waldenström)

B細胞性の腫瘍性増殖疾患により単クローン性マクログロブリン（IgM） memo の過剰分泌を特徴とする疾患です。臨床所見として肝脾腫，リンパ節腫大，**過粘稠度症候群** hyperviscosity syndrome（HVS）を呈します。その他，骨髄腫に類似して，赤血球の**連銭形成** rouleau formation memo や**クリオグロブリン血症** cryoglobulinemia memo がみられることもあります。

> **memo** マクログロブリン
> α₂マクログロブリンとIgMの2つが含まれます。

> **memo**
> 過剰なグロブリンの⊕チャージのせいで，⊖チャージを帯びている赤血球（通常は⊖同士で反発）が連なった穴あきコインのようにひっつくことです。

> **memo** クリオグロブリン
> IgM，IgG，IgA，BJPなどが含まれ，血清を4℃以下の低温にするとゲル状化沈降がみられるグロブリンのことです。

E　ランゲルハンス細胞組織球症 Langerhans cell histiocytosis (LCH)

> **Point** ランゲルハンス細胞が肉芽腫性病変を形成する腫瘍性疾患の総称である

レテラー–ジーヴェ病 Letterer-Siwe disease，**ハンド–シュラー–クリスチャン病** Hand-Schüller-Christian disease，骨**好酸性肉芽腫** eosinophilic granuloma の3疾患は，いずれも**バーベック顆粒** Birbeck granules を有する**ランゲルハンス** Langerhans **細胞** memo の増殖性疾患であり，ランゲルハンス細胞組織球症としてまとめられています。

> **memo** ランゲルハンス細胞
> 表面抗原CD1aが膜に陽性，S100タンパクが核内と細胞質内に陽性を示します。

F　血球貪食症候群 hemophagocytic syndrome (HPS)

血球を貪食する組織球（マクロファージ）が網内系 memo （骨髄，脾，肝，リンパ節）で増生し，3系統の血球が減少します。すなわち，**汎血球減少症** pancytopenia によって貧血，血小板減少による易感染性と出血傾向が現れ，しばしば予後不良となります。**ウイルス関連血球貪食症候群** virus-associated hemophagocytic syndrome（VAHS）や，**悪性リンパ腫関連** lymphoma-associated hemophagocytic syndrome（LAHS）が含まれます。

> **memo**
> 網内系は，細網内皮系とも呼ばれる間葉系に由来する細胞群で，貪食することで生体防御に関与しています。

G 血小板の異常 abnormality of platelet

G-1 特発性血小板減少性紫斑病 idiopathic thrombocytopenic purpura（ITP）

Point 血小板自己抗体による血小板の寿命短縮，および
数の減少をきたす疾患である

末梢血で血小板が減少し，骨髄では，代償性に巨核球数の増加や血小板形成のない幼弱な巨核球が目立つようになります。出血傾向による紫斑 *memo* が主な症状です。

G-2 血栓性血小板減少性紫斑病 thrombotic thrombocytopenic purpura（TTP）

Point 血小板が多量に消費されることで生じる病態

微小血管の内皮障害から**血小板血栓** platelet thrombus が多発することによって，**血小板減少症** thrombocytopenia と**微小血管障害性溶血性貧血** microangiopathic hemolytic anemia（MHA）を呈します。また，多彩な中枢神経症状や腎機能障害を伴うこともあります。DIC に似ていますが，凝固線溶系は正常に保たれることが多いのが鑑別点となります。原因は不明ですが，免疫学的な異常も考えられています。また，妊娠，感染症，薬剤投与が誘因となって発症することがあります。

> **memo**
> **紫斑**
> 真皮内の微小血管から出血してできる出血斑のことです。圧迫によって消退しないことで充血と区別されます。

H 溶血性尿毒症症候群 hemolytic uremic syndrome（HUS）

Point 急性腎不全を主体に
微小血管障害性溶血性貧血（MHA）と血小板減少症を呈する

HUS は前述の TTP と類似の病態を示しますが，主な鑑別点を次にまとめました（**表10-6**）。

わが国では，**腸管出血性大腸菌** enterohemorrhagic *Escherichia coli*（EHEC）*memo* の産生する **Vero 毒素** Vero toxin（VT）*memo* が原因となることが多い。胃腸炎症状に続いて急性腎不全，痙攣，血小板減少，**赤血球破砕症候群** red cell fragmentation syndrome（RCFS）を伴います。腎組織では，糸球体などの小血管内腔にフィブリン析出や血栓形成がみられます。

表 10-6 TTP と HUS の鑑別

	TTP	HUS
共通所見	腎機能障害，赤血球破砕症候群，血小板減少	
好発年齢	10〜40 歳代	4 歳未満および高齢者
症状	発熱，精神神経症状	上気道炎，胃腸炎
病理所見	全身諸組織に微小血栓	腎に微小血栓

> **memo**
> O-157 は腸管出血性大腸菌の代表である。

> **memo**
> Vero 毒素は，ベロ細胞（ミドリサル腎細胞由来株）に強い致死作用を示すことから名付けられています。

●リンパ系の疾患

リンパ節は線維性被膜に包まれたリンパ組織で，被膜から連続性に梁柱が実質内へ入り込んでいます（**図10-3**）。リンパ節への動静脈は陥凹した**門** hilus から出入りします。リンパの流れは，門と対側の凸部から数十本の輸入リンパ管よりリンパ節に入り，集合して門から輸出リンパ管を通って出て行きます。リンパ節内部は**リンパ節実質** lymph parenchyma と**リンパ洞** lymph sinus で構成されています。リンパ節実質は，**皮**

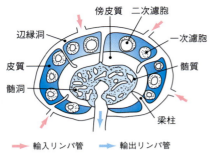

図 10-3 リンパ節構造とリンパの流れ

表 10-7 リンパ節内部領域と基本的な特徴

領域		特徴
皮質		一次濾胞（胚中心を欠く）と二次濾胞（胚中心あり）が含まれ，B細胞の増殖と分化が行われる
傍皮質		胸腺由来T細胞が集合してT-zoneを形成 リンパ球再循環経路となる高内皮細静脈が存在
髄質	髄索	リンパ球＋形質細胞による抗体産生の場所
	髄洞	リンパ球を集めて輸出リンパ節へ注ぐ流路となっている

質 cortex，傍皮質 paracortex および髄質 medulla に分けられます（表 10-7）。

A 非特異的リンパ節炎 nonspecific lymphadenitis

日常的に最も多く経験する反応性のリンパ節炎で，病因との関連性を示さない非特異的な反応所見を呈します。すなわち，リンパ濾胞の過形成，傍皮質や髄質の増殖性変化，リンパ洞の拡大や組織球の活性化などの所見が，種々の程度に組み合わされた像を示します。

B 特異的リンパ節炎 specific lymphadenitis

類上皮細胞 epithelioid cell *memo* の出現を特徴とする肉芽腫性病変 granulomatous lesion が形成されることから肉芽腫性リンパ節炎 granulomatous lymphadenitis とも呼ばれます。結核，梅毒，サルコイドーシス，ハンセン病，野兎病，トキソプラズマ症などの特定の疾患にみられるリンパ節炎のことです。

> **memo** 類上皮細胞
> 形態が上皮細胞に類似した活性化マクロファージのことです。

B-1 結核性リンパ節炎 tuberculous lymphadenitis

結核菌 *Mycobacterium tuberculosis* の感染による乾酪壊死性肉芽腫性リンパ節炎 caseating granulomatous lymphadenitis となります。病変部中心の乾酪壊死 caseous necrosis を類上皮細胞とラングハンス巨細胞 Langhans giant cell が取り囲む特徴的な病巣が形成されます（図 10-4）。チール・ニールセン染色 Ziehl-Neelsen stain *memo* に

> **memo** チール・ニールセン染色
> 抗酸菌（ヒト型結核菌を含む）の代表的な染色方法です。他の菌と異なって，塩酸アルコール処理で脱色されずに赤く染まることから抗酸菌 acid-fast bacillus と名付けられています。

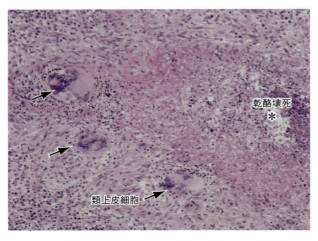

図 10-4 結核性リンパ節炎
結核結節の中心部は乾酪壊死（＊）がみられ，周囲にはラ氏型巨細胞（↗）と流れるような配列を示す紡錘形の類上皮細胞が認められる。

よって結核菌を検出するが，検出感度 memo は高くない。

B-2 伝染性単核（球）症 infectious mononucleosis

エプスタイン-バー・ウイルス Epstein-Barr（EB）virus の感染したBリンパ球が，T細胞に認識され，キラーT細胞が異型リンパ球として末梢血中に出現します。また，リンパ組織ではT細胞が反応性に増殖して感染B細胞を抑制します。若年者に好発 memo し，発熱，リンパ節腫脹，脾腫，皮疹を主症状とします。

> memo
> 高感度の検出方法として polymerase chain reaction（PCR）法が適用されることがある。

> memo
> 青年期にキスや回し飲みなどで経口感染することから「キス病」とも呼ばれています。

C 悪性リンパ腫 malignant lymphoma

> **Point** リンパ球由来の悪性新生物

悪性リンパ腫は，**非ホジキンリンパ腫** non-Hodgkin lymphoma と**ホジキンリンパ腫** Hodgkin lymphoma に分けられます。非ホジキンリンパ腫は免疫学的性状により，B細胞腫瘍，T細胞/NK細胞腫瘍に分けられます。（WHO分類，表10-8）。さらに，非ホジキンリンパ腫は，腫瘍細胞の分化・成熟度により前駆型と成熟型に分けられます。なお，流血中のリンパ球由来悪性新生物は，リンパ性白血病として区別されます。

表10-8 悪性リンパ腫のWHO分類

非ホジキンリンパ腫 non-Hodgkin lymphoma	B細胞腫瘍 B-cell neoplasms	前駆B細胞腫瘍 precursor B-cell neoplasms 成熟B細胞腫瘍 mature B-cell neoplasms
	T細胞およびNK細胞腫瘍 T-cell and NK-cell neoplasms	前駆T細胞腫瘍 precursor T-cell neoplasms 成熟T細胞およびNK細胞腫瘍 mature T-cell and NK-cell neoplasms
ホジキンリンパ腫 Hodgkin lymphoma		結節性リンパ球優位型ホジキンリンパ腫 nodular lymphocyte-predominant Hodgkin lymphoma 古典的ホジキンリンパ腫 classical Hodgkin lymphoma

C-1 前駆B／T細胞腫瘍 precursor B-cell/T-cell neoplasms

前駆Bリンパ芽球性白血病／リンパ腫 precursor B-lymphoblastic leukemia/lymphoma と**前駆Tリンパ芽球性白血病／リンパ腫** precursor T-lymphoblastic leukemia/lymphoma が含まれます。白血病/リンパ腫 memo と表記されているのは，腫瘍の表現型の違いによって，白血病（末梢血中に出現），あるいはリンパ腫（リンパ組織を中心に増殖）と呼び方が異なっているからです。

> memo
> **白血病 vs. リンパ腫**
> 白血病は主として骨髄に発生し血液中や網内系に広がるのに対して，リンパ腫は主としてリンパ節原発で腫瘤形成をしながら増殖します。

C-2 成熟B細胞腫瘍 mature B-cell neoplasms

a) 慢性リンパ性白血病／小型リンパ球性リンパ腫
   B-cell chronic lymphocytic leukemia（B-CLL）/small lymphocytic lymphoma（SLL）
   慢性リンパ性白血病がリンパ組織に表現された型が小型リンパ球性リンパ腫となります。壮年以降に発生する低悪性度リンパ腫です。

b) リンパ形質細胞性リンパ腫 lymphoplasmacytic lymphoma
   小型リンパ球，形質細胞様 memo に分化した腫瘍細胞からなります。血清中に単クローン性の五量体免疫グロブリンIgMが著明に増加することで血液が濃くなり，**ワルデンシュトレーム・マクログロブリン血症** Waldenström macroglobu-

> memo
> 形質細胞への分化により，腫瘍細胞内に免疫グロブリンの異常沈着を示す**ダッチャー小体** Dutcher body を認めることがあります。

linemia と呼ばれる出血傾向や頭痛，めまいなど特有の障害（過粘稠度症候）を呈します。

c) 節外性粘膜関連リンパ組織型辺縁帯B細胞リンパ腫（MALT型リンパ腫）
extranodal marginal zone B-cell lymphoma of MALT type

粘膜関連リンパ組織は，胃 *memo*，腸，唾液腺，甲状腺，皮膚，眼などに存在し，それらのリンパ濾胞辺縁帯B細胞から，MALT型リンパ腫（MALToma）が発生します。低悪性度リンパ腫です。

> *memo* ― 胃では，ヘリコバクター・ピロリ *Helicobacter pylori* 感染がその発生に関与しています。

d) 濾胞性リンパ腫 follicular lymphoma

形態学的に濾胞中心細胞に類似する腫瘍細胞が，濾胞様の腫瘍結節を形成しながら増殖します。しばしば，t(14；18)(q32；q21) という染色体転座によってBCL-2遺伝子が**再構成** rearrangement *memo* されます。低悪性度～中等度悪性リンパ腫です。

> *memo* ― 染色体転座によって遺伝子組換えが起こり過剰発現した bcl-2 がアポトーシスを阻害することでリンパ腫細胞が増殖しています。

e) びまん性大細胞型Bリンパ腫 diffuse large B-cell lymphoma

非ホジキンリンパ腫の中で最も頻度の多い組織型を示す悪性リンパ腫で，中等度悪性リンパ腫ですが，予後は比較的不良です。小型リンパ球の2倍以上の大きさの核を有する細胞で，明瞭な核小体を持ちます。B細胞の表面マーカーである CD20 が陽性を示します（図 10-5）。

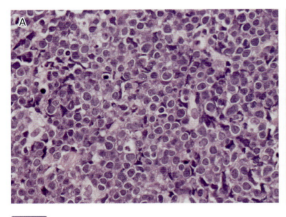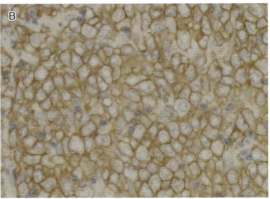

図 10-5　びまん性大細胞型Bリンパ腫
A：HE 染色。大型核のリンパ腫細胞がびまん性に増殖する。
B：抗 CD20 抗体による免疫染色。B細胞由来を示す表面マーカー CD20 が陽性となる。細胞膜の陽性（輪状に染色される）所見が認められる。

f) バーキットリンパ腫 Burkitt lymphoma（BL）

c-myc 遺伝子（8q24）と免疫グロブリン遺伝子（14q34）の相互転座に起因する高悪性度リンパ腫です。EB ウイルスとの関連が考えられています。アフリカ以外の地域でも発生が認められ，表 10-9 のように分類されています。病理組織学的には，中型細胞がびまん性に増殖し，多くの核分裂像がみられます。また，特徴的な**星空像** starry sky *memo* （図 10-6）と呼ばれる所見が特徴的です。

> *memo* ― 背景の腫瘍細胞（胞体に乏しく比較的暗く見える）に対して，核破砕片を貪食したマクロファージ（胞体が豊富で明るく見える）が多数認められ，夜空の星に似ると表現されています。

表 10-9 バーキットリンパ腫（BL）の分類

流行型 endemic BL （アフリカ型 African type）	小児に好発。顎骨，顔面骨を侵す
非流行型 non-endemic (sporadic) BL （非アフリカ型 non-African type）	小児および成人に起こり，腸管，卵巣，腎，精巣などに現れる
免疫不全関連型 immunodeficiency-related BL	成人，特に HIV 感染した AIDS 患者にみられる

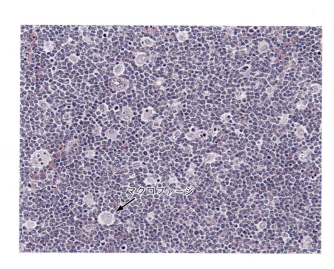

図 10-6　バーキットリンパ腫における星空像
HE 染色×100。N/C 比が高いため暗調にみえるリンパ腫細胞の単調な増殖が暗点を示し，核破砕片を貪食した明るい豊富な胞体を有する散在性マクロファージが星にたとえられる。

g）多発性骨髄腫 multiple myeloma（MM）

Point 形質細胞が腫瘍性に増殖し，単クローン性免疫グロブリンが分泌される

　50 歳以降の男性に多く発生します。形質細胞に類似した腫瘍細胞が主に骨髄内に増殖します（図 10-7）。他の臓器に原発するものは **髄外性形質細胞腫** extramedullary plasmacytoma と呼ばれます。腫瘍細胞が産生する単クローン性免疫グロブリンを **M タンパク** M protein といいます。このタンパクは腎の尿細管上皮細胞の障害を起こし，**骨髄腫腎** myeloma kidney の原因となります。過剰の免疫グロブリン軽鎖が尿中に出現すると，**ベンス-ジョーンズタンパク** Bence-Jones protein（BJP）と呼ばれます。また，軽鎖が血管壁や組織内に沈着すると **アミロ**

memo
M タンパク
単クローン性の免疫グロブリンのことです。M タンパクの検出は骨髄腫や原発性マクログロブリン血症を示唆するが，他の疾患に起因することもあります。

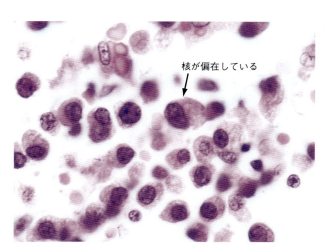

図 10-7　多発性骨髄腫の細胞所見
HE 染色×400。形質細胞に類似した細胞の偏在性核には，大小不同や異型性がみられる。

イド amyloid に変化します。腫瘍性形質細胞は**破骨細胞活性化因子** osteoclast-activating factor（OAF）を分泌することによって，**病的骨折** pathological fracture，**打抜き像** punched-out appearance を呈する溶骨，**高カルシウム血症** hypercalcemia を引き起こします。

C-3 成熟 T 細胞および NK 細胞腫瘍 mature T-cell and NK-cell neoplasms

a) 成人 T 細胞白血病／リンパ腫 adult T-cell leukemia/lymphoma

ヒト T 細胞白血病ウイルス I 型 human T-cell leukemia virus I（HTLV-I）の感染によって起こる成熟 T 細胞性腫瘍です。九州，沖縄地方に好発し，母児感染，性交，輸血などによって感染します。末梢血中に，特徴的な花弁状や分葉状の核を有する異型細胞が出現します。高悪性度リンパ腫で予後は不良です。

b) NK 細胞リンパ腫 NK-cell lymphoma *memo*

リンパ節外の組織（鼻腔，副鼻腔，上気道，肺，軟部組織など）に好発し，DIC や**血球貪食症候群** hemophagocytic syndrome（HPS）（⇨ p.98，第 10 回 **F**）を合併します。高悪性度リンパ腫で予後不良です。

c) 菌状息肉症／セザリー症候群 mycosis fungoides/Sézary syndrome
（きんじょうそくにくしょう）

皮膚 T 細胞リンパ腫で，菌状息肉症 *memo* は表皮への親和性を示し，紅斑期，扁平浸潤期，腫瘤期，内臓浸潤期へと比較的緩やかに進行する低悪性度リンパ腫ですが，内臓浸潤期では治療抵抗性を示します。セザリー症候群は，同様の皮膚 T 細胞リンパ腫で，全身性の紅斑症，リンパ節腫脹に加えて，末梢血中に**セザリー細胞** Sézary cell と呼ばれる脳回状の核を有する特徴的な細胞が出現します。

d) 未分化大細胞型リンパ腫 anaplastic large-cell lymphoma

びまん性増殖を示す未分化で大型の腫瘍細胞を特徴とします。t(2；5) 染色体転座を生じた場合には，**ALK 遺伝子** *memo* が過剰発現することが知られています。

C-4 ホジキンリンパ腫 Hodgkin lymphoma *memo* ／ホジキン病 Hodgkin disease

> **Point** HRS 細胞の出現を特徴とする悪性リンパ腫

ホジキン病は成人（20～30 歳代と 60 歳代の二峰性分布）に起こり，一般にはリンパ節腫脹で発症し，特に頸部や腋窩リンパ節を侵します。**ペル・エプスタイン発熱** Pel-Ebstein fever *memo* と呼ばれる周期的な発熱がみられます。単核，あるいは多核の巨細胞の出現が特徴的で **HRS 細胞**といわれています。特に，多核のものを**リード・ステルンベルグ細胞** Reed-Sternberg（RS）cell とし，単核のものを**ホジキン細胞** Hodgkin cell と呼んでいます。ホジキンリンパ腫は，結節性リンパ球優位型ホジキンリンパ腫と古典的ホジキンリンパ腫の 2 つに分けられます。後者はさらに，**表 10-10** のように 4 つのタイプに分けられます。予後は NLPHL が最も良く，LDCHL が最も不良です。

---

memo
NK 細胞
癌細胞やウイルスに感染した細胞に障害活性を示すリンパ系細胞です。CD56 が陽性で，T 細胞，B 細胞骨髄系マーカーは陰性です。

memo
フランスの皮膚科医 Albert が重症皮膚腫瘍を「マッシュルームのような真菌症」と呼んだことから名付けられたが，実際は T 細胞による悪性リンパ腫であることが分かりました。

memo
ALK 遺伝子
ALK は anaplastic lymphoma kinase（未分化リンパ腫キナーゼ）の略で受容体チロシンキナーゼのひとつです。しばしば染色体転座により融合遺伝子を形成して活性化されます。

memo
ホジキンリンパ腫
1832 年にホジキン（Thomas Hodgkin）によって報告され，その後にホジキン病と命名された疾患です。

memo
ペル・エプスタイン発熱
ホジキン病の際に特徴的にみられる弛張熱で，1 週間ほど続く高熱が間欠的に反復するパターンを示します。

表 10-10 ホジキンリンパ腫の分類（WHO 分類）

結節性リンパ球優位型ホジキンリンパ腫 nodular lymphocyte-predominant Hodgkin lymphoma（NLPHL）		予後良好 ↑
古典的ホジキンリンパ腫 classical Hodgkin lymphoma（CHL）	リンパ球豊富型 lymphocyte-rich classical Hodgkin lymphoma（LRCHL）	
	結節硬化型 nodular sclerosis classical Hodgkin lymphoma（grade1 and 2）（NSCHL）	
	混合細胞型 mixed cellularity classical Hodgkin lymphoma（MCCHL）	
	リンパ球減少型 lymphocyte depletion classical Hodgkin lymphoma（LDCHL）	↓ 予後不良

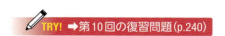

病理学各論 第11回 呼吸器

▶今回の講義内容
- 上気道の疾患　A 上気道の炎症　B 上気道の増殖性疾患
- 肺の気道疾患　A 急性気管支炎　B 急性細気管支炎　C 閉塞性肺疾患　D 気管支拡張症
- 肺循環系の異常　A 肺うっ血　B 肺水腫　C 肺塞栓症　D 肺高血圧症
- 肺の炎症性疾患　A 肺炎　B 急性呼吸窮迫症候群　C （新生児）呼吸窮迫症候群　D 抗酸菌感染症　E 肺膿瘍（肺化膿症）　F 誤嚥性肺炎／嚥下性肺炎　G 塵肺（症）　H 過敏性肺（臓）炎　I 放射線肺（臓）炎　J 好酸球性肺炎　K ニューモシスティス肺炎　L 腫瘍
- その他の肺疾患　A 無気肺　B 肺分画症
- 胸膜・縦隔の疾患　A 胸膜炎　B 悪性中皮腫　C 縦隔腫瘍　D 縦隔気腫

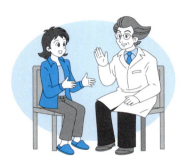

Dr. レイ　**市中肺炎** community acquired pneumonia という言葉を聞いたことがありますか？

アズマ君　はい。通常の社会生活を営んでいる人にみられる肺炎です。

Dr. レイ　それに対して，**院内肺炎** nosocomial pneumonia と呼ばれ，白血球減少症，免疫不全状態や人工呼吸器に関連して生じるものが知られています。

ラングさん　なぜ市中肺炎と院内肺炎を区別するのですか？

Dr. レイ　院内肺炎では，健常人に病原性を示さない弱毒菌による**日和見感染** opportunistic infection が多いことや，**MRSA**のように抗生物質に耐性を示す場合など，菌の種類が異なるので区別されているのですよ。

● 上気道の疾患

上気道は**声帯** vocal cord より上部の気道で**鼻腔** nasal cavity, **副鼻腔** paranasal sinus, **咽頭** pharynx, **喉頭** larynx が含まれます。

A　上気道の炎症

A-1　急性鼻炎 acute rhinitis

ウイルス性鼻炎 viral rhinitis と**アレルギー性鼻炎** allergic rhinitis に代表される急性の炎症です。前者はしばしば上気道の他の部位の炎症も伴った，いわゆる**かぜ** common cold に相当する病変です。後者は，IgEの関与するⅠ型アレルギー によるものが多く，ハウスダストや花粉が抗原としてはたらきます。

memo
Ⅰ型アレルギーでは粘膜下に存在する肥満細胞表面のIgEに特異的アレルゲンが結合し，ケミカルメディエーターが放出されます。

A-2　慢性鼻炎 chronic rhinitis

反復される鼻炎によって粘膜の浮腫，線維化，腺の過形成から粘膜の肥厚を生じま

す。**肥厚性鼻炎** hypertrophic rhinitis ともいわれます。粘膜が著しく隆起したものを**鼻茸（鼻ポリープ）** nasal polyp と呼びます。ポリープは炎症性とアレルギー性のいずれでも生じますが，後者の組織ではしばしば強い好酸球浸潤がみられます *memo*。

> **memo**
> 好酸球性副鼻腔炎は難治性疾患で，鼻腔内に再発をくり返す鼻茸ができます。

A-3 副鼻腔炎 sinusitis

副鼻腔に炎症が広がった状態で，特に中鼻道に開口する上顎洞，前頭洞，前部篩骨蜂巣に多くみられます。鼻腔と副鼻腔の交通障害から**粘液嚢胞** mucocele や**蓄膿** empyema を合併することもあります。

A-4 ウェゲナー肉芽腫症 Wegener granulomatosis

> **Point** 壊死性の**肉芽腫性病変**と**血管炎**を主徴とする進行性の疾患である

中年以降に好発し，男性に多い傾向がある原因不明，予後不良の疾患です。病変は主として耳鼻科領域，肺，腎にみられます（**表11-1**）。本症の原因として，細胞性免疫異常が考えられており，活動期には血清中の**抗好中球細胞質抗体** antineutrophil cytoplasmic antibody（ANCA *memo*）のひとつである **C-ANCA**（proteinase-3 ANCA）というマーカーが上昇します。

> **memo**
> **ANCA**
> ヒト好中球細胞質内の自己抗体の総称です。細胞質（cytoplasmic）に染色される C-ANCA と核周囲（perinucler）のみに染色される P-ANCA があります。それぞれセリンプロテアーゼ-3（PR-3）とミエロペルオキシダーゼ myeloperoxidase（MPO）が抗原の主成分とされています。

表11-1 ウェゲナー肉芽腫症の病変分布と症状

部位	病変・組織変化	症状・徴候
上気道・肺	壊死性肉芽腫性炎 necrotizing granulomatous inflammation	膿性鼻漏，鼻出血，耳漏，咽頭・喉頭潰瘍，血痰，胸痛，咳など
全身小動脈	壊死性血管炎 necrotizing vasculitis	紫斑，皮下出血，関節炎，多発性神経炎など
腎	巣状分節状糸球体腎炎 focal segmental glomerulonephritis 半月体形成性糸球体腎炎 crescentic glomerulonephritis	タンパク尿，血尿など

A-5 クループ croup

主として冬季に乳幼児に発生する呼吸器疾患で，窒息性呼吸困難（クループ症状）を呈します。**パラインフルエンザウイルス** parainfluenza virus（PIV）感染によることが多く，**喉頭気管気管支炎** laryngotracheobronchitis の形をとります。

B 上気道の増殖性疾患

B-1 喉頭ポリープ laryngeal polyp（声帯結節 vocal nodule，謡人結節 singer's nodule *memo*）

喉頭の声帯粘膜に起こる表面平滑な隆起性病変です。喫煙や過度の発声などの刺激による炎症が慢性化して，反応性に隆起が起こります。急性期には間質の浮腫，血管拡張，線維素の滲出がみられますが，次第に線維化を伴うようになります。

> **memo**
> **謡人結節**
> 歌手結節ともいわれ，声を過度に使う職業の人や，声を乱用する幼児にみられます。

B-2 乳頭腫 papilloma

鼻腔，副鼻腔には，**扁平上皮乳頭腫** squamous cell papilloma のみならず，**移行上皮乳頭腫** transitional cell papilloma が発生します。内方へ反転して増殖するタイプのも

のを**内反性乳頭腫** inverted papilloma と呼びます（図 11-1）。良性ですが局所再発しやすく，まれに悪性化します。

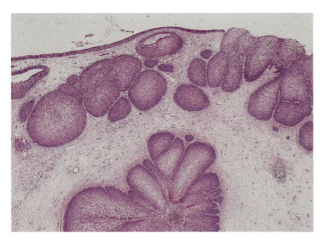
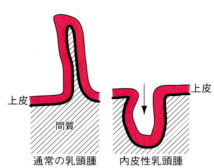

図 11-1　内反性移行上皮乳頭腫
鼻腔粘膜に発生した腫瘍で，移行上皮類似の細胞が，上皮層から内方に反転して乳頭状増殖を呈している。

B-3 鼻咽頭癌 nasopharyngeal carcinoma／上咽頭癌 epipharyngeal cancer

咽頭には扁平上皮癌が発生しますが，特に鼻咽頭（上咽頭）では，低分化型扁平上皮癌に豊富な反応性リンパ球浸潤を伴う**リンパ上皮腫** lymphoepithelioma が多く発生します（図 11-2）。内因として HLA-A2 型との関連，外因として**エプスタイン-バー・ウイルス** Epstein-Barr（EB）virus（⇨ p.101，第 10 回 B-2）の感染との関連が明らかにされています。

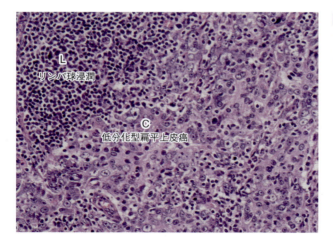

図 11-2　鼻咽頭癌（リンパ上皮腫）
高度のリンパ球浸潤（L）を伴った低分化型扁平上皮癌（C）を認める。扁平上皮癌細胞は角化傾向を示さず，細胞境界は不明瞭である。

B-4 喉頭癌 laryngeal cancer

喫煙との関連があり中高年男性に多い。組織学的には，ほとんどが**扁平上皮癌** squamous cell carcinoma で，分化型が多くみられます。声帯の前 1/3 に多く発生しますが，声帯以外の喉頭の各部位にもみられます。

肺の気道疾患

A 急性気管支炎 acute bronchitis

ウイルス（インフルエンザウイルスやアデノウイルス）と**マイコプラズマ** myco-plasma によるものが多く，細菌感染（肺炎球菌，百日咳菌など）によっても生じます。粉塵，化学物質，有毒ガスの吸入やアレルギー性によっても炎症を起こします。

B 急性細気管支炎

冬期にみられる **RS ウイルス** respiratory syncytial virus 感染症で，6カ月前後の乳児に多く発症します。細気管支上皮細胞で強い炎症が生じ，細気管支腔内が狭窄・閉塞することがあります。

C 閉塞性肺疾患 obstructive lung disease

肺機能検査において気道閉塞（狭窄）を呈する疾患の総称です（表 11-2）。これらの閉塞性肺疾患のうち，代表的なものを以下に概説します。塵肺は 肺の炎症性疾患（⇨ p.113）で取りあつかいます。

表 11-2 閉塞性肺疾患の分類

気管支喘息
bronchial asthma
慢性閉塞性肺疾患
chronic obstructive pulmonary disease（COPD）
びまん性汎細気管支炎
diffuse panbronchiolitis（DPB）
閉塞性細気管支炎
bronchiolitis obliterans
塵肺
pneumoconiosis
肺リンパ脈管筋腫症
pulmonary lymphangioleiomyomatosis
その他

C-1 気管支喘息 bronchial asthma

> **Point** 可逆性の気道狭窄と気道粘膜の過敏性機能亢進を生じる慢性炎症性疾患である

過敏性反応として，気道壁の平滑筋が突発的に攣縮 *memo* し，気道が狭窄することによって呼吸困難が引き起こされます。**I型アレルギー** *memo* に属する反応によって，気道の平滑筋攣縮が起こります。これは**アトピー型（外因型）**と呼ばれるタイプの喘息です。一方，遺伝素因がなく中年以降に発症するものは，**感染型（内因型）**と呼ばれ，ウイルス感染が誘因になるとされています。組織学的には，気管支壁平滑筋の肥大，粘膜の浮腫，好酸球や慢性炎症細胞浸潤，粘液の過剰分泌，上皮基底膜の肥厚などがみられます。

C-2 慢性閉塞性肺疾患 chronic obstructive pulmonary disease（COPD） *memo*

主としてタバコ煙などによる末梢気道病変や気腫性病変によって進行する気流閉塞を示す疾患の総称です。具体的には，気流の閉塞性障害を伴う**慢性気管支炎** chronic bronchitis と**肺気腫** pulmonary emphysema が含まれます。

終末細気管支から肺胞に至る気腔が不可逆的に拡大した状態で，肺胞壁の破壊がみられるが，線維化が明らかでないものを**肺気腫**といいます。肺気腫は肺小葉単位のどの部分が拡張の主座であるかによって**小葉中心型肺気腫** centrilobular emphysema と**汎小葉型肺気腫** panlobular emphysema の2つのタイプに分けられます *memo*（図11-3）。

---

memo **C-2** の**慢性閉塞性肺疾患**（COPD）とは，喘息の気道狭窄が可逆性である点が異なります。

memo 外来性の**アレルゲン** allergen が肥満細胞の表面の IgE 抗体に結合することにより，脱顆粒，すなわち**ケミカルメディエーター**（ヒスタミン，ロイコトリエンなど）が放出される。

memo COPD には通常，肺気腫と慢性気管支炎が含まれます。

memo この2つ以外に，炎症の瘢痕組織に続発して生じる**不規則性肺気腫** irregular emphysema がしばしば認められます。

タイプ	小葉中心型肺気腫 centrilobular emphysema	汎小葉型肺気腫 panlobular emphysema
特徴	呼吸細気管支の拡張 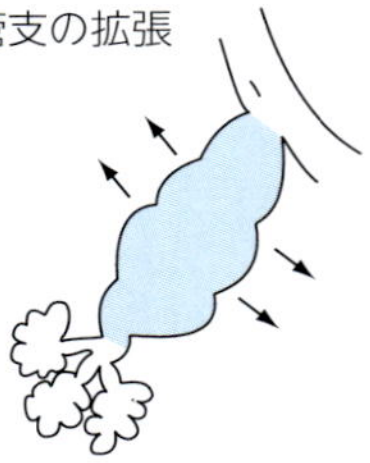	肺気腫の分類 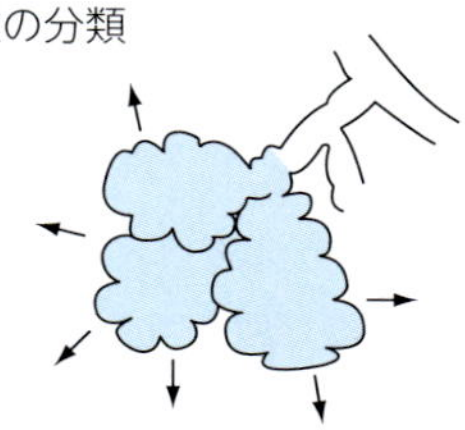
原因	喫煙，感染	αアンチトリプシン欠損症

図 11-3 肺気腫の分類

直径 1 cm 以上に及ぶ肺実質内の嚢胞状の拡張を**ブラ** bulla と呼び，胸膜内に空気の貯留が生じたものを**ブレブ** bleb といいます（図 11-4）。ブラやブレブは破裂により**自然気胸** spontaneous pneumothorax *memo* になります。

memo — 気胸とは，胸膜腔内に気体が侵入し肺が圧迫されることで肺が外気を取り込めなくなった状態です。

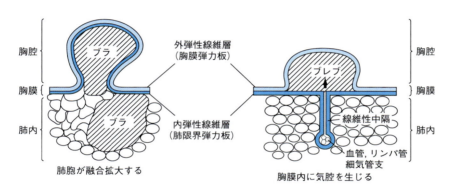

図 11-4 ブラとブレブ

C-3 びまん性汎細気管支炎 diffuse panbronchiolitis（DPB）

> **Point** 呼吸細気管支領域のびまん性慢性炎症があり，気道感染と閉塞性肺機能障害を伴う

東アジアの人種特異性を示し，わが国では HLA-B54 の保有との関連が示唆されています。持続する**咳嗽**と**膿性痰** purulent sputum を特徴とし，**慢性副鼻腔炎** chronic sinusitis の合併が多い。組織学的には，細気管支の線維性肥厚，および慢性炎症細胞浸潤がみられます。多くの場合，細気管支内腔の狭窄による**気管支拡張症** bronchiectasis を伴います。

D 気管支拡張症 bronchiectasis

> **Point** 種々の原因により気管支内腔が非可逆的に拡張した状態

原因となるものを表 11-3 に挙げています。気管支拡張のメカニズムとして，気管支が狭窄あるいは閉塞すると，その末梢気管支には，分泌物が貯留して，細菌感染を起こします。感染を起こした気管支壁は破壊され拡張することになります。

表11-3 気管支拡張症の原因

原因	疾患
先天性異常	嚢胞性線維症，肺分画症，カルタゲナー症候群，気管支軟化症
非感染性	腫瘍や異物による気管支閉塞
感染後の組織壊死	麻疹，百日咳，アデノウイルス感染時のリンパ球集合による気管支内腔狭窄，結核菌，ブドウ球菌，インフルエンザウイルス感染による組織壊死

● 肺循環系の異常

A 肺うっ血 pulmonary congestion

　肺うっ血の主な原因は何でしょうか？

　肺静脈圧の上昇によって，肺毛細血管に血液が貯留します。左心不全を原因としますが，心筋梗塞などでは**急性肺うっ血**になり，僧帽弁狭窄症などによる慢性左心不全では**慢性肺うっ血**を生じます。慢性肺うっ血では，組織学的に肺胞内に**ヘモジデリン** hemosiderin *memo* を貪食したマクロファージが多数みられます（⇨ p.51，図 5-6）。

memo
ヘモジデリン
赤血球のヘモグロビン（hemoglobin）由来の色素で血管外に出た赤血球がマクロファージに貪食されて生じます。

B 肺水腫 pulmonary edema *memo*

　肺毛細血管からの漏出液が肺胞腔内に貯留する状態です。前項Aの肺うっ血と同様のメカニズム，すなわち左心不全による肺毛細血管圧の上昇によって生じ，うっ血水腫と呼ばれます。また，**ネフローゼ** nephrosis（⇨ p.158，第14回 **B-1** *memo*参照）や肝疾患による**低アルブミン血症** hypoalbuminemia（⇨ p.52，第5回 **J** 浮腫（水腫）参照）においても血漿浸透圧の低下から肺水腫が起こります。組織学的にはエオジン好性に淡く均質に染まる漏出液が肺胞腔に充満しています（図 11-5）。

memo
通常の「浮腫」では，組織間に水分の貯留がみられるのに対して，肺では空気の含まれる肺胞嚢の中が水分で満たされることから特に「肺水腫」と呼んでいます。

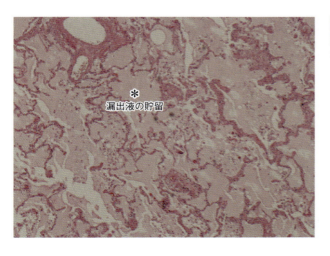

図 11-5　肺水腫
肺胞嚢内に好酸性の均一な漏出液（*）の貯留がみられる。

C 肺塞栓症 pulmonary embolism

肺塞栓症における栓子の由来は何でしょうか？

肺動脈内の血栓は，ほとんどが他の部位に発生した血栓が静脈系により運ばれて肺動脈に塞栓 *memo* を起こしたものです（図11-6）。**肺性心** cor pulmonale *memo* の原因のひとつになります。**栓子** embolus の由来の多くは，可動性を失った患者の下肢深部静脈や骨盤静脈などに発生する血栓です。右心房細動による**右房内血栓**が原因となることもあります。

> *memo*
> **鞍状塞栓** saddle embolism
> 肺動脈や大動脈の分岐部にまたがった形で存在する塞栓です。

> *memo*
> 肺性心とは，肺実質や肺血管の病変が原因で肺循環障害をきたし，右室への負荷が増して右心不全になることです。

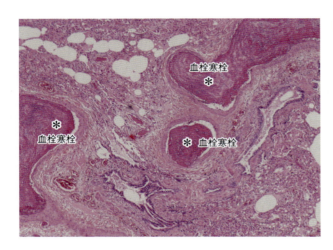

図 11-6 肺動脈血栓塞栓症
肺動脈内に血栓塞栓（*）が認められる。

栓子が形成されると，すみやかに**線維素溶解** fibrinolysis *memo* がはたらきます。大きくて溶解できなかった血栓は動脈壁に付着して**器質化** organization し，**再疎通** recanalization が起きます。肺動脈血栓が発生しても，必ずしも肺実質に梗塞が起こるわけではありません。肺は肺動脈と気管支動脈（大動脈から分岐）の二重支配を受けているからです。しかし，ひとたび肺実質が梗塞による壊死を起こすと，血管の二重支配 *memo* のために**出血性梗塞** hemorrhagic infarct となります（⇨ p.49，第5回 H ）。

> *memo*
> 繊維素フィブリンが血液凝固によってできると食細胞や顆粒球のはたらきおよびプラスミン（タンパク質分解酵素）によって処理されます。

> *memo*
> 肺では，肺動脈と気管支動脈（胸部大動脈から分かれる）の両方が分布しています。

D 肺高血圧症 pulmonary hypertension (PH)

若年女性に好発する原因不明の**原発性肺高血圧症** primary pulmonary hypertension と，既知の疾患を原因とする**二次性肺高血圧症** secondary pulmonary hypertension があります（表11-4）。

表 11-4 肺高血圧症の原因

分類	原因
原発性肺高血圧症	原因不明（膠原病，薬剤との関連が推定されている）
二次性肺高血圧症	肺静脈圧上昇（僧帽弁狭窄症，左心不全） 左右短絡による血流量増加（心房中隔欠損などの心奇形） 肺動脈血栓塞栓症 薬剤（食欲抑制剤，コカインなど） 血管床減少による血管抵抗増加（COPD，肺線維症など）

組織学的には，中小動脈に内膜肥厚・線維化や中膜の肥厚が生じ，進行すると動脈（筋性型）に**叢状病巣** plexiform lesion と呼ばれる血管の不規則な拡張，蛇行，内腔の複雑化がみられるようになります（図 11-7）。

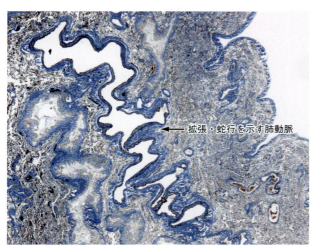

図 11-7 肺高血圧症における叢状病巣 plexiform lesion
EVG 染色。拡張・蛇行を示す肺動脈枝（→）がみられる。

肺の炎症性疾患

A 肺炎 pneumonia

> **Point** 肺炎は**肺胞性肺炎**と**間質性肺炎**の2つに分類される

肺炎とは，肺実質に炎症が起きることですが，組織学的にみると肺胞腔内（気腔）に炎症細胞や滲出液などの炎症所見を認める**肺胞性肺炎** alveolar pneumonia と，肺胞壁や肺の支持組織内に炎症が局在する**間質性肺炎（肺臓炎）** interstitial pneumonia (pneumonitis) に大別できます。さらに，前者は，病巣の限局した**気管支肺炎** bronchopneumonia と，炎症が肺葉全体にびまん性に広がる**大葉性肺炎** lobar pneumonia に分かれます（表 11-5）。

表 11-5 肺胞性肺炎と間質性肺炎

肺炎の型		肺炎の広がり	病原体・原因
肺胞性肺炎	気管支肺炎	気管支を中心に限局性	細菌
	大葉性肺炎	広範びまん性	
間質性肺炎		広範びまん性	ウイルス，マイコプラズマ，ニューモシスティス，クラミジア，放射線，化学物質，特発性

A-1 気管支肺炎 bronchopneumonia（細菌性肺炎 bacterial pneumonia）

細菌感染によって，気管支腔内および肺胞腔内に炎症細胞とフィブリンの析出を含む滲出液が充満します（図 11-8）。このように，気腔が病変（炎症など）の産物で置換されて固く充実性になる状態を**硬化** consolidation といいます。炎症が進行すると，

組織の融解 resolution が生じマクロファージによる滲出物の吸収が行われるか，または肉芽組織や線維組織に置換されて器質化 organization *memo* が生じます。特に器質化が顕著となった場合には器質化肺炎 organizing pneumonia と呼ばれます。

> *memo*
> 器質化とは生体内で起こる修復反応の過程において正常組織から作られた肉芽組織で置換されることをいいます。

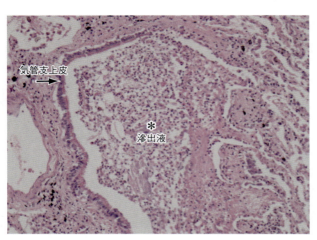

図 11-8 気管支肺炎
気管支腔内に炎症細胞とフィブリンからなる滲出液（＊）が充満し，気管支の一部（右側）が破綻して炎症が肺実質に広がっている。（→）は残った気管支上皮を示す。

A-2 大葉性肺炎 lobar pneumonia

大葉性肺炎は，肺胞構造の破壊による急速な広がりと著しい線維素の滲出を特徴とする肺炎です。抗生物質の普及により，典型的な大葉性肺炎は少なくなってきています。肺炎球菌 Pneumococcus によるものが最も多い *memo*。

> *memo*
> 院内感染では緑膿菌 Pseudomonas aeruginosa，プロテウス属 Proteus などの弱毒菌も検出されます。

A-3 間質性肺炎（肺臓炎） interstitial pneumonia (pneumonitis)

> **Point** ウイルス，マイコプラズマ，ニューモシスティス，その他の原因による肺炎

気腔を炎症の主座とする肺胞性肺炎と異なり，間質性肺炎は肺胞壁や細気管支・細動静脈周囲の支持結合組織を中心に広がる炎症です。間質性肺炎は原因不明の特発性 idiopathic と，原因の明らかな続発性 secondary に分けることができます（表 11-6）。
急性間質性肺炎 acute interstitial pneumonia（AIP）はハマン-リッチ症候群 Hamman-Rich syndrome とも呼ばれ，原因不明で急速に進行し 6 カ月以内に死亡する疾患で，本質的には成人呼吸窮迫症候群 adult respiratory distress syndrome（ARDS）（⇨ B 急性呼吸窮迫症候群）と同様の病態を呈します。間質性肺炎を病理組織学的特徴で分類すると表 11-7 のようになります。
慢性間質性肺炎 chronic interstitial pneumonia（CIP）では，通常型間質性肺炎（UIP）が最もよくみられます。進行した UIP では，肉眼的に蜂巣肺 honey comb lung *memo* を呈し，組織学的には肺胞構造の消失，細気管支上皮の過形成，Ⅱ型肺胞上皮細胞の増生，炎症細胞浸潤と線維化，平滑筋細胞の増生などがみられます。

> *memo*
> 蜂巣肺では，肺の割面が蜂の巣のように小さな（<1 cm）大きさの揃った嚢胞がぎっしりと密に分布して見えます。

B 急性呼吸窮迫症候群 acute respiratory distress syndrome (ARDS)

> **Point** 血管内皮細胞損傷と血管透過性亢進による硝子膜形成と肺水腫を生じる

原因として，ショック，敗血症が代表的です。その他，外傷，熱傷，大量輸血・輸

表 11-6　間質性肺炎の原因別と分類

特発性（原因不明）	特発性間質性肺炎 idiopathic interstitial pneumonia（IIP）	急性間質性肺炎 acute interstitial pneumonia（AIP）
		慢性間質性肺炎 chronic interstitial pneumonia（CIP）

		原因	例
続発性（原因の明らかなもの）		全身系統疾患	関節リウマチ 強皮症 全身性エリテマトーデス
		薬剤	ブレオマイシン ブスルファン メトトレキサート シクロフォスファミド
		感染	Epstein-Barr ウイルス ニューモシスティス サイトメガロウイルス マイコプラズマ
		アレルギー性	サルコイドーシス 過敏性肺臓炎
		粉塵	ベリリウム アスベスト
		放射線	放射線療法

表 11-7　間質性肺炎の病理組織学的分類

通常型間質性肺炎 usual interstitial pneumonia（UIP）
剥離性間質性肺炎 desquamative interstitial pneumonia（DIP）
リンパ球性間質性肺炎 lymphoid interstitial pneumonia（LIP）
びまん性肺胞傷害 diffuse alveolar damage（DAD）
非特異的間質性肺炎 nonspecific interstitial pneumonia（NSIP）

液，ウイルス性肺炎，嚥下性肺炎，溺水などによっても引き起こされます．肺胞毛細血管内皮の損傷が生じ，続いて肺胞上皮の損傷や肺胞隔壁の浮腫，肥厚，さらに，**硝子膜** hyaline membrane *memo* が形成され，急激に**低酸素症** hypoxemia となります．この ARDS の変化は，病理組織学的には**びまん性肺胞傷害** diffuse alveolar damage（DAD）と診断されます．また，原因の不明な特発性の ARDS は，**急性間質性肺炎** acute interstitial pneumonia に相当します．

> *memo*
> 血管内皮細胞と肺胞上皮が損傷されると，フィブリノーゲンを含む血漿成分が血管内から肺胞内に滲出して硝子膜ができます．

C　（新生児）呼吸窮迫症候群　(neonatal) respiratory distress syndrome (RDS)

 RDS *memo* の原因は何ですか？

 肺胞の表面活性物質である**サーファクタント** surfactant *memo* の欠乏によって，肺が虚脱して生じます．生後数時間以内の新生児，特に在胎 32 週以前の**未熟児**や 2500 g 未満の**低体重児**，母体が糖尿病の場合にも起こります．ARDS に類似した硝子膜形成が特徴的な組織所見です．

> *memo*
> RDS は IRDS (infantile RDS) とも呼ばれます．

> *memo*
> 肺サーファクタントは肺胞の表面張力を減じて肺胞が膨らみやすくする作用をもっています．

D 抗酸菌感染症 acid-fast bacterial infection

> **Point** 抗酸菌症には結核とハンセン病，およびそれ以外の非定型抗酸菌症が含まれる

D-1 肺結核症 pulmonary tuberculosis

結核菌 *Mycobacterium tuberculosis* の感染により肺に滲出性病変，あるいは**乾酪壊死**を伴う肉芽腫性病変の形成を起こしたものを**肺結核**といいます。抗結核剤により罹患率は著しく減少したが，最近では再び増加傾向（再興感染症）にあります。結核菌の初感染は通常，経気道的吸入によって起こります。そのまま**進行性一次結核** progressive primary tuberculosis として発症することはごくまれで，ほとんどの場合には肺内（特に末梢肺の胸膜下）に小さな線維化や石灰化を残して治癒し，**ゴーン巣** Ghon's focus を形成します。同様の結核病巣が，肺門リンパ節にも並行して形成され，肺内病変をあわせて**初期変化群** primary complex と呼びます（図 11-9）。

いったん治癒した初感染巣が，免疫力の低下などを誘因に活動性となり，同一個体内で再燃したものを**二次結核症** secondary tuberculosis といい，成人の結核症の多くがこれに相当します。しかし，外来性に結核菌が侵入して再感染を起こす場合もあります。

> *memo* ——
> AIDS に続発して発症したり，薬剤耐性株の出現が問題となり，結核も**再興感染症** reemerging infectious disease のひとつに数えられています。

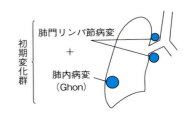

図 11-9 肺結核の初期変化群

定型的な結核病巣にはどのような形態学的特徴がみられるでしょうか？

肉眼的に灰白色の結節で中心部に**乾酪壊死** caseous necrosis あるいは**空洞化** cavitation を伴います（図 11-10）。組織学的には，類上皮細胞で構成される**肉芽腫性反応** granulomatous reaction に，**ラングハンス巨細胞** Langhans giant cell が散在します。さらに周囲にはリンパ球や形質細胞浸潤を伴います（⇨ p.23，図 2-8）。治癒に向かって線維化が進行し，さらに**石灰化** calcification をみることがあります。

> *memo* ——
> **乾酪壊死**
> 結核菌感染では好中球が少なく菌由来の脂質が多いことから，蛋白分解による完全な組織融解が起こりにくく，チーズに似た特有の凝固壊死となります。

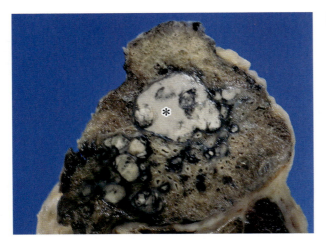

図 11-10 肺結核症
肺尖部にチーズ様壊死を伴なった結節性病変（＊）がみられる。

D-2 非定型抗酸菌症 atypical mycobacteriosis／非結核性抗酸菌症 nontuberculous mycobacterial disease

非定型抗酸菌症は，ヒト型結核菌，ウシ型結核菌，らい菌以外の抗酸菌感染症をさします。結核菌に比べて毒力は弱いが，宿主の抵抗力の低下に伴って発症する**日和見感染症** opportunistic infection として感染します。*Mycobacterium avium complex* （MAC） *memo* が非定型抗酸菌症で最も多い原因菌です。組織学的には，結核性病変と同様の類上皮細胞肉芽腫を形成しますが，非定型抗酸菌症では乾酪壊死に乏しい傾向があります。

> *memo* — トリ型結核菌として近い関係にある，*M. avium* と *M. intracellulare* をあわせたものです。

E 肺膿瘍（肺化膿症） lung abscess（pulmonary suppuration）

化膿性細菌の感染によって肺実質内に膿瘍や，ときに液貯留のある空洞が形成される炎症性疾患です。**誤嚥性肺炎** aspiration pneumonia（ F ）や気道・気腔に閉塞のある場合に**肺膿瘍** lung abscess に進展する傾向があります。起炎菌として嫌気性菌の割合が多いという特徴があります。

F 誤嚥性肺炎／嚥下性肺炎 aspiration pneumonia

口腔内容物や消化管からの逆流物 *memo* が気道に侵入することで発症する肺炎のことです。高齢者や意識障害者の誤嚥で生じ，細菌の混合感染となることが多く，肺の右下葉に好発します *memo*。組織学的には，好中球とフィブリンを含む化膿性炎症で，ときに食物片や異物巨細胞反応を伴います。

> *memo* — 特に胃酸による誤嚥性肺炎は，**メンデルソン症候群** Mendelson syndrome と呼ばれます。

> *memo* — 右の主気管支の分枝角度は，心臓のある左に比べてより下方に向いており，異物が右肺に入りやすくなっています。

G 塵肺（症）pneumoconiosis

 Point 粉塵の吸入，蓄積によって起こる肺の不可逆性病変である

吸収する粉塵の種類によって，表 11-8 のような病名が付けられています。長期間の粉塵吸入によって，肺や胸膜には線維性増殖性変化が生じます。中にはアスベスト肺のように，肺・胸膜の悪性腫瘍の発生率が高くなるものも知られています。

表 11-8 主な塵肺症とその特徴

塵肺	病変・特徴
珪肺 silicosis	シリカ silica（二酸化珪素 SiO_2）は鉱山，採石，研磨業，陶器製造業で曝露。硝子化した膠原線維を主体とする同心円状の珪肺結節 silicosis nodule が形成される
アスベスト肺 pulmonary asbestosis	アスベスト（石綿）は，耐火性，耐酸性，絶縁性を有するため広く使われた。びまん性肺線維症，胸膜線維症，さらには悪性中皮腫や肺癌が高率に発生する
タルク肺 pulmonary talcosis（滑石肺）	タルクの主成分は天然酸化ケイ酸マグネシウムであるが，アルミニウム，鉄，石綿なども不純物として含まれ，間質性肺線維症を引き起こす
アルミニウム肺 aluminium lung	ボーキサイトやアルミナに曝露することにより，肺に強い線維化を起こす
鉄肺 siderotic pneumoconiosis	溶接や鋳物工場の従事者にみられ，酸化鉄を含む粉塵の吸入が肺に線維化を起こす
ベリリウム肺 pulmonary berylliosis	電気・電子産業で酸化ベリリウムを取り扱う工場でみられる。非乾酪性肉芽腫と肺線維症を起こす

H 過敏性肺(臓)炎 hypersensitivity pneumonitis (HP)

> **Point** 種々の有機性粉塵の吸入により感作され，
> びまん性肉芽腫性間質性肺炎を起こす

　生活・労働環境で，真菌，異種タンパク，薬剤などの有機性粉塵を反復吸入することにより経気道的な感作*memo*が起こり，Ⅲ型およびⅣ型アレルギーにもとづいて類上皮細胞を伴う肉芽腫性病変が肺に形成されます。過敏性肺臓炎に含まれる具体的な疾患は，**夏型過敏性肺臓炎** summer-type HP（*Trichosporon asahi*, *Trichosporon mucoides* という真菌による），**加湿器肺** humidifier lung（放線菌や真菌），**農夫肺** farmer's lung（好熱性放線菌や真菌），**鳥飼病** bird breeder's disease（排泄物）など多数のもの*memo*が知られています。

memo — 抗原によって生体内に免疫反応が生じて，免疫が獲得されることを感作といいます。

memo — さらに，砂糖キビ肺炎，木屑病，コルク肺，キノコ栽培肺病，毛皮商人肺，コーヒー労働者肺なども含まれます。

I 放射線肺(臓)炎 radiation pneumonitis

　肺が放射線治療の照射野に入る場合，たとえば肺癌，乳癌，食道癌，縦隔腫瘍などの放射線治療後に発生する肺炎です。急性期には浮腫，硝子膜形成などを含む**びまん性肺胞傷害** diffuse alveolar damage（DAD）（⇨ p.114, **B** 急性呼吸窮迫症候群）の像とⅡ型肺胞上皮の変性・再生像を呈します。慢性化すると**肺線維症** pulmonary fibrosis に移行します。

J 好酸球性肺炎 eosinophilic pneumonia

> **Point** 末梢血の好酸球増多症の有無にかかわらず，
> 肺への好酸球浸潤を示す肺炎である

　過敏性肺（臓）炎（⇨ **H** 過敏性肺（臓）炎）とは異なる疾患です。原因により**表11-9**のような疾患が含まれます。末梢血の好酸球増多症と好酸球性肺炎の両方があるものを **PIE症候群** pulmonary infiltration of eosinophil syndrome と呼びます。

表11-9　好酸球性肺炎の原因

原因不明	急性好酸球性肺炎（レフレル*memo*症候群） 慢性好酸球性肺炎
特定の原因による	薬剤性，寄生虫性，真菌性
血管炎・肉芽腫性病変に伴う	ウェゲナー肉芽腫，アレルギー性，結節性多発動脈炎など

memo — 肺の一過性で移動性を示す浸潤影があり，末梢血好酸球増多を伴うもので，PIE症候群の一型とされています。

K ニューモシスティス肺炎 Pneumocystis pneumonia (PCP) *memo*

> **Point** 免疫不全状態で発症する *Pneumocystis jirovecii* による間質性肺炎

　AIDS，悪性腫瘍，膠原病，臓器移植などによる**免疫不全宿主** compromised host に**日和見感染** opportunistic infection として発症します。**経気管支肺生検** transbronchial lung biopsy（TBLB），**気管支肺胞洗浄** bronchoalveolar lavage（BAL）によって得られた検体を，グロコット染色すると黒染する病原体が確認できます。

memo — **ニューモシスティス**
哺乳類のⅠ型肺胞細胞に寄生する真菌（以前はカリニ原虫と考えられていた）に属する微生物です。

L 腫瘍 neoplasm

L-1 過誤腫 hamartoma

 肺の**過誤腫** *memo* とはどのような病変でしょうか？

 本来，肺内に存在する正常組織の異常増殖によって形成される良性病変です。他の臓器の組織が増殖する**迷入**とは異なります。

> *memo* ─
> 肺以外の過誤腫として大腸ポリープ，腎線維腫，皮膚血管腫などがあります。

肺の過誤腫は，軟骨（気管支の構成成分）を主体とし，脂肪，平滑筋組織などの間葉系成分と裂隙を形成する上皮性成分を含む良性腫瘍です。

L-2 肺癌 lung carcinoma

a) 前浸潤性病変 preinvasive lesion

前癌病変 precancerous lesion として取扱われている肺癌の**前浸潤性病変** preinvasive lesion には**表 11-10** にみられるような3つの病変が含まれます。たとえば，気管支線毛上皮が**扁平上皮化生** squamous metaplasia を起こし，扁平上皮異形成／上皮内癌を経て，扁平上皮癌に進展するという過程が明らかとなっています。同様に**異型腺腫様過形成** atypical adenomatous hyperplasia（AAH）は，腺癌（細気管支肺胞上皮癌）の前癌病変と考えられるようになっています（**表 11-10**）。

表 11-10　肺の前浸潤性病変（前癌病変）

扁平上皮異形成／上皮内癌 squamous dysplasia／carcinoma *in situ*（CIS）
異型腺腫様過形成 atypical adenomatous hyperplasia（AAH）
びまん性特発性肺神経内分泌細胞過形成 diffuse idiopathic pulmonary neuroendocrine cell hyperplasia（DIPNECH）

b) 扁平上皮癌 squamous cell carcinoma

> **Point**　扁平上皮癌細胞の特徴は**角化**と**細胞間橋**である

男性に多く，気管支の中枢側（肺門部）に発生する傾向がある肺癌です。しばしば腫瘍中心部に壊死による**空洞化** cavitation を伴います。**細胞間橋** intercellular bridge *memo* は，正常の表皮有棘細胞や分化型扁平上皮癌にみられます。**角化** keratinization は好酸性で厚みのある細胞質の変化を呈し，その角化が同心円状構造を示す**癌真珠** cancer pearl あるいは**孤細胞角化** individual cell keratinization として観察されます。角化傾向は高分化型扁平上皮癌で顕著です（**図 11-11**）。

> *memo* ─
> 細胞間橋は，隣り合うそれぞれの細胞表面にある微小突起のことで，**デスモソーム** desmosome を介して形成される構造物です。

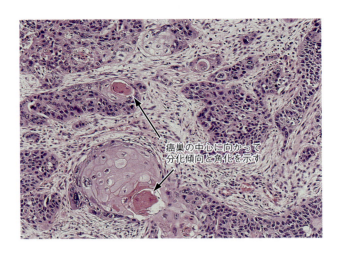

図 11-11 高分化型扁平上皮癌
扁平上皮癌巣の中心部に角化（↗）を示している。

癌巣の中心に向かって分化傾向と角化を示す

c) 腺癌 adenocarcinoma

Point 肺腺癌には腺としての構造的特徴や粘液産生がみられる

　典型的には腫瘍結節が肺末梢性に発生し、しばしば胸膜を巻き込んで浸潤します。組織学的には、腺房型、乳頭型（図 11-12）、細気管支肺胞上皮型、粘液産生充実型 *memo* およびこれらの混合型が区別されています。**細気管支肺胞上皮癌** bronchioloalveolar carcinoma（BAC）は、既存の肺胞壁を破壊することなく、それに沿って増殖、進展する特徴を示します。これには粘液産生型と非粘液産生型が区別されます。

memo
細胞の粘液産生は、**PAS 反応** periodic acid-Schiff reaction や**アルシアン青** alcian blue 染色に陽性を示す物質を証明することによって知ることができます。

図 11-12 肺腺癌
内腔に向かって乳頭状増殖を示す腺癌（乳頭型）細胞を認める。●は乳頭状構造のひとつを囲んでいる。

memo
神経内分泌の機能とは、神経細胞や内分泌細胞にみられる化学伝達物質の産生・分泌機能のことです。

memo
大細胞神経内分泌癌では、**類器官構造** organoid structure、**ロゼット様**（rosette-like）構造などの神経内分泌分化を示唆する構造的特徴をもち、細胞分裂像が多く、壊死を伴う傾向が強い。神経内分泌マーカーが陽性になることも多いとされています。

d) 神経内分泌腫瘍 neuroendocrine tumor

　神経内分泌 neuroendocrine *memo* の特徴を有する腫瘍を総称して、神経内分泌腫瘍と呼び、これには**小細胞癌** small cell lung carcinoma（SCLC）、**大細胞神経内分泌癌** large cell neuroendocrine carcinoma（LCNEC）*memo* と**カルチノイド腫瘍** carcinoid tumor *memo* が含まれます。

memo
カルチノイド腫瘍は、気管支腺に存在する神経内分泌細胞である**クルチツキー** Kulchitsky 細胞より発生すると考えられています。

肺癌を小細胞癌とそれ以外をまとめて非小細胞癌に分けているのはなぜですか？

　小細胞癌は他の組織型に比べて悪性度が高く，非常に予後の悪い腫瘍だからです。また，細胞の由来も神経内分泌細胞という特徴があります。

　肺小細胞癌は，男性に多く，喫煙との関係があります。早期から遠隔転移や所属リンパ節転移を起こし，最も悪性度の高い肺癌です。主気管支に好発するが，末梢肺にも発生します。組織学的には<i>memo</i>，細胞質に乏しい小型の細胞からなる悪性上皮性腫瘍です（図 11-13）。**神経内分泌細胞** neuroendocrine cell への分化を示す小細胞癌は，光学顕微鏡レベルで形態学的に定義されていますが，多くの場合に電子顕微鏡による神経内分泌顆粒の証明や免疫組織化学的に**神経内分泌マーカー** neuroendocrine marker <i>memo</i> が検出されることが，診断の根拠にもなっています。

> **memo**
> 肺小細胞癌の細胞では，核の形態が特徴的で，クロマチンは微細顆粒状，核小体が目立たず核同士の**相互圧排像** molding がみられ，核分裂像も多い。

> **memo**
> **神経内分泌マーカー**
> クロモグラニン chromogranin，シナプトフィジン synaptophysin，神経特異的エノラーゼ neuron-specific enolase，カルシトニン calcitonin などが含まれます。

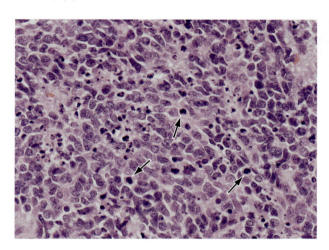

図 11-13　肺小細胞癌
N/C 比の高い腫瘍細胞が密に集合した配列を示す。核分裂像（↗）や単細胞壊死（濃染する微小な粒子）が多くみられ，悪性度が高いことが推定される。

　カルチノイド腫瘍はさらに**定型カルチノイド** typical carcinoid と**非定型カルチノイド** atypical carcinoid に分類されます。前者は，低悪性度の神経内分泌腫瘍です。腫瘍細胞は小型でよくそろっていて，核クロマチンは点描性です。構造的にはリボン状配列，小胞巣状，ロゼット様，類器官状などを示します（図 11-14）。細胞分裂像は少なく壊死巣も認めないなど，小細胞癌に比べて悪性度が低い特徴を有します。小細胞癌や大細胞神経内分泌癌と定型カルチノイドの中間の悪性度に位置するものに，**非定型（異型）カルチノイド** atypical carcinoid があります（表 11-11）。

　まとめると，神経内分泌腫瘍は低悪性度神経内分泌腫瘍である定型的・非定型的カルチノイドと，高悪性度神経内分泌腫瘍（あるいは神経内分泌癌）とされる小細胞癌及び大細胞神経内分泌癌の２つのグループに分けることができます（表 11-11）。

e）**大細胞癌** large cell carcinoma
　大細胞癌とは，大きな核を有する未分化な悪性上皮性腫瘍で，光学顕微鏡において小細胞癌の形態学的特徴や腺・扁平上皮への分化を示さないものと定義されています。

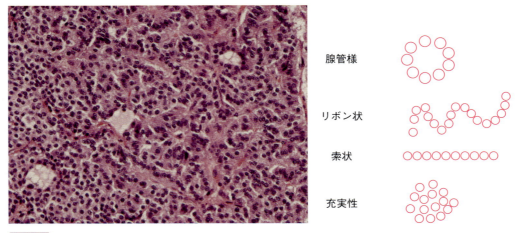

図 11-14　カルチノイド腫瘍
小型円形核を有する腫瘍細胞が，充実性，腺管様，リボン状，索状の配列を示す。

表 11-11　カルチノイドと小細胞癌・大細胞神経内分泌癌の比較

腫瘍	定型カルチノイド	非定型カルチノイド	小細胞癌・大細胞神経内分泌癌
壊死傾向	弱	←→	強
細胞分裂像	少	←→	多
分化	神経内分泌分化	←→	未分化
悪性度	低悪性度	←→	高悪性度

f）転移性肺腫瘍 metastatic lung tumor

　大循環系から静脈血還流による血行性転移と，肺門部や気管周囲のリンパ節からのリンパ行性転移 *memo* があります。胸腔内の癌細胞，すなわち癌性胸膜炎から胸膜を越えて肺実質内に癌が広がることもあります。原発性肺腺癌と他臓器からの転移性腺癌の鑑別は，形態学的にしばしば困難ですが，原発巣の推定にはマーカー *memo* を用いた免疫組織化学染色が有用です。

> *memo*
> リンパ行性転移のうちで肺のリンパ管内に癌が広がって炎症のようにみえる状態を**癌性リンパ管炎** carcinomatous lymphangitis と呼びます。

> *memo*
> 肺癌の診断によく用いられるマーカーとして，TTF-1 (thyroid transcription factor-1)，CK-7 (cytokeratin-7)，CK-20 (cytokeratin-20) などがあります。

その他の肺疾患

 無気肺 atelectasis

> **Point**　肺胞内の含気量が減少し肺の膨張が不完全になった状態

　無気肺の主な原因をまとめると図 11-15 のようになります。気道が腫瘍や異物で閉塞されたり（図 11-15A），腫瘍やリンパ節腫脹などで外部から気道が圧迫される（図 11-15B）と，それより末梢にトラップされた空気が吸収されて，**虚脱** collapse します。気胸や胸水貯留により外部から肺が押されると**圧迫性無気肺** compression atelectasis を生じます（図 11-15C）。未熟児では，**サーファクタント** surfactant を産生するⅡ型肺胞上皮細胞の成熟が不十分であり，肺胞表面張力に異常を来たし，肺胞が虚脱します *memo*（図 11-15D）。

> *memo*
> 未熟児では，さらに，**硝子膜** hyaline membrane が形成されて**新生児呼吸窮迫症候群** neonatal respiratory distress syndrome (RDS) に進行します。

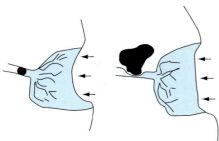
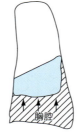
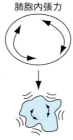

図 11-15　無気肺の原因

A：気道内腔閉塞物　　B：気道外からの圧迫　　C：胸水貯留 or 気胸による圧迫　　D：肺胞表面張力異常（サーファクタント欠如）

B　肺分画症 pulmonary sequestration

　本来の正常肺とは先天的に隔絶された肺組織を有する異常です。正常気管支との交通はないが，大循環系からの血液は供給されます。左側の横隔膜上に発生することが多い。感染を合併すれば外科的摘出の対象となります。

● 胸膜・縦隔の疾患

A　胸膜炎 pleuritis

　非化膿性胸膜炎 non-purulent pleuritis には漿液貯留を主体とする漿液性胸膜炎 serous pleuritis と，フィブリンを含む線維素性胸膜炎 fibrinous pleuritis があります。これらはそれぞれ膠原病（RA，SLE），尿毒症が原因となります。細菌感染が胸腔に及ぶと化膿性胸膜炎 purulent pleuritis となり，さらに胸腔内に大量の膿性胸水が貯留すると膿胸 pyothorax（thoracic empyema）になります。

> **Point**　癌細胞が胸腔内に広がって炎症のような状態になることを癌性胸膜炎と呼ぶ

　癌の転移が胸膜腔に広がると炎症のような漿液性，線維素性胸水あるいは血性胸水を伴うことから，癌性胸膜炎 pleuritis carcinomatosa（carcinomatous pleuritis）*memo* と呼ばれる状態になります。胸水貯留 pleural effusion は，胸腔内に貯留する液体の種類によって分類され，水胸 hydrothorax，血胸 hemothorax，膿胸 pyothorax と呼ばれます。

memo　真の炎症ではないことから，最近では胸膜癌腫症 pleural carcinomatosis ということばが使われるようになっています。

B　悪性中皮腫 malignant mesothelioma

　アスベスト asbestos 曝露との関連があり，男性に多く発生します。胸膜の線維性肥厚と胸水貯留がみられ，進行すると胸腔全体，肺内，横隔膜，胸壁に腫瘍細胞浸潤が広がります。胸膜の中皮細胞 を起源とし，形態学的に，上皮型 epithelial type と肉腫型 sarcomatous type あるいは両者の混合型 mixed type が区別されます。上皮型では腺癌との鑑別，肉腫型では線維肉腫などの真の肉腫との区別が必要になります。

memo　中皮細胞から発生する悪性中皮腫の細胞はヒアルロン酸 hyaluronic acid 産生やその他 D2-40 などの中皮細胞マーカーが陽性となります。

C 縦隔腫瘍 mediastinal tumor

　縦隔内に発生する腫瘍や囊腫が含まれますが，通常は食道，気管支，心臓，大血管から発生したものは除外されます。縦隔は上・前・中・後の4つに区分され，それぞれの領域に好発する腫瘍がありますので，図にまとめました（図 11-16）。

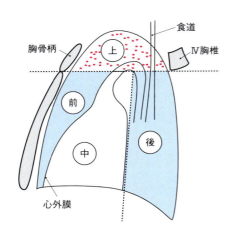

図 11-16 縦隔区分と主な縦隔腫瘍の好発部位

部位	腫瘍
上縦隔	胸腔内甲状腺腫 胸腺腫
前縦隔	胸腺腫 異所性甲状腺腫 胚細胞性腫瘍 *memo*
中縦隔	悪性リンパ腫
後縦隔	神経原性腫瘍

memo
胚細胞性腫瘍は生殖細胞腫瘍ともいわれるが，性腺（卵巣，精巣）のほか，後腹膜，腸間膜，縦隔，松果体，鞍結節周囲など人体の正中線上に発生することから，これらを midline tumor ともいいます。

D 縦隔気腫 mediastinal emphysema/pneumomediastinum

　縦隔組織内に空気が入り込んだ状態です。原因としては，頭頸部の外傷骨折，気管・気管支の外傷，異物，生検，気管支喘息発作，消化管穿孔，ガス産生菌感染症などが挙げられます。

TRY! ➡第 11 回の復習問題（p.240）

病理学各論 第12回 口腔・消化管

▶今回の講義内容　A 口腔　B 唾液腺　C 食道　D 胃　E 腸

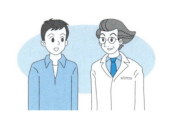

ヘリコさん	**ヘリコバクター・ピロリ菌** *Helicobacter pylori* が胃酸の中で生存できるのはなぜですか？
Dr. レイ	菌に**ウレアーゼ** urease 活性があり，**アンモニア** ammonia を産生して胃酸を中和できるからです．しかし，アンモニアやその他のサイトトキシンを産出することによって胃粘膜上皮が傷害され，炎症反応が生じます．
ピロリ君	ヘリコバクター感染症はどのような疾患と関連するのですか？
Dr. レイ	**慢性萎縮性胃炎**の進展，**胃十二指腸潰瘍**の発生，**MALT リンパ腫**や**胃癌**の発生に関わっています．

消化管には，**粘膜固有層** lamina propria mucosae から**漿膜** tunica serosa あるいは**外膜** tunica adventitia に至る特有の層構造 memo があります．粘膜に発生した癌の進行度は，腫瘍の大きさではなく**深達度** depth of invasion によって評価されます．たとえば，早期乳癌は「腫瘍が 2 cm 以下で臨床的にリンパ節転移がない」とされますが，**早期胃癌** early gastric cancer は「癌が粘膜固有層，粘膜下層にとどまるもので，リンパ節転移の有無は問わない」と定義されています．

> **memo**
> 消化管壁を細かく見てみると，内腔側から，粘膜固有層，粘膜筋板，粘膜下層，固有筋層，漿膜下層，そして最外層の漿膜（または外膜）で構成されています．

A 口腔 oral cavity

A-1 口唇ヘルペス herpes labialis

単純ヘルペス（疱疹）ウイルス 1 型 herpes simplex virus-1（HSV-1）の感染によって，粘膜に小水疱やびらん形成および疼痛を伴います．感染した上皮細胞では，**風船様変性** ballooning degeneration や**核内好酸性封入体** intranuclear eosinophilic inclusion を伴った癒合核が特徴的です．

> **memo**
> 口腔内に感染したものはヘルペス性歯肉口内炎になります．

A-2 口腔カンジダ症 oral moniliasis／oral candidiasis

カンジダ・アルビカンス *Candida albicans* は口腔内に常在することもある真菌ですが，生体防御機構の低下により，日和見感染として発症します（図 12-1）．口腔における偽膜形成性のカンジダ症は**鵞口瘡**（がこうそう） thrush とも呼ばれます．

A-3 手足口病 hand-foot-mouth disease

主として小児にみられる**コクサッキーウイルス** coxsackievirus による感染症です．手足の皮膚と口腔・口唇粘膜，特に，咽頭粘膜の口蓋弓部に発疹・水疱を生じるものを**水疱性口峡炎**（こうきょうえん）（ヘルパンギーナ）herpangina と呼びます．

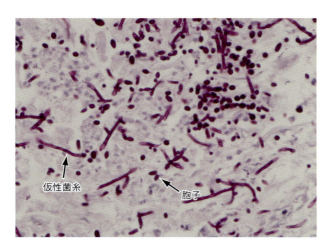

図12-1 カンジダ症（PAS染色）
円形〜楕円形の胞子およびくびれをもって連結する長い仮性菌糸がみられる。

A-4 白板症 leukoplakia

口腔粘膜に生じる白色局面 *memo* で，扁平上皮の過角化 hyperkeratosis や肥厚した角質層に核が残存する錯角化 parakeratosis が認められます（図12-2）。白板症という病名は，良性の反応性変化を意味する場合と，細胞異型を伴い狭義に前癌病変 precancerous lesion を示す場合の両方の使い方があるので注意が必要です。

memo
局面 plaque とは，体や粘膜の表面において，斑状の，あるいは境界された部位を示す言葉です。

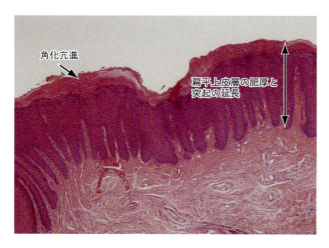

図12-2 口腔粘膜白板症
角化亢進と錯角化 *memo* （↘）を伴う扁平上皮層の肥厚（↕），すなわち表皮突起の延長が著しい。

memo
錯角化 parakeratosis
不全角化ともいわれ，病的角化のひとつです。扁平上皮角化層において細胞内に濃縮した核が異常に残存している状態をさします。

A-5 エプーリス epulis

歯肉に生じる良性の限局性腫瘤の総称です。組織学的に線維性，肉芽腫性，血管腫性，骨形成性などがあり，いろいろな原因で発生します。

A-6 扁平上皮癌 squamous cell carcinoma

口腔内の悪性腫瘍では，大部分が扁平上皮癌で角化傾向を示す高分化型が多く，その約半数は舌に生じます。原因として，喫煙，過度のアルコール摂取，ヒト乳頭腫ウイルス human papillomavirus（HPV）感染との関連が知られています。

A-7 エナメル上皮腫 ameloblastoma（アダマンチノーマ adamantinoma）

> **Point** 歯胚のエナメル上皮より発生する歯原性腫瘍 odontogenic tumor のひとつです

20～30歳代の下顎角部付近に好発します。嚢胞性エナメル上皮腫 cystic ameloblastoma として多胞性あるいは単胞性の病変を形成することが多いが，充実性発育を示すこともあります。

A-8 齲歯 dental caries

> **Point** 口腔内の細菌増殖によって硬組織の破壊，欠失が生じた歯のこと

いわゆる"虫歯"のことです。ミュータンス菌 *Streptococcus mutans* が糖質を栄養に乳酸とタンパク質分解酵素を産生し，歯の石灰化部分（エナメル質，象牙質，セメント質）を齲食します（図12-3）。欠失が歯髄に達すると，神経が走っているので歯痛が生じます。進行すると歯髄炎 pulpitis から歯髄壊死に至ります。

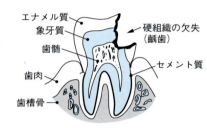

図 12-3 齲歯

A-9 歯周炎 periodontitis

歯肉と歯頸部の間に歯周嚢 periodontal pocket が形成されると，その中で細菌（*Bacteroides*，*Fusobacterium* など）が繁殖します。炎症が歯根腔や周囲の歯槽骨に及ぶと，慢性辺縁性歯周炎 chronic marginal periodontitis を起こします。

B 唾液腺 salivary gland

B-1 流行性耳下腺炎 epidemic parotitis／おたふくかぜ mumps

ムンプスウイルス mumps virus の感染による耳下腺の急性炎症です。組織学的には，間質の浮腫と単核球浸潤が認められます。睾丸や膵臓に炎症が及ぶこともあります。睾丸炎 orchitis では不妊の原因となることがあります。

B-2 シェーグレン症候群 Sjögren syndrome

> **Point** 全身の外分泌腺組織の破壊が進行する自己免疫疾患である

主な徴候として乾性角結膜炎 keratoconjunctivitis sicca/dry eye，口腔乾燥症 xerostomia/dry mouth を呈する自己免疫疾患です。中年女性に好発し，SSA自己抗体（抗Ro抗体），SSB自己抗体（抗La抗体）の陽性率が高い *memo*。関節リウマチ rheumatoid arthritis（RA）などの他の自己免疫疾患との合併が多いのも特徴のひとつです。結膜と口腔のみならず，気道，消化管，腟など全身の外分泌腺に病変が及びます。気道分泌液の減少は肺炎を惹起します。典型的な組織像では，導管周囲にリンパ球 *memo* や形質細胞浸潤がみられ，進行すると腺房の萎縮・消失，導管の拡張，間質の線維化を生じます。

memo シェーグレン症候群とされた中に，最近，抗SSA/Ro抗体や抗SSB/La抗体が陰性で，組織学的にIgG4陽性の形質細胞の浸潤が特徴的に認められる例があり，IgG4関連疾患 IgG4-related disease という新しい疾患グループが提案されています。

memo リンパ球の持続性増殖からB細胞性悪性リンパ腫が続発することもあります。

B-3 多形性腺腫（多形腺腫）pleomorphic adenoma

> **Point** 上皮様成分と筋上皮細胞が混在して多彩な組織像を呈する良性腫瘍である

唾液腺腫瘍の中で最も頻度が高く，耳下腺に好発します。被膜に覆われ，境界鮮明な円形ないし分葉状の腫瘤を形成します。組織像は多彩ですが，基本的には**上皮様成分**と**間葉系成分**から構成されることから，混合腫瘍 mixed tumor *memo* の一種とされています（図 12-4）。良性ですが，取り残すと再発する傾向が強く，経過中に悪性化する場合もあり，悪性転化後の予後は悪いとされています。

memo
腺管様構造や索状構造を示す上皮様細胞と，紡錘形や多形を示す間葉系細胞（筋上皮細胞由来）からなる2つのパターンがみられます。

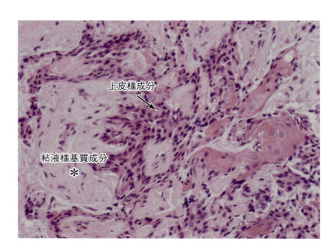

図 12-4 多形性腺腫
上皮様の細胞間結合性を示す好酸性細胞からなる成分（↘）と粘液様基質を伴った紡錘形細胞の成分（＊）が混在して増殖する。

B-4 ワルチン腫瘍 Warthin tumor

別名**腺リンパ腫** adenolymphoma とも呼ばれる良性腫瘍です。好酸性の豊富な細胞質を有する高円柱性上皮（**オンコサイト** oncocyte *memo*）とリンパ組織の著明な反応性増生を特徴とします（図 12-5）。

memo
オンコサイト
ミトコンドリアの豊富な細胞で，好酸性で顆粒状の膨大した細胞質と小型円形核を特徴としています。

B-5 腺房細胞癌 acinic cell carcinoma

耳下腺に好発する悪性腫瘍で，腺房細胞に類似した微小腺管を形成し，好酸性のチ

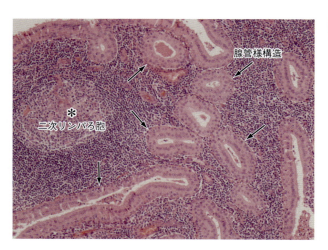

図 12-5 ワルチン腫瘍
好酸性細胞からなる腺管様構造（↗）と二次リンパろ胞（＊）を伴うリンパ組織の増生が認められる。

モーゲン顆粒 zymogen granules と，ときに PAS 陽性のグリコーゲン顆粒 glycogen granules が特徴として認められます。

B-6 腺様嚢胞癌 adenoid cystic carcinoma

小唾液腺や顎下腺に生じる悪性腫瘍のひとつです．組織学的に腫瘍細胞の配列は篩状構造 cribriform structure *memo* を呈し，充実部は基底細胞に類似し，小嚢胞腔にはムチン mucin を含みます．

> *memo*
> **篩状構造**
> 上皮性病変において細胞集団の中に腺腔（せんくう）や小嚢胞（しょうのうほう）が散在性に存在し，全体的にみて篩（ふるい）の目のようになっていることを指す．

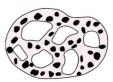

B-7 粘表皮癌 mucoepidermoid carcinoma

耳下腺，次いで口蓋腺に好発する悪性腫瘍です．扁平上皮様の細胞と粘液分泌細胞が混在するパターンを特徴とします．

C 食道 esophagus

C-1 異所性胃粘膜 ectopic (heterotopic) gastric mucosa

分離腫 choristoma *memo* の一種です．個体発生段階において，正常の連続性が失われて分離した胃粘膜が食道に入り込んで増殖したもので，食道上部～中部にかけてみられます．

> *memo*
> **分離腫**
> 個体発生の段階で本来の正常な位置から離れて他の部位に迷入して腫瘤を形成したもののことです．

C-2 逆流性食道炎 reflux esophagitis

胃液が食道内に逆流 *memo* することによって生じます．長期間の逆流と炎症により，扁平上皮が腺上皮に置換されることを円柱上皮化生 columnar metaplasia と呼びます．この化生が少なくとも全周性で，胃食道接合部から上方 3 cm 以上に及ぶ場合にはバレット食道 Barrett esophagus と呼ばれます．

> *memo*
> 臨床的には胃食道逆流症 gastroesophageal reflux disease（GERD）と呼ばれます．

C-3 食道裂孔ヘルニア hiatus hernia

胃食道接合部付近の食道遠位部と胃近位部が，横隔膜を越えて胸腔内へ滑脱するのは滑脱ヘルニア sliding hernia で，最も多くみられます．もうひとつのタイプは，食道はそのままで胃の一部のみが胸腔内に脱出する傍食道ヘルニア paraesophageal hernia です（図 12-6）．

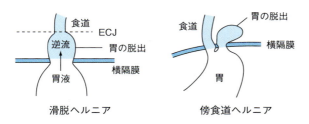

図 12-6 食道裂孔ヘルニア

C-4 食道静脈瘤 esophageal varix

> **Point** 肝硬変などにより胃上部と食道粘膜下層の血管が瘤状に腫大した状態

食道静脈瘤はなぜ生じるのですか？

門脈圧が亢進すると，その側副血行路（図 12-7）にあたる下部食道の静脈が怒張します．その**門脈圧亢進**の原因は，主として**肝硬変**と**門脈塞栓**です．食道内腔に突出した静脈瘤が破裂すると，致死的な大量出血を起こすことがあります．

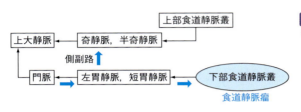

図 12-7 門脈圧亢進の際の側副血行路
（→）正常の静脈経路　（⇒）は門脈圧亢進時のうっ血を示す．

C-5　マロリー–ワイス症候群 Mallory-Weiss syndrome

機械的刺激（嘔吐，咳）やアルコール依存症者に発生する吐血が特徴で，出血は胃・食道境界部付近の縦走粘膜裂傷によるものです．

C-6　食道アカラシア esophageal achalasia

食道下端付近の狭窄とその近位食道の異常拡大により食道内腔がロート状を呈する食道の運動障害疾患のひとつです（図 12-8）．狭窄は**アウエルバッハ神経叢** Auerbach plexus *memo* における神経細胞の減少や消失により，噴門部括約筋の弛緩が妨げられることが原因と考えられています．

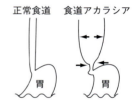

図 12-8 食道アカラシアによるロート状拡張

C-7　食道癌 esophageal cancer

食道に発生する上皮性悪性腫瘍で，その多くは扁平上皮癌です．消化管の中では胃癌，大腸癌に次いで多い癌で，胸部の中部食道に最も多く発生します．**バレット食道** Barrett esophagus と関連して，下部食道に少数の腺癌が発生します．食道癌の危険因子として高濃度のアルコール摂取，喫煙，**ヒト乳頭腫ウイルス** human papillomavirus（HPV）*memo* 感染などが挙げられます．**早期食道癌** early esophageal cancer は，深達度が粘膜内（M）にとどまる癌と定義されています（表 12-1）．**進行癌** advanced cancer の中でも特に粘膜下層までの浸潤にとどまるものは**表在癌** superficial cancer といいます．

> *memo* — アウエルバッハ神経叢は筋層間神経叢ともいわれ，食道から肛門に至る消化管壁を構成する輪走筋と縦走筋の間にある自律神経の集合したものです．消化管壁の運動を調整しています．

> *memo* — ヒト乳頭腫ウイルスは子宮頸部の扁平上皮癌の発生にも密接な関連があります．

表 12-1 食道における早期癌，表在癌，進行癌

	癌の深達度	リンパ節転移
早期癌	粘膜内（M）にとどまる	（−）
表在癌	粘膜下層（SM）まで	（＋）あるいは（−）
進行癌	粘膜下層（SM）あるいはそれより深い	（＋）あるいは（−）

胃の早期癌が粘膜下層までで，リンパ節転移の有無を問わないという定義に対して，食道癌の場合は予後が悪いことから，粘膜層にとどまりリンパ節転移のないものを早期癌としています．他の臓器と同様に**角化** keratinization の程度によって扁平上皮癌の**分化度** histological grade of differentiation が決められます *memo*．

> *memo* — 高分化型扁平上皮癌では高度の角化や，**癌真珠形成** cancer pearl formation を伴い，**細胞間橋** intercellular bridge がはっきりしています．低分化型扁平上皮癌では，**肉腫様変化** sarcomatous change がみられることがあります．

D 胃 stomach

D-1 急性胃粘膜病変 acute gastric mucosal lesion（AGML）

AGMLは，急激に発症し，びらん，潰瘍，出血などを伴った粘膜病変の総称です。**急性びらん性胃炎** acute erosive gastritis，**急性胃潰瘍** acute gastric ulcer，**出血性胃炎** hemorrhage gastritis などが含まれます。原因としては，**非ステロイド系抗炎症薬** non-steroidal anti-inflammatory drugs（NSAIDs）*memo*，アルコール，ストレス*memo*，寄生虫（特に**アニサキス症** anisakiasis）が挙げられます。

D-2 慢性胃炎 chronic gastritis

びらんなどの胃粘膜欠損とその再生（表層性胃炎）が繰り返されて，胃固有腺の萎縮（萎縮性胃炎）を生じる慢性炎症疾患です。慢性胃炎の分類には，従来から用いられている形態学的分類（Schindler 分類）（表 12-2）に加えて，最近では**ヘリコバクター・ピロリ菌** *Helicobacter pylori*（Hp）*memo* 感染と，その除菌効果判定のために提案された**シドニー分類** Sydney classification が用いられています。Hp は鞭毛を有するグラム陰性のらせん状桿菌です（図 12-9）。Hp 感染によってびらんや潰瘍，さらに**腸上皮化生** intestinal metaplasia を伴った慢性胃炎を生じます。腸上皮化生とは，既存の胃粘膜上皮が腸の吸収上皮，杯細胞，パネート細胞に置換される化生です（図 12-10）。

> *memo*
> NSAIDs は COX-2 という酵素を抑えて痛みや炎症を抑制しますが，COX-1 も抑制して，胃粘膜の血流を低下させたり，胃酸分泌を増加させて，潰瘍ができやすくしてしまいます。

> *memo*
> **ストレス潰瘍**
> 重症疾患や精神的ストレスによって生じますが，特に頭蓋内病変によるクッシング潰瘍 Cushing ulcer や火傷によるカーリング潰瘍 Curling ulcer はよく知られています。

> *memo*
> Hp は，**ウレアーゼ** urease 活性が高く，産生されるアンモニアやサイトトキシンが胃粘膜上皮を傷害して炎症を惹起します。

表 12-2 慢性胃炎の形態学的分類

表層性胃炎 superficial gastritis	
萎縮性胃炎 atrophic gastritis	表層性萎縮性胃炎 superficial atrophic gastritis
	過形成萎縮性胃炎 hypertrophic atrophic gastritis
	腸上皮化生性胃炎 metaplastic gastritis
肥厚性胃炎 hypertrophic gastritis（メネトリエ病 Ménétrier disease）	

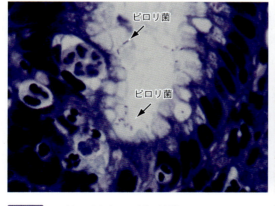

図 12-9　ヘリコバクター・ピロリ菌
ギムザ染色。胃腺窩の粘液中に *H. pylori* がみられる（✓）。周囲間質には炎症細胞浸潤を伴う。ギムザ染色では菌体が観察しやすくなる。

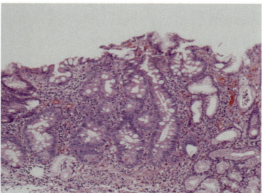

図 12-10　腸上皮化生性胃炎
胃粘膜は，白く抜けた胞体を有する杯細胞 goblet cell に特徴づけられる腸粘膜類似の上皮によって置換されている。

D-3 自己免疫性胃炎 autoimmune gastritis

 自己免疫性胃炎では何が抗原になっているのですか？

 壁細胞のミクロソームに対する自己抗体（抗壁細胞抗体 antiparietal cell antibody）が産生されます。

自己免疫の作用によって壁細胞の破壊，減少，消失をきたし，進行すると**無酸症** achlorhydria となります。この結果，**内因子** intrinsic factor *memo* の分泌低下や酸による内因子の活性化が抑制されることから，ビタミン B_{12} の吸収不全で**悪性貧血** pernicious anemia になります（⇨ p.93，第10回 **A-2**）。

> *memo*
> 内因子に対する自己抗体である**抗内因子抗体** anti-infrinsic factor antibody の存在も知られています。

D-4 消化性潰瘍 peptic ulcer

> **Point** 消化性潰瘍は粘膜への侵襲因子と防御因子のバランスが破綻することにより生じる

粘膜の**侵襲因子**と**防御因子**を表 12-3 にまとめました。

表 12-3 胃潰瘍形成における侵襲因子と防御因子

侵襲因子	防御因子
ヘリコバクター・ピロリ感染 非ステロイド系抗炎症剤投与 ガストリン産生腫瘍 喫煙 副腎皮質ホルモン多量・長期投与	上皮細胞による粘液分泌 上皮細胞による重炭酸塩の粘液内分泌 上皮細胞の再生 プロスタグランディンによる粘膜血流の維持 粘膜血流による細胞再生力の維持と H^+ の除去

粘膜筋板を越えない粘膜の欠損はびらん（Ul-I）であり，胃壁の欠損が粘膜筋板を越えた状態を潰瘍（Ul-Ⅱ，Ⅲ，Ⅳ）といいます（図 12-11）。いったん欠損した部位が，肉芽組織や線維性結合組織で修復されていても，胃壁本来の構造が失われたものはその深さの潰瘍とします。この場合は「Ul-Ⅱs」というように「s」（scar）をつけて表現します。

開放性の欠損が漿膜を越えることで，胃内腔と腹腔が交通している場合は**穿孔性潰瘍** perforating ulcer です（図 12-12）。胃の後壁に潰瘍が生じる場合には，穿孔する前に膵や後腹膜組織が癒着して潰瘍周辺部を被覆する形をとることがあり，これを**穿通性潰瘍** penetrating ulcer といいます（図 12-12）。

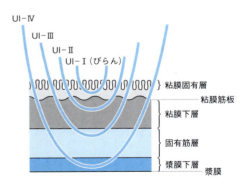

図 12-11 粘膜びらんと潰瘍
Ul-Ⅰ，-Ⅱ，-Ⅲ，-Ⅳは欠損の深さを表す。

D-5 胃ポリープ gastric polyp

過形成性ポリープ hyperplastic polyp として，幽門前庭部に好発する**腺窩上皮** foveolar epithelium の過形成がみられます。胃底腺領域に生じる小型の**胃底腺ポリープ** fundic gland polyp は多発する傾向を呈します（図 12-13）。ポリー

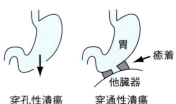

図 12-12 潰瘍の穿孔と穿通

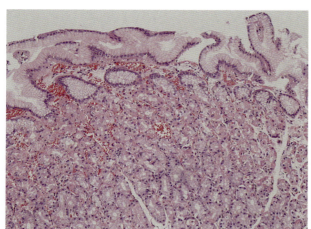

図 12-13 胃底腺ポリープ *memo*
胃腺窩上皮には増生はないが，体部腺（胃底腺）細胞の増生による隆起性病変を形成する。

胃腺窩

増殖を示す胃底腺

memo
ポリープとは？
肉眼的に限局的隆起を示す粘膜病変の総称で，その組織構成成分によらない肉眼形態の名称です。
内視鏡検査で用いられる表在型の中の隆起型（Ⅰ型）では，Ⅰp（有茎性 pedunculated type），Ⅰsp（亜有茎性 semipedunculated type），およびⅠs（無茎性 sessile type）と呼ばれます。

プが多発し無数にみられると**ポリポーシス** polyposis と呼びます。ポリポーシスを伴う疾患として**ポイツ-ジェガース症候群** Peutz-Jeghers syndrome（皮膚や口唇の点状色素斑と胃腸管ポリポーシス），**クロンカイト-カナダ症候群** Cronkhite-Canada syndrome（禿頭病，全身脱毛，皮膚色素沈着と胃腸管ポリポーシス）および**胃腸管若年性ポリポーシス** gastrointestinal juvenile polyposis が知られています。

D-6 胃腺腫 gastric adenoma

幽門前庭部に好発する扁平隆起性病変で，肉眼的にⅡa型早期胃癌（図 12-15）の隆起に似ています。組織学的には**管状腺腫** tubular adenoma が多く，良悪境界病変としての形態学的特徴を有します（図 12-14）。腺腫構造の下には，過形成幽門腺や腸上皮化生を示す腺管を伴い，腺腫との二重構造がしばしばみられます（図 12-14A）。胃腺腫は良性腫瘍ですが，胃癌の合併あるいは腺腫の癌化が起こるので注意が必要です。

D-7 胃癌 gastric cancer

50～60歳代の男性に多く（男女比2：1）みられる悪性腫瘍で，その90％以上が腺癌です。好発部位は幽門前庭部ですが，低分化型腺癌は胃体部に好発します。胃癌の発生は環境因子によることが多く，特に *H. pylori* 感染との関連があります。

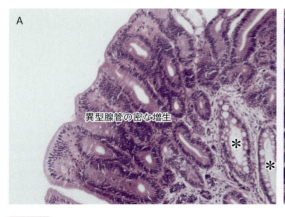
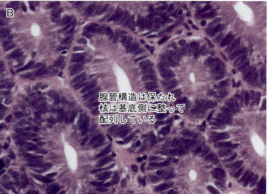

図 12-14 胃の管状腺腫
A：異型腺管が密に配列して，隆起性病変を形成している。その下に腸上皮化生を示す腺管（＊）がみられる。
B：強拡大像では，濃染する核が腺管基底側に位置している。腺管構造もよく整っている。

> **Point** 早期胃癌とは，リンパ節転移の有無にかかわらず癌の浸潤が粘膜内か粘膜下層にとどまるものをいう

早期癌は比較的予後良好な癌を指しますが，各臓器によって規定するものは異なっています。胃癌の場合には，癌の深達度（浸潤の最も進んだ部位の深さ）によって，上記のように定義されています。粘膜内に限局する早期癌は，特に**粘膜内癌** intramucosal carcinoma と呼ばれます。

a) 胃癌の肉眼型分類 macroscopic classification of gastric cancer

> **Point** 早期胃癌は0型，進行胃癌は1～5型に分類する

胃癌は早期癌と進行癌それぞれの肉眼型分類をあわせて0型から5型に大きく分けられています。0型（表在型）は**早期胃癌肉眼分類**を亜分類として用い，進行癌である1～5型は**ボールマン** Borrmann **分類**に準じて定められています。（図12-15）。1型（腫瘤型）や0-Ⅰ型（表在／隆起型）では，乳頭腺癌や高分化型管状腺癌が多い。4型は間質の線維化を伴い胃壁が硬化することから，**硬癌（スキルス）** scirrhous carcinoma とも呼ばれ，女性に多く，低分化型あるいは未分化型の癌に特徴的です。

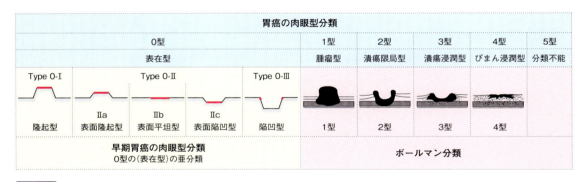

図 12-15 胃癌の肉眼型分類（胃癌取扱い規約）
胃癌の肉眼型分類は，ボールマン分類および早期胃癌の肉眼型分類をもとに構成されている。

b) 胃癌の組織型分類 histological classification of gastric cancer

胃癌のほとんどが腺癌ですので，腺癌が**一般型** common type とされ，さらに亜分類されています（表12-4）。その他の組織型は特殊型としてまとめられています。分化型腺癌は腸上皮化生を伴った萎縮性粘膜を背景に発生し，未分化型腺癌は固有の胃粘膜に発生するとされています。

c) 胃癌の進展・転移

一般に漿膜を越えた癌は，腹腔内に**播種**(はしゅ) dissemination *memo* で広がり，各臓器や腹膜表面に多数の転移巣を形成します。腹水貯留を伴い，腹水中に浮遊する状態で癌細胞が増殖することもあります。卵巣への転移を**クルーケンベルク腫瘍** Krükenberg tumor，ダグラス窩あるいは直腸周囲組織への転移を**シュニッツラー転移** Schnitzler metastasis といいます（図12-16）。癌が基底膜を越え，深く浸潤している場合には，**血行性** hematogenous あるいは**リンパ行性** lymphatic に転移する可能性があります。胃癌が左鎖骨上窩リンパに転移したものは触診で確認され，**ウィルヒョウ転移** Virchow metastasis と呼ばれています（図12-16）。

memo — 腹腔内に癌細胞が広がった状態は，肉眼的に炎症に類似することから，**癌性腹膜炎** peritonitis carcinomatosa（または**腹膜癌腫症** peritoneal carcinomatosis）と呼ばれます。

表 12-4　胃癌の組織型分類

組織型		
一般型 common type	乳頭腺癌 papillary adenocarcinoma (pap)	
	管状腺癌 tubular adenocarcinoma (tub)	高分化型 well differentiated type (tub1)
		中分化型 moderately differentiated type (tub2)
	低分化腺癌 poorly differentiated adenocarcinoma (por)	充実型 solid type (por1)
		非充実型 non-solid type (por2)
	印環細胞癌 signet-ring cell carcinoma (sig)	
	粘液癌 mucinous adenocarcinoma (muc)	
特殊型 special type	腺扁平上皮癌 adenosquamous carcinoma	
	扁平上皮癌 squamous cell carcinoma	
	カルチノイド腫瘍 carcinoid tumor	
	その他の癌 miscellaneous carcinoma	

(胃癌取扱い規約　第14版　2010年)

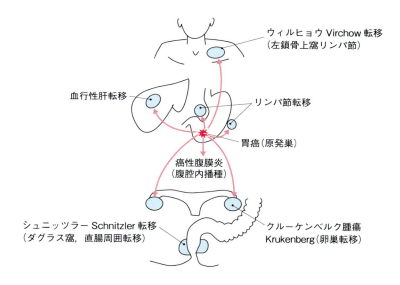

図 12-16　胃癌の進展

D-8　悪性リンパ腫 malignant lymphoma

　胃に発生する悪性非上皮性腫瘍の中で最も頻度が高く，約60％を占めます。その多くは，粘膜関連リンパ組織 mucosa-associated lymphoid tissue（MALT）memo に由来する MALT リンパ腫 MALToma と呼ばれるものです。ヘリコバクター・ピロリ菌感染に関連して発生します。B細胞性リンパ腫が多く，T細胞性は少ないです。

memo
粘膜関連リンパ組織とは，多くの抗原の侵入門戸となる消化管や気道の粘膜に発達して存在するリンパ組織のことです。

D-9　胃腸管間質腫瘍 gastrointestinal stromal tumor（GIST）

Point　平滑筋や神経への分化を示さない KIT 陽性の間葉系腫瘍である

　GIST memo は，胃，腸管の粘膜下腫瘍として発生し，胃の間葉系腫瘍の中では最も多くみられます。胃壁平滑筋機能の調節を担うカハール介在細胞 interstitial cell of Cajal 由来の腫瘍とされ，KIT や CD34 を発現しています。

memo
GIST には良性から悪性度のものまでが含まれ，悪性度は腫瘍の大きさ，細胞異型度や細胞密度，および核分裂指数 mitotic index（MI）などをあわせて判断されます。

D-10 平滑筋性腫瘍 smooth muscle tumor と神経性腫瘍 neural tumor

平滑筋性腫瘍は GIST に類似する形態を示しますが，S-100 タンパク（神経性マーカー）陰性，KIT 陰性であり，**デスミン** desmin や**α-平滑筋アクチン** α-smooth muscle actin（α-SMA）などの筋細胞分化マーカーが陽性となる腫瘍です。神経性腫瘍の大部分は**神経鞘腫** neurilemmoma, schwannoma で，S-100 タンパク陽性 *memo* を示します。

> *memo*
> S-100 タンパクはカルシウム結合タンパク質で，中枢神経では神経膠細胞に，末梢神経ではシュワン細胞に陽性を示します。

E 腸 intestine

E-1 憩室症 diverticulosis

> **Point** 憩室とは，管状，囊状構造をもつ臓器の壁の一部が外側に陥凹してポケット状となったもの

炎症を起こすと**憩室炎** diverticulitis になり，さらに穿孔すると化膿性腹膜炎を合併します。憩室が多数存在するものは**憩室症** diverticulosis といいます。

a) メッケル憩室 Meckel diverticulum *memo*

胎生期に卵黄嚢と腸管を結んでいる**卵黄腸管** omphalomesenteric duct が，閉鎖消失せずに腸管側に遺残することによって生じる回腸の憩室です。

b) 大腸憩室（症）colonic diverticulum（diverticulosis）

腸管内圧の上昇により，粘膜層と粘膜筋板が囊状に外方へ突出して形成されます。主として左側結腸に後天性に生じる仮性憩室で，加齢とともに増加する傾向を呈します。炎症や穿孔を合併することがあります。

c) 十二指腸憩室 duodenal diverticulum

十二指腸下行脚内側部の Vater 乳頭部付近に多くみられ，固有筋層を欠く後天性の憩室です。

> *memo*
> メッケル憩室をメッケル（見つける）ための "2 の法則 rule of twos" とは，頻度：2％，男女比 2：1，2 歳までに症状化，回盲弁より 2 フィート（60 cm）口側，というものです。

E-2 ヒルシュスプルング病 Hirschsprung disease

下部結腸と直腸の固有筋層内に存在する**アウエルバッハ神経叢** Auerbach plexus *memo* において，**神経節細胞** ganglion cell が先天的に欠損していることによって起こります。神経節細胞が欠損した領域の腸管が狭小化，閉塞し，近位の腸管が二次的に著しい拡張を示すところから，**先天性巨大結腸症** congenital megacolon とも呼ばれます。

> *memo*
> 神経叢とは，多数の神経細胞が集合・分岐して網目状の吻合を作っているところです。

E-3 イレウス（腸閉塞症）ileus

> **Point** イレウスとは，腸管の閉塞ないし運動異常により腸内容物が遠位側（肛門側）に送れない状態

イレウスの最も多い原因は**ヘルニア**，**腸管癒着**（開腹術後）および**大腸癌**です。腸管内容物の通過障害は，機械的閉塞あるいは腸管運動が麻痺する機能的障害によるものがあります（**表 12-5**）。**絞扼性イレウス** strangulation ileus は通過障害のみならず血流の遮断を伴うもので，急速に腸管壊死をきたす危険な状態，すなわちイレウス・ショック *memo* を引き起こします。

> *memo*
> イレウス・ショックは，疼痛による神経原性ショックに始まり，血行障害から低容量ショック，さらには腸管内圧亢進により細菌が血流へ侵入し，エンドトキシン・ショックが起こります。

表 12-5 イレウスの分類

機械的イレウス mechanical ileus	腸管閉塞あり	単純性イレウス（閉塞性）	腸管内腔に原因あり。血行不全がないもの
		複雑イレウス（絞扼性）	腸管と腸間膜が絞扼され，通過障害と血行不全を伴うもの
機能的イレウス functional ileus	腸管閉塞なし	麻痺性イレウス	腸管の運動麻痺
		痙攣性イレウス	腸管の痙攣

E-4 痔核 hemorrhoids

肛門管粘膜下から肛門周囲皮下にかけての顕著なうっ血により静脈瘤が形成され，内腔に突出したものを痔核といいます。静脈血栓形成や炎症を伴うことが多い。歯状線 dentate line よりも近位（口側）に発生したものを内痔核 internal hemorrhoid，それより遠位（肛側）にできたものを外痔核 external hemorrhoid と呼び，疼痛が強い。前者では，疼痛は少ないが，出血が多く肛門脱 anal prolapse を合併しやすい傾向があります（図 12-17）。

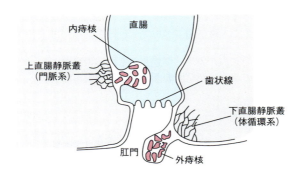

図 12-17 外痔核と内痔核

E-5 鼠径ヘルニア inguinal hernia

鼠径靱帯の上方で脱出するヘルニアで外鼠径ヘルニアと内鼠径ヘルニアがあります。多くは外鼠径ヘルニアで内鼠径輪より鼠径管を通って陰嚢へ脱出します。ヘルニア内容は腸管や大網，あるいは卵巣があります。腸管の絞扼が認められる場合には，腸管壊死部の穿孔の危険があります。

E-6 痔瘻 anal fistula

> **Point** 肛門管粘膜あるいは肛門周囲皮膚に瘻孔を形成し，多くは肛門周囲膿瘍の自潰による

肛門陰窩からの細菌感染が肛門腺に波及して膿瘍化したものを肛門周囲膿瘍 periproctal abscess といいます。この膿瘍が自潰するか，あるいは切開すると排膿経路として痔瘻が形成されます。その他の痔瘻の原因として，クローン病 Crohn disease，潰瘍性大腸炎 ulcerative colitis が挙げられます（⇨ p.139，E-13 炎症性腸疾患）。ときに，痔瘻の背景に痔瘻癌 fistula cancer の発生をみることがあります。

E-7 虫垂炎 appendicitis

虫垂に生じる非特異的化膿性炎症です。多くは，虫垂内腔の閉塞memoによる管腔内圧の上昇がバクテリアル・トランスロケーション bacterial translocation（⇨ p.25，

memo
虫垂の内腔閉塞機転として，ウイルス感染によるリンパ組織過形成，糞石，異物（食物由来），先天的狭窄，腫瘍などが挙げられます。

表 12-6　虫垂炎の分類

虫垂炎の種類	特徴
カタル性虫垂炎 catarrhal appendicitis	炎症が軽度で虫垂粘膜表面に滲出物がみられるもの
化膿性虫垂炎 suppurative appendicitis	虫垂壁全体に炎症が及ぶが、壊死には至らず壁の構築が保たれている
壊疽性虫垂炎 gangrenous appendicitis	虫垂壁構造が広範に破壊された高度の炎症を認める

第3回 A ）を起こし化膿性炎症になると考えられています。虫垂炎は、炎症の程度と広がりにより分類されています（表 12-6）。

炎症が漿膜に及んだり、穿孔すると汎発性腹膜炎 panperitonitis，盲腸周囲膿瘍 perityphlic abscess，横隔膜下膿瘍 subphrenic abscess を合併します。

E-8　薬剤性大腸炎 drug-induced colitis

薬剤（特に抗生物質）投与による大腸細菌叢の変化が原因となって、偽膜性大腸炎 pseudomembranous colitis，出血性大腸炎 hemorrhagic colitis，MRSA 腸炎 MRSA enterocolitis などを起こします。

偽膜性大腸炎ではなぜ偽膜ができるのですか（図 12-18）？

菌交代現象として Clostridium difficile（CD）が異常に増殖し、その毒素で侵襲を受けてびらんを生じた粘膜からの滲出物が粘膜表面を覆って偽膜になります。

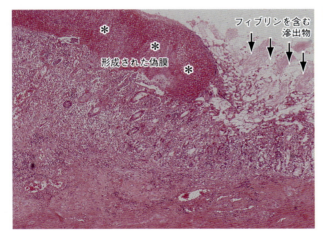

図 12-18　偽膜性大腸炎
びらんを生じた粘膜表面にはフィブリンを含む滲出液や炎症細胞が認められる（↓）。
滲出物が偽膜を形成している（＊）。

> **Point** 抗生剤による菌交代現象で C. difficile が増殖し産生される毒素で腸炎が生じる

C. difficile は、正常大腸菌叢にも少数存在することがありますが、菌交代現象 superinfection などによって大量に増殖するとその毒素 memo が粘膜傷害をきたします。結果として、フィブリンを豊富に含む粘稠な多量の滲出液が内腔に貯留して偽膜を形成します。

memo
CD が産生するトキシン A は腸管からの分泌を亢進させ、トキシン B は粘膜上皮細胞を死滅させます。

E-9 急性出血性大腸炎 acute hemorrhagic colitis

抗生物質（合成ペニシリン系，セフェム系）投与後に，**クレブシエラ** Klebsiella，**大腸菌** E. coli などによる粘膜の発赤，びらん，出血がみられます。

E-10 MRSA 腸炎 methicillin-resistant Staphylococcus aureus（MRSA）enterocolitis

胃全摘後の高齢者や免疫不全状態では，上気道由来の MRSA が胃酸による殺菌を経ずに下部消化管に達して腸炎を起こすことがあります。偽膜形成はみられず，水様性下痢便を生じます。

E-11 腸結核 intestinal tuberculosis

結核菌が腸管粘膜下層のリンパ装置に侵入し，中心乾酪壊死を伴う肉芽腫が形成されます。回腸末端の**パイエル板** Peyer's patches *memo* から侵入し，主として回盲部に病巣を形成します。肺結核患者の約 1％に続発してみられます。病変がリンパ管に沿って進展すると，全周性の輪状潰瘍を形成し，治癒過程で腸管狭窄を合併します。

> *memo* — パイエル板とは，小腸上皮下に存在するリンパ組織です。腸内の抗原刺激に反応してリンパ球が増殖することで胚中心が形成されます。

E-12 アメーバ赤痢 amebic dysentery

 赤痢アメーバの感染は肝臓にもみられるのですか？

 赤痢アメーバ原虫 Entamoeba histolytica は，組織を融解することにより大腸粘膜にびらんや潰瘍を形成します。イチゴゼリー様の粘血便が生じます。合併症としてアメーバが腸管内の血管から門脈を経て肝に達し，**肝膿瘍** liver abscess *memo* を形成することがしばしばあります。

> *memo* — 大腸病変よりも先に肝膿瘍内のアメーバがみつかることもあります。

組織学的には，壊死を伴う潰瘍および，PAS 染色によって赤血球を貪食した栄養型アメーバが確認できます（図 12-19）。男性同性愛者の性行為感染症（STD）のひとつとしても注目されてきています。

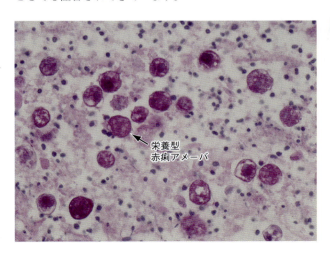

図 12-19 赤痢アメーバ
PAS 染色で陽性（赤）を示す大きな球状の栄養型赤痢アメーバが多数認められる。

E-13 炎症性腸疾患 inflammatory bowel disease（IBD）

狭義の IBD は**クローン病**と**潰瘍性大腸炎**の 2 つの疾患を指します（表 12-7）。広義には，虚血性腸炎，偽膜性大腸炎，薬剤性腸炎，その他の感染性疾患を含みます。

表 12-7 炎症性腸疾患の比較

	クローン病	潰瘍性大腸炎
好発部位	全消化管，特に回腸末端 肛門周囲瘻孔形成	直腸に始まり，全大腸
マクロ所見	飛び石状病変 skip lesion 縦走潰瘍 longitudinal ulcer 敷石状外観 cobblestone appearance 鉛管様所見 lead pipe appearance	直腸～口側への連続性病変（びまん性連続性） 鋸歯像 serration 偽ポリープ pseudopolyp
ミクロ所見	非乾酪壊死性肉芽腫 non-caseating granuloma 全層性腸炎 transmural enteritis 裂孔潰瘍 fissuring ulcer	粘膜層に限局する浅い炎症性病変 陰窩膿瘍 crypt abscess

a) クローン病 Crohn disease（CD）

クローン B. B. Crohn（1932）が**限局性回腸炎** regional ileitis として報告した原因不明の再発性疾患です。消化管の壁全層にわたる炎症性変化（**全層性腸炎** transmural enteritis）と非連続性の深い潰瘍，**非乾酪壊死性肉芽腫** non-caseating granuloma の形成を特徴とします。

b) 潰瘍性大腸炎 ulcerative colitis（UC）

主として大腸粘膜を侵す原因不明の炎症性疾患です。長期間にわたって反復持続する経過から自己免疫性の機序が推定されています。**陰窩炎** cryptitis や**陰窩膿瘍** crypt abscess がみられます（図 12-20）。炎症の主座が粘膜層に限局する点が，全層性病変を特徴とするクローン病と対照的です（表 12-7）。

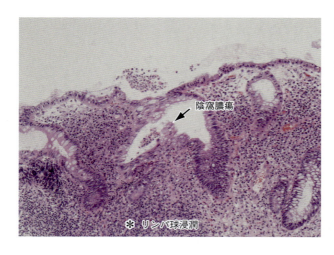

図 12-20 潰瘍性大腸炎
高度のリンパ球浸潤（＊）と陰窩の数の減少や変形がみられる。
残存する陰窩には炎症細胞の侵入があり，陰窩膿瘍（✓）が形成されている。

E-14 過形成性ポリープ hyperplastic polyp

異型性のない上皮の過形成による粘膜の隆起です。組織学的には，鋸歯状管腔構造 *memo* が特徴的です。

memo —— 鋸歯状は，ノコギリの歯のように内腔に突出しているという表現で，上皮が過形成状態にあるというサインです。

E-15 腺腫 adenoma

腺上皮由来の良性腫瘍で，大腸，特に直腸と S 状結腸に好発します。腺腫は形態学的に，**管状腺腫** tubular adenoma（図 12-21A），**管状絨毛腺腫** tubulovillous adenoma，**絨毛腺腫** villous adenoma，**鋸歯状腺腫** serrated adenoma（図 12-21B）に分類することが

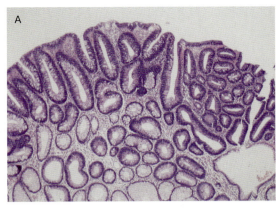 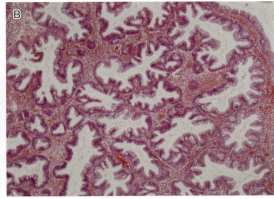

図 12-21 管状腺腫と鋸歯状腺腫
A：粘膜の表層部に核の腫大・濃染と中等度の異型性を示す管状腺腫を認める。
B：杯細胞に乏しく，内腔への budding 構造が目立つ鋸歯状腺腫を認める。

できます。

　大腸の腺腫は大腸癌の発生母地となる場合には，腺腫の構造異型と細胞異型が段階的に進行し，悪性化します *memo*。一方，腺腫を発生母地とせず正常粘膜から直接癌化する場合もあり，デノボ癌 de novo cancer *memo* と呼ばれます。

E-16 家族性大腸腺腫症 familial adenomatous polyposis（FAP）

　消化管，特に大腸で広範に無数の腺腫 *memo* が発生する遺伝性の疾患です。第5染色体長腕（5q21）に局在する APC（adenomatous polyposis coli）と呼ばれる癌抑制遺伝子 cancer suppressor gene の変異が腺腫発生の原因となっています。腺腫にその他の遺伝子異常が加わり，若年で高率に大腸癌が発生します。

E-17 大腸癌（腺癌）colon cancer（adenocarcinoma）

　腸上皮由来の悪性腫瘍で，多くは大腸，特にS状結腸から直腸に好発します。胃癌と同様に粘膜層ないし粘膜下層にとどまる早期癌 early cancer と，固有筋層およびそれより深部に浸潤した進行癌 advanced cancer に分けられます。大腸癌では分化型管状腺癌の頻度が最も多く（図 12-22），乳頭腺癌，低分化腺癌，粘液癌，印環細胞癌な

> *memo*
> 腺腫を経て癌が発生することを腺腫癌相関 adenoma-carcinoma sequence と呼んでいます。

> *memo*
> de novo は「初めから」「新たに」というラテン語です。すなわち de novo cancer ははじめから悪性腫瘍として発生するということです。

> *memo*
> 腺腫症はポリポーシスともいわれ無数（>100個）のポリープが発生するものをいいます。数個程度のポリープとは区別されます。

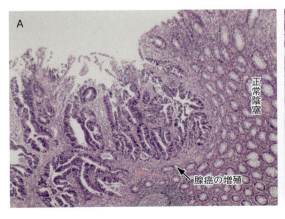 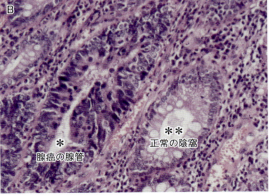

図 12-22 大腸癌（高分化型管状腺癌）
A：弱拡大。写真の右側に既存の陰窩がみられ，中央から左側には腺癌の増殖が認められる。
B：強拡大。異型性の著しい腺癌（＊）と核異型に乏しい既存の陰窩（＊＊）が認められる。

どが含まれます。進行癌の半数にリンパ節転移がみられ，血行性に肝臓その他の臓器に転移します。結腸癌は門脈系から肝転移しやすく，直腸癌，肛門癌では下大静脈から心臓を経て，肺に転移する傾向があります。

E-18 カルチノイド腫瘍 carcinoid tumor

神経内分泌細胞 neuroendocrine cell の性格を有する低悪性度の腫瘍で，腸管では十二指腸，虫垂，直腸に多く，粘膜下腫瘍として発生します。組織学的には，好酸性の細胞質と比較的均一な小型円形核からなる腫瘍細胞が，索状，リボン状配列あるいは，小結節状に増殖を示します（図 12-23）。神経内分泌細胞 neuroendocrine cell のマーカーである**クロモグラニンA** chromogranin A，**シナプトフィジン** synaptophysin, CD56 などを用いた免疫組織化学染色で陽性を示します。

> **memo**
> 神経内分泌細胞はペプチドホルモンやアミンを産生・分泌する特徴をもっています。神経内分泌腫瘍はこのような特徴を有する腫瘍です。

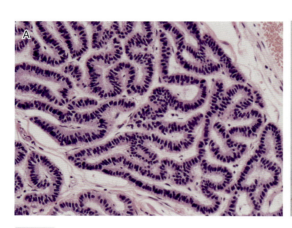
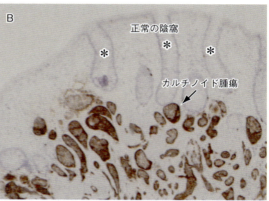

図 12-23 直腸に発生したカルチノイド腫瘍
A：HE 染色。リボン状あるいは腺管様配列を示す腫瘍細胞が認められる。
B：クロモグラニンA免疫染色。粘膜表層には陰窩が残存（＊）するが，その下にはクロモグラニンA陽性を示すカルチノイド腫瘍が認められる。

WHO 分類（WHO2016）では，特に膵・消化管に発生する神経内分泌腫瘍を，一定範囲に含まれる核分裂像の数，すなわち増殖速度によって神経内分泌腫瘍 neuroendocrine tumor（NET）と神経内分泌癌 neuroendocrine carcinoma（NEC）に分けています。前者には高分化型 NET とカルチノイド腫瘍が含まれます。

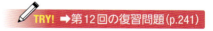
TRY! ➡ 第12回の復習問題(p.241)

病理学各論 第13回 肝・胆・膵

▶今回の講義内容　**肝の疾患**　A 肝臓の循環障害　B ウイルス性肝炎　C 劇症肝炎　D 薬剤性肝炎（薬剤性肝障害）
E 新生児肝炎　F 肝膿瘍　G アルコール性肝障害　H 非アルコール性脂肪性肝炎　I 肝硬変
J 原発性肝癌　K 肝芽腫　L 胆管細胞癌
胆道の疾患　A 胆道の炎症　B 胆道癌　C 胆道膵管合流異常症　D 先天性胆道拡張症
膵の疾患　A 膵炎　B 膵嚢胞　C 膵癌

　肝細胞の強い**再生能力**は古くから知られていたようです。ギリシア神話によると，ゼウスの怒りに触れたプロメテウスは，生きながらにしてハゲタカに肝臓をついばませるという拷問を強いられましたが，彼の肝臓はハゲタカが休む毎夜中に再生し，後にヘラクレスが彼を解放するまでこの拷問が繰り返されたということです。

　肝炎 hepatitis は，細菌性の肺炎や腹膜炎の炎症とは異なり，**細胞死** cell death と**再生** regeneration を特徴とします。**細胞死**は，ある種の**免疫反応**あるいはアルコールやその他の薬物の**細胞毒性**によって引き起こされます。肝細胞の**再生**は細胞死を契機に起こります。わが国では，**肝炎ウイルス** hepatitis virus による肝炎が最もよくみられますが，近年**アルコール性肝炎**も増加してきています。また，慢性化する肝炎の場合には，**肝硬変** liver cirrhosis や**肝癌** hepatoma の発生など，長年にわたって生命を脅かす続発症をもつことも重要な問題となっています。

● 肝の疾患

A 肝臓の循環障害 circulatory disorder of the liver

　肝に流入する血液の約 80％は静脈系である**門脈** portal vein により供給され，残りの 20％は**肝動脈** hepatic artery からです。**門脈圧亢進症** portal hypertension は，**肝内性** intrahepatic に原因が存在する場合と，肝外門脈（**肝前性** prehepatic），あるいは肝静脈～下大静脈～右心系（**肝後性** posthepatic）の障害に分けて考えることができます（図 13-1）。

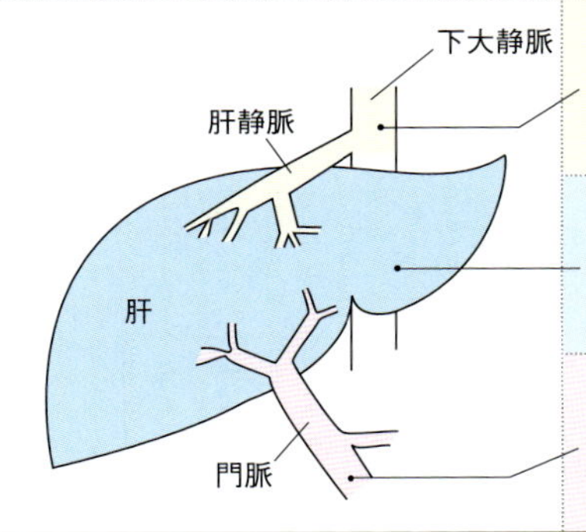

図 13-1　門脈圧亢進症の分類とその原因

		原因
下大静脈 肝静脈	肝後性	右心不全 バッド-キアリ症候群 *memo*
肝	肝内性	肝硬変症 住血吸虫症 特発性門脈圧亢進症
門脈	肝前性	門脈内腫瘍塞栓症 門脈内血栓症

✎ *memo* ──
バッド-キアリ Budd-Chiari 症候群
種々の原因により横隔膜直下の下大静脈あるいは肝静脈が閉塞することにより，門脈圧亢進症を呈する症候群です。

門脈圧 memo が上昇すると，側副血行路（肝をバイパスして大静脈に向かう）に大量の血液が流入して，静脈が拡張うっ滞し，脾腫 splenomegaly や静脈瘤 varix と呼ばれる膨隆性病巣を形成します（⇨ p.130，図 12-7 門脈圧亢進）。肝が虚血性変化や低酸素症の影響を受けると小葉中心性に肝細胞の変性や壊死，さらに脂肪沈着などが生じます。

memo
門脈には，消化管（中下部食道，胃，十二指腸，小腸，大腸），膵臓，胆嚢，脾臓からの血液が集まって流入することを確認しておきましょう。

B　ウイルス性肝炎 viral hepatitis memo

肝炎ウイルス hepatitis virus memo （A～E 型の 5 種類）の感染によって引き起こされます。A 型と E 型は経口感染し，B 型，C 型，D 型は血液を介して感染します。急性肝炎 acute hepatitis，劇症肝炎 fulminant hepatitis，慢性肝炎 chronic hepatitis が区別されます。C 型肝炎は慢性化しやすく，B 型の一部でも慢性化がみられます。慢性化すると，高率に肝硬変，肝細胞癌を続発します。

memo
ウイルス性肝炎には肝炎ウイルス以外に EB ウイルス，サイトメガロウイルスによるものもあります。

memo
B 型のみが DNA ウイルスであり，その他はすべて RNA ウイルスです。

B-1　急性ウイルス性肝炎 acute viral hepatitis

> **Point**　肝細胞の急速な壊死 memo が主体となる炎症反応である

個々の肝細胞が散在性にアポトーシス apoptosis に陥るものを単細胞壊死 single cell necrosis といいます。数個の肝細胞が集合的に壊死になった場合には巣状壊死 focal necrosis と呼びます。さらに，壊死の範囲が広くなると帯状壊死 zonal necrosis やびまん性壊死 diffuse necrosis となります。

memo
壊死
肝炎ウイルスに感染した肝細胞が，宿主の免疫反応によってリンパ球などに傷害されて起こりします。肝細胞が消失するとすみやかに再生されるのが肝炎の特徴です。

B-2　慢性ウイルス性肝炎 chronic viral hepatitis

> **Point**　持続性炎症と肝細胞死が 6 カ月以上にわたって続く

門脈域周辺の肝細胞が削り取られるように細胞死を繰り返す現象をピースミール壊死 piecemeal necrosis と呼びます。壊死が繰り返されると，門脈域から線維化が伸長し（図 13-2），肝の小葉構造が改変されて肝硬変 liver cirrhosis になります（⇨ p.147，第 13 回 I 肝硬変）。慢性肝炎から肝硬変に至る病変の進行と予後判定は，生検 biopsy memo による組織学的評価によってなされます。実際には，肝細胞の壊死・変性および炎症反応の強さをみる grading（A_0～A_3）と線維化の程度で進行度をみる

memo
生検（バイオプシー）
病理組織診断のために生体の一部を切除・摘出することです。特に，肝では（芯）針生検（core）needle biopsy が行われます。

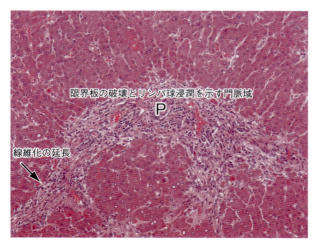

図 13-2　慢性活動性肝炎
針生検によって採取された肝組織。門脈領域（P）には限界板の破壊とリンパ球浸潤による interface hepatitis が認められる。周囲にのびる軽度の線維化（↘）を伴っている。

staging（$F_0 \sim F_4$）の両者をあわせた新犬山分類（1995年）が慢性肝炎の評価と治療方針の決定に広く用いられています。

C 劇症肝炎 fulminant hepatitis

Point 広範な肝壊死により肝性脳症と出血傾向を呈する

劇症肝炎 memo は，広範な肝細胞壊死のために，発症後8週間以内に肝性昏睡 hepatic coma を伴う肝性脳症 hepatic encephalopathy およびプロトロンビン時間の延長を示すものと定義されています。これは主として肝細胞によるアンモニア分解と凝固因子産生が障害されるからです。原因として肝炎ウイルス（特にB型）によるものが最も多いが，薬剤性，虚血性，自己免疫性，ライ症候群 memo Rye syndrome などによっても劇症肝炎を生じることがあります。肝臓は壊死によって著しく萎縮することが多く，組織学的には肝広範壊死 massive hepatic necrosis（図13-3）と呼ばれるものに相当します。

memo 劇症肝炎のうち，急性肝炎発症後10日以内に脳症が発生するものを急性型，それ以降の場合を亜急性型とします。

memo ライ症候群
乳児に発症する急性の脳浮腫と肝の脂肪変性を特徴とする致死的な症候群です。

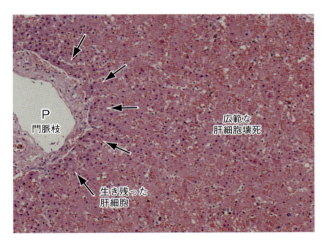

図13-3 肝広範壊死
劇症肝炎で死亡した患者の肝組織像。門脈枝（P）周辺領域にわずかに肝細胞が生き残っている（↘）が，大部分の領域では肝細胞が好酸性壊死に陥り，核が消失している。

D 薬剤性肝炎（薬剤性肝障害）drug-induced hepatitis

Point 薬剤性肝障害の発生機序には薬物アレルギー性と中毒性がある

薬物アレルギー性肝炎は投与量に無関係に過敏反応として起こります。基本的にすべての薬剤で起こりえますが，個人差 memo があります。一方，中毒性肝炎は積算服用量に関連して薬剤そのものや，その代謝物が毒性を示すことで生じます。抗生物質と消炎鎮痛剤をあわせたものが薬剤性肝炎の約半数を占めます memo 。病理組織像は多彩で特異的な変化はないが，ウイルス肝炎や肉芽腫性炎に類似したもの，胆汁うっ滞や脂肪変性を伴うもの，胆管や血管を破壊するタイプなどに分けられています。

memo アレルギー反応によらない薬物反応は特異体質性 idiosyncrasy が関与していると考えられています。

memo アセトアミノフェン acetaminophen による急性肝不全，メトトレキサート methotrexate による肝線維症，テトラサイクリン tetracycline による脂肪肝が知られています。

E 新生児肝炎 neonatal hepatitis（NH）

生後間もなく黄疸 icterus が始まり，組織学的には多数の肝細胞の融合による多核巨細胞が特徴的です。巨細胞性肝炎 giant cell hepatitis とも呼ばれます。

F 肝膿瘍 liver abscess

 肝膿瘍の原因となる病原体は何でしょうか？

 起炎菌は，**大腸菌** E. coli，**クレブシエラ** Klebsiella，**ブドウ球菌** Staphylococcus，**連鎖球菌** Streptococcus などが一般的です。**赤痢アメーバ** Entamoeba histolytica による膿瘍もみられます *memo* （⇨ p.139，第 12 回 E-12）。

> memo
> 赤痢アメーバでは単発性のことが多く，細菌性は多発性の膿瘍を形成します。

これらの病原体の肝臓への侵入の経路や原因は次のようになります（表 13-1）。

表 13-1 肝膿瘍形成における病原体侵入経路と原因

感染の波及経路	主な原因
経胆管性	胆管炎，胆嚢炎，胆石，寄生虫や癌による胆管閉塞
経門脈性	門脈領域の消化管（特に虫垂炎，憩室炎など）の化膿性炎，アメーバ赤痢
経動脈性（肝動脈）	敗血症（菌血症）
周囲から肝へ直接波及	化膿性腹膜炎（横隔膜下膿瘍），胃十二指腸潰瘍穿通・穿孔，外傷

G アルコール性肝障害 alcoholic hepatopathy

> **Point** アルコール性肝障害が進むと，脂肪肝，肝炎，肝線維症，肝硬変となる

近年，アルコール消費量の増加から，アルコール性肝障害が注目されています。**アルコール性脂肪肝** alcoholic fatty liver では，肝細胞内に中性脂肪が異常に蓄積します。肉眼的には黄色調の腫大した肝臓となり，通常の HE 染色組織標本では，白く抜けた大小の空胞として確認されます（⇨ p.77，図 8-5）。

アルコール性脂肪性肝炎 alcoholic steatohepatitis は大量飲酒を契機として急性の肝機能障害を示します。組織学的には，炎症反応（多形核白血球浸潤 *memo*）を伴う肝細胞の変性 *memo* や壊死が認められます。過度のアルコール摂取が続くと，**アルコール性肝線維症** alcoholic liver fibrosis を経て**肝硬変**になります。

> memo
> **多形核白血球**
> 好中球のことを意味し，組織・細胞破壊に反応して起きる炎症の際に出現します。

H 非アルコール性脂肪性肝炎 non-alcoholic steatohepatitis（NASH） *memo*

> **Point** アルコール性脂肪性肝障害に類似の疾患であるがアルコール飲酒歴がない

肥満，糖尿病，高脂血症などを伴う生活習慣病に多くみられ，中年以後の女性に好発します。ステロイドホルモンやタモキシフェンなどの薬物投与後，広範な小腸切除後や中心静脈栄養に続発することも知られています。

> memo
> 肝細胞の変性には，**風船様変化** ballooning，**アルコール硝子体** alcohol hyaline（**マロリー小体** Mallory body）が知られています。

> memo
> NASH と肥満が原因で炎症細胞浸潤を伴わない脂肪肝を合わせて**非アルコール性脂肪性肝疾患** non-alcoholic fatty liver disease（NAFLD）と呼びます。

I 肝硬変 liver cirrhosis

> **Point** 肝硬変では，線維性隔壁に囲まれた再生結節が，肝内びまん性に形成される

肝硬変は，慢性進行性肝疾患の終末像であり，さまざまな原因によって生じますが，わが国ではB型とC型肝炎ウイルスによる肝硬変が多いとされています（表13-2）。肝細胞壊死と線維化によって偽小葉 pseudolobule という大小さまざまな再生結節が形成されます（図13-4）。

memo 再生結節の大きさは，肝細胞の壊死（細胞数減少）と再生（細胞数増加）のバランスによって決まります。一般に，炎症後に再生期間の長いB型肝硬変は，大結節性となり，活動性炎症と再生が繰り返されるC型肝硬変は，小結節性になる傾向があります。

表13-2 肝硬変の原因別分類

肝硬変の種類	原因
B型肝硬変（大結節性）	B型肝炎ウイルス感染
C型肝硬変（小結節性）	C型肝炎ウイルス感染
うっ血性肝硬変	右心不全による慢性うっ血
アルコール性肝硬変	アルコール摂取過多による肝炎や脂肪肝
胆汁性肝硬変	肝外胆道狭窄・閉塞による慢性の胆汁うっ滞
原発性胆汁性胆管炎	自己免疫による破壊性胆管炎
色素性肝硬変	ヘモクロマトーシス memo によるヘモジデリン，フェリチンの沈着

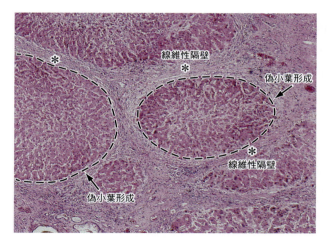

図13-4 肝硬変症
B型慢性肝炎から肝硬変症に移行した症例の肝組織像。線維性隔壁（＊）によって囲まれた偽小葉形成（点線で囲まれ矢印で示された領域）が認められる。

memo ヘモクロマトーシス
鉄代謝異常症で全身的な鉄沈着を生じます（詳細は p.79，第8回 E-1）。

肝硬変の合併症には，主として肝細胞の機能障害 memo によるものと，門脈圧亢進症 portal hypertension によるものがあります。互いに関連が強く，必ずしも区別できるわけではありませんが，その重要なものを表にまとめました（表13-3）。ここで肝硬変の合併症およびそれに続発する病態のメカニズムを考察してみましょう。

肝硬変で忘れてはならない続発症のひとつに癌があります。肝細胞癌 hepatocellular carcinoma の発生は肝硬変の約80％にみられます。したがって，B型やC型肝炎ウイルスに感染することは，高い癌化のリスクを背負うことを意味します。ウイルスによってひき起こされる癌（⇨ p.63，表6-10）のひとつです。

memo 女性化乳房 gynecomastia
肝硬変では，肝におけるエストロゲン不活性化の機能が低下するため，血中エストロゲン濃度の上昇から女性化乳房や，クモ状血管腫 vascular spider（エストロゲンの小血管拡張作用による）がみられます。

表 13-3　肝硬変の代表的な合併症と続発症

肝硬変の合併症	原因（合併症の起こるメカニズム）	続発症（合併症の後に起こる病態）
低アルブミン血症 hypoalbuminemia	肝におけるアルブミン合成低下	腹水貯留，浮腫，肺水腫
血液凝固異常 coagulopathy	肝における凝固因子産生低下	出血傾向
黄疸 icterus	ビリルビン排出障害	黄疸ネフローゼ（腎不全）
食道静脈瘤 esophageal varix	門脈圧亢進	静脈瘤破裂による大出血
脾腫 splenomegaly	門脈圧亢進	脾機能亢進（貧血，血小板減少）
高アンモニア血症 hyperammonemia	門脈―大循環系シャント　肝細胞によるアンモニア代謝低下	肝性昏睡 hepatic coma
腹水 ascites	門脈圧亢進，低アルブミン血症	静脈還流障害，呼吸不全

J　原発性肝癌 primary liver cancer

肝細胞癌 hepatocellular carcinoma（HCC）がほとんどで，胆管上皮由来の胆管細胞癌 cholangiocellular carcinoma（CCC）が少数みられます。

肝細胞癌はヘパトーマ hepatoma とも呼ばれます。C型肝硬変を背景に発生することが多く，B型肝硬変での発生も少数にみられます。腫瘍は結節状膨張性の増殖を示すことが多く，しばしば肝内門脈枝内に侵入・進展し，門脈血流をさかのぼって肝外に成長する腫瘍塞栓 tumor thrombus を形成します（図 13-5）。分化型癌では，癌細胞は肝細胞索と類洞構造を模倣し，血管に裏打ちされた索状配列を示します（図 13-6）。腫瘍細胞は胎児性抗原 embryonic antigen のひとつであるα-フェトプロテイン α-fetoprotein（AFP）を産生することが多く，診断に有用な腫瘍マーカー です。

> **memo**
> **PIVKA-II**
> 異常プロトロンビン（II因子）のひとつで，ビタミンK欠乏や抗凝固剤投与によって産生される正常の機能をもたないプロトロンビン prothrombin のことです。肝細胞癌のマーカーのひとつであり，AFP と併用することで診断率が上がります。

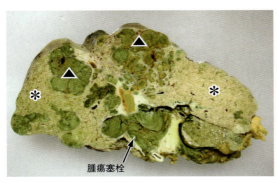

図 13-5　肝細胞癌のマクロ（ホルマリン固定後）
肝硬変症（*）を背景に多発性の腫瘍結節（▲）が肝内に認められる進行した肝細胞癌。肝門部には門脈内に成長する腫瘍塞栓（✔）が認められる。

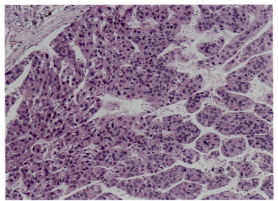

図 13-6　肝細胞癌のミクロ
HE 染色，×100。中分化型肝細胞癌で，癌細胞が島状・索状に配列しながら増殖している。

K　肝芽腫 hepatoblastoma

 Point　新生児～小児に発生する肝細胞類似の悪性腫瘍

腎芽腫，神経芽腫，網膜芽細胞腫と並ぶ小児悪性腫瘍のひとつです。索状配列を示す分化度のよいものから，充実性に増殖する未分化なものがあり，背景には軟骨や骨の形成を伴う間葉系細胞の増殖がみられます。

L 胆管細胞癌 cholangiocellular carcinoma, cholangioma

胆管細胞癌と胆管癌は同じものでしょうか？

胆管細胞癌は，胆管上皮に由来する悪性腫瘍で，狭義には肝内胆管に発生するものをいいます。すなわち肝内胆管癌のことです。したがって，厳密には，肝外胆管に発生するものは胆管癌 carcinoma of the bile duct と呼ばれて区別されます（図 13-7）。

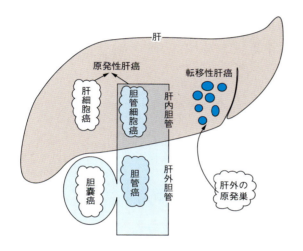

図 13-7 胆管細胞癌（肝内）と胆管癌（肝外）の関係

胆管細胞癌は肝細胞癌と異なり，肝硬変に伴って発生することは少なく，原因も特定されていませんが，肝内胆管結石症 intrahepatic cholelithiasis や肝吸虫症 clonorchiasis との関連が示唆されています。癌による胆管閉塞が起こりやすく早期に黄疸が出るのも特徴です。組織学的には，間質結合組織に富む管状腺癌で，被膜がなく浸潤性に広がります（図 13-8）。したがって，肝細胞癌が血管の豊富なやわらかい境界鮮明

memo
胆管細胞癌の腫瘍マーカー
肝細胞癌の AFP のように特異性の高いものはありませんが，CA19-9 や CEA の上昇がみられます。

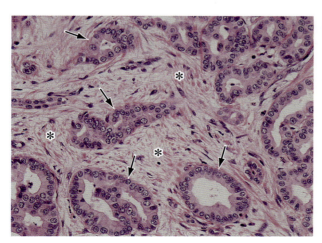

図 13-8 胆管細胞癌
管腔形成性を示す高分化型管状腺癌（↘）が浸潤増殖する。
周囲に豊富な間質線維（*）の増生（desmoplastic reaction）を伴っている。

な結節であるのに対して、胆管細胞癌は desmoplastic reaction（線維形成性反応）により介在する膠原線維が多いため、白っぽく硬い境界不鮮明な結節を形成するのが特徴的です。

胆道の疾患

A 胆道の炎症

A-1 胆石症 cholelithiasis

　胆石は何からできるのですか？

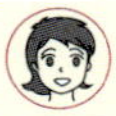

　胆道内に形成される結石を**胆石** gallstone といいます。**コレステロール** cholesterol と**ビリルビン** bilirubin が種々の割合で含まれていますが、最近は食習慣の変化によりコレステロール系結石が多くなっています（図13-9）。

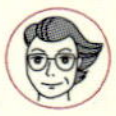

図13-9 胆石の種類

胆石の種類		成分		割面の性状
コレステロール系胆石	純コレステロール石	コレステロール	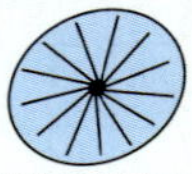	放射状
	混合石	コレステロールとビリルビンが混在	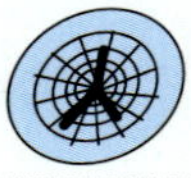	放射・層状 中心部裂隙
	混成石	コレステロール（内）ビリルビン（外）	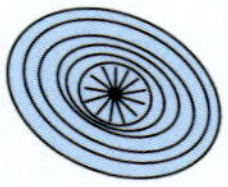	放射（内）層状（外）
ビリルビンカルシウム石		ビリルビン＋Ca	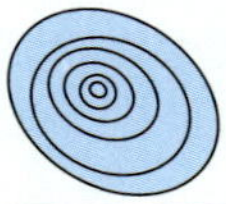	層状あるいは無構造

　コレステロール胆石 cholesterol gallstone は胆嚢内で多くみられます。胆汁中にコレステロールが過飽和であると、結晶化して結石となります。**ビリルビン胆石** bilirubin gallstone は、黒色調でやわらかく壊れやすい。胆汁うっ滞と細菌感染が生じると、細菌に由来する β-グルクロニダーゼの作用 *memo* で、もともと水溶性であった胆汁内の**抱合型ビリルビン** conjugated bilirubin が不溶性の**遊離ビリルビン** free bilirubin になり、Ca イオンと結合して結石となります。胆管結石は、三主徴である疝痛発作、発熱、黄疸などを生じますが、胆嚢結石は無症状のことも多く、**無症状結石** silent stone とも呼ばれます。ただし、胆石の存在により感染を起こしたり、結石が移動して胆嚢頸部や下流のファーター乳頭付近に嵌頓すると症状が出ることになります *memo*。

A-2 胆管炎 cholangitis

　通常、**急性胆管炎** acute cholangitis では**シャルコー** Charcot **三徴**（高熱、右上腹部痛、黄疸）を呈します。感染経路としては腸管内からの上行性が多く、したがって**大腸菌**

memo グルクロン酸抱合は生体内の解毒機構のひとつで、グルクロン酸と結合させることによって元の物質より極性の高い水溶性の物質に転換して排泄します。ステロイドホルモン、ビリルビンや薬剤などの外因性物質がその例です。

memo 嵌頓結石 impacted stone は obstructing stone とも呼ばれ、胆道のどこかにはまり込んで閉塞することです。その結果、胆石疝痛発作という激しい痛みが生じます。

E. coli の頻度が高いが，**クレブシエラ** *Klebsiella* その他の嫌気性菌を含む複数の菌種による感染もみられます。

A-3 胆嚢炎 cholecystitis

急性胆嚢炎 acute cholecystitis の多くは胆石による胆汁うっ滞が原因で発症します。炎症が粘膜に限局する**カタル性胆嚢炎** catarrhal cholecystitis と好中球主体の炎症が胆嚢壁の全層性にみられる**化膿性胆嚢炎** suppurative cholecystitis，さらに壁構造が破壊された**壊疽性胆嚢炎** gangrenous cholecystitis に分けられます。多くの場合，**慢性胆嚢炎** chronic cholecystitis は胆石症に伴って発生します。粘膜上皮が筋層や漿膜下層に嵌入した**ロキタンスキー-アショフ洞** Rokitansky-Aschoff sinus（RAS）と呼ばれる構造がしばしばみられます。肥厚した筋層とあわせて，**腺筋症** adenomyomatosis といいます（図 13-10）。

> *memo* ──
> 壊疽とは細菌感染で化膿した組織が壊死に至った状態です。

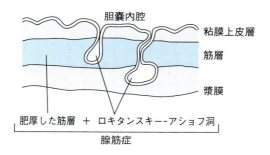

図 13-10 胆嚢の腺筋症

コレステロールポリープ cholesterol polyp は，胆嚢ポリープの中で最も頻度が高く，粘膜固有層には泡沫状の豊富な胞体を有する組織球が集合しています。胆嚢上皮の増生による隆起は，**過形成性ポリープ** hyperplastic polyp と呼ばれます。

B 胆道癌

B-1 胆管癌（肝外胆管癌） carcinoma of the (extrahepatic) bile duct

胆道の癌は発生部位によって**胆管癌**，**胆嚢癌**，**乳頭部癌**に分けられ，胆管癌はさらに肝門部胆管癌，上部胆管癌，中部胆管癌，下部胆管癌に分けられています（図 13-11）。左右の肝管合流部や 3 管合流部（肝管，胆嚢管，総胆管）および，ファータ

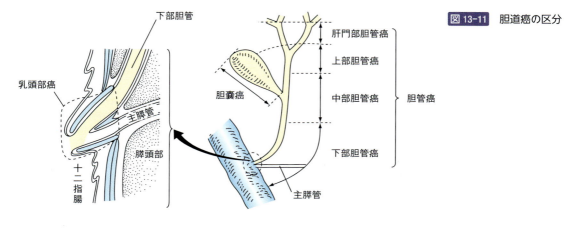

図 13-11 胆道癌の区分

―乳頭部に癌が好発します。

B-2 胆嚢癌 carcinoma of the gall bladder

中年〜高齢女性に好発し，胆石症との関連が知られています。癌は胆嚢体部〜底部に多く発生します。組織型は，主に乳頭腺癌あるいは管状腺癌です。

C 胆道膵管合流異常症 anomalous arrangement of biliary and pancreatic duct system

総胆管と膵管は，正常発生では十二指腸壁内で合流して**ファーター乳頭** papilla of Vater memo へと続きます。ところが，両者が上方で合流した共通管が十二指腸乳頭に開口する先天的形態異常が生じると，多くは**総胆管拡張症** dilatation of the common bile duct を合併します。

> memo
> ファーター乳頭は十二指腸下行部にあり，総胆管と膵管が共に開口する部位のことで，隆起していることから乳頭と呼ばれます。

D 先天性胆道拡張症 congenital dilatation of the bile duct

肝内あるいは肝外の胆管が先天性に拡張した疾患です。**胆道膵管合流異常症**などが原因とされています。小児期に診断されることが多く，**黄疸**，**腹部腫瘤**，**腹痛**を**三主徴** triad memo とします。

> memo
> 疾患に特徴的な3つの症候のことです。通称トリアスとも呼ばれています。

● 膵の疾患

膵臓は，**外分泌腺** exocrine gland と**内分泌腺** endocrine gland の両方をもっています。大部分は外分泌腺の**腺房細胞** acinar cell で，介在する導管は集合して十二指腸乳頭部より膵液を分泌します。内分泌腺は点在する**膵島** pancreatic islet として存在し，数種類の内分泌細胞がホルモン産生と分泌を行っています。

A 膵炎 pancreatitis

A-1 急性膵炎 acute pancreatitis

> **Point** 膵組織の自己消化によって生じる急性の炎症

胆石症や**大量アルコール摂取**が原因として知られています memo 。胆石症の場合には，共通管を介して膵管内に胆汁が流れ込む（図13-12）ことによって，膵実質内への活性化された消化酵素の放出と組織消化（自己消化）が生じます（図13-13）。膵には被膜がないので組織消化による壊死や炎症反応は容易に周辺脂肪組織に広がり，**脂肪壊死** fat necrosis memo になります。

急性膵炎はしばしば，突然の上腹部痛などを呈する**急性腹症** acute abdomen となり，血清中や尿中の**アミラーゼ** amylase や**リパーゼ** lipase の上昇，血清Ca値の低下（遊離した脂肪酸とCaが結合する）が生じます memo 。

> memo
> 原因不明の特発性として起こることもあります。

> memo
> 中性脂肪が脂肪酸とグリセロールに分解され，カルシウムが加わって**鹸化** saponification します。

> memo
> **重症急性膵炎**
> 病理学的に急性出血性壊死性膵炎 acute hemorrhagic necrotizing pancreatitis を呈する重症の急性膵炎で，病変が膵全体にとどまらず，近傍の腹腔内組織，臓器（大網，腸間膜，横行結腸や腹腔全体）に及びます。

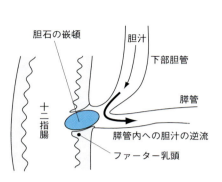

図 13-12　胆石による膵炎の発生

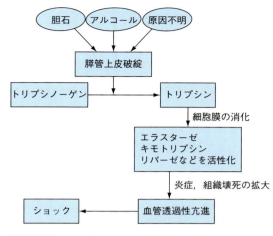

図 13-13　急性膵炎の発生機序

A-2　慢性膵炎 chronic pancreatitis

　6カ月以上持続する膵外分泌組織の炎症で，不可逆的な膵実質の破壊と線維化，石灰化，さらには膵管内に**膵石** pancreatic calculus を伴います。末期には膵機能全体が荒廃します。男性ではアルコール過飲によるものが多く，女性では胆石症によって生じることもあります。小児では嚢胞性線維症によるものが最も多いです。肉眼的には膵は萎縮しますが，線維化により硬化します。腺房構造は消失し，膵実質は線維組織と脂肪組織に置換されます *memo*。

> *memo*
> ラ氏島は外分泌酵素による自己消化に対して抵抗性があるので，その中に残存する傾向があります。

B　膵嚢胞 pancreatic cyst

> **Point**　囊胞壁が上皮で覆われている**真性嚢胞**と被覆上皮のない**仮性嚢胞**に分類される

　仮性嚢胞は後天性，特に膵炎に伴って生じるものがほとんどです。**真性嚢胞**は，**膵嚢胞線維症** pancreatic cystic fibrosis を含む先天性と，腫瘍や貯留性に形成される後天性があります。良性腫瘍性嚢胞では，**粘液性嚢胞腺腫** mucinous cystadenoma や**漿液性嚢胞腺腫** serous cystadenoma が多いが，それぞれ良悪境界病変や悪性（嚢胞腺癌）になる場合もあります。

> *memo*
> **膵管癌**
> ductal carcinoma 腺の導管部分から発生する腺癌のことです。導管のよく発達した乳腺も乳管癌 mammary ductal carcinoma として腺癌が発生します。

C　膵癌 pancreatic carcinoma

> **Point**　膵の悪性腫瘍は外分泌組織，特に膵管上皮から発生する**膵管癌** pancreatic ductal carcinoma *memo* である

　通常はすでに間質に浸潤した膵管癌として発見され，周囲組織との境界は不鮮明な増殖を示す管状腺癌が多い。**脈管侵襲** vessel permeation や**神経周囲浸潤** perineural invasion を示す傾向があります。粘液産生が **PAS 染色** periodic acid-Schiff stain や**アルシアン青染色** alcian blue stain *memo* で証明されることが多く，免疫染色では **CA19-9** や **CEA** などの**腫瘍マーカー**に陽性反応を示します。発生部位でみると，**膵頭部癌**が過半

> *memo*
> **PAS 染色**
> 糖質を過ヨウ素酸で酸化して生じたアルデヒド基を Schiff 試薬で検出する多糖類染色法のひとつです。
>
> **アルシアン青染色**
> 上皮性ムチンや，間質組織に存在するプロテオグリカン等の酸性ムコ物質を検出する方法です。

数を占めます。膵頭部には下部胆管が通過しているために，癌の浸潤によって早期に黄疸が生じる傾向にあります。しかし**膵体尾部癌**では，膵管閉塞による症状が遅れて出てくる傾向にあり，潜在的に進行しやすくなっています。

　主膵管や比較的太い膵管に発生して膵管内で増殖，進展する腫瘍の中には，粘液産生と乳頭状発育を呈し，**膵管内乳頭粘液腫瘍** intraductal papillary mucinous tumors（IPMTs）と呼ばれるものがあります。これには**腺腫** intraductal papillary mucinous adenoma（IPMA）と**腺癌** intraductal papillary mucinous carcinoma（IPMC）の両方が含まれます。膵の腺房細胞から発生する**腺房細胞癌** acinic cell carcinoma の頻度は上述の膵管癌に比べて少ない。

✎ **TRY!** ➡第13回の復習問題(p.242)

病理学各論 第14回 泌尿器

▶今回の講義内容　腎の疾患　A 腎不全　B 原発性糸球体疾患　C 全身性疾患の糸球体病変　D 腎盂腎炎　E 間質性腎炎／尿細管間質性腎炎　F 多発性嚢胞腎　G 腎細胞癌　H 腎芽腫（ウィルムス腫瘍）　I ファンコーニ症候群
　尿路の疾患　A 尿路結石症　B 水腎症　C 膀胱炎　D 肉芽腫性膀胱炎　E 膀胱尿管逆流症　F 膀胱癌

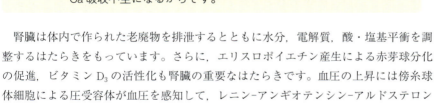

Dr. レイ	腎臓が重要なはたらきをしている血圧調節機構は何といいますか？
レニンさん	レニン-アンギオテンシン-アルドステロン系 renin-angiotensin-aldosterone system です。
Dr. レイ	そうです。ナトリウム調節を介して血圧の調節に関与していることはよく知られていますね。それでは，腎と貧血 anemia との関係はわかりますか？
ネフロくん	はい，腎臓でエリスロポイエチン erythropoietin が産生されています。
Dr. レイ	そうですね。では腎臓が悪いと骨軟化症 osteomalacia になることがあるのはどうしてですか？
レニンさん	腎におけるビタミンD_3 vitamin D_3 の活性化が障害されて腸管からのCa吸収不全になるからです。

　腎臓は体内で作られた老廃物を排泄するとともに水分，電解質，酸・塩基平衡を調整するはたらきをもっています。さらに，エリスロポイエチン産生による赤芽球分化の促進，ビタミンD_3の活性化も腎臓の重要なはたらきです。血圧の上昇には傍糸球体細胞による圧受容体が血圧を感知して，レニン-アンギオテンシン-アルドステロン系が働きます。
　腎臓の疾患分類は複雑にみえますが，次の3つの観点から考えてみると理解しやすいと思います。
①腎臓機能障害という面から，急性腎不全と慢性腎不全に分けられます。
②臨床症候的な所見から，急性腎炎症候群，慢性腎炎症候群，急速進行性腎炎症候群，ネフローゼ症候群，特発性（無症候性）血尿に分類できます。これは主に糸球体病変に起因するWHO分類（⇨表14-2）で用いられています。
③病理組織学的所見の特徴から命名されている疾患群があります。たとえば微小変化群，巣状糸球体硬化，膜性腎症など多岐にわたります。

● 腎の疾患

A　腎不全 renal failure

　腎機能（排泄，分泌，代謝）が低下し体液の恒常性が保てなくなった状態を腎不全

といい，急性と慢性に分けられます。

A-1 急性腎不全 acute renal failure

急速な腎機能の低下は，原因により**腎前性** prerenal（血流障害），**腎性** renal（腎実質障害），**腎後性** postrenal（尿路障害）に分けて考えることができます（表14-1）。

表14-1 急性腎不全の原因とその分類

分類	メカニズム	起因
腎前性 prerenal	細胞外液量減少	脱水，出血，熱傷
	循環血流量減少	心原性ショック，肝硬変
腎性 renal	尿細管壊死	中毒性薬物
	糸球体病変	糸球体腎炎，DIC
	間質病変	間質性腎炎
	腎血管病変	腎梗塞，腎静脈血栓
腎後性 postrenal	尿路閉塞	水腎症，水尿管，尿道閉塞

急性尿細管壊死 acute tubular necrosis（ATN）（図14-1）は，急性腎不全の中で最も多い原因のひとつであり，高度の腎虚血あるいは腎毒性物質によって生じます。腎毒性を示す外因性のものとして抗生物質，NSAIDs，重金属など，内因性として**横紋筋融解症** rhabdomyolysis による**ミオグロビン** myoglobin *memo* や急速な溶血による**ヘモグロビン** hemoglobin が知られています。急性腎不全の合併症として，**乏尿** oliguria や**腎性高血圧** renal hypertension，さらには**肺水腫** pulmonary edema（**尿毒症性肺症** uremic lung）*memo* などがあります。

> *memo* **ミオグロビン**
> 骨格筋や心筋に含まれる筋肉内のヘムタンパクで，酸素貯蔵のはたらきをします。

> *memo*
> 尿毒症性肺症では，腎不全時のナトリウム排泄低下による体液量過剰，低タンパク貧血症による膠質浸透圧の低下および肺毛細血管壁の透過性亢進により高度の肺水腫を生じます。

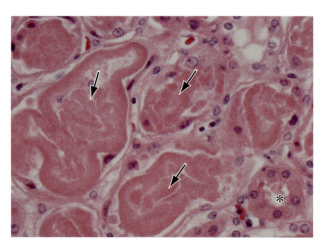

図14-1 急性尿細管壊死
比較的形態の保たれた尿細管（＊）がみられるが，大部分の尿細管では，核の消失，胞体の好酸性硝子様変性，管腔内円柱形成（↙）を伴った尿細管壊死像を示す。

A-2 慢性腎不全 chronic renal failure

不可逆性の腎機能低下が数カ月以上続いている状態をいいます。**ネフロン** nephron（腎糸球体と尿細管）という腎機能のユニットが障害されていきます *memo*。腎機能が消失すると**血液透析** hemodialysis や**腎移植** renal transplantation の対象となり，慢性糸球体腎炎，糖尿病性腎症の患者に多くみられる病態です。慢性腎不全の合併症とし

> *memo*
> 正常の腎組織構造が残っていない萎縮の進行した腎臓は，**終末腎** end-stage kidney と呼ばれます。

腎の疾患　B　原発性糸球体疾患　**157**

ては，**尿毒症** uremia，**肺水腫** pulmonary edema，さらに**腎性貧血** renal anemia（腎におけるエリスロポイエチンの産生低下），**腎性高血圧** renal hypertension（レニン分泌異常），高リン血症（尿細管障害）や代謝性アシドーシス（尿細管障害），低 Ca 血症（ビタミン D の活性化障害による腸管からの Ca 吸収不良）などが生じます。

B　原発性糸球体疾患 primary glomerular disease

　原発性糸球体疾患は腎糸球体に原発する病変を示す疾患群ですがそのほとんどは糸球体腎炎 glomerulonephritis（GN）です。

　糸球体病変の分類は非常にわかりにくいものですが，その主な理由は 2 つあります。ひとつは，糸球体病変の形態学的分類と，臨床的な症候群にもとづいた分類が混在しているからです。もうひとつの理由は，たとえば膜性増殖性糸球体腎炎のことをメサンギウム毛細血管性糸球体腎炎とも呼んだりするように，別名が存在するからです。この 2 点に気をつけて整理すると，腎炎の分類はわかりやすくなるでしょう（**表 14-2**）。

表 14-2　WHO 分類と臨床像による糸球体病変の分類

糸球体病変による分類（WHO 分類）	臨床像（症候群）による分類	腎機能による分類
原発性糸球体疾患	急性腎炎症候群	急性腎不全
全身性疾患の随伴症	慢性腎炎症候群	急性進行性腎不全
血管病変の随伴症	急速進行性腎炎症候群	慢性腎不全
代謝性の随伴症	ネフローゼ症候群	慢性腎臓病
遺伝性腎症	反復性または特発性血尿	
その他		

　原発性糸球体腎炎 primary glomerulonephritis には，次の**表 14-3** のようなものが含まれます。糸球体変化の分布（⇨**図 14-2**）や程度に着目すると整理しやすくなります。

表 14-3　原発性糸球体腎炎の分類

糸球体の変化		分類と代表的疾患	急性／慢性
無〜微小	軽度糸球体異常群	微小変化群（MC）	慢性
部分的変化	巣状分節状糸球体病変	巣状糸球体硬化症（FGS）	慢性
びまん性変化	びまん性糸球体腎炎		
	細胞増殖（−）	膜性腎症（MN）	慢性
	細胞増殖（＋）	半月体形成性糸球体腎炎	急性
	メサンギウム細胞	メサンギウム増殖性糸球体腎炎（IgA 腎症）	急性 or 慢性
	血管内皮細胞	管内増殖性糸球体腎炎（急性腎炎）	急性
	メサンギウム細胞	メサンギウム毛細血管性糸球体腎炎（膜性増殖性腎炎）	慢性

B-1　微小変化群 minimal change／リポイドネフローシス lipoid nephrosis

⚲Point　光学顕微鏡的に糸球体変化が乏しく，タンパク尿を呈するネフローゼ症候群

小児期（1〜5歳）の**ネフローゼ症候群** memo の多くが**微小変化群**によるもので、アルブミンを主体とする選択的タンパク尿を特徴とします。多くがステロイド治療により完全寛解を示しますが、再発も高頻度にみられます。免疫複合体や補体の沈着はみられませんが、電顕的に上皮細胞（**タコ足細胞** podocyte）の足突起に融合がみられ、糸球体基底膜の透過性亢進により血清タンパクが漏出するとされています。

> **memo**
> **ネフローゼ症候群**
> nephrotic syndrome（ネフローシス nephrosis）
> 血清由来のタンパク成分が失われて、尿中に多量に出現する病態をいいます。①1日3.5g以上の蛋白尿、②血清総タンパク量が6.0g/dL以下または血清アルブミン値3.0g/dL以下となると、ネフローゼ症候群とされます。

B-2 巣状糸球体硬化症 focal glomerular sclerosis（FGS）

> **Point** 糸球体の巣状硬化像を呈し、IgMとC3の顆粒状沈着を伴う糸球体病変である

びまん性糸球体腎炎 diffuse GN に対比される病変で、**巣状／分節状糸球体病変** focal/segmental glomerular lesion とされるグループの中の代表的疾患が**巣状糸球体硬化症**です（図14-2）。ステロイド抵抗性の**ネフローゼ症候群**として発症します。病変の進行とともに全体の糸球体にも及びます。組織学的には**メサンギウム** mesangium 基質の増加や線維化、硝子化を認めます。電子顕微鏡では、**タコ足細胞（足細胞）** podocyte の突起消失が広範にみられます。

 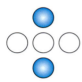

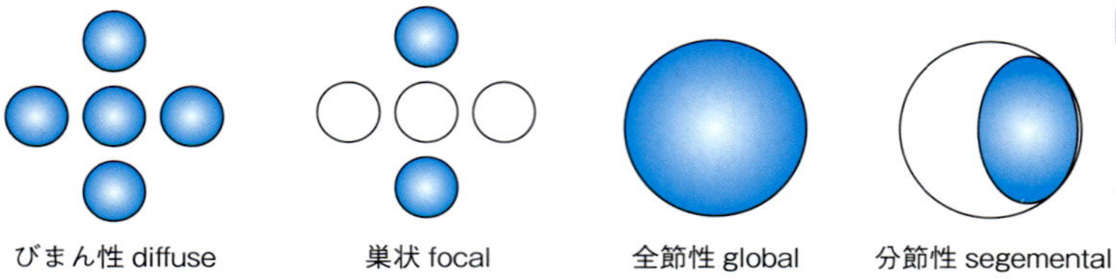

びまん性 diffuse　　巣状 focal　　全節性 global　　分節性 segmental

図14-2 糸球体病変の範囲と呼び方
「びまん性」「巣状」は糸球体集団について、「全節性」「分節性」は個々の糸球体内の変化に用いられる。○は糸球体、青色は病変を示す。

B-3 膜性腎症 membranous nephropathy（MN） memo ／膜性糸球体腎炎 membranous GN

中・高年齢層に発症する**ネフローゼ症候群**で、緩やかな進行で自然寛解する場合もあります。その多くが特発性（原因不明）ですが、表14-4 に示すような原因でも発症することが知られています。PAM染色で基底膜に突起（**スパイク** spike）が観察されます。**免疫複合体** immune complex の基底膜上皮細胞側への沈着によるⅢ型アレルギーが機序として考えられています。

> **memo**
> 膜性腎症は、糸球体係蹄壁のびまん性肥厚はあるが細胞増殖所見には乏しいことから、**腎炎** nephritis ではなく**腎症** nephropathy とも呼ばれています。

表14-4 膜性腎症の原因

特発性（70%）	原因不明
薬剤性	D-ペニシラミン、金
感染症	梅毒、B型ウイルス性肝炎
膠原病	シェーグレン症候群、ループス腎炎（SLE）
悪性腫瘍	胃癌、大腸癌、肺癌など

B-4 急速進行性糸球体腎炎 rapidly progressive GN（RPGN）

> **Point** 急速に進行する腎不全と尿所見を特徴とする

WHO分類では、びまん性糸球体腎炎の中の**半月体形成性糸球体腎炎** crescentic GN（**管外増殖性糸球体腎炎** extracapillary proliferative GN）に相当します（図14-3）。急

腎の疾患　B　原発性糸球体疾患　159

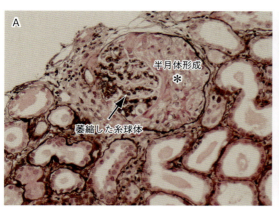
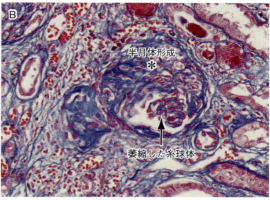

図14-3　半月体形成性糸球体腎炎（急性進行性糸球体腎炎）
A：細胞成分の豊富な半月体形成（＊）がみられ，早期の病変を示す。
B：病変の進行とともに半月体に線維化が多くなり，細胞成分が少なくなる。（↑）はいずれも萎縮した糸球体を示す。

速に進行して数カ月以内に末期的腎不全になります。成人にみられる予後不良の腎炎で，血尿，高血圧，浮腫の症状が強く出ます。**半月体** crescent *memo* は糸球体血管外でボウマン嚢の中に形成される構造物で，細胞成分と線維成分が含まれ，時間の経過とともに**細胞性半月体** cellular crescent から**線維性半月体** fibrous crescent に移行していきます。

B-5　メサンギウム増殖性糸球体腎炎 mesangial proliferative GN

💡Point　メサンギウム領域の IgA 沈着とメサンギウム細胞増殖を特徴とする

　IgA 腎症 IgA nephropathy *memo* が代表的疾患で，若年男性に発症する頻度の多い腎症です。IgA 腎症では，何らかの抗原と IgA による免疫複合体がメサンギウムを中心に沈着します。上気道感染，腸炎，膀胱炎などに引き続いて，無症候性血尿で発症します。腎生検組織の蛍光抗体法でメサンギウム領域に IgA と C3 のびまん性沈着を確認することで診断されます。

B-6　急性糸球体腎炎 acute glomerulonephritis（AGN）／溶血性連鎖球菌感染後糸球体腎炎 poststreptococcal acute GN（PSAGN）

　WHO 分類では，**びまん性糸球体腎炎** diffuse GN の中の**管内増殖性糸球体腎炎** endocapillary proliferative GN と呼ばれるものに相当します。上気道感染後 1～2 週間に**血尿** hematuria，**高血圧** hypertension，**浮腫** edema を**三徴** triad として発症します。ASO と ASK *memo* 高値を示します。病理組織学的には，糸球体血管内皮細胞とメサンギウム細胞の増殖，および多形白血球（好中球など）が加わって糸球体が多くの細胞の集合によって腫大し，電子顕微鏡では上皮下に**ハンプ** hump（瘤状の高電子密度沈着物）を確認できます。

B-7　膜性増殖性糸球体腎炎 membranoproliferative GN（MPGN）／メサンギウム毛細血管性糸球体腎炎 mesangiocapillary GN

💡Point　メサンギウム領域の増生，基底膜肥厚を伴う糸球体係蹄分葉化と，持続性低補体血症を特徴とするネフローゼ症候群である

　比較的若年者に発症し，多くは緩徐な進行を示します。原因不明ですが，C型肝炎，

---

memo
半月体の形成は，RPGN 以外の疾患，たとえば**グッドパスチャー症候群** Goodpasture syndrome，**顕微鏡的多発動脈炎** microscopic polyarteritis，**ウェゲナー肉芽腫症** Wegener granulomatosis などの **ANCA**（antineutrophil cytoplasmic antibody）関連腎炎でもみられることがあります。

memo
IgA 沈着を示す疾患
IgA 腎症以外にもループス腎炎，紫斑性腎炎（ヘノッホ-シェーンライン Henoch-Schönlein）で IgA がメサンギウムに沈着するので鑑別が必要です。

memo
ASO と ASK
ASO は溶血性連鎖球菌の菌体外産物である溶血素に対する抗体（anti-streptolysin）のことです。同じく ASK は菌のもつ酵素であるストレプトキナーゼに対する抗体（anti-streptokinase antibody）です。

クリオグロブリン cryoglobulin *memo* と関連する例も知られています。組織学的には糸球体係蹄の分葉化と基底膜の**二重構造** double contour，基底膜とメサンギウムに C3 や IgM，IgG の沈着が認められます。

> *memo* ——
> クリオグロブリン血症は，血清を 4℃に冷やしたときにゲル化や沈殿を生じる疾患で，免疫グロブリンの引き起こす異常です。たとえばマクログロブリン血症の IgM はクリオグロブリンのひとつです。

C 全身性疾患の糸球体病変

C-1 糖尿病性腎症 diabetic nephropathy

> **Point** 糖尿病性糸球体硬化症を呈し，腎機能低下が進行するものを糖尿病性腎症という

糖尿病の三大合併症である**腎症** nephropathy，**神経症** neuropathy，**網膜症** retinopathy のひとつとして生じます。腎不全とともにタンパク尿，浮腫，高血圧が徐々に進行していきます。進行した糖尿病患者の典型的な腎病変では，**結節性糸球体硬化症** nodular glomerulosclerosis *memo* がみられます（図 14-4）。

> *memo* ——
> この結節性糸球体硬化は，**キンメルスチール-ウィルソン病変** Kimmelstiel-Wilson lesion ともいいます。

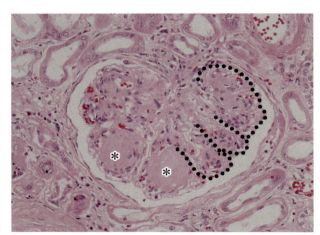

図 14-4 糖尿病性腎症（結節性糸球体硬化症）
糸球体には分節内（一部を・・・で示す）の硬化（線維化）と硝子変性 *memo* を伴う結節形成（＊）が認められる。

> *memo* ——
> 硝子変性はヒアリン変性（ヒアリン化）ともいわれる好酸性の均質物質に変化することです。核がなく細胞成分が見えないべったりと染まる領域として確認できます。

C-2 腎性アミロイドーシス renal amyloidosis

アミロイド腎症 amyloid nephropathy ともいいます。**全身性アミロイドーシス**に合併して腎糸球体，尿細管，間質にアミロイド沈着がみられます。AA 型アミロイドーシスのほとんどの例と，AL 型の約半数がアミロイド腎症を合併します。組織学的には，輸出入動脈から毛細血管係蹄にかけてエオジンに淡染する無構造な物質として沈着が認められます。**コンゴーレッド** Congo red 染色で淡紅色に染まり，偏光観察で緑色を呈することでアミロイドを確認できます。

C-3 ループス腎炎 lupus nephritis

> **Point** 全身性エリテマトーデス（SLE）*memo* において**免疫複合体**が腎糸球体血管に沈着して生じる腎炎である

ループス腎炎の糸球体病変は光顕所見によって正常（Ⅰ），メサンギウム型（Ⅱ），巣状増殖型（Ⅲ），びまん性増殖型（Ⅳ），膜性型（Ⅴ），硬化糸球体型（Ⅵ）の 6 つのタイプに分けられています。Ⅳ型が最も多くみられ，予後も悪いタイプです。血管内皮下の沈着物がびまん性かつ高度に生じると，毛細血管壁が肥厚して**ワイヤーループ**

> *memo* ——
> **全身性エリテマトーデス** systemic lupus erythematosus（SLE）（⇨ p. 42，第 4 回， **F-1** 全身性エリテマトーデス）

病変 wire loop lesion と呼ばれる特徴ある所見がみられることがあります。

C-4 強皮症 scleroderma

> **Point** 全身性強皮症の血管障害が腎に及んだものを強皮症腎という

　皮膚硬化を主症状とする自己免疫疾患ですが，全身臓器に線維化を含む病変が及ぶものは**全身性強皮症** systemic sclerosis（SSc）または**進行性全身性硬化症** progressive systemic sclerosis（PSS）と呼ばれます。逆に，皮膚病変が軽微か出現しないものは PSS sine scleroderma といいます。主な自己抗体は，**抗セントロメア抗体** anti-centromere antibody, **抗トポイソメラーゼⅠ抗体** anti-topoisomerase I antibody, **抗U1-RNP抗体** anti-U1-RNP antibody *memo* の3つです。強皮症に伴う腎障害（図14-5）のうちで，急激な悪性高血圧と腎不全に陥るものを**強皮症腎クリーゼ** scleroderma renal crisis（SRC）*memo* といいます。

memo
RNP（ribonucleoprotein）
RNAとタンパクの複合体のことです。その中で核内低分子 RNA である U1 との複合体に対する抗体が抗U1-RNP抗体です。

memo
クリーゼ（独）
英語 crisis に相当することばで，疾患の経過中に症状が急激に増悪することです。他に，甲状腺クリーゼ，副腎クリーゼ，溶血クリーゼなどが知られています。

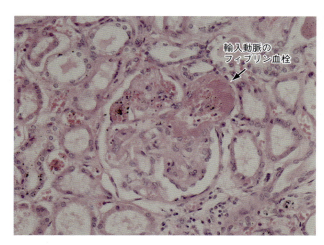

図14-5 強皮症腎
糸球体輸入動脈内にフィブリン血栓（✓）を伴う血管炎性変化が認められる。

C-5 多発動脈炎 polyarteritis

> **Point** 全身の中等度大の筋型動脈に**壊死性血管炎**を生じる疾患

　結節性多発動脈炎 polyarteritis nodosa（PN）とも呼ばれ，中年男性に好発します。合併する糸球体腎炎*memo* は，**巣状分節状糸球体壊死**，**半月体形成**など種々の変化がみられます。**古典的PN**（classical PN）に対して，細小動脈，小静脈，毛細血管など顕微鏡レベルの血管を主体として壊死性血管炎がみられる亜型を，**顕微鏡的多発血管炎** microscopic polyangiitis（MPA）と呼びます。**半月体形成性壊死性糸球体腎炎**（急速進行性腎炎 RPGN）の形をとって進行します。

memo
フィブリンの沈着が認められるが，免疫グロブリンや補体の沈着は少ないことから微量免疫型糸球体腎炎 pauci-immune glomerulonephritis とも呼ばれています。

C-6 グッドパスチャー症候群 Goodpasture syndrome

> **Point** 出血性肺胞炎による血痰と，急性進行性腎炎を呈する肺腎症候群である

　肺胞毛細血管基底膜と腎糸球体基底膜に共通する抗原に対する自己抗体（**抗基底膜抗体** antibasement membrane antibody）が産生され，その沈着が肺と腎の両臓器の障

害を起こします。

C-7 紫斑病性腎炎 purpura nephritis／アナフィラクトイド紫斑病性腎炎 anaphylactoid purpura nephritis

血管性紫斑病 vascular purpura やアナフィラクトイド紫斑病 anaphylactoid purpura *memo* に随伴して生じる糸球体障害がみられます。小児期に好発し，急性腎炎症候群からネフローゼ症候群を呈するものがあります。組織学的には微小変化群，メサンギウム増殖性糸球体腎炎，膜性増殖性腎炎などに類似した変化を示します。免疫染色でメサンギウムに IgA 沈着がみられます。

> *memo* ——
> アレルギー性紫斑病ともいわれ，溶連菌感染や薬剤アレルギーとの関連が推定されている疾患です。小血管の壊死性血管炎を特徴とし，腎糸球体血腎にも及ぶとされる。

D 腎盂腎炎 pyelonephritis

◎ Point 　主として尿路逆行性細菌感染による腎実質および腎盂・腎杯の炎症

起炎菌の大部分はグラム陰性桿菌で，大腸菌が最も多い。血行性に感染する場合にはグラム陽性球菌が関与することがあります。原因としては，尿路結石，尿路癌，前立腺肥大などによる下部尿路狭窄，尿路の先天的形態異常などが挙げられます *memo*。急性腎盂腎炎では，尿細管とその周囲の間質に炎症がみられますが，慢性腎盂腎炎になると糸球体を巻き込んで，糸球体の虚血，虚脱がみられ，進行すると組織学的に**甲状腺様変化** thyroid-like appearance *memo* を示します。泡沫状マクロファージの著しい増殖を示す慢性腎盂腎炎として**黄色腫様腎盂腎炎** xanthogranulomatous pyelonephritis があります。増殖が強い場合には，ときに腎外組織に波及し，悪性腫瘍との鑑別を要します。

> *memo* ——
> 小児では，**神経因性膀胱** neurogenic bladder や**尿管膀胱逆流症** vesicoureteral reflux（VUR）との関連が知られています。

> *memo* ——
> 萎縮の進行した腎実質において，残存する尿細管が拡張し，内腔に好酸性のコロイド様物質を貯留した状態で集簇しているのが，甲状腺の濾胞のように見えることをいいます。

E 間質性腎炎 interstitial nephritis／尿細管間質性腎炎 tubulointerstitial nephritis

◎ Point 　尿細管・間質に炎症の主座がみられる腎炎

糸球体性病変に対比して用いられます。尿細管の炎症性変化に伴って間質の炎症細胞浸潤，線維化を示す場合で，進行すると二次的に糸球体虚脱を伴うこともあります。**薬剤性間質性腎炎** drug-induced interstitial nephritis *memo* や急性細胞性拒絶反応，グッドパスチャー症候群などの系統疾患に続発してみられます。糸球体腎炎の特徴であるタンパク尿や血尿はないか，あっても軽度です。

> *memo* ——
> 原因薬剤として，βラクタム系抗生物質や NSAIDs，リチウム，シクロスポリンなどが知られています。

F 多発性嚢胞腎 polycystic kidney（PCK）

◎ Point 　多数の嚢胞形成により腎不全に進行する遺伝疾患で
　　　　　　幼児型と成人型がある

多くは成人型の多発性嚢胞腎で，常染色体優性遺伝で中年以降に発症し，高血圧を伴います。両側性に大小多数の嚢胞が形成され，腎実質は著しく萎縮します（**図 14-6**）。

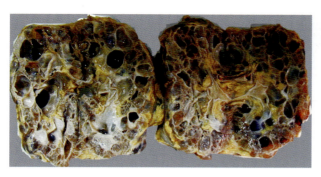

図 14-6　多発性嚢胞腎
両側腎はそれぞれ最大径 20 cm を超える腫大を示している。腎実質はほとんど失われ，多数の拡張した嚢胞に置き換わっている。

G　腎細胞癌 renal cell carcinoma（RCC）

近位尿細管上皮由来と考えられている悪性腫瘍で，**グラヴィッツ腫瘍** Grawitz tumor とも呼ばれています。比較的高齢者に多く，ごく少数例ですが，腫瘍細胞のエリスロポイエチン産生により赤血球増多症を呈することもあります。組織学的には，尿細管上皮細胞に類似した明るい胞体を特徴とする淡明細胞型腎細胞癌 clear cell renal cell carcinoma（図 14-7）が代表的です。

> memo
> その他，**乳頭状腎細胞癌** papillary renal cell carcinoma や嫌色素性腎細胞癌 chromophobe renal cell carcinoma が含まれます。特殊なものとして，腎盂開口部に近い集合管（Bellini 管）に類似した**集合管癌**（ベリニ管癌）carcinoma of the collecting ducts of Bellini などの亜型も含まれます。

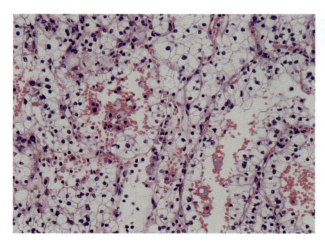

図 14-7　腎明細胞癌
豊富な明るい胞体と小型円形核を有する腫瘍細胞が一部管腔形成を呈しながら増殖する。腫瘍細胞間には拡張した血管が多数認められる。

H　腎芽腫（ウィルムス腫瘍）nephroblastoma（Wilms tumor）

> **Point**　胎生期の腎芽遺残から発生する小児悪性腫瘍

腎臓の分化途中の胎児成分に類似した**上皮性成分** epithelial component，卵円形の未熟な細胞からなる**腎芽性成分** blastemal component および未分化な**間葉系細胞** mesenchymal cell が混在して増生します。第 11 番染色体上の腫瘍抑制遺伝子 WT1（11p13）と WT2（11p15）の異常が関係しています。

I　ファンコーニ症候群 Fanconi syndrome

尿細管の広汎な輸送障害をきたす症候群で，近位尿細管性アシドーシス，腎性糖尿，

低リン血症，低カリウム血症などを呈します。症状としては，くる病 rickets （⇨ p.198，第 17 回 L 骨軟化症／くる病）などの骨病変や多尿，電解質喪失がみられます。

尿路の疾患

A 尿路結石症 urolithiasis

尿中の結石形成物質としては，シュウ酸，リン酸，あるいは尿酸などのカルシウム塩が主成分となります。尿路中いずれの部位にも生じますが，腎盂，腎杯における結石が最も頻度が高い。通常は，数 mm～数 cm 大の孤立性の結石ですが，腎杯を鋳型として成長するとサンゴ状結石 coral calculus （図 14-8）となります。小型結石の場合には尿管に移行し，尿管壁平滑筋の攣縮による激しい疝痛 colic memo を起こします。

> **memo**
> **サンゴ状結石**
> 腎盂内に成長した結石で，腎杯や腎乳頭を鋳型とした複雑な形状となります。鹿角状結石 staghorn calculus とも呼ばれています。

> **memo**
> **疝痛**
> 疼痛の中で臓器や器官の平滑筋の攣縮によって引きこされる痛みのことです。周期的に反復し，原因がなくなれば疝痛は消失します。

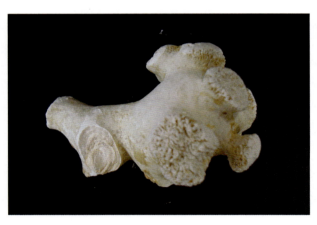

図 14-8　サンゴ状結石
腎盂の形を鋳型として結石形成がみられる。

 尿路結石はどのような原因でできるのですか？

 シュウ酸塩と尿酸は尿の pH が酸性に傾くと形成されやすく，リン酸塩はアルカリ尿で形成されます。たとえば感染による敗血症では，尿の pH はアルカリ性になります。脱水による尿の濃縮や尿の停滞，腫瘍の発生なども重要な因子です。その他，高カルシウム血症，高尿酸血症（痛風）でも結石はできやすくなります。

B 水腎症 hydronephrosis

> **Point**　尿路の閉塞により腎盂腎杯の拡張と腎実質の菲薄化を生じる（図 14-9）

水腎症の原因として，先天的な腎盂尿管移行部の狭窄や，後天的なものとして尿路結石，尿路癌（尿管・膀胱腫瘍，前立腺腫瘍，転移腫瘍による外部からの圧迫），尿路の炎症による狭窄，神経原性膀胱 neurogenic bladder memo などが挙げられます。

> **memo**
> 尿管の拡張は水尿管 hydroureter といいます。

> **memo**
> **神経原性膀胱（神経因性膀胱）**
> 膀胱や尿道を支配する神経および筋肉の障害による排尿異常です。

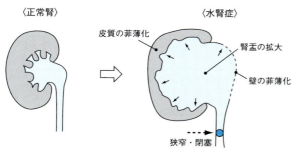
図14-9 水腎症

C 膀胱炎 cystitis

急性膀胱炎は，大腸菌 *Escherichia coli* や表皮ブドウ球菌 *Staphylococcus epidermidis* が原因となり，女性で，特に妊娠中に多くみられます。慢性膀胱炎では移行上皮の過形成，扁平上皮化生，リンパ濾胞形成を伴います。マラコプラキア malacoplakia は慢性の炎症性肉芽腫病変 *memo* で，尿路，特に膀胱に多くみられます。

memo ── マイコプラキアの組織所見では多数の組織球が集簇し，細胞質にミカエリス-グットマン小体 Michaelis-Gutmann body という PAS 陽性の構造物がみられます。

D 肉芽腫性膀胱炎 granulomatous cystitis

尿路結核による肉芽腫性病変は比較的まれであるが，膀胱癌の治療として BCG（弱毒化したウシ結核菌）を膀胱内に注入した場合には，結核性膀胱炎と同様の乾酪壊死性肉芽腫が形成されます。

E 膀胱尿管逆流症 vesicoureteral reflux（VUR）

尿管膀胱移行部に構造的・機能的異常があり，尿が膀胱から尿管へ逆流するものです。尿路感染，急性腎盂腎炎などを伴いやすい。VUR によって腎実質が萎縮したり，瘢痕化したものを逆流性腎症 reflux nephropathy といいます。

F 膀胱癌 bladder cancer

> **Point** 膀胱粘膜から発生する癌で，大部分は尿路上皮（移行上皮）癌である

膀胱癌は尿路（腎盂・尿管・膀胱・尿道）から発生する腫瘍の約 90％を占めています。膀胱癌の約 90％が尿路上皮（移行上皮）癌 urothelial（transitional cell）carcinoma で，扁平上皮癌や腺癌もみられます。腺癌の多くは，膀胱頂部の尿膜管の遺残組織から発生する腺癌，すなわち尿膜管癌 urachal cancer です。膀胱癌では，発癌と化学物質との関連がよく知られていて，職業性膀胱炎や喫煙，化学療法剤に関連して発生します。尿路内に発生した癌は，尿路管腔内を転移する（たとえば，尿管癌が膀胱粘膜に転移する）ことがあり，管内転移 intracanalicular metastasis *memo* と呼ばれています（⇨ p.61，第 6 回 I 転移）。

memo ── 膀胱癌の管内転移は，多発性尿路上皮癌との鑑別が問題になりますが，原発巣と転移巣の遺伝子型を比較解析することにより，高頻度で管内転移することが証明されています。

TRY! ➡ 第 14 回の復習問題 (p.242)

病理学各論

第15回 生殖器

▶今回の講義内容　**男性生殖器の疾患**　A 男性不妊症　B 前立腺肥大症　C 前立腺癌　D 精巣（睾丸）腫瘍／胚細胞腫瘍
女性生殖器の疾患　A 発生異常　B 卵巣機能不全症　C 子宮筋腫　D 子宮内膜症　E 子宮腺筋症　F 子宮頸癌　G 子宮体癌（子宮内膜癌）　H 卵巣腫瘍　I 女性生殖器の感染症　J 絨毛性疾患　K 子宮外妊娠／異所性妊娠
乳腺の疾患　A 乳腺炎　B 乳腺症／線維嚢胞症　C 乳腺線維腺腫　D 女性化乳房　E 乳管内乳頭腫　F 乳癌　G 葉状腫瘍／葉状嚢胞肉腫　H パジェット病

男性生殖器は，胎生 7 週に分化する **精巣** testis から分泌される 2 つのホルモンによって形成が進みます。ひとつは，精巣の **間質内分泌細胞**（**ライディッヒ細胞** Leydig cell）から出る **テストステロン** testosterone で，**ウォルフ管** wolffian duct に作用して **精巣上体** epididymis，**精管** deferent duct，**精嚢** seminal vesicle，**射精管** ejaculatory duct が形成されます。もうひとつのホルモンは **セルトリ細胞** Sertoli cell から分泌される **ミュラー管抑制因子** müllerian inhibitory factor（MIF）で，女性生殖器のもととなる **ミュラー管** müllerian duct を退縮させます。すなわち，ヒトは女性として発生し，途中でホルモンの作用によって男性にスイッチするというわけです。外性器は **ジヒドロテストステロン** dihydrotestosterone（テストステロンが前立腺細胞内で還元されたもの）によって作られます。一方，女性生殖器である卵管・子宮および腟上部はミュラー管から分化します。その中でも子宮と腟は左右のミュラー管の融合によって形成されます。

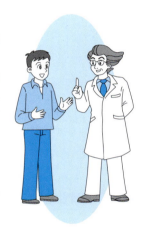

● 男性生殖器の疾患

A 男性不妊症 male sterility

原発性精巣機能不全 primary testicular deficiency によるものが多く，その大部分が特発性（原因不明）です。原因のわかっているものとしては，**停留精巣（睾丸）** undescended testis（cryptorchism）*memo*，**クラインフェルター症候群** Klinefelter syndrome（⇨ p.70）などの染色体異常症，**流行性耳下腺炎** epidemic parotitis（mumps）（⇨ p.127）などの炎症の波及による精巣組織の破壊が含まれます。これらの疾患では，**無精子症** azoospermia（図 15-1）あるいは，**乏精子症** oligospermia を呈し，組織学的には造精細胞の成熟停止，**セルトリ細胞** Sertoli cell のみが残存（Sertoli cell only），精細管の硝子化，周囲組織の線維化や **ライディッヒ細胞** Leydig cell の増生などが種々の程度に認められます。

memo
停留精巣
正常の睾丸下降が起こらず，陰嚢内に達していない状態です。放置すると精巣発育障害から不妊になります。また，悪性腫瘍の発生率が高くなります。

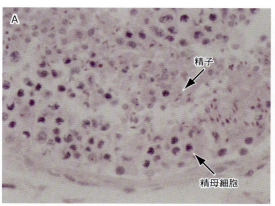
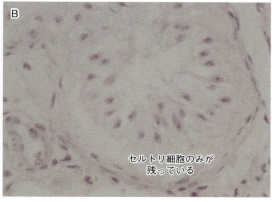

図 15-1 精子無形成 germ cell aplasia
A：精子形成が保たれた精細管：円形の精母細胞および小さい弾丸様の精子頭部が認められる。
B：精子無形成状態の精細管：精子形成が全く消失し、背の高いセルトリ細胞のみが残っている。

B　前立腺肥大症 benign prostatic hyperplasia（BPH）

　加齢や性ホルモンバランス異常が関係していると考えられている前立腺組織の腺腫様過形成 adenomatous hyperplasia です。腺上皮および間質細胞の過形成が種々の比率でみられます（図 15-2）。合併症として尿道狭窄症 urethral stricture により排尿困難を生じます。さらに狭窄が高度になると、膀胱壁の肥大、水尿管症 hydroureter、水腎症 hydronephrosis（⇨ p.164、B 水腎症）を生じます。

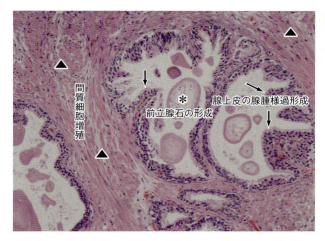

図 15-2 前立腺肥大症
腺では内腔に向かって乳頭状に突出した上皮の過形成がみられ（↓）、鋸歯状（saw tooth 状）を呈する。腺の内腔には分泌物や前立腺石（＊）を伴っている。間質細胞にも増生が認められる（▲）。

C　前立腺癌 prostatic cancer

前立腺に発生する悪性腫瘍で、
ほとんどが男性ホルモン依存性の腺癌である

　前立腺癌は高齢者に発生する癌で、しかも生前にはみつからず潜伏（ラテント）癌 latent cancer（⇨ p.67、表 6-14）として剖検により発見されるものも多い。発生部位としては、辺縁域 peripheral zone（PZ）からが約 70％と最も多く、次いで移行域 transition zone（TZ）、中心域 central zone（CZ）となります（図 15-3）。前立腺癌では、WHO

分類で組織学的診断をするのに加えて，腺癌組織構築のパターンを組み合わせたスコアで組織学的悪性度を評価する**グリーソン分類**（Gleason grading system）が予後との相関性が高いことから国際的にも汎用されています。

精巣（睾丸）腫瘍 testicular tumor／胚細胞腫瘍 germ cell tumor

Point 全能性を有する細胞から種々の腫瘍が発生する

原発性精巣腫瘍の大部分は，**全能性** totipotency *memo* を有する胚細胞を母体として発生すると考えられています。組織発生の点から**セミノーマ** seminoma と**非セミノーマ性胚細胞腫瘍** non-seminomatous germ cell tumor の2つに大きく分けられます（図 15-4）。腫瘍は単一の組織型をとることもありますが，いくつかの異なった組織型が混在して発生する複合型胚細胞腫瘍となることがあり，特に非セミノーマ性腫瘍ではその傾向があります。各々の組織型の存在は，腫瘍マーカーによって推定可能です。たとえば，**α-フェトプロテイン** α-fetoprotein は**卵黄嚢腫瘍** yolk sac tumor で，**ヒト絨毛性ゴナドトロピン** human chorionic gonadotropin（hCG）は**絨毛癌** choriocarcinoma や**奇形腫・奇形癌** teratoma・teratocarcinoma で発現されます。他の多くの悪性腫瘍と異なって，比較的若年者に発生することも胚細胞腫瘍の特徴のひとつで，10歳以下にもみられますが，20～30歳代に発症のピークを示します。

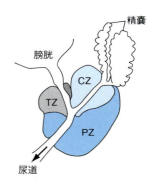

図 15-3 前立腺の領域
PZ：peripheral zone 辺縁域
TZ：transition zone 移行域
CZ：central zone 中心域

memo ——
全能性とは，生体内すべての細胞や組織に分化することができる能力です。受精卵には全能性があります。

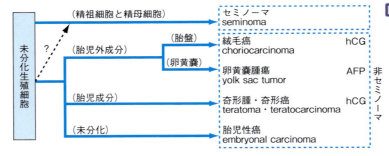

図 15-4 精巣胚細胞腫瘍の組織発生

セミノーマ seminoma は**精巣上皮腫**とも呼ばれ20～50歳に好発します。組織学的には，未熟生殖細胞に類似した大型円形腫瘍細胞が比較的均一に増殖します（図 15-5）。

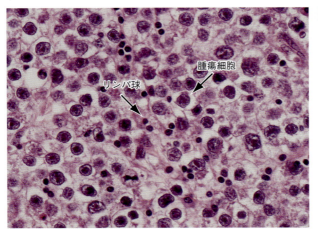

図 15-5 定型的セミノーマ
明るい胞体および円形核を有する大型腫瘍細胞および小型リンパ球からなる two-cell pattern を特徴とする。

セミノーマは放射線治療に感受性が高く，比較的予後が良好です。一方，絨毛癌は血行性に遠隔転移を起こしやすく，最も悪性度が高いとされています。

女性生殖器の疾患

A 発生異常 developmental anomaly

女性半陰陽 gynandrism では，性腺は女性ですが陰核の腫大が著しい。ミュラー管 müllerian duct の発生異常によって，腟閉鎖症 vaginal atresia，腟欠損症（腟無形成症） defectus vaginae（vaginal aplasia）が生じます。左右のミュラー管の癒合不全から，双角子宮 uterus bicornis になります。

> memo — ミュラー管は女性の卵管，子宮および腟上部に分化します。

B 卵巣機能不全症 ovarian dysfunction

> **Point** 卵巣のみならず視床下部や下垂体の異常によって卵巣機能が障害される

卵巣は，卵胞の発育，成熟，および排卵 ovulation，あるいは黄体 corpus luteum 形成の機能をもち，エストロゲン estrogen やプロゲステロン progesterone といったホルモンを産生しています。この機能が損なわれると，無排卵，無月経，子宮出血などを生じます。卵巣機能は下垂体や視床下部と密接な関係があります。したがって，卵巣に原因がある一次性あるいは原発性の卵巣機能不全をはじめ，下垂体性（二次性，続発性），視床下部性（三次性）があります（表 15-1）。

> memo — エストロゲンは女性ホルモン，プロゲステロンは黄体ホルモンとも呼ばれています。

表 15-1 病変部位による卵巣機能不全症の分類

卵巣性	原発性または一次性	ターナー症候群 Turner syndrome（45, XO）
下垂体性	続発性または二次性	下垂体腺腫 hypophyseal adenoma
		シーハン症候群 Sheehan syndrome
視床下部性	三次性	神経性食欲不振症 anorexia nervosa
		頭蓋咽頭腫 craniopharyngioma

C 子宮筋腫 myoma of the uterus

平滑筋腫 leiomyoma が子宮に生じたもので，腫瘍の局在部位によって，漿膜下筋腫 subserosa myoma，筋層内筋腫 intramural myoma，粘膜下筋腫 submucosal myoma に分類されています（図 15-6）。特に，粘膜下筋腫が子宮頸管から外へ脱出する場合には筋腫分娩 myoma delivery と呼ばれます。子宮筋腫の症状としては，月経過多，月経痛がみられ，さらに不妊症を合併することもあります。平滑筋腫は基本的に良性腫瘍ですが，まれに形態学的に細胞異型に乏しく，核分裂像が少ないにもかかわらず転移することがあるなど，悪性度の評価が困難なものも存在します。

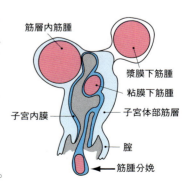

図 15-6 平滑筋腫の局在

D　子宮内膜症 endometriosis

> **Point**　子宮内膜組織が異所性に子宮内膜以外の部位に存在するものを子宮内膜症という

　子宮外では，卵巣，卵管，骨盤腹膜（ダグラス窩），直腸壁に多くみられますが，さらには横隔膜や胸膜にも発生することがあります。卵巣内に生じたものは，出血性嚢胞が形成され，チョコレート嚢胞 chocolate cyst *memo* と呼ばれます。性周期に一致した増殖，出血，再生を繰り返すため，組織の癒着など種々の臓器障害，あるいは月経困難症 dysmenorrhea や不妊 infertility の原因にもなります。子宮筋層内に内膜組織が存在するものは，次の子宮腺筋症です。

> *memo*　**チョコレート嚢胞**
> タール嚢胞 tarry cyst とも呼ばれ，月経周期で繰り返された出血により黒褐色調の内容液が貯留することから名付けられています。

E　子宮腺筋症 adenomyosis of the uterus

　子宮筋層内に生じた内膜症 endometriosis を腺筋症 adenomyosis といいます。島状に散石する内膜腺組織と間質組織の増生，およびその周辺の平滑筋組織の増生によって子宮壁が肥厚します（図 15-7）。

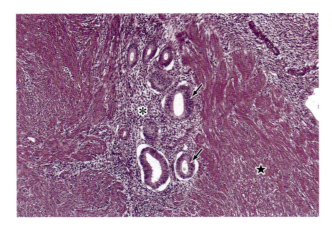

図 15-7　子宮腺筋症
子宮筋層の平滑筋組織内に内膜類似の腺管と間質が島状に存在する。間質（＊），腺管（→），子宮筋層の平滑筋（★）。

F　子宮頸癌 uterine cervical cancer

> **Point**　子宮頸癌は HPV の感染によって発生する

　子宮頸部に発生する癌で，女性生殖器疾患の中で最も頻度が高い悪性腫瘍です。好発年齢は 50 歳前後で，危険因子として，初交年齢が低く，高頻度，複数パートナーとの性交などがありますが，ヒト乳頭腫ウイルス human papillomavirus（HPV）*memo* の感染が発癌に密接関与 *memo* することが明らかになりました。HPV が感染した細胞はコイロサイト koilocyte と呼ばれ，シワの入った濃縮核と核周囲の明庭 halo がみられます（図 15-8）。
　組織学的には，扁平上皮癌 squamous cell carcinoma が約 90％ と最も多く，上皮内の異形成 dysplasia を経て，上皮内癌 carcinoma in situ（CIS），浸潤癌 invasive (infiltrating) cancer に進行し，この過程，特に異形成を細胞診スクリーニングで検出します。異形成〜上皮内癌の段階を子宮頸部上皮内新生物 cervical intraepithelial neoplasia

> *memo*
> 癌化ハイリスクグループに属する HPV16 型，18 型に含まれる E6，E7 という領域は癌抑制遺伝子 RB，p53 をブロックすることで細胞増殖を刺激することが明らかにされています。

> *memo*
> HPV の中でも特に HPV16 型，18 型に代表されるハイリスクグループと呼ばれる HPV が子宮頸癌の原因となっています。これらの HPV に対するワクチンを投与することによって子宮頸癌の発生を抑えようという試みも始まっています。

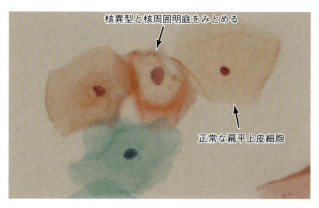

図 15-8 コイロサイトーシスを伴う軽度異形成（パパニコロー染色）
子宮頸部擦過細胞診にて扁平上皮表層の細胞は軽度の核異型と核周囲明庭（ハロー），すなわちコイロサイトーシス（←）を伴っている。

（CIN），あるいは扁平上皮内病変 squamous intraepithelial lesion（SIL）*memo* としてとらえるベセスダ分類 Bethesda system が用いられるようになってきています（表 15-2）。

memo
扁平上皮内病変（SIL）は軽度（LSIL）と高度（HSIL）の2つに単純化されています。

表 15-2 子宮頸部における扁平上皮異型病変の分類

	軽度異形成 mild dysplasia	中等度異形成 moderate dysplasia	高度異形成 severe dysplasia	上皮内癌 CIS
異形成 dysplasia と上皮内癌 CIS				
子宮頸部上皮内新生物（CIN）	CIN1	CIN2	CIN3	
扁平上皮内病変（SIL）	low-grade SIL（LSIL）	high-grade SIL（HSIL）		

G　子宮体癌（子宮内膜癌） uterine corpus carcinoma（endometrial carcinoma）

　子宮体癌の頻度は，近年増加しています。主として閉経後に好発します。エストロゲン過剰状態や子宮内膜増殖症 endometrial hyperplasia を背景に発生することも知られています。子宮内膜腺上皮に由来する悪性腫瘍で，最も多い組織型は類内膜癌 endometrioid carcinoma *memo* です（図 15-9）。腫瘍細胞悪性度によって Grade 1 ～ 3 に分類されます。

memo
子宮体癌取扱い規約（2017年第4版）より，類内膜腺癌は類内膜癌と呼ぶことに変更されています。

H　卵巣腫瘍 ovarian tumor

　卵巣に生じる腫瘍は多彩ですが，発生母地（表層上皮・間質，性索間細胞，胚細胞）および悪性度（悪性，境界悪性，良性の3段階）から分類することができます（表15-3）。代表例として漿液性乳頭状嚢胞腺癌 serous papillary cystadenocarcinoma（図 15-10A）と成熟奇形腫 mature teratoma *memo*（図 15-10B）の組織像を挙げておきます。胚細胞腫瘍や性索間細胞腫瘍の一部は精巣に発生するものと同様の腫瘍です。

memo
奇形腫
内胚葉，中胚葉，外胚葉に由来する組織成分が，混合して形成される腫瘍です。成熟奇形腫は分化した組織のみから構成される良性腫瘍ですが，未熟奇形腫は悪性です。

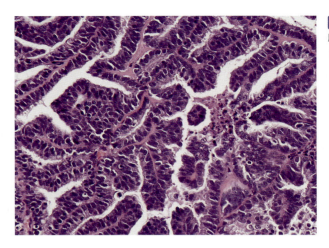

図 15-9 子宮内膜癌
腺管形成と乳頭状増殖を示す高分化型の類内膜癌（Grade 1）を認める。

表 15-3 卵巣腫瘍の分類

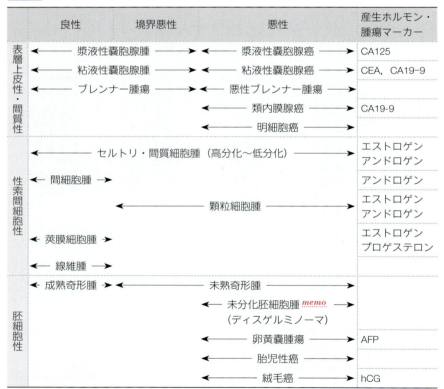

> *memo*
> **未分化胚細胞腫**
> **dysgerminoma**
> 別名，卵巣精上皮腫 ovarian seminoma と呼ばれるように，精巣のセミノーマに相当する卵巣の悪性胚細胞腫瘍です。

I 女性生殖器の感染症

I-1 尖圭コンジローマ condyloma acuminatum

　外陰，腟，子宮頸部にみられる扁平上皮の隆起性，あるいは乳頭状増殖を示す疾患です。核周囲細胞質内に明庭 halo を有する**コイロサイトーシス** koilocytosis を伴った扁平上皮表層～中層の細胞が出現します（図 15-11）。**ヒト乳頭腫ウイルス** human papillomavirus（HPV）の 6 型，11 型の感染が原因とされる病変です。

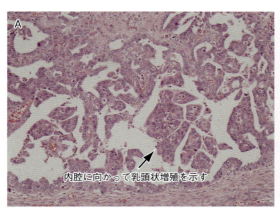
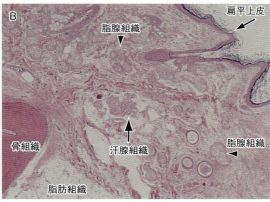

図 15-10 卵巣腫瘍
A：漿液性乳頭状嚢胞腺癌。嚢胞状拡張の中に乳頭状増殖を示す腺癌組織がみられる。
B：成熟奇形腫。左下に骨組織と脂肪組織がみられる。右上には嚢胞内腔面に表皮類似の角化性扁平上皮層（↙），中間部には脂腺組織（◀）が散在している。いずれも未熟な組織成分は含まれない。

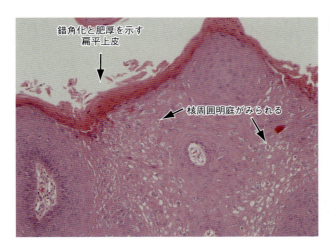

図 15-11 尖圭コンジローマ
扁平上皮には錯角化を伴う肥厚と HPV 感染を示唆する核周囲明庭（核周囲が白く抜ける）が認められる。核の異型性には乏しい。

I-2　外陰炎 vulvitis

性感染症 sexually transmitted disease（STD）の淋疾，梅毒，ヘルペス感染症，クラミジア感染症，真菌感染症が原因となります。また，バルトリン腺炎は非特異性化膿性炎症で，バルトリン腺膿瘍 Bartholin abscess を形成したり，バルトリン腺嚢胞 Bartholin cyst を生じます。

I-3　腟炎 vaginitis

性感染症の一部として，あるいは細菌感染症による非特異性炎症が生じます。閉経後にはエストロゲン分泌低下によって，腟粘膜の萎縮，常在菌（デーデルライン桿菌）*memo* の消失から腟内の自浄機能が低下し，老人性腟炎 senile vaginitis が生じます。

memo　デーデルライン桿菌はエストロゲン刺激を受けて扁平上皮に蓄積したグリコーゲンを栄養として増殖し，結果として腟内 pH を下げています。

I-4　子宮内膜炎 endometritis

外陰，腟から上行性感染として起こり，特に産褥期 *memo* にみられるものは，産褥性子宮内膜炎 puerperal endometritis といいます。また高齢者では，子宮頸部の萎縮，狭窄により，膿が子宮内腔に貯留した化膿性炎症となりやすく，子宮留膿症 pyome-

memo　産褥期 puerperal period
分娩終了から 6～8 週間で母体が妊娠前の状態に回復するまでの時期のことです。

tra になります。

I-5　骨盤内炎症性疾患 pelvic inflammatory disease (PID)

> **Point**　骨盤腹膜，卵巣，卵管，付属器などに広がる炎症の総称で，性感染症（STD）に関連がある

　クラミジアや淋菌による炎症が，腟，子宮内膜，卵管を経由して，腹腔内に上行感染することによって病巣が形成されます。PID は子宮外妊娠，不妊，腹腔内癒着などの原因となります。

J　絨毛性疾患 trophoblastic disease

> **Point**　胎盤絨毛に由来する栄養膜細胞が腫瘍性に異常増殖を示す疾患である

　胎盤の**栄養膜細胞**（トロホブラスト）trophoblast が増殖し，産生された**ヒト絨毛性ゴナドトロピン** human chorionic gonadotropin（hCG）が血中で高値を示します。絨毛性疾患は，**胞状奇胎** hydatidiform mole（図 15-12），**絨毛癌** choriocarcinoma（図 15-13），**胎盤着床部栄養膜細胞性腫瘍** placental site trophoblastic tumor（PSTT）ならびに**存続絨毛症** persistent trophoblastic disease（PTD）の 4 つの総称です（表 15-4）。

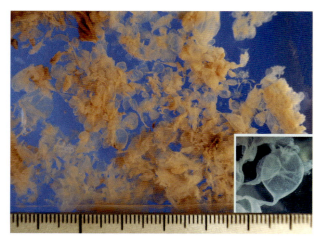

図 15-12　胞状奇胎のマクロ所見
絨毛は水腫様に腫大し，ブドウの房（ふさ）状の外観を示す。

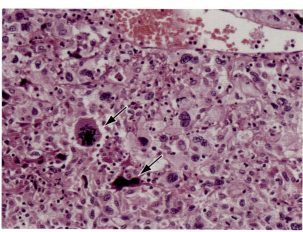

図 15-13　絨毛癌の組織像
腫瘍細胞は，出血性の背景に，明るい豊富な胞体を有する多数の細胞性栄養芽細胞様細胞と，濃染する多核を有する少数の合胞体栄養芽細胞様細胞（↘）の 2 種類から構成される。

表15-4　絨毛性疾患の分類と特徴

分類		特徴
胞状奇胎 hydatidiform mole	全胞状奇胎 memo total hydatidiform mole	絨毛全体が水腫様腫大，囊胞化を示し，ブドウの房状を呈する
	部分胞状奇胎 partial hydatidiform mole	絨毛が部分的に腫大，囊胞化を示し，胎児，臍帯，羊膜を含むこともある
絨毛癌 choriocarcinoma	妊娠性絨毛癌 gestational choriocarcinoma	合胞体性栄養膜細胞と細胞性栄養膜細胞の両者が異型性を示し，腫瘍性に増殖する。出血，壊死を伴い，血行性転移をきたしやすい。妊娠性では胞状奇胎に続発することが多く，非妊娠性では子宮外に発生する
	非妊娠性絨毛癌 non-gestational choriocarcinoma	
胎盤着床部栄養膜細胞性腫瘍 placental site trophoblastic tumor（PSTT）		中間型栄養膜細胞の異常増殖を示し，合胞体性成分を欠く
存続絨毛症 persistent trophoblastic disease（PTD）		血中hCG高値など，臨床的に絨毛性疾患が考えられるが，組織学的に証明しがたいもの

K　子宮外妊娠 extrauterine pregnancy／異所性妊娠 ectopic pregnancy

受精卵 fertilized ovum が子宮腔以外の場所に着床したものを子宮外妊娠といいます。**卵管妊娠** tubal pregnancy がほとんどですが，**卵巣妊娠** ovarian pregnancy や**腹膜妊娠** peritoneal pregnancy（**腹腔内妊娠** abdominal pregnancy）もまれにみられます。卵管妊娠では，早期に卵管が破裂し，**急性腹症** acute abdomen memo やショックとなる危険があります。

> **memo — 侵入奇胎 invasive mole**
> 全胞状奇胎，あるいは胞状奇胎が子宮筋層内深くに侵入したものを，侵入奇胎，あるいは破壊性奇胎 destructive mole と呼びます。

> **memo — 急性腹症**
> 緊急手術を要するような腹部の重篤な急性疾患に対して暫定的に付ける診断名です。

乳腺の疾患

Dr. レイ	乳癌の発生は，女性ホルモンである**エストロゲン** estrogen の作用との関連がありますが，実際に乳癌の**リスクファクター** risk factor にはどのようなものがありますか？
キラリさん	早期初潮，遅い閉経，未婚未産，高齢初産などです。遺伝性の乳癌はあるのですか？
Dr. レイ	わが国には少ないですが，世界的には BRCA1 を責任遺伝子とする遺伝性乳癌も知られています。乳癌の病理学的検査方法にはどのようなものがありますか？
ヒラリ君	**FNA**（fine needle aspiration）と呼ばれる**穿刺吸引細胞診**や **CNB**（core needle biopsy）という針生検による組織診断です。
Dr. レイ	そうですね。特に乳癌診断における**細胞診** cytology は重要な役割があります。血性乳汁分泌がある場合には，乳頭分泌物を塗抹して診断することもあります。

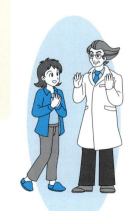

乳腺炎 mastitis

授乳期に乳汁が乳腺内にうっ滞すると，**うっ滞性乳腺炎** stagnation mastitis になります。乳頭のびらんや亀裂から広がる感染は，黄色ブドウ球菌によることが多く，**急性化膿性乳腺炎** acute purulent mastitis となり，切開排膿を要します。**脂肪壊死** fat necrosis は，外傷，循環障害，炎症の波及などで脂肪組織が壊死することによって，細胞外に出た脂肪が異物反応を喚起したものです。**豊胸術** augmentation mammoplasty に使われる**シリコン** silicone に対しても肉芽腫が形成されます。

乳腺症 mastopathy／線維嚢胞症 fibrocystic disease (FCD)

> **Point** 上皮・間質細胞が増殖・化生・変性など多彩な変化を呈する良性乳腺疾患である

30〜40歳代女性の乳腺に局在性腫瘤を形成する疾患で，特に女性ホルモンの分泌不均衡による変化と考えられています。腫瘤形成（増殖性変化）が優勢な場合には乳癌との鑑別が必要となります。組織学的には**表15-5**にまとめたような多彩な変化が複合されて形成されます（**図15-14**）。退行変性による嚢胞（cyst）形成と間質の線維化（fibrosis）という2つの代表的な組織学的特徴から，乳腺症は別名**線維嚢胞症** fibrocystic disease（FCD）とも呼ばれています。

表15-5 乳腺症の組織学的所見

細胞	変化	組織所見
乳管上皮	増殖	腺症 adenosis 線維腺腫様過形成 fibroadenomatous hyperplasia 乳管拡張 ductal dilatation 嚢胞 cyst
	化生	アポクリン化生 apocrine mataplasia
間質細胞 膠原線維	増殖	限局性線維化 focal fibrosis
	変性	硝子化 hyalinization

> **memo アポクリン化生**
> アポクリン汗腺の腺細胞に似た像を示すことです。すなわち細胞質の一部が内腔に突出し，ちぎれて断頭分泌されるようにみえる細胞に変化することです。

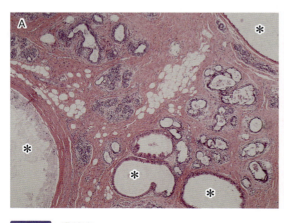
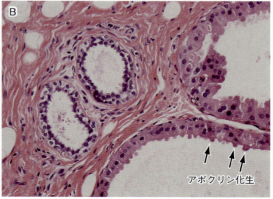

図15-14 乳腺症
A：膠原線維の増加と小乳管の嚢胞性拡張（＊）がみられる。腺房の増生も散在性に認められる。
B：上皮はアポクリン化生（胞体が大きく，内腔側に断頭分泌を示す突起がある）を示す（↗）。間質の膠原線維には硝子化を伴う。

C 乳腺線維腺腫 mammary fibroadenoma

20〜45歳の比較的若い女性にみられ，乳腺に発生する良性腫瘍の中で，最も頻度が高いものです。組織学的には乳管上皮と間質成分の両方が腫瘍性に増生し，<u>混合腫瘍</u> *memo* mixed tumor と考えられています（図15-15）。乳癌の好発部位と同じく，乳腺の外側上部（C領域）に多く発生することから良悪の鑑別が必要となります。

memo
1つの腫瘍野中に2種類以上の線維成分が混在して増殖するものをいいます。

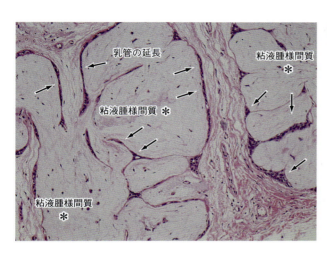

図 15-15　乳腺線維腺腫（管内型）
乳管（↗）の延長と粘液腫様の間質成分（＊）の増生がみられる。

D 女性化乳房 gynecomastia

Point　エストロゲン過剰状態によって男性乳腺組織が反応性増殖と腫脹をきたす

思春期や老年期に一過性に生じる生理的範囲の乳腺の腫脹以外では，肝硬変などの肝機能障害に続発して生じます。これは肝における生理的なエストロゲン *memo* の代謝・分解が障害され，高エストロゲン血症になるため，<u>エストロゲン受容体</u> estrogen receptor（ER）を有する乳管上皮細胞と間質細胞が増殖するからです（図15-16）。女性化乳房の原因となるものを表15-6にまとめました。

memo
男性では，アンドロゲンの1つであるテストステロンからアロマターゼによってエストロゲンが作られています。

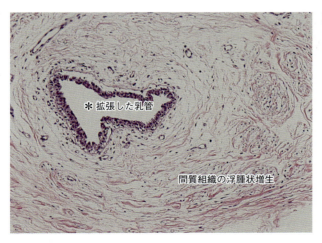

図 15-16　女性化乳房
乳管上皮に覆われた腺管の拡張（＊）が認められ，間質の浮腫状増生を伴う。

表 15-6　女性化乳房の原因

肝機能障害	肝硬変，肝癌
ホルモン産生性腫瘍	副腎癌，精巣腫瘍
薬剤性	スピロノラクトン，ジギタリス，H_2 ブロッカー，エストロゲン製剤
精巣機能低下	クラインフェルター症候群（⇒ p.70，第 7 回 -a）

E　乳管内乳頭腫 intraductal papilloma

乳頭付近の比較的太い乳管内（特に輸出管膨大部）に乳頭状発育を示す良性腫瘍です。血性の乳頭分泌 nipple discharge をきたします。組織学的には，極性と二相性 *memo* （乳管上皮と筋上皮の二細胞性）の保たれた乳管内増生が認められます（図 15-17）。

memo　二相性の証明は筋上皮細胞マーカーである p63，CD10 などを用いた免疫染色が有用です。

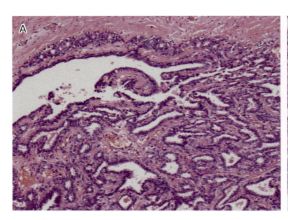
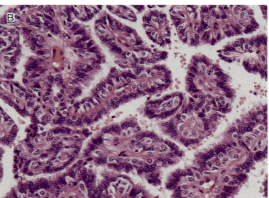

図 15-17　乳管内乳頭腫
A：血管の豊富な間質を伴って乳頭状増生を示す。乳管上皮細胞と筋上皮細胞の二相性が保たれている。
B：乳頭状構造の外縁に柵状に並んで黒くみえるのは上皮細胞の核で，内部にみられる明るい胞体をもつ円形細胞は筋上皮細胞である。

F　乳癌 breast cancer

乳癌は乳腺症や乳腺線維腺腫に比べてやや発症年齢が高く，45〜50 歳に発見のピークがあります。乳腺，特に外側上部に多く生じる上皮性悪性腫瘍で，非浸潤癌 non-invasive carcinoma *memo* ，浸潤癌 invasive carcinoma，およびパジェット病 Paget disease に分けられています（表 15-7）。さらに前二者では，発生する乳腺組織の部位（乳管 duct とその末梢の乳腺小葉 lobule）によって，乳管癌 ductal carcinoma と小葉癌 lobular carcinoma に分けられます。浸潤癌の中で比較的頻度の低いものは，特殊型としてまとめられています。

乳管内に増殖する腫瘍では，血液からの酸素供給が不十分で，腫瘍細胞は壊死に陥りやすく，微小な異栄養性石灰化 dystrophic calcification *memo* （⇒ p.80，第 8 回 E-4 石灰化）が起こります。浸潤癌では，間質細胞の増殖，線維化を生じることから，病巣付近の皮膚表面の陥没，すなわち，えくぼ徴候 dimpling sign を起こします。乳房皮下のリンパ管内に癌が広がると，乳房表面が赤く腫れ上がって炎症のようにみえ，炎症性乳癌 inflammatory breast cancer と呼ばれる予後不良の徴候となります。

memo　非浸潤癌は癌が乳管内にとどまっていることから乳管上皮内癌 ductal carcinoma in situ（DCIS）とも呼ばれています。

memo　乳癌における石灰化は，これはマンモグラフィー mammography による診断の指標のひとつとなっています。

乳腺の疾患　H　パジェット病　179

表 15-7 乳癌の組織学的分類

非浸潤癌 noninvasive carcinoma	非浸潤性乳管癌 noninvasive ductal carcinoma＝ductal carcinoma *in situ*（DCIS）	
	非浸潤性小葉癌 noninvasive lobular carcinoma	
浸潤癌 invasive carcinoma	浸潤性乳管癌 invasive ductal carcinoma	乳頭腺管癌 papillotubular carcinoma 充実腺管癌 solid-tubular carcinoma 硬癌 scirrhous carcinoma
	特殊型 special type	粘液癌 mucinous carcinoma 髄様癌 medullary carcinoma 浸潤性小葉癌 invasive lobular carcinoma　etc.
パジェット病 Paget disease		

　乳癌の血行性転移は，肺，肝，骨の順にみられます。骨に転移すると高 Ca 血症を伴います。乳癌の診断では，**エストロゲン受容体** estrogen receptor（ER）や**プロゲステロン受容体** progesterone receptor（PgR）の発現を免疫組織化学的に検査し，治療方針の決定 *memo* に用います。

　乳癌の約 30％の例では *HER2*（*HER2*/neu ともいう）*memo* という癌遺伝子タンパクの過剰発現がみられます。*HER2* は**上皮増殖因子受容体** epidermal growth factor receptor（EGFR）の一種である *ERBB2* という癌遺伝子の産物で細胞膜上に発現し，癌細胞の増殖を助けています。

memo
ホルモン受容体陽性乳癌細胞に対しては，**ホルモン療法** hormonotherapy の効果が期待できるからです。

memo
HER2 を過剰発現している乳癌の治療には *HER2* タンパクに対する分子標的薬（トラスツムマブというモノクローナル抗体）が用いられています。

G　葉状腫瘍 phyllodes tumor／葉状嚢胞肉腫 cystosarcoma phyllodes

　前述の線維腺腫に似た，結合組織成分および上皮成分からなる**混合腫瘍** mixed tumor です。通常，上皮に異型は認めないが，間質細胞が異型性を伴った密な増殖を示します。間質成分の強い増殖によって上皮を圧排し，葉状の突出した増殖パターンを示すことから名付けられています。葉状腫瘍には，良性〜悪性のものが含まれますので，診断には注意が必要です。

H　パジェット病 Paget disease

Point　乳頭・乳輪付近の表皮内浸潤・進展を特徴とする早期乳癌である

　表皮内に大型の明るい胞体と異型核を有する特徴的な**パジェット細胞** Paget cell が出現します（**図 15-18**）。パジェット細胞は乳管上皮あるいは乳腺上皮細胞由来で，表皮内に浸潤する表皮内癌（CIS）の形態を呈するが，間質浸潤をみることは少ない。乳腺内には腫瘤を認めず，比較的予後良好な疾患です。

memo
乳房外パジェット病は，アポクリン腺の多い外陰，肛門周囲，腋窩に発生する表皮内癌です。

15
生殖器

第15回 生殖器

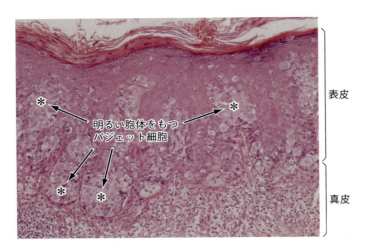

図 15-18 パジェット病
表皮内，特に基底側に明るい胞体を有する大型のパジェット細胞が孤立性あるいは小集団（＊）で出現している。

TRY! ➡ 第15回の復習問題（p.242）

病理学各論 第16回 内分泌

▶今回の講義内容
- 視床下部・下垂体の疾患　A クッシング病　B 末端肥大症（先端巨大症）
  C 汎下垂体機能低下症　D 尿崩症　E ADH 不適切分泌症候群
  F 高プロラクチン血症／乳汁漏出・無月経症候群
- 甲状腺の疾患　A 甲状腺腫　B 亜急性甲状腺炎　C 甲状腺機能亢進症
  D 甲状腺機能低下症　E 甲状腺腺腫　F 甲状腺癌
- 副甲状腺（上皮小体）の疾患　A 原発性副甲状腺機能亢進症
  B 続発性副甲状腺機能亢進症　C 副甲状腺機能低下症　D 副甲状腺癌
- 副腎の疾患　A 副腎皮質機能低下症　B ウォーターハウス-フリーデリクセン症候群
  C 先天性副腎過形成　D クッシング症候群　E 原発性アルドステロン症
  F 続発性アルドステロン症　G 褐色細胞腫　H 神経芽細胞腫
- 膵島の疾患　A 糖尿病　B 膵島細胞腫瘍　C 多発性内分泌腫瘍症

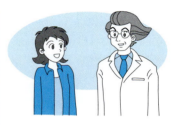

Dr. レイ	内分泌臓器を挙げてください。
クッシング君	下垂体，甲状腺，副甲状腺（上皮小体），膵（ラ氏島），副腎皮質・髄質などです。
Dr. レイ	内分泌では，**ホルモン** hormone が標的器官まで血流によって運ばれます。このホルモン作用の調節はどのように行われますか？
橋本さん	複数のホルモンが関係して**フィードバック制御** feedback control が行われます。
Dr. レイ	内分泌臓器以外の組織でホルモンが作られたり分泌されたりすることがあるのを知っていますか？
クッシング君	はい，ホルモンを産生する**機能性腫瘍** functioning tumor があります。

● 視床下部・下垂体の疾患

A　クッシング病 Cushing disease

> **Point**　下垂体の ACTH *memo* 過剰分泌によって，両側副腎が過形成になる

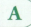　クッシング病は，下垂体の ACTH 産生腺腫によるものが最も多く，通常は，コルチゾール過剰分泌による多彩な全身症状を呈するため 1 cm 以下の**微小腺腫**（ミクロアデノーマ）microadenoma として発見されます。組織学的には**好塩基性腺腫** basophil adenoma で，その中に好酸性を示すヒアリン物質が沈着する**クルック硝子変性** Crooke hyaline degeneration がみられます。

 memo
ACTH は下垂体後葉で分泌される副腎皮質刺激ホルモン adrenocorticotropic hormone が副腎皮質束状層にはたらきかけコルチゾールの合成と分泌を促進します。

　クッシング症候群とクッシング病の違いは何ですか？

クッシング症候群 Cushing syndrome には，**クッシング病**およびクッシング病様の慢性コルチゾール過剰による臨床症状 *memo* を呈する疾患群が含まれます。

memo
主な臨床所見として，中心性肥満，高血圧，月経異常，多毛症，筋力低下，骨粗鬆症，出血性素因などがみられます。

クッシング症候群はその原因によって，① ACTH 産生下垂体腺腫（クッシング病），②副腎腺腫または癌，③異所性 ACTH 産生腫瘍（肺癌など）に分類されます。

B 末端肥大症（先端巨大症）acromegaly

Point 下垂体前葉の**成長ホルモンの過剰分泌**により引き起こされる

四肢末端の肥大，前額部，下顎の突出などを生じ，骨端軟骨閉鎖前であれば**巨人症** gigantism となります。下垂体の**好酸性腺腫** acidophilic adenoma によることが多く（図 16-1），時に，**嫌色素性腺腫** chromophobe adenoma，あるいは混合性腺腫がみられます。好酸性腺腫は，**巨大腺腫（マクロアデノーマ）**macroadenoma *memo*（直径 10 mm 以上の下垂体腺腫）となってはじめて発見されることが多く，腫瘍が**トルコ鞍** sella turcica を越えて，視索，視交叉を圧迫すると視野や視力に障害を生じます。

memo
アフロアデノーマ vs. ミクロアデノーマ
末梢肥大症は早期には異常と気付きにくく，医療機関での画像は進行してからのものが多いのに対してクッシング病は全身症状のため腺腫が小さい早期に発見されやすいことから区別された命名です。

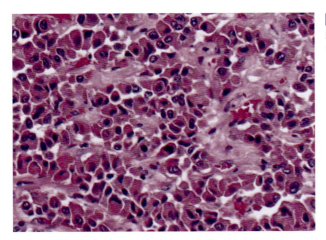

図 16-1 下垂体好酸性腺腫
好酸性の胞体と小型円形核を有する細胞の単調な増生がみられる。

逆に，成長ホルモンの分泌低下が生じると**下垂体性小人症** pituitary dwarfism になります。そのほとんどが特発性ですが，骨盤位経腟分娩症による傷害や頭蓋咽頭腫，下垂体腺腫に続発する場合もあります。

C 汎下垂体機能低下症 panhypopituitarism (PHP)

Point 下垂体前葉のホルモンが欠落することによって種々の症状がみられる

通常は，すべてあるいは大部分のホルモン作用が喪失します。**汎下垂体機能低下症**では多彩な症状が現れます（表 16-1）。下垂体機能低下の原因としては**下垂体腺腫** pituitary adenoma，**頭蓋咽頭腫** craniopharyngioma，**胚細胞腫** germ cell tumor，下垂体手術・放射線照射，外傷，感染症など多彩です。分娩中，あるいは分娩後に大量性器

表 16-1 下垂体ホルモン欠損と臨床症状

	欠損ホルモン	臨床症状
好酸性細胞	成長ホルモン（GH）	発育障害（小児），筋力低下と脂肪増加（成人）
	プロラクチン（PRL）	乳汁分泌障害
好塩基性細胞	黄体化ホルモン（LH）卵胞刺激ホルモン（FSH）	性成熟障害（小児），無月経，陰毛脱落，性器萎縮（成人）
	副腎皮質刺激ホルモン（ACTH）	食欲不振，易疲労，体重減少，低血圧，低血糖，筋力低下
	甲状腺刺激ホルモン（TSH）	粘液水腫，耐寒性低下，精神機能低下，便秘

出血があると，下垂体前葉の虚血や血栓形成から下垂体壊死を生じて，汎下垂体機能低下症状を呈することがあり，これを**シーハン症候群** Sheehan syndrome と呼びます。

D 尿崩症 diabetes insipidus（DI）

Point ADH 分泌低下または ADH に対する反応性低下のため，腎集合管の水再吸収障害で多尿となる

抗利尿ホルモン antidiuretic hormone（ADH）*memo* の欠乏による**中枢性尿崩症** central diabetes insipidus と，ADH に対する腎の不応性による**腎性尿崩症** nephrogenic diabetes insipidus *memo* がありますが，通常は前者を指します。中枢性尿崩症の原因として，特発性（一次性）が 40％，続発性（二次性）が 60％で，続発性の原因の約半数が**鞍上部腫瘍** suprasellar tumor によるものです。しかし，ADH は視床下部で合成されているので，下垂体のみの障害では尿崩症を生じにくくなっています。

> *memo* 抗利尿ホルモンはバソプレシン vasopressin とも呼ばれるホルモンで，視床下部で合成され下垂体後葉に貯留後，血中に分泌されます。

> *memo* 腎性尿崩症を起こす薬剤として，炭酸リチウム，アムホテリシン B，フェニトイン，コルヒチン，シスプラチンなどが知られています。

E ADH 不適切分泌症候群 syndrome of inappropriate secretion of ADH（SIADH）

Point ADH が不適切（過剰）に分泌されるために，体液貯留と低 Na 血症をきたす

SIADH の原因としては，肺小細胞癌がしばしば産生する**異所性 ADH 産生**が挙げられます。下垂体後葉からの ADH 分泌亢進は，中枢神経系疾患（髄膜炎，脳炎，脳腫瘍），胸腔内疾患（胸腔内圧上昇から静脈還流が低下して反応性に ADH 分泌亢進になる），および薬剤性によっても生じます。

SIADH の臨床的特徴は診断基準として表 16-2 のようになっています。

表 16-2 SIADH の特徴

希釈性低 Na 血症
低浸透圧血症 hypoosmolar state
脱水症状がない
尿中ナトリウム排泄持続
腎機能，副腎機能が正常
血漿レニン活性の上昇がない

F 高プロラクチン血症 hyperprolactinemia／乳汁漏出・無月経症候群 galactorrhea-syndrome

プロラクチン prolactin（PRL）の過剰分泌によって，女性では乳汁漏出，無月経，不妊，男性ではインポテンツ，女性化乳房，乳汁漏出を呈します。原因として薬剤性のものが多いが，下垂体の**プロラクチン産生腫瘍** prolactinoma（嫌色素性腺腫）や視床下部障害などによっても生じます。

甲状腺の疾患

A　甲状腺腫 goiter

> **Point**　甲状腺が正常よりも腫大している状態を**甲状腺腫**という。

甲状腺全体が均一に大きくなっている場合を，**びまん性甲状腺腫** diffuse goiter といい，甲状腺の一部が結節状に腫大するものは**結節性甲状腺腫** nodular goiter といいます。

A-1　単純性びまん性甲状腺腫 simple diffuse goiter

甲状腺機能が正常で，自己免疫性甲状腺疾患と甲状腺腫瘍を除外したものです。甲状腺ホルモンの機能亢進があれば後述の**バセドウ病** Basedow disease になります。

A-2　腺腫様甲状腺腫 adenomatous goiter

甲状腺に結節が多発あるいは単個で出現する結節性甲状腺腫 *memo* で，被膜は有さず濾胞の過形成と退行変性（嚢胞化壊死）が進行します。通常は非機能性病変です。

> *memo*　甲状腺腫は goiter であって腺腫 adenoma ではない。すなわち甲状腺腫 goiter 甲状腺腺腫 thyroid adenoma と区別しましょう。

B　亜急性甲状腺炎 subacute thyroiditis

ドゥ・ケルヴァン甲状腺炎 de Quervain thyroiditis とも呼ばれます。中年女性に好発する数週～数カ月にわたる甲状腺炎で，ウイルス感染が推定されているが同定はされていません。濾胞の破壊による異物型巨細胞反応を伴う肉芽腫性炎症 *memo* を呈します。自発痛あるいは圧痛を伴う結節性甲状腺腫を特徴とし，甲状腺ホルモンの血中流入によって一過性の甲状腺機能亢進を示すこともあります。

> *memo*　組織学的特徴から別名**巨細胞性肉芽腫性甲状腺炎** giant cell granulomatous thyroiditis ともいわれています。

C　甲状腺機能亢進症 hyperthyroidism

甲状腺ホルモンの過剰分泌によって，心悸亢進，易疲労性，発汗，筋力低下，体温上昇などの臨床症状を呈します。代表的な疾患が**バセドウ病** Basedow disease（**グレーブス病** Graves disease）で，若い女性に多い**自己免疫疾患** autoimmune disease のひとつです。甲状腺の **TSH 受容体** *memo* に結合する自己抗体が存在するために，甲状腺が刺激されて甲状腺ホルモンの過剰産生と分泌が起こります。形態学的には，**びまん性甲状腺腫** diffuse goiter を示し，やわらかく腫大した甲状腺となります。甲状腺機能亢進症の合併症には，周期的発作的に四肢・体幹の筋が弛緩性麻痺を生じるものとして**甲状腺中毒性周期性四肢麻痺** thyrotoxic periodic paralysis があります。

> *memo*　**TSH 受容体**
> 甲状腺ろ胞細胞膜中に存在し，甲状腺刺激ホルモンが結合すると，甲状腺機能や細胞増殖能が亢進します。TSH 受容体抗体は，その作用を抑制せず，かえって刺激しつづけることでバセドウ病が発生します。

D　甲状腺機能低下症 hypothyroidism

成人では，**橋本病** Hashimoto disease による甲状腺機能低下症が代表的で，先天的あるいは新生児期では**クレチン症** cretinism と呼ばれる病態が生じます。

D-1 慢性甲状腺炎 chronic thyroiditis／橋本病 Hashimoto disease

> **Point** 中年女性に多い甲状腺の慢性炎症であり，臓器特異的自己免疫疾患のひとつである

　慢性的な炎症の経過中に甲状腺機能は高位変動しますが，最終的には濾胞の減少，消失，リンパ球浸潤，線維化などが進行して **甲状腺機能低下症** hypothyroidism *memo* となります（図 16-2）。血中の抗甲状腺ペルオキシダーゼ（抗 TPO）抗体や抗サイログロブリン（抗 Tg）抗体が陽性となります。変性した濾胞上皮由来の好酸性細胞は，**Hürthle 細胞** と呼ばれます。

memo 甲状腺機能低下の症状として，活動性が鈍くなり，眠く，記憶力低下，脱毛，体温低下，徐脈などが生じます。

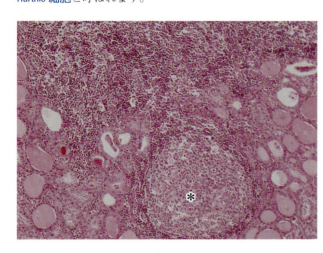

図 16-2　橋本病
甲状腺濾胞の消失や大小不同がみられ，間質には二次リンパ濾胞（＊）を伴う高度のリンパ球浸潤を認める。

　甲状腺機能低下症に伴う **粘液水腫** myxedema *memo* では，実質臓器の間質や皮下結合組織中に水和性の高い酸性ムコ多糖類が蓄積します。

memo 粘液水腫では，皮下組織に水が貯留するわけではなくヒアルロン酸やプロテオグリカンなどが貯留するために圧痕 pitting を残さない浮腫が特徴です。

D-2 クレチン症 cretinism

　先天的，あるいは新生児期に発症すると，精神，知能，身体の発育に障害が認められ，**クレチン症** cretinism と呼ばれます。

E 甲状腺腺腫 thyroid adenoma

　甲状腺濾胞上皮細胞由来の甲状腺腺腫 *memo* は，通常，**濾胞腺腫** follicular adenoma であって，乳頭腺腫は定義されていません。腺腫は結節性甲状腺腫と異なり，単発性に発生し，被膜を有し，境界が鮮明です。

memo **甲状腺腫 vs. 甲状腺腺腫**
前者は上述のように甲状腺が腫大します（goiter）が，後者は腺腫 adenoma という腫瘍の一種です。

F 甲状腺癌 thyroid cancer

F-1 乳頭癌 papillary carcinoma

 甲状腺に最も多い癌は何ですか？

 甲状腺の悪性腫瘍では，ほとんどが濾胞上皮細胞由来であり，**乳頭癌** papillary carcinoma と **濾胞癌** follicular carcinoma が含まれます（表 16-3）。乳頭

癌が最も多くみられ，組織学的な特徴として**核溝** nuclear groove，**核内細胞質封入体** intranuclear cytoplasmic inclusion _memo_ がみられます（図 16-3A）。高頻度にリンパ節転移を起こします（図 16-3B）。生検診断として**穿刺吸引細胞診** fine needle aspiration（FNA）が行われます。

> **memo**
> **核内細胞質封入体**
> 封入体の成分は細胞質由来です。すなわち，核の切れ込みや陥入によって細胞質の一部が核内に入ったもので，特殊な核異型を表しています。

表 16-3　甲状腺腫瘍の分類

良性腫瘍	濾胞腺腫 follicular adenoma
悪性腫瘍	乳頭癌 papillary carcinoma 濾胞癌 follicular carcinoma 未分化癌 undifferentiated carcinoma 髄様癌（C 細胞癌） medullary carcinoma（C-cell carcinoma） 悪性リンパ腫 malignant lymphoma
	その他 miscellaneous tumors

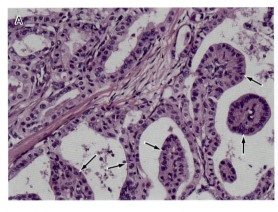 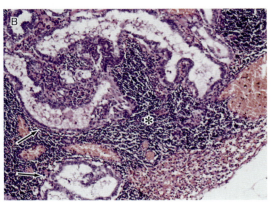

図 16-3　甲状腺乳頭癌とそのリンパ節転移
A：甲状腺乳頭癌。癌細胞が乳頭状増殖を示す（↑）。
B：甲状腺乳頭癌のリンパ節転移。リンパ節に転移した乳頭癌（↗），＊は残存するリンパ組織を示す。

F-2　濾胞癌 follicular carcinoma

　濾胞を形成する濾胞上皮由来の悪性腫瘍です。ただし，細胞学的に乳頭癌の核の特徴的所見（乳頭癌にみられる核内封入体，核縁肥厚など）を有するものは，たとえ腫瘍細胞集団が濾胞を形成していても乳頭癌と診断することになっています。また，細胞の異型性のみから濾胞腺腫と濾胞癌とを鑑別することはしばしば困難であり，暫定的に一括して濾胞性腫瘍 follicular tumor とし，血管侵襲や被膜浸潤の有無などを考慮して診断されます。

F-3　未分化癌 undifferentiated carcinoma

　未分化で異型性の強い細胞の増殖からなる濾胞上皮由来の腫瘍で，濾胞構造や乳頭状構造を示さない N/C 比の高い円形細胞からなる。極めて悪性度が高いとされています。

F-4　髄様癌 medullary carcinoma

　腫瘍細胞の髄様 _memo_ （充実性）増殖と間質の**アミロイド沈着** amyloid deposition を

> **memo**
> **髄様 medullary**
> 腫瘍細胞の増殖パターンのひとつで，線維性結合組織をほとんど含まず増殖し，さらに腺管などの特定の構造をとらずにぎっしりと詰まっている状態を意味します。

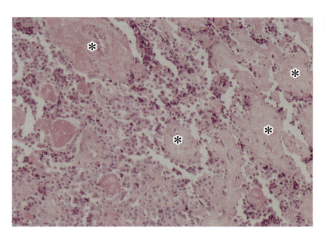

図 16-4　甲状腺髄様癌
増殖する腫瘍細胞の間には好酸性均一無構造のアミロイド沈着（＊）が認められる。

特徴とします（図16-4）。カルシトニン calcitonin 産生性のC細胞由来の悪性腫瘍です。遺伝性のものは多発性内分泌腫瘍症 multiple endocrine neoplasia（MEN）として発生します。その中で、髄様癌を含むものは MEN-Ⅱa型に分類され、髄様癌の他には副甲状腺腺腫または副甲状腺過形成、および副腎の褐色細胞腫 pheochromocytoma を合併します。

副甲状腺（上皮小体）の疾患

副甲状腺から分泌される副甲状腺ホルモン parathyroid hormone（PTH）*memo* は血中Ca濃度を上げます。これは、PTHには、骨において①骨芽細胞を介し、単球由来の破骨細胞を刺激して骨吸収を促進し、②腎で活性型ビタミンDの産生を促進して小腸からのCa吸収を促進し、③遠位尿細管からのCaの再吸収を促進する機能があることによるものです。

memo
腫瘍随伴液性高Ca血症 humoral hypercalcemia of malignancy（HHM）では、腫瘍細胞が産生するPTHに似た物質 PTH-related peptide（PTH-rP）がPTH受容体に作用することによって高Ca血症になります。

A　原発性副甲状腺機能亢進症 primary hyperparathyroidism

Point
副甲状腺のPTH産生亢進により、高Ca血症、消化器症状、骨病変を呈する

原因として副甲状腺腺腫 parathyroid adenoma（単発性）が80％以上を占め、次いで過形成（4つの副甲状腺すべてが大きくなる）によるものがあります。高Ca血症 hypercalcemia はガストリンの産生量を上げ、胃潰瘍などの消化管病変を生じます。線維性嚢胞性骨炎 osteitis fibrosa cystica による骨痛や関節痛、病的骨折が起こります。

B　続発性副甲状腺機能亢進症 secondary hyperparathyroidism

Point
血中Caの低下によりPTH産生が亢進する

慢性腎不全、骨軟化症、クッシング症候群による骨粗鬆症*memo*、ビタミンD欠乏などで血中Ca濃度が低下することに続発して生じる副甲状腺機能亢進症です。

memo
クッシング症候群では何らかの理由で副腎からコルチゾールが過剰に出ることで骨芽細胞のはたらきが抑制されて骨粗鬆症になります。

C 副甲状腺機能低下症 hypoparathyroidism

PTH 分泌不全によるものは，自己免疫機序が推定されている**特発性副甲状腺機能低下症** idiopathic hypoparathyroidism と，甲状腺の手術後 *memo* などを機に生じる**続発性副甲状腺機能低下症** secondary hypoparathyroidism に分けられます。また，PTH に対する標的器官の感受性低下によるものは，**偽性副甲状腺機能低下症** pseudohypoparathyroidism と呼ばれます。これとは別に，生物活性のない PTH 前駆体 proPTH が産生分泌され，検査上，交叉反応のため PTH 高値のようにみえるタイプの異常も存在します。この場合には活性型 PTH が分泌されていないため機能低下症となります。

> *memo*
> 副甲状腺は甲状腺の背面に接して存在する豆のように小さい結節であるので誤って手術で4つとも摘出すると重大な合併症を引き起こします。

D 副甲状腺癌 parathyroid cancer

副甲状腺機能亢進を示し，高 Ca 血症を呈しますが，腺腫や過形成に比べて頻度は低く，まれな疾患です。

● 副腎の疾患

A 副腎皮質機能低下症 adrenocortical insufficiency

> **Point** 副腎皮質の機能は視床下部と下垂体前葉によって調節されている

副腎皮質の3大ホルモンである**アルドステロン** aldosterone，**コルチゾール** cortisol，および**アンドロゲン** androgen のいずれか，またはすべてが不足して起こる病態です。副腎に障害のある**原発性副腎皮質機能低下症**と視床下部や下垂体に原因のある**続発性副腎皮質機能低下症**に分けられます。前者の代表的な疾患が**アジソン病** Addison disease で，特発性あるいは両側副腎の結核や，癌が転移することで発症します。副腎皮質ホルモン低下に対するフィードバック機構がはたらいて，下垂体の**プロオピオメラノコルチン** pro-opiomelanocortin（POMC）*memo* の過剰分泌により**メラニン細胞刺激ホルモン** melanocyte-stimulating hormone（MSH）が増加して，皮膚に色素沈着をきたします（図 16-5）。

> *memo*
> **POMC とは？**
> プロオピオメラノコルチン pro-opiomelanocortin（POMC）は，ACTH，MSH，内因性モルヒネ様ペプチド（opiate peptide）などを含む，多数の活性ペプチドから構成される巨大分子前駆体（ひとつの遺伝子から発現される）であることから名付けられています。

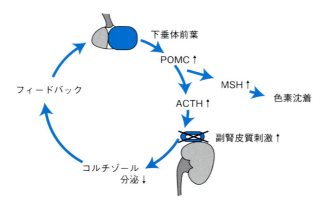

図 16-5 原発性副腎皮質機能低下症の病態
ACTH と MSH は共通の前駆体である POMC からプロセシングを受けて生成される。

B ウォーターハウス-フリーデリクセン症候群 Waterhouse-Friderichsen syndrome

主として髄膜炎菌 meningococcus（*Nisseria meningitidis*）の敗血症によって引き起こされるショックと DIC，高度の両側副腎出血による急性の副腎機能不全を特徴とします。

C 先天性副腎過形成 congenital adrenal hyperplasia

> **Point** コルチゾール生成酵素欠損により下垂体から ACTH が過剰分泌され，副腎皮質の過形成をきたす

コルチゾール分泌低下によりフィードバック機構のはたらきで ACTH 過剰分泌，副腎皮質過形成となります。5つの病型が知られていますが，**21-ヒドロキシラーゼ欠損症** 21-hydroxylase deficiency が最も多く，約90％を占めます。図 16-6 の反応経路から明らかなように，ほとんどの病型に，性徴異常（アンドロゲン異常）と色素沈着（POMC 過剰分泌）が認められます。

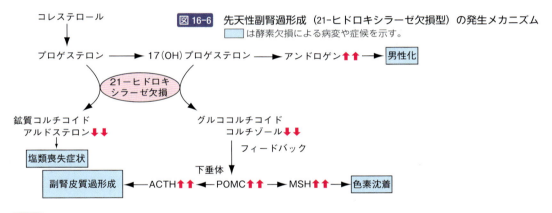

図 16-6　先天性副腎過形成（21-ヒドロキシラーゼ欠損型）の発生メカニズム
　　　　　は酵素欠損による病変や症候を示す。

D クッシング症候群 Cushing syndrome

> **Point** 慢性的なコルチゾール過剰分泌によって特有の臨床症状（表 16-4）を呈する

コルチゾール過剰の原因として最も多いのは，ACTH 産生下垂体腺腫で，**クッシング病** Cushing disease（⇒ p.181）と呼ばれるものです。次いで多いのは**副腎皮質腺腫** adrenal cortical adenoma，または**副腎癌** adrenal cancer によるものです。コルチゾール過剰分泌は，まれに下垂体以外の異所性 ACTH 産生腫瘍によっても生じます。たとえば，肺小細胞癌，悪性胸腺腫，カルチノイドなどが知られています。クッシング症候群の典型的な症状は（表 16-4）のとおりです。

表 16-4　クッシング症候群の主な症状

高血圧 hypertension
中心性肥満 central obesity
月経異常 menstruation disorder
伸展性皮膚線条 striae cutis distensae
多毛症 hypertrichosis
骨粗鬆症 osteoporosis
浮腫 edema
筋力低下 muscle weakness
精神障害 mental disorder

E　原発性アルドステロン症 primary aldosteronism

> **Point**　副腎皮質球状層の障害によりアルドステロンが過剰に分泌され，Na^+蓄積とK^+喪失を生じる

コン症候群 Conn syndrome とも呼ばれています。副腎皮質球状層の病変（多くはアルドステロン産生腺腫）によって，鉱質コルチコイドである**アルドステロン** aldosterone が過剰に分泌され，腎尿細管に作用して Na^+ **貯留**と K^+ **喪失**をきたす疾患です。狭義の原発性アルドステロン症は，**アルドステロン産生腫瘍**（多くの場合腺腫）によるものを意味します。腺腫は境界鮮明な結節性病変を形成し，割面の肉眼所見では黄金色を特徴とします。組織学的には，細胞内に多数の脂肪滴（黄色調）を含む淡明な細胞の増殖がみられます。

memo　**原発性 vs. 続発性**
前者は副腎に病変がある場合，後者は副腎以外からの刺激で副腎のアルドステロンが過剰分泌する場合を区別する表現です。

F　続発性アルドステロン症 secondary aldosteronism

副腎皮質以外の病変によって**レニン-アンギオテンシン系** renin-angiotensin system が刺激されて，副腎からのアルドステロン分泌過剰をきたす疾患です。うっ血性心不全，ネフローゼ症候群，肝硬変などの循環血液量の低下，**バーター症候群** Bartter syndrome，**原発性レニン症** primary reninism（レニン産生腫瘍），腎血管性高血圧症 *memo* ，悪性高血圧，経口避妊薬投与などにより生じます。

memo　腎血管に狭窄が生じると腎輸入動脈の血圧のセンサーである傍糸球装置からレニンが分泌されて血圧を上昇させます。

G　褐色細胞腫 pheochromocytoma（PC）

> **Point**　クロム親和性細胞由来のカテコラミン産生腫瘍で，高血圧，代謝亢進，高血糖を示す

副腎髄質や交感神経節の**クロム親和性細胞** chromaffin cell *memo* を発生母地とする腫瘍です（図16-7）。良性と悪性に分類されていますが，両者の区別はしばしば困難で，核異型と悪性度が一致しないこともあります。免疫組織化学的に分泌顆粒成分として**クロモグラニンA** chromogranin A *memo* が陽性で，電子顕微鏡観察ではカテコラミン分泌顆粒がみられます。**エピネフリン** epinephrin，**ノルエピネフリン** norepineph-

memo　クロム親和性細胞は，腫瘍組織を重クロム酸カリウムで処理すると，黄褐色を呈することに由来した命名です。

memo　クロモグラニンAは副腎髄質のクロム親和性顆粒に含まれるタンパクでカテコールアミンとともに存在している診断的マーカーです。

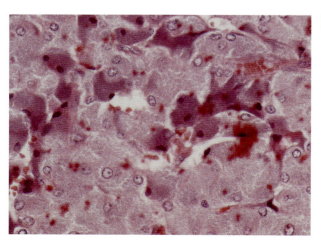

図16-7　褐色細胞腫
好酸性顆粒状の大きな胞体と円形，小胞性の核を有する腫瘍細胞が単調に増殖する。

rin _memo_，**ドーパミン** dopamin などのカテコラミンが産生される腫瘍です。

H　神経芽細胞腫 neuroblastoma

> **Point**　交感神経芽細胞由来のカテコラミン産生性悪性腫瘍で
> 小児の副腎髄質，後腹膜に好発する

　腫瘍細胞はカテコラミンを産生し，尿中にはその代謝産物（**VMA** や **HVA** _memo_）が検出されます。組織学的には小型で未分化な円形〜類円形の細胞が主体で，しばしば**ロゼット** rosette _memo_ を形成します。**神経芽細胞腫** neuroblastoma，神経節細胞が混じる**神経節芽細胞腫** ganglioneuroblastoma，および神経細胞に分化を示す**神経節細胞腫** ganglioneuroma に分類されます。

● 膵島の疾患

A　糖尿病 diabetes mellitus（DM）

> **Point**　インスリン作用の不足によって引き起こされる
> 種々の代謝異常をきたす疾患群である

　糖尿病は 1 型と 2 型に分類されます。

A-1　1 型糖尿病 Type 1 diabetes mellitus

　インスリン依存性糖尿病 insulin-dependent diabetes mellitus（IDDM）とも呼ばれます。自己抗体が膵のランゲルハンス島の β 細胞を破壊して，インスリン産生が著しく低下することによって生じます。リンパ球浸潤を伴う**膵島炎** insulitis が起こることになります。

A-2　2 型糖尿病 Type 2 diabetes mellitus

　インスリン非依存性糖尿病 non-insulin-dependent diabetes mellitus（NIDDM）ともいいます。インスリン抵抗性の増大（標的組織でのインスリン感受性低下）と膵ランゲルハンス島の分泌の相対的低下により発症すると考えられています。

A-3　糖尿病の合併症 complication of diabetes mellitus

　糖尿病の罹患期間が長くなると，1 型，2 型を問わず，血管障害を主体として全身臓器に合併症を生じます。これは基本的に長く続く高血糖状態が，血管壁内腔を保護している内皮細胞の機能を障害することに端を発し，非可逆的な血管壁構造の破壊へと進行していきます。重要な合併症としては**糖尿病性神経症** diabetic neuropathy，**糖尿病性腎症** diabetic nephropathy，**糖尿病性網膜症** diabetic retinopathy ですが，その他の主な合併症をあわせて**表 16-5** にまとめました。

---

memo
エピネフリン（アドレナリン）vs. ノルエピネフリン（ノルアドレナリン）
前者は主として副腎髄質から，後者は交感神経から分泌されます。

memo
VMA（ヴァニリルマンデル酸 vanillylmandelic acid）はアドレナリン，ノルアドレナリンの最終代謝産物のひとつです。
HVA（ホモヴァニリン酸 homovanillic acid）はドーパおよびドーパミンの最終代謝産物です。

memo
ロゼット
小さなバラの花のことを rosette といいます。腫瘍細胞（特に神経系）がバラの花弁のように輪状（中心に向かって極性を示しながら）に配列する構造的特徴を示す言葉です。

16
内分泌

表16-5 糖尿病の主な合併症

臓器・組織	病変・疾患
脳	微小血管障害，脳梗塞，脳出血
眼	網膜症，白内障，緑内障
血管	粥状動脈硬化症，末梢の動脈硬化症（壊疽），高血圧
心	心筋梗塞
腎	糸球体硬化症，最小動脈硬化症，腎盂腎炎
末梢神経	ニューロパチー *memo*
膵	膵島炎（1型），アミロイド沈着（2型）

> *memo*
> **ニューロパチー**
> 主として末梢神経の障害を
> いいます。運動障害，感覚
> 障害，自律神経障害が含ま
> れます。深部反射や筋緊張
> の低下もみられます。

A-4 糖尿病性昏睡 diabetic coma

　糖尿病における代謝障害が高度になると意識障害が進行して昏睡になることがあります。その原因となるのは，**糖尿病性ケトアシドーシス** diabetic ketoacidosis（DKA）（高血糖と著しいケトン体 *memo* の増加があり，1型糖尿病に多い），**高浸透圧性非ケトン性昏睡** hyperosmolar non-ketotic diabetic coma（HONK）（2型糖尿病に多く，著しい高血糖による），**低血糖昏睡** hypoglycemic coma（インスリンや経口血糖降下薬の過量による），**乳酸アシドーシス** lactic acidosis（循環不全やビグアナイド系薬による）です。

> *memo*
> ケトン体はアセト酢酸，3-
> ヒドロキシ酪酸，アセトン
> の総称です。体内でグルコー
> スがエネルギー源として
> 有効に利用できない場合に
> 生成が亢進します。

B 膵島細胞腫瘍 islet cell tumor

　膵のランゲルハンス島の構成細胞から発生する腫瘍を総称して**膵島細胞腫瘍**と呼びます。種々のホルモンを重複して産生する**機能性腫瘍（ホルモン産生腫瘍）** functioning tumor（hormone-producing tumor）であることが多い（**表16-6**）。

表16-6 膵島細胞腫瘍の種類と特徴

膵島細胞腫	由来	主な症状
インスリノーマ insulinoma	β細胞	空腹時や運動時に中枢神経症状を伴う低血糖発作
ガストリノーマ gastrinoma	G細胞	Zollinger-Ellison 症候群 （再発性難治性消化性腫瘍と慢性の水様性下痢）
グルカゴノーマ glucagonoma	α細胞	高血糖，口内炎・舌炎，壊死性遊走性紅斑
血管作動性腸管腫瘍 　vasoactive intestinal tumor（VIPoma）*memo*	非β細胞	WDHA 症候群（水様性下痢低カリウム血症無胃酸症候群 watery diarrhea-hypokalemia-achlorhydria syndrome）

> *memo*
> **VIPoma**
> 血管作動性腸管ポリペプチ
> ド vasoactive intestinal
> polypeptide（VIP）を 産
> 生する腫瘍（-oma）のこ
> とを VIPoma といいます。

C 多発性内分泌腫瘍症 multiple endocrine neoplasia（MEN）

> **💡Point**　複数の内分泌腺の腫瘍（良性・悪性）または過形成が発生する

　常染色体優性遺伝性の症候群で，MEN1型，MEN2A型，MEN2B型の3型に分類されています（**表16-7**）。MEN1型の原因遺伝子は第11染色体（11q13）に位置しているMEN1遺伝子です。MEN2型は第10染色体（10q11.2）に位置するRET遺伝子の変異が原因となっています。

表 16-7　多発性内分泌腫瘍症の分類

	MEN1（Wermer 症候群）	MEN2A（Sipple 症候群）	MEN2B
下垂体	腺腫		
副甲状腺	過形成・腺腫	過形成・腺腫	
膵ランゲルハンス島	過形成・腺腫		
副腎	皮質過形成・腺腫	褐色細胞腫	褐色細胞腫
甲状腺		髄様癌	髄様癌
その他	カルチノイド 脂肪腫	皮膚苔癬 ヒルシュスプルング病	皮膚粘膜神経節細胞腫 マルファン様特徴

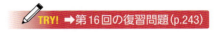

病理学各論 第17回 筋・骨格系

▶今回の講義内容　骨・関節の疾患　A 骨折　B 骨粗鬆症　C 変形性関節症　D 色素性絨毛結節性滑膜炎　E 痛風　F 偽痛風　G 関節リウマチ　H 椎間板ヘルニア　I 化膿性骨髄炎　J 結核性骨髄炎　K 骨形成不全症　L 骨軟化症／くる病　M 骨肉腫／骨原性肉腫　N ユーイング肉腫／PNET 群　筋肉の疾患（ミオパチー）　A 進行性筋ジストロフィー症　B 多発(性)筋炎　C ミトコンドリア脳筋症　D 周期性四肢麻痺　E 重症筋無力症　軟部組織の疾患　A 軟部組織腫瘍　B 軟部組織の腫瘍様病変

　運動器官 motor organ は，身体の骨格筋運動を発生させる器官であり，2つ以上の骨が構成する関節，靱帯組織，およびそれらの骨に腱を介して付随する骨格筋からなります。骨組織 osseous tissue は支柱としての力学的なはたらきのみならず，カルシウム・リンの代謝・貯蔵にも重要な役割をもっています。筋組織 muscle tissue の維持と運動には，血流のみならず，神経との関係も見逃してはならないものです。

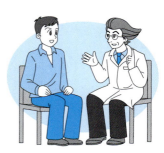

骨・関節の疾患

A　骨折 fracture

Point 悪性腫瘍の転移によって病的骨折が生じる

　骨組織の生理的連続性が断たれた状態です。正常骨に外力が加わることによって生じたものを，**外傷性骨折** traumatic fracture といいます。これに対して，もともと骨に基礎疾患が存在し，わずかな外力により骨折した場合は，**病的骨折** pathological fracture と呼ばれます。その主な原因としては，骨原発腫瘍，悪性腫瘍の骨転移，**骨形成不全症** osteogenesis imperfecta，**骨軟化症** osteomalacia，**骨粗鬆症** osteoporosis などが含まれます。骨折の治癒過程では，血腫・凝血が吸収されながら肉芽形成が起こり，**仮骨** callus と呼ばれる未熟な骨化が生じ，質・量ともに**再造形** remodeling を繰り返して層状構造を有する正常の骨へと変化していきます（図 17-1）。

memo　骨組織は骨芽細胞による骨形成と破骨細胞による骨吸収を絶えず行い，そのバランスで維持されています。

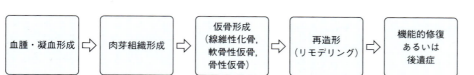

図 17-1　骨折の治癒過程

B 骨粗鬆症 osteoporosis

> **Point** 骨の質的変化がなく、絶対量が減少する疾患（cf. 骨軟化症）

組織学的には骨組織の微細構造が失われて骨折しやすくなります（図17-2）。皮質骨幅の減少や海綿骨梁の減少と萎縮が目立ち、さらに骨の変形や圧迫骨折の所見が加わっていきます。

骨回転において骨の吸収率が形成率を上回り、負の平衡に傾くことによって生じます。老人性骨粗鬆症 senile osteoporosis では、骨芽細胞の活性低下による骨量減少がみられ、低回転型骨粗鬆症に分類されます。一方、副甲状腺機能亢進症 hyperparathyroidism では、正常より骨吸収率が促進された状態で高回転型骨粗鬆症になります。また、女性ホルモンには骨芽細胞の維持や骨細胞のアポトーシスを抑制することにより骨量を増加させる作用があることが明らかにされています。閉経後には女性ホルモン分泌低下により骨吸収が優勢となり、高回転型骨粗鬆症となります。

骨粗鬆症の合併症として骨折が生じやすく、特に長管骨骨折（上腕骨近位、橈骨遠位、大腿骨頸部）や椎体骨の圧迫骨折 compression fracture が高頻度でみられます。

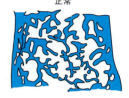
正常

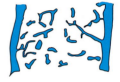
骨粗鬆症

図17-2 骨粗鬆症

C 変形性関節症 osteoarthrosis (OA) / arthrosis deformans

> **Point** 退行性変化と増殖性変化によって、関節の形態変化と機能障害をきたす

加齢に伴って、膝関節、股関節、頸椎関節など荷重負担のかかる関節に起こります。病理組織学的には、関節軟骨の軟化、亀裂、びらん、さらには摩耗、欠損によって関節面で骨が露出するようになります。軟骨による衝撃荷重の吸収がなくなり、直接骨に力が加わることで、骨梁の肥厚や微小骨折を伴い、関節面の破壊、変形がさらに進行していきます。

D 色素性絨毛結節性滑膜炎 pigmented villonodular synovitis (PVNS)

> **Point** 炎症性の滑膜増殖疾患であるが、腫瘍性増殖を示すこともある

膝、股、肩などの大関節に好発します。滑膜は肉眼的に赤褐色に肥厚し、びまん性、あるいは結節性病変を形成して、関節軟骨や軟骨下骨を破壊することもあります。病理組織学的には、線維組織球性の増殖がみられ、巨細胞性病変 giant cell lesion を含み、小出血とヘモジデリン貪食細胞 hemosiderin-laden macrophage や泡沫細胞 foam cell の出現を特徴とします。この小出血とヘモジデリン沈着により肉眼的に赤褐色に見えることで疾患名に「色素性」が付いています。

memo
巨細胞を伴う腱鞘巨細胞腫 giant cell tumor of tendon sheath (GCTTS) および悪性腱鞘巨細胞腫との鑑別が必要となります。

E 痛風 gout

> **Point** 高尿酸血症によって痛風結節形成，痛風発作，腎結石症などを起こす

プリン体 *memo* の代謝異常（尿酸産生亢進あるいは排泄障害）によって**高尿酸血症** hyperuricemia となり，尿酸塩が関節，皮下組織，腎に沈着して炎症反応を引き起こします。中高年の男性に多く，好発部位は第一中足趾関節です。関節内に尿酸結晶が遊離すると急性関節炎を起こし，激しい疼痛発作，すなわち**痛風発作** gouty attack を生じます。尿酸塩の沈着による結節状の病変を**痛風結節** gouty tophus と呼びます（⇨ p. 78，図 8-6）。

memo 生体内のプリン体はほとんどが塩基性で，プリン塩基です。主としてアデニンとグアニンが含まれます。

F 偽痛風 pseudogout

中高年の膝，股，肘，手関節において，痛風に似た疼痛発作を生じる疾患です。**ピロリン酸カルシウム** calcium pyrophosphate dihydrate （CPPD） *memo* の結晶が関節腔内に析出し，関節軟骨を障害することによって起きます（図 17-3）。

memo 症状のない CPPD の沈着症とあわせて，**ピロリン酸カルシウム結晶沈着症** calcium pyrophosphate dihydrate （CPPD） crystal deposition disease としてまとめられています。

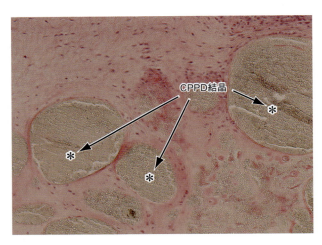

図 17-3 偽痛風
変性した軟骨組織中にピロリン酸カルシウム結晶（＊）が認められる。

G 関節リウマチ rheumatoid arthritis（RA）

> **Point** 自己免疫の関与により慢性に経過する関節を主とした全身性の炎症性疾患 *memo*

多関節に及ぶ慢性関節炎で，腫脹と疼痛を伴い，中高年女性に好発します。自己免疫疾患とされていますが，その病因と発生機序は未だ不明です。手足の小関節に両側性に生じる**朝のこわばり** morning stiffness は特徴的な症状のひとつです。進行すると大関節に及び，変形，脱臼などを伴ってきます。滑膜の組織所見では，絨毛の肥大・増生，滑膜細胞の増生，血管新生，リンパ球・形質細胞の浸潤，リンパ濾胞形成がみられます（図 17-4）。同部位に形成される肉芽組織を**パンヌス** pannus といいます。
悪性関節リウマチ malignant rheumatoid arthritis（MRA）は，関節リウマチ以外にも間質性肺炎や漿膜炎，多発性神経炎などの関節外病変を合併し，難治性の臨床経過を示すものです。**若年性関節リウマチ** juvenile rheumatoid arthritis（JRA） *memo* は 15 歳以前に発症する関節リウマチで，成人の場合に比べて全身症状が強く，**リウマトイ**

memo RA の関節外病変として，血管炎，漿膜炎（心外膜炎，胸膜炎），肺線維症が合併します。典型的な**リウマチ結節** rheumatic nodule では，病巣中心の**フィブリノイド壊死** fibrinoid necrosis と，それを放射状に取り囲む類上皮細胞（巨細胞を含む），さらに外側にリンパ球浸潤や線維芽細胞が配列されます。

memo JRA には，全身型と多発関節炎型，少数関節炎型の 3 つの病型がありますが，全身型は**スチル病** Still disease とも呼ばれています。

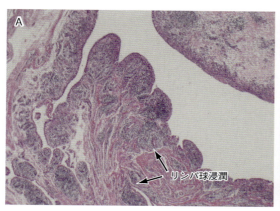
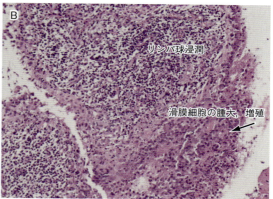

図 17-4 関節リウマチ
A：関節滑膜の肥厚増殖と高度のリンパ球浸潤がみられる。
B：強拡大では滑膜表面の滑膜細胞に腫大，増殖傾向（）が認められる。

ド因子 rheumatoid factor（RF）*memo* の陽性率が低いという特徴があります。

H 椎間板ヘルニア disk herniation

> **Point** 椎間板の髄核が後方に脱出し，脊髄や神経根を圧迫して神経症状を起こす

　脊椎の椎体間に存在する円板状の軟骨を **椎間板** disk といいます。椎間板中央に存在する **髄核** vertebral pulp（nucleus pulposus *memo*）が **線維輪** fibrous ring や **後縦靱帯** posterior longitudinal ligament を越えて脱出します（図 17-5）。L_{4-5}，L_5-S_1，L_{3-4} の椎間板が好発部位です。

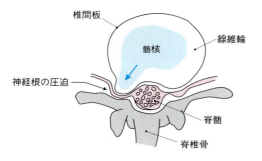

図 17-5 椎間板ヘルニア

I 化膿性骨髄炎 suppurative osteomyelitis

　起炎菌は **黄色ブドウ球菌** Staphylococcus aureus が最も多く，**連鎖球菌** Streptococcus や **肺炎球菌** Pneumococcus 感染もみられます。小児では，骨幹端に血管網が発達していて，細菌が増殖しやすい。慢性化した特殊型として，**ガレー硬化性骨髄炎** Garré sclerotic osteomyelitis *memo* や **ブロディー膿瘍** Brodie abscess などがあります。

---

memo リウマトイド因子
約 80％のリウマチ患者において産生亢進を示す IgM で変性 IgG の Fc 部分を抗原としています。

memo 髄核
椎間板の中央部に存在するゼリー状の構造物で脊椎にかかる荷重に対してクッションのはたらきをしています。

memo ガレー硬化性骨髄炎
化膿や瘻孔形成が起こらず，骨の膨隆や肥厚を示す骨髄炎のことです。

結核性骨髄炎 tuberculous osteomyelitis

肺やその他の結核病巣から，結核菌が血行性に骨髄に達して生じます。脊椎骨，特に下部胸椎や腰椎が好発部位で，以前は**脊椎カリエス** spinal caries と呼ばれていました。病理組織学的には，他の結核症と同様，類上皮細胞とラングハンス巨細胞を伴った**乾酪壊死性肉芽腫** caseating granuloma が形成されます。

> **memo ─ カリエス**
> 骨結核のことですが，虫歯のこともカリエスというように，硬組織の崩壊や壊死による変形や浸食を表しています。

骨形成不全症 osteogenesis imperfecta

> **Point**
> Ⅰ型コラーゲンの合成障害により
> 易骨折性，青色強膜，難聴をきたす疾患である

COL1A1 あるいは *COL1A2* 遺伝子変異による**Ⅰ型コラーゲン合成障害**があり，全身結合組織の異常を示します。骨芽細胞のコラーゲン形成障害により，骨膜性骨化障害や軟骨内骨化が十分に行われないため，易骨折性となります。

骨軟化症 osteomalacia／くる病 rickets

 骨軟化症と骨粗鬆症との違いは何ですか？

骨粗鬆症は骨の絶対量が減少するが，骨に質的変化が起こらないのに対して，**骨軟化症**では，骨の絶対量は正常で，**類骨** osteoid は正常に形成されるが，類骨への骨塩の沈着 mineralization が障害されるという違いがあります。

骨端軟骨閉鎖後（成人期）では**骨軟化症**，骨端軟骨閉鎖前（小児期）では**くる病** rickets になります。血中のカルシウムとリンの濃度の低下（Ca×P 積の低下）によって石灰化不全が生じますが，その原因となるものを**表 17-1** にまとめました。病理組織学的には，類骨の増加と石灰化不全の骨組織がみられます。

> **memo**
> 骨塩の主体はリン酸カルシウム $CaPO_4$ であり，血清中の Ca^{2+} と PO_4^{2-} の両方が適切に供給されてはじめて石灰化が生じます。すなわちリン不足の状態では Ca が足りていても石灰化は起こらないことになります。

表 17-1 骨軟化症／くる病の原因

血清 Ca 低下 （ビタミン D 不足）	ビタミン D 摂取不足，吸収不良症候群，肝不全，腎不全によるビタミン D 活性化抑制
血清 P 低下 （腎での P 再吸収障害）	ファンコーニ症候群，尿細管性アシドーシス

M 骨肉腫 osteosarcoma／骨原性肉腫 osteogenic sarcoma

> **Point**
> 細胞形態は多彩であるが，類骨や骨を形成する能力のある悪性腫瘍である

組織学的に多彩な形態を示しますが，腫瘍細胞による類骨形成 が確認されれ

> **memo**
> 類骨とは，骨芽細胞が分泌する基質に石灰化がまだ起こっていないもので骨形成の途中の組織のことです。

ば骨肉腫と診断されることになっています。骨関節領域に発生する腫瘍の中で最も悪性度が高く，発生頻度も高い。10歳代，特に15〜19歳に好発します。膝周囲に相当する大腿骨遠位骨幹端や脛骨近位部骨幹端が好発部位で，上腕骨近位側や腓骨頭部にも生じます。組織学的には，通常型は骨芽細胞型，軟骨細胞型，線維芽細胞型に分けられます。

N ユーイング肉腫 Ewing sarcoma／PNET群 PNET group

> **Point** 未分化な神経外胚葉起源の小型円形細胞からなる骨原発の腫瘍である

10〜20歳代の長幹骨骨幹端部に好発します。神経外胚葉起源の腫瘍と考えられていて，ユーイング肉腫とPNET（**未熟神経外胚葉腫瘍** primitive neuroectodermal tumor）とは，本質的には同一起源の腫瘍であるとされています。病理組織学的には，境界不明瞭な増殖パターンを示す小型円形細胞 small round cell で構成され，PAS染色陽性を示すグリコーゲン顆粒が細胞質内に多量に含まれる特徴をもっています。

● 筋肉の疾患（ミオパチー）

ミオパチー myopathy とは，筋自体に原因がある骨格筋障害であり神経異常によるものは含まれません。さらに狭義のミオパチーは，神経筋接合部の異常を含まない場合もあります。

A 進行性筋ジストロフィー症 progressive muscular dystrophy（PMD）

> **Point** 骨格筋の変性・萎縮・消失が進行し，脱力を主徴とする
> 遺伝性の疾患である

進行性筋ジストロフィー症の中で最も多いのが**伴性劣性型筋ジストロフィー症** *memo* で，その中でも進行が速い重症型は**デュシェンヌ型** Duchenne type です（**表17-2**）。病理組織学的には，筋線維の大小不同，すなわち腫大と萎縮が混在してみられます。筋鞘核の中央移動，細胞質の空胞変性を経て筋線維が消失してきます。筋生検

memo
疾患の責任遺伝子であるジストロフィン遺伝子は，X染色体上に存在しているので伴性遺伝様式になります。

表 17-2 ミオパチーの分類と原因

障害部位	種類	原因
筋肉の異常	進行性筋ジストロフィー	遺伝性，その他
	先天性ミオパチー	遺伝性
	筋強直性ミオパチー	遺伝性
	多発筋炎	自己免疫
	ミトコンドリア脳筋症（⇨ C ）	ミトコンドリア遺伝子変異
	その他のミオパチー（⇨ E ）	内分泌異常，代謝異常，薬剤性
神経筋接合部	重症筋無力症	自己免疫
	Eaton-Lambert 症候群（筋無力症候群）	悪性腫瘍に関連した抗体
	中毒	有機リン，ボツリヌス毒素

では，**抗ジストロフィン抗体** anti-dystrophin antibody を用いた免疫染色で，ジストロフィンタンパクの欠損を証明することによって確定診断がなされます。

B 多発(性)筋炎 polymyositis

横紋筋，特に近位筋群の炎症により対称性の筋力低下を呈する筋原性疾患です。**ヘリオトロープ皮疹** heliotrope eruption （眼瞼部の紫紅色調紅斑）などの皮膚症状を伴うものを**皮膚筋炎** dermatomyositis といいます。病理組織学的には，小型リンパ球主体の炎症細胞浸潤と筋線維の変性，壊死，萎縮，および再生像などを認めます。悪性腫瘍（特に胃癌や肺癌など）との合併率が高い。間質性肺炎や嚥下困難から**誤嚥性肺炎** aspiration pneumonia を起こすこともあります。

> memo
> **ヘリオトロープ皮疹**
> ライラックの花の色のように青紫色や赤紫色を呈する浮腫状の皮疹です。

C ミトコンドリア脳筋症 mitochondrial encephalomyopathy

> **Point**　ミトコンドリアのエネルギー産生系障害のために，中枢神経症状と筋症状を呈する遺伝性の症候群

ミトコンドリアでの ATP 産生が低下すると，大量のエネルギーを消費する中枢神経系と骨格筋に症状が現れやすくなります。筋力低下，低身長，知能低下，糖尿病，感音性難聴などが主な症状です。病理組織学的には，骨格筋を**ゴモリ・トリクロム染色** Gomori trichrome stain で観察すると，異常ミトコンドリアの集積が粗大顆粒状に認められ，**赤色ぼろ線維** ragged-red fiber という所見が特徴的です。遺伝子解析によってミトコンドリア DNA の変異が確認できます。この疾患は**母性遺伝** maternal inheritance と考えられています。

> memo
> **母性遺伝**
> 細胞質遺伝ともいわれるように受精の際の卵子のミトコンドリア DNA の遺伝情報によって生じる疾患です（p.70，第7回 C ）。

D 周期性四肢麻痺 periodic paralysis (PP)

周期的，一過性に四肢・体幹筋の**弛緩性麻痺** flaccid paralysis を生じる原因不明の疾患です。**低カリウム血症** hypokalemia を呈するものが多く，甲状腺機能亢進症や原発性アルドステロン症などに関連する内分泌性ミオパチーに分類されるものも含まれます。

E 重症筋無力症 myasthenia gravis

> **Point**　神経筋接合部の刺激伝達が，アセチルコリン受容体に対する自己抗体によって障害される自己免疫疾患である

身体を動かすと疲れやすく，日内変動（夕方あるいは運動後に症状が出やすく，安静により回復する）を示します。**眼瞼下垂** ptosis，**複視** diplopia，**嚥下障害** dysphagia，**易疲労性** fatigability が主な症状です。**胸腺腫** thymoma，**胸腺過形成** thymic hyperplasia，他の自己免疫疾患との合併が知られています。

軟部組織の疾患

A 軟部組織腫瘍 soft tissue tumor

　悪性軟部腫瘍取扱い規約（第3版）によると「軟部組織とは，骨，歯以外の軟らかい組織の中で，網内系，グリア，および実質臓器の支柱組織を除いた生体の非上皮性組織を意味する」とあります。実際には，線維組織，脂肪組織，筋組織，血管，リンパ管，滑膜が含まれ，腫瘍のほとんどは中胚葉由来のもので，一部，例外的に外胚葉由来の末梢神経腫瘍があります（**表 17-3**）。軟部腫瘍の良性悪性の区別には細胞の異型性のみならず，細胞密度や核分裂像の頻度なども重要な目安とされます（**図 17-6**）。

表 17-3 軟部腫瘍 WHO 分類（2012 年）

	Benign	Intermediate locally aggressive	Intermediate rarely metastasizing	Malignant
脂肪性腫瘍 adipocytic tumor	脂肪腫 lipoma	異型脂肪腫状腫瘍／高分化型脂肪肉腫 atypical lipomatous tumor/well diffrentiated liposarcoma		脂肪肉腫 liposarcoma
線維芽細胞性／筋線維芽細胞性腫瘍 fibroblastic/myofibroblastic tumor	弾性線維腫 elastofibroma	浅在性（Dupuytren 型）線維腫症 superficial fibromatoses (palmar /plantar)	乳児型線維肉腫 infantile fibrosarcoma	成人型線維肉腫 adult fibrosarcoma
いわゆる線維組織球性腫瘍 so-called fibrohistiocytic tumor	腱鞘巨細胞腫 giant cell tumor of tendon sheath		軟部巨細胞腫 giant cell tumor of soft tissue	悪性線維性組織球腫 malignant fibrous histiocytoma
平滑筋腫瘍 smooth muscle tumor	血管平滑筋腫 angioleiomyoma			平滑筋肉腫 leiomyosarcoma
血管周皮細胞性腫瘍 pericytic (perivascular) tumor	グロムス腫瘍 glomus tumor			
横紋筋腫瘍 skeletal muscle tumor	横紋筋腫 rhabdomyoma			横紋筋肉腫 rhabdomyosarcoma
血管性腫瘍 vascular tumor	血管腫 hemangioma	Kaposi 肉腫様血管内皮腫 kaposiform haemangioendothelioma	Kaposi 肉腫 kaposisarcoma	血管肉腫 angiosarcoma
軟骨・骨形成性腫瘍 chondro-osseous tumor	軟骨腫 chondroma			骨肉腫 osteosarcoma
分化未定腫瘍 tumor of uncertain differentiation	筋肉内粘液腫 intramuscular myxoma		骨化性線維粘液性腫瘍 ossifying fibromyxoid tumor	滑膜肉腫 synovial sarcoma

　軽部腫瘍の**悪性度** grade は，他の腫瘍とは異なり腫瘍分化度，核分裂指数に加えて腫瘍壊死の程度が重要な因子として含まれています。また，**良悪性中間的腫瘍** intermediate malignancy という良性と悪性の中間的ないし境界病変が存在するという特殊性があります。これらは局所再発率や遠隔転移の頻度を指標に定められます。

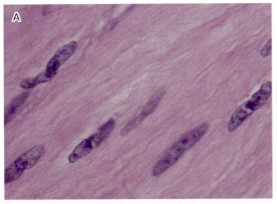
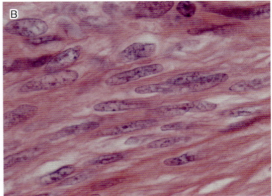
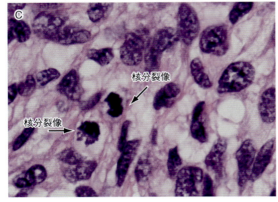

核分裂像
核分裂像

図 17-6　胃の平滑筋組織，平滑筋腫，平滑筋肉腫
A：胃固有筋層の正常平滑筋細胞。
B：良性の平滑筋腫。異型性はみられないが，細胞密度が増加している。
C：平滑筋肉腫。著しい核異型と核分裂像（↙）がみられる。

B　軟部組織の腫瘍様病変 tumor-like lesion

　良性病変の中には，真の腫瘍ではないが，腫瘍様の細胞増殖を呈するものが含まれます。たとえば，反応性の線維腫症として瘢痕性線維腫症 cicatrical fibromatosis，ケロイド keloid，結節性筋膜炎 nodular fasciitis が知られています。
　その他，脂肪を貪食した泡沫状の細胞，すなわち黄色腫細胞 xanthoma cell が集合する腫瘍様病変として黄色腫 xanthoma があります。

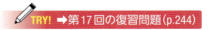
TRY! ➡第17回の復習問題（p.244）

病理学各論

第18回 脳・神経系

▶今回の講義内容　脳の疾患　A 神経細胞傷害　B グリオーシス　C 脱髄　D 髄膜および脳脊髄液
E 頭蓋内圧亢進　F 脳浮腫　G 脳ヘルニア　H 循環障害　I 髄膜炎　J 脳膿瘍
K 多発性硬化症　L 神経変性疾患　M パーキンソン症候群　M 脳腫瘍　N プリオン病
脊椎の疾患　A 筋萎縮性側索硬化症　B 脊髄小脳変性症／脊髄小脳失調症
C 脊髄・脊椎腫瘍

Dr. レイ	ヒトの脳には，約140億個もの神経細胞 neuron があります。神経細胞体 neuronal cell body からのびる2種類の突起とは？
シュワン君	軸索突起 axon と樹状突起 dendrite です。
Dr. レイ	では，中枢神経系の支持細胞を何といいますか？
ラクナさん	神経膠細胞 neuroglia またはグリア glia です。
Dr. レイ	神経膠細胞には，星細胞 astrocyte，乏突起膠細胞 oligodendrocyte，上衣細胞 ependymal cell，そしてミクログリア microglia の4つの種類があります。
シュワン君	乏突起膠細胞はどんなはたらきをするのですか？
Dr. レイ	髄鞘を形成する，つまり末梢神経のシュワン細胞のようなはたらきをするのですよ。

　中枢神経系の支持細胞である4種類の神経膠細胞 neuroglia のはたらきをまとめると次のようになります（表18-1）。

表 18-1　神経膠細胞の種類

アストロサイト（星細胞）astrocyte	神経細胞の栄養と代謝に関連し，病変に反応して増殖する
オリゴデンドロサイト（乏突起膠細胞）oligodendrocyte	少数の短い突起が神経細胞の軸索を包んで，髄鞘を形成・維持する。末梢神経のシュワン細胞に相当する。多発性硬化症 multiple sclerosis では脱髄変化を起こす
上衣細胞 ependymal cell	脳室壁を裏打ちし，線毛や細胞接着装置を有するなどの上皮性性格をもつ
ミクログリア（小膠細胞）microglia	骨髄単球由来と考えられていて，末梢性単球/マクロファージの表面マーカー CR3 や CD68 を発現する細胞。脳実質内血管周囲に存在し，病変に反応して貪食能を示す

脳の疾患

　虚血などのストレスがニューロンを傷害すると，12～24時間で細胞質の好酸性変化 eosinophilic change と核濃縮 pyknosis が起こります。この急性期の神経細胞の変化は "red dead neuron（eosinophilic）" とも呼ばれ，非可逆的な変化が生じているサインとされています。神経細胞の死後数日経過すると，次にミクログリアの活性化やマ

クロファージによる壊死物質の除去が始まります。**星細胞** astrocyte が増殖して**グリオーシス** gliosis *memo*（⇨ B グリオーシス）という硬化性変化によって修復が進行します。

対照的に神経細胞が時間をかけて細胞死に至るものは，変性 degeneration と呼ばれます。この場合もグリオーシスはゆっくりと進行していきます。

> **memo**
> **グリオーシス**
> 神経膠症ともいわれる神経膠細胞の反応性増殖のことです。中枢神経系における組織損傷の修復過程を示します。

A 神経細胞傷害 neuronal cell damage

神経細胞は**低酸素症** hypoxia，**低血糖** hypoglycemia，ウイルス感染，代謝障害などが原因となり**凝固壊死** coagulation necrosis や**アポトーシス** apoptosis になります。特に神経細胞が壊死に陥ると，細胞質が膨化や好酸性変化を示し，**ニッスル顆粒** Nissl granule が消失（**中心色素融解** central chromatolysis）します。核では，**核濃縮** pyknosis，**核融解** karyolysis，**核崩壊** karyorrhexis といった変化がみられます。

神経細胞突起の二次的変性として次の2種類が知られています（図18-1）。**ウォラー変性** Wallerian degeneration（**順行性変性** anterograde degeneratrion）は，損傷を受けた軸索の末梢側に進行する変性です。逆行性に変性が進み，最終的には神経細胞に変性が起こるものを**逆行性変性** retrograde degeneration といいます。**経ニューロン変性** transneuronal degeneration は，**経シナプス変性（シナプス越え変性）** transsynaptic degeneration ともいわれ，傷害を受けた神経細胞とシナプスを介して接合している別の神経細胞が変性に陥ることです。

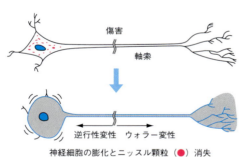 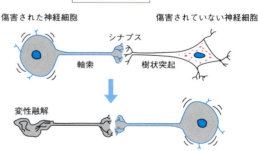

図18-1 神経細胞の軸索傷害に続いて起こる二次的変性のパターン
図中の ◯ は変性に陥った部位を示す。

変性壊死に陥る神経細胞体の中には，疾患に関連した特有の構造（小体や封入体など）が観察される場合があり，診断的意義があります（表18-2）。

B グリオーシス gliosis

> **Point** 刺激に対する星細胞の反応性増殖をグリオーシスという

星細胞（アストロサイト）の細胞骨格には **GFAP**（glial fibrillary acidic protein）というグリア細胞に特異的に存在する酸性タンパクが含まれます。神経組織の傷害に反応して，星細胞の肥大や，**アストロサイトーシス** astrocytosis *memo*，すなわち星細胞の

> **memo**
> "—osis" は生理的あるいは病的産生または増加した状態を意味する言葉です。たとえば astrocytosis はアストロサイトが増加した病態を指します。

表18-2 疾患に特徴的な神経細胞変性所見

神経細胞体内に形成される構造物	疾患名	所見
アルツハイマー神経原線維 Alzheimer neurofibrillary tangle	アルツハイマー病 老年認知症，頭部外傷	海馬傍回，大脳皮質にみられる神経細胞体内の嗜銀（しぎん）性線維束構造物。リン酸化されたタウタンパク質が主成分
ピック小体（ピック嗜銀球） Pick body	ピック病	神経細胞体の核周辺に形成される嗜銀性の細胞質封入体。海馬，側頭葉の錐体細胞にみられる
レヴィ小体 Lewy body	パーキンソン病 (p. 211，L)	黒質青斑核などに出現する。同心円状構造のコアと周囲のハローを伴う，エオシン好性の硝子様封入体
ラフォラ小体 Lafora body	ミオクローヌスてんかん （ラフォラ病）	ラフォラ病で出現する好塩基性の小体。黒質，小脳歯状核，淡蒼球，視床，大脳皮質にみられる。ポリグルコサミンが主成分
ブニナ小体 Bunina body	筋萎縮性側索硬化症 (p. 216，A)	前角神経細胞内にみられる好酸性の封入体。複数個連なって存在することが多い
封入体 inclusion body	ウイルス性疾患	核内および細胞質内に認められる円形から楕円形の構造物

数の増加を生じます。結果として突起の増加と延長から線維網が形成されることになり，この過程は一般に，**グリオーシス** gliosis と呼ばれます。

オリゴデンドロサイト oligodendrocyte は神経細胞傷害に反応して大型の乏突起膠細胞の増生（**衛星現象** satellitosis）となります。**ミクログリア（小膠細胞）** microglia は，神経組織の壊死が生じると，同部の脂質を貪食して泡沫状の細胞質と偏在核を示す**脂肪貪食細胞** lipophage（**格子細胞** gitter cell）に変化します。

> memo ── 中枢神経系におけるミクログリアは貪食能を有しています。一般の組織のマクロファージに相当する単球由来の細胞です。

C 脱髄 demyelination

> **Point** 神経軸索を包む髄鞘が消失する現象を**脱髄**という

髄鞘だけが特異的に破壊される**原発性脱髄**と，髄鞘を形成して維持するはたらきを有する乏突起膠細胞が変性壊死する**続発性脱髄**があります。前者は脱髄疾患と呼ばれるもので，**多発性硬化症** multiple sclerosis（MS）と**急性散在性（播種性）脳脊髄炎** acute disseminated encephalomyelitis が含まれます。後者は，脳梗塞に伴う神経路変性などでみられます。組織学的に脱髄を証明できます *memo* 。

D 髄膜および脳脊髄液 meninges and cerebrospinal fluid（CSF）

> **Point** 脳脊髄液は，脳室内の脈絡叢で産生され，脳室，くも膜下腔などを満たし，脳表面のくも膜顆粒で，硬膜静脈洞に排出される

脳は頭蓋腔において髄膜に包まれて存在しますが，髄膜は基本的に3つの膜，すなわち内側から**軟膜** dura mater，**くも膜** arachnoid mater，**硬膜** pia mater で構成され，膜の間にはそれぞれ**くも膜下腔** subarachnoid space と**硬膜下腔** subdural space が形成されています（図18-2）。

この流れが出血などで中断されると次の E の水頭症が生じます。

> memo ── 脱髄の証明には，脂肪染色によって髄鞘の崩壊のために生じた脂肪顆粒を証明することや，髄鞘そのものを**クリューヴァー・バレラ染色** Kluever-Barrera stain で評価する方法があります。

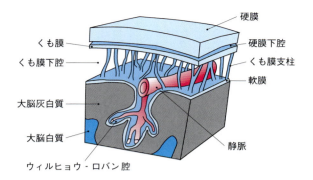
図 18-2　髄膜

E　頭蓋内圧亢進 increased intracranial pressure

> **Point**　骨に囲まれた頭蓋内の病変により脳圧が亢進し圧迫症状が出現する

　頭蓋腔 cranial cavity は，骨に囲まれた空間であり内腔圧力の増大が生じやすい。頭蓋内圧が亢進する主な原因は，次の F で説明する脳浮腫 brain edema，占拠性病変 space occupying lesion（SOL）と髄液灌流障害です memo （表 18-3，図 18-3）。

memo　主に脳室に脳脊髄液が異常に貯留する脳圧亢進状態を水頭症 hydrocephalus と呼びます。

表 18-3　頭蓋内圧亢進の原因

占拠性病変（SOL）	脳内病変	脳出血，梗塞，腫瘍，浮腫
	髄膜病変	出血，血腫（硬膜外，硬膜下，くも膜），髄膜腫
髄液灌流障害		髄膜炎，くも膜下出血，腫瘍の髄膜播種

　頭蓋内圧亢進が続いた場合の主な合併症は次のようになります（表 18-4，図 18-3）。

表 18-4　頭蓋内圧亢進の合併症

視神経乳頭浮腫	網膜中心静脈の圧迫による
頭蓋内脳神経障害	動眼神経（Ⅲ），外転神経（Ⅵ）の障害により眼球運動麻痺を生じる 特に外転神経（Ⅵ）は，くも膜下腔を走る距離が長い
髄液流のうっ滞	中脳水道の狭小化あるいは閉塞による
脳ヘルニア	脳実質の脱出（p.207，G ）

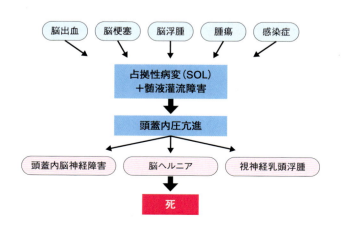
図 18-3　頭蓋内圧亢進に関わる病態

F 脳浮腫 brain edema

拡張できない閉鎖腔である頭蓋内に，出血，梗塞，腫瘍，感染症などが生じると周囲の脳実質に浮腫が生じ，容易に前項の頭蓋内圧亢進をきたします。

脳浮腫とは脳実質内の水分含有量が増加することをいい，大きく3つに分類されます（表18-5）。しかし，実際にはこれらの組合せによって病態が成立します。脳浮腫が進行すると脳回の扁平化，脳孔の狭小化が生じ，さらに脳幹部の圧迫，脳ヘルニア（⇨ G ）に発展します。

表18-5 脳浮腫の分類

分類	メカニズム	起因	病変のひろがり
血管原性浮腫 vasogenic edema	血液脳関門 memo の破綻により，血管透過性が亢進し，血漿成分が細胞外腔に漏出する	外傷，腫瘍，出血，梗塞，感染巣付近にみられる病変	白質に広がる傾向にある
細胞毒性浮腫 cytotoxic edema	細胞膜のナトリウムポンプ機能が障害され，神経細胞，神経膠細胞，血管内皮細胞内に水とナトリウムが貯留する	薬物中毒，低酵素症など	灰白質，白質の両方に発生する
間質性浮腫 interstitial edema	髄液圧上昇により，髄液が脳室周囲の白質細胞外液腔に流出する		

> **memo**
> **血液脳関門（BBB）**
> **blood brain barrier**
> 脳の毛細血管は内皮細胞間隙が狭く，血液と脳の間質液との間で物質移動が制御されています。この関門には，さらに血管周辺の神経膠細胞のはたらきも加わっていると考えられています。

G 脳ヘルニア brain herniation

> **Point** 脳組織の一部が他の腔へ移動，侵入した状態を**脳ヘルニア**という

脳ヘルニアは頭蓋内圧亢進症の最終病態として発生し，脳幹部の圧迫や損傷を伴うと死に至ります。脳ヘルニアには基本的に次の4つのタイプがあります（表18-6）。

表18-6 脳ヘルニア

種類	嵌入部位	発生部位	特徴	模式図
テント（切痕）ヘルニア transtentorial herniation（①）（鉤回ヘルニア uncal herniation と 海馬ヘルニア hippocampal herniation）	鉤回 海馬	テント切痕	鉤回あるいは海馬がテント切痕を越える	
大脳鎌下ヘルニア subfalcial herniation（②）（帯状回ヘルニア cingulate herniation）	帯状回	大脳鎌下縁	帯状回が大脳鎌下縁を越える	
小脳扁桃ヘルニア tonsillar herniation（④）	小脳扁桃	大孔内	小脳扁桃が大後頭孔に嵌入する	
蝶形骨縁ヘルニア sphenoid ridge herniation	前頭葉	中頭蓋窩		

Kernohan notch（③）：病巣の対側の大脳脚が小脳テントに圧迫されて切れ込み（notch）を生じる。

H 循環障害 circulatory disturbance

H-1 低酸素性脳症 hypoxic encephalopathy

脳には心拍出量の 20％の血液が供給されています。脳実質内には酸素とグルコースの貯蔵がないので，神経細胞は**低酸素症** hypoxia と**低血糖** hypoglycemia には非常に敏感です。

H-2 脳梗塞 cerebral infraction

> **Point** 脳梗塞は血流の途絶によって引き起こされる組織の壊死（虚血性壊死）である

脳梗塞は脳血管障害（脳卒中 *memo*）の中で最も頻度が高い疾患で，約 80％を占めています。発生機序として動脈壁の変化による血管内腔の狭窄，血栓や塞栓による血流の途絶が挙げられます（表 18-7，図 18-4）。

memo
脳卒中 apoplexy
脳血管内の障害により急激に精神神経症状を呈することです。脳梗塞，脳出血，くも膜下出血，脳静脈基底に伴う頭蓋内出血が原因となります。

表 18-7 脳梗塞の原因

粥状動脈硬化症 arterial atherosclerosis	動脈内腔の狭窄だけでは通常，梗塞は起こらないが，中枢神経系の循環障害が加わると梗塞が起こる
血栓症 thrombosis	粥状硬化症の進行した脳内血管には血栓が形成されやすく，血管が閉塞すると梗塞になる
塞栓症 embolism	塞栓の多くは頸動脈や心臓に由来する。心房細動や心筋梗塞による血栓や心内膜炎，頸動脈のアテロームからの塞栓が移動して脳血管を閉塞する

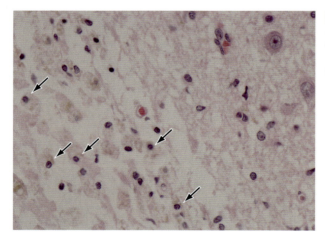

図 18-4 脳梗塞（陳旧化梗塞巣）
右上には神経細胞が残存するが，左下の領域では組織構築が消失している（液化壊死）。脂質に富んだ壊死物質を貪食して泡沫状となったマクロファージ（脂肪顆粒細胞）が多数認められる（↙）。

梗塞発生後 24 時間以内の脳梗塞の組織学的変化は，とらえることが困難です。24 時間以降から数日後にかけて，梗塞巣周辺に好中球，単球の浸潤が始まり，単球はマクロファージに変化し，その後，組織融解と**液化壊死** liquefaction necrosis（脳軟化）が進行します。壊死組織の除去と星細胞の増生（**グリオーシス** gliosis）を経て，数カ月後にはグリア瘢痕組織で囲まれた嚢胞（**空洞化** cavitation）に至ります *memo*。

また，脳梗塞と同様の症候を突然生じるが，数分から 24 時間で回復する一過性の発作のことを**一過性虚血発作** transient ischemic attack（TIA）といいます。これは梗塞の前兆であることが多い。

memo
ラクナ梗塞 lacunar infarction（小窩性梗塞）
大脳深部（基底核，視床，白質），橋（きょう）または小脳に生じる径 1.5 cm 以下の小梗塞のことです。

H-3 脳出血 cerebral hemorrhage

> **⚡Point** 脳内部の実質内の出血を脳出血という

高血圧性脳出血 hypertensive cerebral hemorrhage の頻度が最も高い。特に，外側線条体動脈の破綻による**被殻出血** putaminal hemorrhage は**外側型脳内出血** lateral type of intracerebral hemorrhage とも呼ばれ，内包よりも外側に起こります*memo*。

形成された血腫は，**占拠性病変** space occupying lesion（SOL）となり周囲脳実質を圧迫したり，白質の**血管原性浮腫** vasogenic edema を起こします。さらに進むと，脳室内腔の変形，脳脊髄液の通過障害，脳ヘルニア（p. 207, G ）に至ります。

> *memo*
> その他，内包より内側に出血する内型型出血（視床出血）をはじめ，大脳白質，小脳，橋などにも発生します。

H-4 くも膜下出血 subarachnoid hemorrhage（SAH）

脳血管の破綻によって，くも膜下腔に出血が及び，脳脊髄液中に血液が入ります。主な原因は，**囊状動脈瘤** saccular aneurysm（**苺状動脈瘤** berry aneurysm），**動静脈奇形** arteriovenous malformation です。囊状動脈瘤は**ウィリス動脈輪** arterial circle of Willis の前半部分，特に前交通動脈，中大脳動脈の第一分岐，内頸動脈-後交通動脈分岐部に好発します（図 18-5）。

出血がくも膜下腔に広がると，脳脊髄液の灌流が障害されて頭蓋内圧が亢進します。24 時間以内の髄液所見は血性，24 時間以降は黄色調の髄液，すなわち**キサントクロミー** xanthochromia を示します。

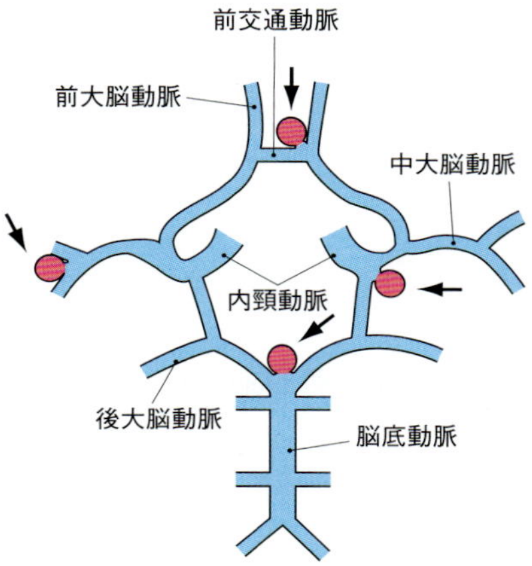

図 18-5 脳動脈瘤の好発部位（↑）

H-5 頭部外傷 head injury

a）頭蓋骨骨折 fracture of skull

頭蓋骨骨折の合併症として，**硬膜外血腫** epidural hematoma，**気脳症** pneumocephalus，髄液漏，髄膜炎，脳神経傷害などがあります。

b）硬膜外血腫 epidural hematoma（EDH）

頭蓋骨骨折のために硬膜動脈（中硬膜動脈が多い）が破綻して，頭蓋骨と硬膜の間（硬膜外）に血腫が形成されます。形成された血腫は局所的に脳実質を圧迫します。

c）硬膜下血腫 subdural hematoma

外傷性脳挫傷による出血や，**架橋静脈** bridging vein（硬膜の静脈洞と脳表面の静脈を連絡する）の破綻が原因で，硬膜とくも膜の間に血腫が形成されます。慢性硬膜下血腫は高齢者や慢性アルコール中毒患者に多い。

d）脳挫傷 cerebral contusion

脳に限局性の挫滅損傷が生じることです。外力が加わった部分に直接損傷が生じる**直撃損傷** coup injury と，外力と反対側に現れる**反衝損傷** contre-coup injury *memo* があります。

> *memo*
> 反衝損傷は対側損傷，コントラクー損傷とも呼ばれ，交通事故などで動いている頭部が衝突した時に打点とは反対部位では脳にひっぱりの力（陰圧）が加わって損傷することになります。

I 髄膜炎 meningitis

> **Point** 髄膜（くも膜と軟膜）に生じる炎症性反応

代表的な髄膜炎として細菌感染による**化膿性髄膜炎** purulent meningitis，ウイルス感染による**無菌性髄膜炎** aseptic meningitis，**結核性髄膜炎** tuberculous meningitis，**真菌性髄膜炎** fungal meningitis *memo* があります。その他，悪性腫瘍の浸潤による**髄膜癌腫症** meningeal carcinomatosis *memo* や寄生虫，ライム病なども髄膜炎の原因となります。細菌性髄膜炎の起炎菌は，年齢により異なります（表18-8）。

表18-8 年齢と髄膜炎の起炎菌

4カ月未満	4カ月～6歳未満	6歳以上
β群溶連菌（β-hemolytic Streptococcus） 大腸菌（Escherichia coli）	インフルエンザ桿菌（Haemophilus influenzae）	肺炎球菌（Pneumococcus） 連鎖球菌（Streptococcus） 髄膜炎菌（Neisseria meningitidis）

> *memo* ― 真菌性髄膜炎では，**クリプトコッカス・ネオフォルマンス** Cryptococcus neoformans によるものが最も多く，**カンジダ・アルビカンス** Candida albicans や糖尿病患者に多い**ムコール属** Mucor もみられます。

> *memo* ― 癌性髄膜炎ともいわれ，癌細胞が髄膜に広く転移します。

J 脳膿瘍 brain abscess

> **Point** 化膿性炎症が二次的に波及し，脳実質内に膿が貯留したもの

脳膿瘍の原因としては，頭部の化膿性炎症，特に耳鼻科領域の化膿性疾患が多く，次いで心疾患や肺感染症がみられます（表18-9）。主な原因菌は連鎖球菌，黄色ブドウ球菌などです。

表18-9 脳膿瘍の原因疾患と感染経路

経路		疾患
直接波及	近接感染巣から	中耳炎，副鼻腔炎，乳様突起炎
	外傷	開放性頭部損傷など
血行性波及		感染性心内膜炎，肺膿瘍，膿胸，先天性心疾患（右左短絡）

K 多発性硬化症 multiple sclerosis（MS）

> **Point** 中枢神経の白質に**脱髄** *memo* が起こり，空間的および時間的多発を示す

白質の脱髄巣は，散在性に多発し（空間的多発），グリア線維が増加して瘢痕化・硬化します。病変が増悪・寛解を繰り返す（時間的多発）のも特徴です。原因は不明ですが，髄鞘構成成分の**ミエリン塩基性タンパク** myelin basic protein（MBP）に対する自己免疫機序やウイルス感染が推定されています。脱髄巣は数 mm から数 cm の大きさで，側脳室，および第3脳室周囲，脳梁，中脳水道周囲に多くみられます。

> *memo* ― 脱髄とは，跳躍伝導を可能にしている髄鞘（ミエリン）が傷害されることをいいます。神経細胞の軸索を覆っている髄鞘は，中枢神経ではオリゴデンドログリア，末梢神経ではシュワン細胞がつくっています（表18-1，p.203）。

脳の疾患　**L　神経変性疾患**　**211**

L　神経変性疾患 neurodegenerative diseases

> **Point**　神経細胞が徐々に障害され脱落していく

　脳の代表的な神経変性疾患として，**アルツハイマー病** Alzheimer disease，**前頭側頭型認知症** frontotemporal dementia（Pick 病など），**パーキンソン病** Parkinson disease があげられます。脊髄における神経変性疾患としては，後述する**筋萎縮性側索硬化症** amyotrophic lateral sclerosis（ALS）（⇨ p.215，**A**）や**脊髄小脳変性症** spinocerebellar degeneration（SCD）（⇨ p.216，**B**）があります。

L-1　アルツハイマー病 Alzheimer disease（AD）

> **Point**　脳に広範な神経脱落が生じる神経変性疾患

　アルツハイマー病では神経細胞の脱落に伴なって，老人斑 senile plaque *memo* とアルツハイマー神経原線維 Alzheimer neurofiril（⇨**表 18-2**，p.205）が観察されます。
　認知症 *memo* の発症年令によって**表 18-10** のように分類することができます。

表 18-10　アルツハイマー型認知症 dementia of Alzheimer type の分類

発症時期	病名	病型
65 歳未満	アルツハイマー病 Alzheimer disease（AD）	若年型・初老期発症型
65 歳以上	アルツハイマー型老年期認知症 senile dementia of Alzheimer type	老年期発症型

L-2　前頭側頭型認知症 frontotemporal dementia

> **Point**　大脳の前頭葉・側頭葉に限局した萎縮がみられる神経変性疾患

　前頭側頭型認知症のなかで，Pick 嗜銀球（⇨**表 18-2**，p.205）と Pick 細胞（細胞質色素融解）がみられるものを狭義の **Pick 症** Pick disnese と呼んでいます。発症初期から人格変化が起こり，末期には精神荒廃が顕著にあらわれます。

L-3　パーキンソン病 Parkinson disease

> **Point**　ドパミン減少とアセチルコリン作動性ニューロンの相対的優位による錐体外路徴候を示す

　50〜60 歳代に好発し，錐体外路症状として**無動** akinesia，**筋強剛** muscle rigidity，**静止時振戦** resting tremor などがみられます。病理組織学的には，中脳にある**黒質** substantia nigra，**青斑核** caerulean nucleus の神経メラニンを含む神経細胞（ドパミン作動性神経細胞）の変性や脱落がみられます *memo* 。

L-4　パーキンソン症候群 Parkinsonism

　パーキンソン病に特徴的な症状を共有するすべての疾患を含む症候群です。原因不

---

memo
老人斑
アシロイド線維（Aβ）の沈着に伴なった神経突起の変性がみられます。アルツハイマー神経原線維よりも早く出現します。

memo
認知症を生じる代表的な疾患としてアルツハイマー病，脳血管性認知症，前頭側頭型認知症（Pick 症など），およびクロイツフェルトヤコブ病（⇨ p.215）があげられます。

memo
パーキンソン病に特徴的な所見として残存する神経細胞には**レヴィ小体** Lewy body がみられることがあります。

18
脳・神経系

明な**本態性パーキンソニズム** essential Parkinsonism は，通常のパーキンソン病のことをいいます。原因が明らかで二次性に起こるものを**症候性パーキンソニズム** symptomatic Parkinsonism といい，薬物（ドパミン拮抗薬），血管障害（脳梗塞），脳炎後，中毒（マンガン，一酸化炭素）などに関連して発生します。

Ⓜ 脳腫瘍 brain tumor

神経管 neural tube を構成する**神経上皮細胞** neuroepithelial cell から分化した細胞より発生する腫瘍が**神経上皮性腫瘍** neuroepithelial tumor です。したがって，神経上皮性腫瘍には神経系腫瘍，グリア系腫瘍などが含まれます。その他の腫瘍をあわせた脳腫瘍の分類を次に示します（**表 18-11**）。

表 18-11 脳腫瘍の起源（WHO 分類による）

神経上皮性腫瘍 tumors of neuroepithelial tissue
脳神経および脊髄神経腫瘍 tumors of cranial nerves and paraspinal nerves
髄膜腫瘍 tumors of meninges
リンパ腫・造血器腫瘍 lymphomas and haematopoietic neoplasms
胚細胞腫瘍 germ cell tumors
トルコ鞍部腫瘍 tumors of the sellar region
転移性腫瘍 metastatic tumors

中枢神経系腫瘍の WHO グレード分類（grade Ⅰ〜Ⅳ）*memo* は，腫瘍の生物学的なふるまいを予測し，治療方法選択のカギとなることから広く用いられています。腫瘍の系統を超えて定義されています。

以下，代表的な腫瘍について説明しますが，（　）内は**表 18-11** の分類名を，［　］内はグレード分類を示します。

M-1 びまん性星細胞腫瘍 diffuse astrocytoma（神経上皮性腫瘍）［grade Ⅰ〜Ⅳ］

神経上皮性腫瘍の中で最も頻度が高く，脳実質内に浸潤性増殖を示す腫瘍です。成人ではほとんど大脳半球，特に前頭葉に，小児では小脳半球と脳幹に発生します。腫瘍細胞は，**星細胞** astrocyte *memo* の特徴を有するが，形態学的には**原形質性星細胞腫** protoplasmic astrocytoma，**原線維性星細胞腫** fibrillary astrocytoma，**肥胖細胞性星細胞腫** gemistocytic astrocytoma の亜型に分類されます。予後との関連性を重視して，腫瘍細胞の異型度によって grade Ⅰ〜Ⅳと分類され，grade Ⅳは後述の**膠芽腫** glioblastoma に相当します。

M-2 膠芽腫 glioblastoma／多形膠芽腫 glioblastoma multiforme（神経上皮性腫瘍）［grade Ⅳ］

成人の大脳半球に好発する悪性度の高い腫瘍です。小児には少ないが脳幹に発生します。脳実質に浸潤性に急速に広がる腫瘍で，出血，壊死，血管増生を特徴とします。血管と血管内皮の増殖パターンは腎糸球体係蹄構造に類似し，**糸球体様構造** glomerular structure と呼ばれます（**図 18-6**）。

---

memo
grade Ⅰ の腫瘍は増殖速度が遅く，手術摘出のみで治癒する可能性があります。一方，grade Ⅳ になると細胞形態学的に悪性で核分裂像が多く，壊死傾向が強いなどの特徴のみならず，急速に致死的経過をとります。

memo
星細胞の特徴として腫瘍細胞には，豊富なグリア細線維が含まれ，免疫組織化学的に**神経膠原線維性酸性タンパク質** glial fibrillary acidic protein（GFAP）が陽性となることで腫瘍細胞の起源を証明できます。

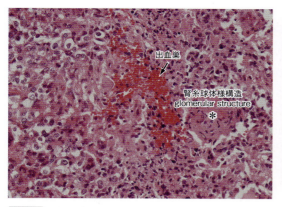

図 18-6　多形膠芽腫
大小不同や異型性の強い核を有する腫瘍細胞がみられる。微小血管増生からなる腎糸球体様の構造，いわゆる glomerular structure（＊）が認められる。出血巣を伴う（↗）。

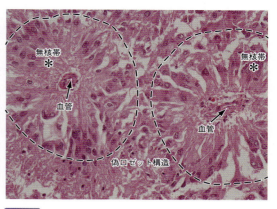

図 18-7　上衣腫
血管（↗）とその周囲に幅広い無核帯（＊）があり，さらに外側に花輪状に多数の腫瘍細胞核が集合する。血管周囲偽ロゼット構造 perivascular pseudorosette（…点線で囲む）を形成している。

M-3　上衣腫 ependymoma（神経上皮性腫瘍）[grade Ⅱ]

　脳室壁を覆う脳室上皮細胞に由来し，脳室内に成長する腫瘍です。小児の第四脳室，側脳室，脊髄に好発します。組織学的には，血管を囲んだ花冠状配列 rosette-like arrangement を形成する特徴がみられます（図 18-7）。

M-4　神経鞘腫 neurinoma/neurilemmoma/schwannoma（脳神経および脊髄神経腫瘍）[grade Ⅰ]

　頭蓋内の末梢神経腫瘍の中では，第Ⅷ神経の前庭枝 vestibular division から発生する**聴神経鞘腫** acoustic neurinoma が代表的です。**小脳橋角部腫瘍** cerebellopontine angle（CPA）tumor のひとつです。腫瘍細胞は細長い細胞が**柵状配列** palisading arrangement を呈します（図 18-8）。

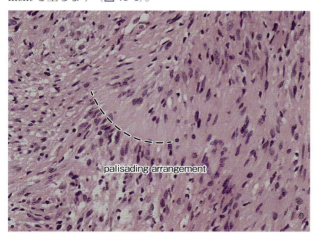

図 18-8　神経鞘腫
紡錘形細胞の増殖があり，核が横一列に並んだ配列 palisading arrangement（点線で示す）がみられる。

M-5　神経線維腫 neurofibroma（脳神経および脊髄神経腫瘍）[grade Ⅰ]

　シュワン細胞，神経周囲細胞 perineural cell や線維芽細胞 fibroblast が混在して増殖する末梢神経の良性腫瘍です。

M-6 髄膜腫瘍 tumor of meninges（髄膜腫瘍）[grade Ⅰ〜Ⅱ]

髄膜腫 meningioma [grade Ⅰ] は，髄膜を構成しているくも膜絨毛細胞に由来する腫瘍です。神経膠細胞に由来しないことから周囲脳実質との境界が鮮明な病巣が特徴です。摘出手術により予後は一般に良好です。多くは**低異型度髄膜腫** low-grade meningioma *memo* で中年女性に好発します。病理組織学的には，**渦巻き状配列** whorled cell arrangement や同心円状石灰化からなる**砂粒体** psammoma body を特徴とします。

> *memo*
> ときに中等度〜高異型度を示す**異型髄膜腫** atypical meningioma [grade Ⅱ] と呼ばれる細胞密度が高く，増殖速度の速い亜型が発生します。

M-7 頭蓋咽頭腫 craniopharyngioma（トルコ鞍腫瘍）[grade Ⅰ]

ラトケ嚢 Rathke pouch の遺残上皮から発生すると考えられている上皮性腫瘍で，ほとんどはトルコ鞍 *memo* 上部に発生します。組織学的には**エナメル上皮腫型** adamantinomatous type と**扁平上皮乳頭型** squamous-papillary type が代表です。

> *memo*
> **トルコ鞍** Trukish saddle
> 中頭蓋窩の蝶形骨の上にある古代トルコの鞍の形をした部位のことです。前後が高く，中央部は下垂体を容れる陥凹があります。

M-8 悪性リンパ腫 malignant lymphoma（リンパ腫・造血器腫瘍）

中枢神経系に原発するリンパ球由来の悪性腫瘍である悪性リンパ腫は，高齢者の大脳にみられ，しばしば多発します。また AIDS などの免疫不全患者も脳のリンパ腫発生頻度が高い。悪性リンパ腫は脳実質に生じますが，**ウィルヒョウ-ロバン腔** Virchow-Robin space に沿って浸潤しながら広がる傾向があります（図 18-9）。組織型として**びまん性大細胞型Bリンパ腫** diffuse large B-cell lymphoma が最も多い。

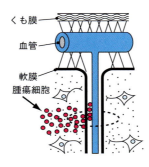
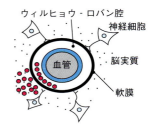

図 18-9 ウィルヒョウ-ロバン腔

M-9 胚細胞腫瘍 germ cell tumor／胚腫 germinoma（胚細胞腫瘍）

原始生殖細胞に類似した細胞からなる腫瘍で，精巣由来の**セミノーマ** seminoma（⇨ p.168，第15回 D ）ないし，卵巣由来の**未分化胚細胞腫** dysgerminoma（⇨ p.172，第15回 H 表15-3）に相当する腫瘍です。若年者の松果体や鞍上部に好発します。その他の胚細胞性腫瘍として**胎児性癌** embryonal carcinoma, **卵黄嚢腫瘍** yolk sac tumor, **絨毛癌** choriocarcinoma, **奇形腫** teratoma, およびこれらの混在した**混合胚細胞系腫瘍** mixed germ cell tumor などが含まれます。

M-10 下垂体腺腫 pituitary adenoma（トルコ鞍腫瘍）

> **Point**
> ホルモン産生性下垂体腺腫は早期に microadenoma として，非分泌性腫瘍は周囲の圧迫症状によって macroadenoma として遅れて発見されることが多い

下垂体腺腫は下垂体前葉に発生します。分泌腺腫は，ホルモン過剰症状によって発症し，特にトルコ鞍内に限局する腫瘍は**微小腺腫** microadenoma（＜10 mm）と呼ばれます（表 18-12）。

非分泌性腺腫は，直径 10 mm 以上の**マクロアデノーマ** macroadenoma として発見されることが多い。腫瘍の圧迫により視野欠損や視神経萎縮，あるいは正常機能の抑制として無月経や男性の女性化，性欲低下を呈します。

表18-12 ホルモン分泌下垂体腺腫

分泌ホルモン	症状, 合併症	多い組織型
成長ホルモン GH	巨人症, 先端肥大症, 糖尿病	好酸性腺腫
プロラクチン PRL	無月経, 月経不順, 不妊	嫌色素性腺腫
副腎皮質刺激ホルモン ACTH	クッシング病	好塩基性腺腫

M-11 転移性脳腫瘍 metastatic brain tumors

> **Point** テント上 memo，中大脳動脈領域で，大脳の皮質・髄質境界部に転移しやすい

転移性脳腫瘍の原発巣として，約50％が肺癌（特に腺癌）で最も多く，乳癌，消化管癌がこれに続きます。全身からの血行性転移の多くは，肺や肝でトラップされることから，大循環系に直接入りやすい肺癌の転移が高頻度となるわけです。

memo
（小脳）テントは，大脳後頭葉と小脳上面との間に入り込んだ硬膜のひだのことです。テント上とは大脳側を指し，テント下とは小脳側のことをいいます。

N プリオン病 prion disease

> **Point** プリオンタンパクが脳に異常に蓄積する疾患の総称

プリオンは核酸をもたないが感染性のあるタンパク粒子として発見されたものです。異常型プリオンタンパクは酵素分解に抵抗性を示し，脳内に蓄積して病変を起こします。ヒトでは，**クロイツフェルト-ヤコブ病** Creutzfeldt-Jacob disease（CJD）が代表的疾患ですが，現在知られているプリオン病に属する疾患とその特徴を次にまとめました（表18-13）。一般に**狂牛病** mad cow disease と呼ばれているプリオン病は，**ウシ海綿状脳症** bovine spongiform encephalopathy（BSE）に相当するものです。

● 脊髄の疾患

A 筋萎縮性側索硬化症 amyotrophic lateral sclerosis（ALS）

> **Point** 上位と下位運動ニューロンが選択的に侵される進行性神経変性疾患

シャルコー病 Charcot disease とも呼ばれます。中年以降，上肢末端（特に母指球）に始まる筋萎縮，筋力低下が生じます。上位運動ニューロン障害，すなわち錐体路徴候として深部腱反射亢進，攣縮，**バビンスキー徴候** Babinski sign memo 陽性などが認められます。下位運動ニューロン障害として，筋萎縮，筋力低下，**線維束攣縮** fasciculation が現れます。さらに延髄の運動核変性による**球麻痺** bulbar paralysis（構音障害，嚥下障害，舌の萎縮）症状を伴うこともあります。病理学的には前角萎縮のため脊髄が扁平化します。残存細胞質内に**ブニナ小体** Bunina body とよばれる好酸性の封入体やレヴィ小体様のユビキチン陽性硝子様封入体が認められます。脳幹部の運動核の変性や大脳皮質の萎縮（中心前回）も認められます。原因は不明で，治療法は確立されていません。

memo
バビンスキー反射ともいわれ，錐体路病変で陽性となります。足底の皮膚を刺激すると，正常では足指が底屈するが，足指が背屈するのを陽性とします。

表 18-13 ヒトプリオン病の分類

	分類	特徴
遺伝性 hereditary form	家族性クロイツフェルト・ヤコブ病 familial CJD	プリオンタンパクの遺伝子変異があり家族性に発生するが，臨床所見，病理所見は孤発性 CJD と同様である
	ゲルストマン・シュトロイスラー・シャインカー病 Gerstmann-Straeussler-Scheinker (GGS) disease	比較的まれなプリオン病で，歩行障害，小脳性運動失調で発症し，認知症に至る。クールー斑が出現する
	致死性家族性不眠症 fatal familial insomnia (FFI)	プリオンタンパク遺伝子のコドン 178 番遺伝子の変異がある。進行性の不眠，運動失調，言語障害，錐体路障害を呈する
非遺伝性 non-hereditary form	孤発性クロイツフェルト・ヤコブ病 sporadic CJD	進行性の初老期認知症，運動失調，ミオクローヌスなどで急激に発症。脳波で周期性，同期性放電が特徴的。大脳皮質の萎縮，海綿状態がみられる
	医原性クロイツフェルト・ヤコブ病 iatrogenic CJD	脳硬膜の移植，成長ホルモン，角膜移植などとの関連が示唆されている
	新変異型クロイツフェルト・ヤコブ病 new variant CJD	プリオンタンパクに遺伝子異常はない。ウシ海綿状脳症との関連が指摘されている。大脳皮質の萎縮および特徴的なフロリド斑がみられる
	クールー kuru	パプアニューギニアのカニバリズムを習慣とする部族で発生。大脳および小脳が障害され，特に小脳顆粒層にクールー斑がみられる

B 脊髄小脳変性症 spinocerebellar degeneration (SCD) ／脊髄小脳失調症 spinocerebellar ataxia (SCA)

⚲Point 脊髄・小脳に変性を生じる原因不明の疾患群

　脊髄小脳変性症には多系統萎縮症 multiple system atrophy，オリーブ・橋・小脳萎縮症 olivoponto-cerebellar atrophy（OPCA），シャイ-ドレーガー症候群 Shy-drager syndrome（SDS），線条体黒質変性症 striatonigral degeneration（SND），フリードライヒ運動失調症 Friedreich ataxia（FRDA），その他多くの疾患が含まれ，遺伝性の背景をもつものが多い。

C 脊髄・脊椎腫瘍 spinal・vertebral tumor

　全中枢神経系腫瘍の約 15％ を占めます。硬膜内腫瘍（40％）と硬膜内髄外腫瘍（40％）が多く，髄内腫瘍は前脊髄腫瘍の約 20％ です。悪性腫瘍の転移は硬膜外にみられ，神経鞘腫 neurilemmoma（neurinoma），髄膜腫 meningioma などの良性腫瘍は硬膜内髄外腫瘍として発生します。髄内には主として神経膠腫が発生します。

✎ **TRY!** ➡第 18 回の復習問題（p.244）

病理学各論

第19回 皮膚

▶今回の講義内容　A 湿疹・皮膚炎群　B 蕁麻疹　C 多形滲出性紅斑　D 単純ヘルペス　E 環状紅斑
F 紅皮症　G 皮膚掻痒症／掻痒症　H 皮膚血管炎　I 中毒疹／薬疹
J 水疱性疾患／膿疱性疾患　K 乾癬と角化症　L 母斑　M 母斑症　N 悪性黒色腫／メラノーマ
O 白斑　P ケラチノサイト系腫瘍　Q 皮膚付属器腫瘍　R 皮膚悪性リンパ腫
S 血管肉腫／悪性血管内皮細胞腫　T ランゲルハンス細胞組織球症　U 細菌性皮膚疾患
V 皮膚真菌症　W 皮膚結核症　X ハンセン病　Y 梅毒

　皮膚は体表を覆う器官で，臓器のひとつとみることができます。外胚葉由来の**表皮**
epidermis，中胚葉由来の**真皮** dermis および**皮下組織** subcutaneous tissue の 3 層で構
成されています。外部からの物理化学的な刺激の保護作用や体液調節，老廃物の排泄
のみならず，免疫学的防御においても重要なはたらきをもっています。さらに，皮膚
には毛包，脂腺，汗腺，爪などの付属器が分布しています。表皮の主な構成細胞は**ケ
ラチノサイト** keratinocyte ですが，神経外胚葉由来の**メラノサイト** melanocyte や骨髄
由来の**樹状細胞** dendric cell（**ランゲルハンス細胞** Langerhans cell）*memo*，巡回するリ
ンパ球（T細胞）も含まれます。皮膚疾患を理解するには，これらの基本的な組織構
築をもとに考えていきましょう。

> *memo*
> **樹状細胞**
> 表皮内に存在する抗原提示
> 細胞として免疫に関与して
> います。

A　湿疹・皮膚炎群 eczema・dermatitis

> **Point**　表皮を主な炎症の場とする非感染性疾患の総称

　湿疹と**皮膚炎**は類似する概念で，種々の疾患が含まれますが，一括して**湿疹・皮膚**
炎群として取り扱われることが多い（**表 19-1**）。急性期には，発赤，**海綿状態** spongio-
sis *memo*，**表皮内水胞形成**，**鱗屑・痂皮形成**などを特徴とし，慢性化すると**苔癬**
lichen *memo* に移行します。原因としては，アレルギー性機序で起こる内因性のものに
加えて，外来刺激物質による外因性のものがあります。

> *memo*
> **海綿状態**
> 表皮などの重層扁平上皮に
> みられ，細胞間が開大し，
> 同部に橋渡し様の突起構造
> が現れる状態のことです。

> *memo*
> **苔癬**
> 帽針頭大（ぼうしんとうだ
> い）から米粒大（べいじゅ
> うだい）の，ほぼ大きさの
> そろった丘疹が多数集簇
> （しゅうぞく）して苔のよ
> うにみえる皮疹，あるいは
> その疾患名を指します。

表 19-1　代表的な湿疹・皮膚炎群の疾患

接触性皮膚炎 contact dermatitis	外来性物質の刺激，あるいはアレルギー性機序により生じる皮膚の炎症
アトピー性皮膚炎 atopic dermatitis	寛解・増悪を繰り返す慢性の掻痒性皮膚疾患で，多くはアトピー素因を背景に発症し，特徴的な病変分布を示す
脂漏性皮膚炎 seborrheic dermatitis	油脂性鱗屑を伴う紅斑が脂漏部位や摩擦部位に生じる
貨幣性皮膚炎 nummular dermatitis	円形〜類円形の湿疹が壮年から中年の四肢，体幹，腰殿部に多発する
皮脂欠乏性湿疹 asteatotic eczema	老人性乾皮症をもとに下腿伸側の亀裂，紅斑，掻破痕を呈する
自家感作性皮膚炎 autosensitization dermatitis	貨幣状湿疹などの限局性湿疹病変の急性増悪に伴って，全身性播種性に漿液性丘疹が広がる

19
皮膚

B 蕁麻疹 urticaria

> **Point** 反復する一過性の紅斑・膨疹で掻痒を伴う疾患群である

蕁麻疹の原因となるものは多様ですが，発生機序により**アレルギー性**（IgE，補体の関与）と**非アレルギー性**（ヒスタミン遊離物質，特発性など）に大別されます。組織学的には，真皮上層部に一過性の浮腫が生じ *memo*，肉眼的に隆起する**膨疹** wheal を形成します。

 湿疹と蕁麻疹はどう違うのですか？

 いずれも掻痒を伴うという点では似ています。しかし，病変の部位が異なります。**湿疹**が**表皮**を主たる炎症の場としているのに対して，**蕁麻疹は真皮上層の毛細血管拡張と浮腫**が特徴です。

> *memo*　浮腫による膨疹には，ヒスタミンによる真皮上層の血管透過性の亢進によるものです。

C 多形滲出性紅斑 erythema multiforme exudativum

> **Point** アレルギー反応のひとつで，中央が陥没する辺縁隆起性の紅斑を生じる

次々に紅斑が生じ，古い紅斑と新しいものが混じることで多形性（多様性）を示す特徴があります。中心部が蒼白で陥凹し，辺縁が堤防状に隆起することから**虹彩状皮疹** iris lesion ともいわれます。原因は多彩で感染症，薬剤，内臓悪性腫瘍，膠原病などが知られています。

D 単純ヘルペス herpes simplex

> **Point** HSVの初感染あるいは潜伏後の再活性化によって生じる

マイコプラズマ，溶血連鎖球菌などの感染症，薬剤，食物，物理的刺激および内臓悪性腫瘍に伴って生じることが知られています。典型的には，四肢伸側に病変が分布します。**単純ヘルペスウイルス** herpes simplex virus の1型と2型の初感染あるいは潜伏ウイルスの再活性化によって生じます。浮腫性紅斑に続いて小水疱 *memo* が集簇し，びらん，痂皮形成を経て治癒します。感染上皮細胞には，**風船様変性** ballooning degeneration や**核内封入体** intranuclear inclusion（⇨ p.30，第3回，表3-1）がみられます。

> *memo*　単純ヘルペスは単純疱疹ともいわれます。疱疹とは小水疱が多発した状態を示すことばです。

E 環状紅斑 erythema annulare

皮膚に限局するタイプの環状紅斑と，全身疾患に伴う**デルマドローム** dermadrome *memo* として発生するものが含まれます。後者には，膠原病（シェーグレン症候群）に合併する環状紅斑と，悪性内臓腫瘍に伴う掻痒の強いものがあります。

> *memo*　**デルマドローム**　内臓皮膚症候群 viscerocutaneous syndrome とも呼ばれるもので，内臓疾患に関連して皮膚病変が発生する場合に用いられます。

| 中毒疹／薬疹　**219**

F 紅皮症 erythroderma

💡Point さまざまな原因によって生じるびまん性皮膚潮紅で，落屑形成を伴う

　ほとんど全身皮膚に及ぶ持続性の炎症性発赤と落屑形成が皮膚にみられる状態をいいます。原疾患として，薬疹 drug eruption（ Ⅰ ），乾癬 psoriasis，湿疹・皮膚炎症候群，白血病，悪性リンパ腫などが挙げられます。組織学的には原疾患に特徴づけられますが，一般的には表皮および真皮内に非特異的炎症像が認められます。

G 皮膚掻痒症 pruritus cutaneus／掻痒症 pruritus

　肉眼的にはっきりとした皮膚病変がみられないにもかかわらず痒みを生じるもので，組織学的には真皮上層部の滲出性炎症であり，高齢者で乾皮症に伴うものを老人性皮膚掻痒症 senile pruritus といいます。化学的刺激，機械的刺激，温度や電気刺激など，多くの刺激によって引き起こされます。掻痒レセプターを刺激する物質としてトリプシン，パパインなどのタンパク分解酵素やブラジキニンやプロスタグランジンなどが知られています。

H 皮膚血管炎 cutaneous vasculitis（angiitis）

　皮膚血管壁に好中球を主とする炎症細胞浸潤を認め，血管壁障害，血栓形成，フィブリノイド壊死を伴うものです。好発部位はうっ血になりやすい下肢です。血管炎の組織学的特徴によって肉芽腫性，壊死性，閉塞性，その他に分けることができます（表19-2）。血管炎の原因は細菌，ウイルス，薬剤投与など多彩です。

表 19-2　皮膚血管炎の分類

肉芽腫性血管炎 granulomatous vasculitis	ウェゲナー肉芽腫症 Wegener granulomatosis 致死性正中肉芽腫症 lethal midline granulomatosis 側頭動脈炎 temporal arteritis
壊死性血管炎 necrotizing vasculitis	結節性多発動脈炎 polyarteritis nodosa 皮膚アレルギー性血管炎 cutaneous allergic vasculitis アナフィラクトイド紫斑病 anaphylactoid purpura 蕁麻疹様血管炎 urticarial vasculitis 過敏性血管炎 hypersensitivity vasculitis
閉塞性血管炎 obliterating vasculitis	閉塞性血栓血管炎（Buerger 病）thromboangiitis obliterans モンドール病 Mondor disease
その他の血管炎 other vasculitis	

I 中毒疹 toxicoderma／薬疹 drug eruption

　体外からの物質が体内に入ることによって生じる皮疹を中毒疹といい，特に薬剤によるものを薬疹といいます。

💡Point 薬疹の発生機序は，アレルギー性と非アレルギー性に大別される

19 皮膚

アレルギー性薬疹は，I〜IV型アレルギーの関与が知られていますが，頻度的にはリンパ球（特にT細胞）による傷害，すなわちIV型アレルギーによるものが最も高いです。非アレルギー性薬疹には，特異体質 idiosyncrasy や光毒性反応 phototoxic reaction なども含まれます。抗生剤，NSAIDs，降圧剤，抗てんかん剤，金製剤，抗結核剤，局麻剤，抗腫瘍薬など，多くの薬剤で薬疹を起こすことが知られています。

J 水疱性疾患 bullous disorder／膿疱性疾患 pustular disorder

自己免疫による水疱症と先天性のものに分類されます。

J-1 自己免疫性水疱症 autoimmune bullous dermatosis

> **Point** 抗表皮細胞間抗体 anti-intercelluar antibody が陽性を示す疾患

4つの古典的天疱瘡，すなわち尋常性天疱瘡 pemphigus vulgaris，増殖性天疱瘡 pemphigus vegetans，落葉性天疱瘡 pemphigus foliaceus，紅斑性天疱瘡 pemphigus erythematosus が含まれます。表皮内に形成される水疱は破れやすく，びらんや潰瘍形成を伴います（図19-1A）。一方，抗表皮基底膜部抗体 anti-epidermal basement membrane zone antibody による代表的なものは，水疱性類天疱瘡 bullous pemphigoid です。蛍光抗体法で表皮基底膜部にIgGとC3の線状沈着が認められ，破れにくい表皮下水疱が形成されます（図19-1B）。

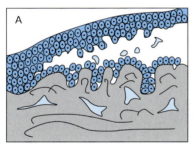
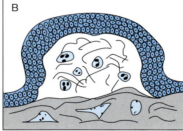

図19-1 表皮内水疱と表皮下水疱
A：表皮内水疱。尋常性天疱瘡では，基底層上部に棘融解（きょくゆうかい）が生じて破れやすい表皮内水疱が形成される。
B：表皮下水疱。類天疱瘡では，表皮直下（基底膜部）に破れにくい水疱が形成され，水疱の中には真皮から滲出するフィブリンや少数の好中球，好酸球を含む。

 表皮内水疱と表皮下水疱は肉眼的に区別できますか？

 表皮内水疱は基底膜を伴わないので，破れてびらんしやすい性質です。それに対して表皮下水疱は大きくなるまで破れにくい傾向があります。

J-2 先天性水疱疾患 congenital bullous dermatosis

> **Point** 表皮細胞間接着が先天的に障害され，表皮基底層直上に棘融解性裂隙を生じる

家族性良性慢性天疱瘡 familial benign chronic pemphigus（ヘイリー・ヘイリー病 Hailey-Hailey disease）が代表的です。一方，先天性表皮水疱症 hereditary bullous epidermolysis は，表皮基底膜部の脆弱性から表皮下水疱を生じる疾患群です。

J-3 掌蹠膿疱症 pustulosis palmoplantaris

膿疱症の中で最もよくみられる疾患です。手掌・足蹠に対称性小膿疱（無菌性）が形成され，慢性に経過します。胸鎖関節痛を伴うこともあります。病理組織学的には，表皮内に単房性膿疱が形成されます。

K 乾癬と角化症 psoriasis and keratotic disorder

K-1 尋常性乾癬 psoriasis vulgaris

原因不明ですが，遺伝的素因に種々の環境因子が加わって発生すると考えられています。肉眼的には，境界鮮明な紅色局面で銀白色の鱗屑を伴います。病理組織学的には，表皮細胞の増殖亢進と角化異常（錯角化 parakeratosis），無菌性の表皮内小膿瘍，すなわち**マンロー微小膿瘍** Munro microabscess などがみられます（図 19-2）。

K-2 扁平苔癬 lichen planus

原因不明ですが，薬剤の関与が考えられています。掻痒を伴う紫紅色，多形の扁平隆起性丘疹が皮膚に生じ，しばしば口腔などの粘膜疹を合併します。錯角化を伴わない角質肥厚を特徴とします。

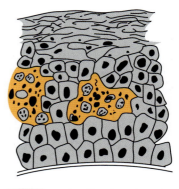

図 19-2 表皮内微小膿瘍（Munro）
表皮内に好中球や壊死物質を含む小さな腫瘍が散見されます。微小膿瘍を黄色で示す。

K-3 ジベルばら色粃糠疹 pityriasis rosea Gibert

原因不明ですが，ウイルス感染が推定されている亜急性湿疹性疾患です。初発疹 herald patch が出現した後に，直径 1〜3 cm の卵円形で辺縁部に鱗屑を有する紅斑性局面を形成します。

L 母斑 nevus

 母斑とは何ですか？

 胎生的素因・遺伝的素因によって，生後のさまざまな時期に形成・発症する皮膚の限局性奇形病変で，色調や形態異常を示します。母斑は，それを構成する細胞によって分類されます（表 19-3）。

表 19-3 構成細胞の起源による母斑の分類

上皮細胞	表皮母斑，脂腺母斑，毛包母斑，汗腺母斑など
メラノサイト（神経堤由来細胞）	母斑細胞性母斑，太田母斑，扁平母斑，スピッツ母斑，青色母斑など
間葉系細胞	血管腫，平滑筋母斑，結合組織母斑など

 母斑細胞とは何ですか？

母斑細胞 nevus cell とは，母斑細胞性母斑を構成するメラノサイトのことです。神経堤由来と推定され，組織奇形として局所で増殖するメラノサイトを母斑細胞といいます。

代表的な母斑のひとつである**母斑細胞性母斑** nevocellular nevus（**色素性母斑** nevus pigmentosus）は，母斑細胞（神経堤由来と考えられる）が増殖して色素斑状，ないし結節状になったものです*memo*（図 19-3）。母斑細胞の増殖の部位によって，**真皮内母斑** intradermal nevus，**表皮内母斑** intraepidermal nevus，**境界母斑** junctional nevus，**複合母斑** compound nevus に分類されます。

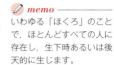
memo
いわゆる「ほくろ」のことで，ほとんどすべての人に存在し，生下時あるいは後天的に生じます。

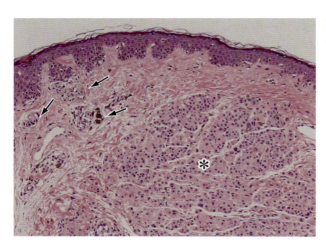

図 19-3 母斑細胞性母斑（真皮内母斑）
真皮内に母斑細胞の大きな集合（＊），および多数の小さな巣状の集塊（↙）が認められる。

M 母斑症 phacomatosis

 Point 外胚葉由来の神経と皮膚に異常を生じる先天性の疾患群

神経皮膚症候群 neurocutaneous syndrome とも呼ばれています。神経系その他の臓器に腫瘍性病変を生じ，皮膚には組織奇形的性格の母斑などを伴います。主な母斑症とその名前を表 19-4 に挙げます。

表 19-4 母斑症（神経皮膚症候群）の代表的疾患と皮膚病変

遺伝形式	疾患名	別名	皮膚病変
常・優	神経線維腫症 neurofibromatosis	フォン・レックリングハウゼン病 von Recklinghausen disease	カフェ・オ・レ斑 café-au-lait spot
常・優	結節性硬化症 tuberous sclerosis	ブルヌヴィーユ-プリングル病 Bourneville-Pringle disease	顔面血管線維腫（皮脂腺腫），白斑（脱色素）
—	三叉神経脳血管腫症 trigeminal encephaloangiomatosis	スタージ-ウェーバー症候群 Sturge-Weber syndrome	単純血管腫（顔面）
常・優	網膜小脳血管腫症 retinocerebellar angiomatosis	フォン・ヒッペル-リンドウ病 von Hippel-Lindau disease	色素性母斑
常・劣	毛細血管拡張性運動失調症 ataxia telangiectasia	ルイ-バール症候群 Louis-Bar syndrome	血管拡張（皮膚・粘膜）

N 悪性黒色腫 malignant melanoma／メラノーマ melanoma

> **Point** メラノサイト由来の悪性腫瘍で，転移しやすく最も予後不良な腫瘍のひとつである

紫外線（日光），外傷が誘因となり発生すると考えられていて，色素性乾皮症 xeroderma pigmentosum などの素因が関与することもあります。浸潤性メラノーマは臨床病理学的に4つの型に分類されます（表 19-5）。わが国では末端黒子型 *memo* が多くみられます。結節型が最も予後が悪いとされています（図 19-4）。

memo — 日本人では足底（拇趾の裏側）や爪部（爪下黒色腫）に多くみられます。

表 19-5 悪性黒色腫の分類

表皮内黒色腫 melanoma *in situ*	
浸潤性黒色腫 invasive melanoma	結節型 nodular melanoma 表在拡大型 superficial spreading melanoma 悪性黒子型 lentigo maligna melanoma 末端黒子型 acral lentigious melanoma

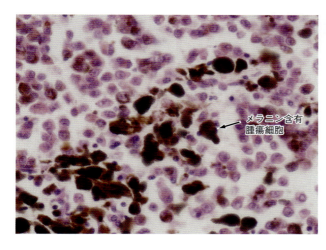

図 19-4 結節型悪性黒色腫
上皮型黒色腫細胞が増殖し，一部ではメラニン含有（↑）がみられる。

O 白斑 leukoderma *memo*

> **Point** 皮膚または粘膜の色素が脱落する病変

結節性硬化症に伴う先天的なものもありますが，多くは後天性で，尋常性白斑 vitiligo vulgaris，老人性白斑 leukoderma senilis をはじめ，物理的刺激，化学薬品，慢性皮膚炎，感染症，自己免疫などが原因となります。尋常性白斑では，メラノサイトの数の減少や変性がみられます。一方，白皮症 albinism ではメラノサイトは存在するが，先天的にメラニン産生が欠如あるいは低下することによって，全身性あるいは限局性の脱色素がみられます。

memo —
白斑 vs 白板症
白板症 leukoplakia は，口腔や口唇の粘膜や皮膚粘膜移行部に生じる白色の角化性局面のことです（⇒ p.126, A-1 白板症）。白斑のような色素脱落はみられません。

P ケラチノサイト系腫瘍

P-1 脂漏性角化症 seborrheic keratosis／老人性角化症 verruca senilis

中年以降，顔面，頸部，体幹の脂漏部位にみられるケラチノサイト由来の良性腫瘍です。扁平あるいは疣状に隆起した褐色調〜黒褐色の結節で，表層は過角化傾向を示します（図19-5）。

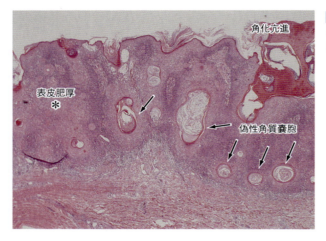

図 19-5 脂漏性角化症
表皮肥厚（＊）が著しく，角化亢進を伴う。偽性角質嚢胞（↑）が散見される。

P-2 日光（光線）角化症 solar (actinic) keratosis／老人性角化症 senile keratosis

Point 長期間の紫外線曝露によって生じる表皮内癌で，浸潤性有棘細胞癌に進展する（前癌病変）

老人の顔面，手背などの日光露出部に好発します。病理組織学的には，表皮基底層を中心に異型性，異常角化 dyskeratosis，異常核分裂像 abnormal mitosis を示す細胞が増殖しますが，毛包や汗管は保たれるという特徴を示します。真皮内には帯状の日光弾力線維変性 solar elastosis を伴います。

P-3 ボーエン病 Bowen disease／表皮内有棘細胞癌 squamous cell carcinoma in situ

局面状皮疹として認められる表皮内癌 intraepidermal carcinoma で，浸潤性の扁平上皮癌へと移行します。病理組織学的には，核異型が強く，集塊状細胞 clumping cell と呼ばれる特徴的な多核巨細胞が表皮内に出現します（図19-6）。その他，異常角化 memo や異常核分裂像もみられます。

P-4 扁平上皮癌 squamous cell carcinoma／有棘細胞癌 prickle cell carcinoma

日光露出部や瘢痕性病変に伴ってみられることの多い代表的な皮膚悪性腫瘍です。よく分化した扁平上皮癌では，ケラチノサイトに類似した性格，すなわち，角化 keratinization や細胞間橋 intercellular bridge memo を示します。角化巣はしばしば癌（ケラチン）真珠 cancer (keratin) pearl と呼ばれる同心円渦巻き状の構造をとります。

---

memo
異常角化 dyskeratosis
ケラチノサイトが角質層に達する前に孤細胞角化 individual cell keratinization を示すことをいいます。

memo
細胞間橋
表皮などの重層扁平上皮にみられる細胞間の橋渡し様の突起構造のことです。上皮細胞突起が，その先端部で接着斑によって強固に結ばれていることにより形成されています。

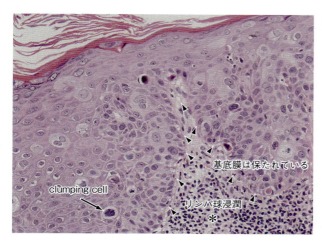

図 19-6 ボーエン病
表皮内に大型異型細胞が出現する。集塊状細胞 clumping cell（↘）が認められる。
真皮内にはリンパ球浸潤（＊）を伴う。基底膜（▲）は保たれ、異型細胞は上皮内に限局している。

P-5 ケラトアカントーマ（角化棘細胞腫）keratoacanthoma

偽癌性軟属腫 molluscum pseudocarcinomatosum とも呼ばれるように、急速な増殖を示し、自然消退を特徴とする皮膚の良性腫瘍です。高齢者の顔面（日光露出部）に好発し、ドーム状隆起の中央部には**角栓形成** keratotic plugging を伴います。

P-6 基底細胞癌 basal cell carcinoma／基底細胞上皮腫 basal cell epithelioma／基底細胞腫 basalioma

顔面に好発する悪性腫瘍ですが、転移はまれです。組織学的には表皮基底細胞に類似する細胞の胞巣状増殖があり、メラノサイトを伴います（図 19-7）。腫瘍胞巣のパターンによって、いくつかの亜型が存在します。

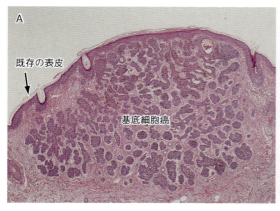
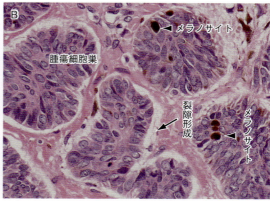

図 19-7 基底細胞癌
A：弱拡大。表皮から連続する病変で、基底細胞様細胞が真皮内に大小多数の充実性胞巣を形成する。
B：強拡大。充実性胞巣と間質との間に裂隙形成（╱）が認められる。胞巣内にはメラニン顆粒を有するメラノサイト（▲）が共棲する。

Q 皮膚付属器腫瘍 tumors of epidermal appendages

毛包（毛嚢）hair follicle, **脂腺** sebaceous gland, **汗腺** sweat（sudoriferous）gland に関連した腫瘍が含まれます。毛包に関連した腫瘍を**表 19-6** に示します。

表 19-6 毛包由来の腫瘍

毛包腫 trichofolliculoma	毛包全体の構造が含まれる
毛包囊腫 follicular cyst	毛包壁からなる囊腫
毛根鞘腫 trichilemmoma	外毛根鞘細胞に類似する細胞の結節状増生
毛包上皮腫 trichoepithelioma	基底細胞類似細胞の結節状増生
石灰化上皮腫 calcifying epithelioma（毛母腫 pilomatrixoma）	好塩基細胞，幽霊細胞 ghost cell が混在する（図 19-8）
外毛根鞘癌 trichilemmal carcinoma	外毛根鞘性角化を示す細胞増生

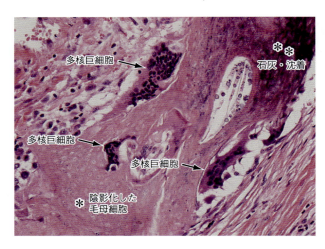

図 19-8 石灰化上皮腫
核が消失して陰影化した毛母細胞の集合（＊）や多核の異物巨細胞（↘），および石灰沈着（＊＊）が認められる。

　脂腺に由来する増殖性疾患には，**脂腺過形成** sebaceous hyperplasia や**類器官母斑** organoid nevus，すなわち組織奇形としての**脂腺母斑** sebaceous nevus があります。良性腫瘍には**脂腺腺腫** sebaceous adenoma，悪性腫瘍として**脂腺癌** sebaceous carcinoma が含まれます。汗腺・汗管に由来する良性腫瘍には，**エクリン汗孔腫** eccrine poroma（図 19-9），**汗管腫** syringoma，**円柱腫** cylindroma などのエクリン汗腺系に属するものと，**乳頭状汗管囊胞腺腫** syringocystadenoma papilliferum，**アポクリン腺腫** apocrine hidradenoma などのアポクリン汗腺系の腫瘍があります。汗腺の悪性腫瘍もエクリン汗腺系とアポクリン汗腺系に大別され，後者には**パジェット病** Paget disease が含まれます。

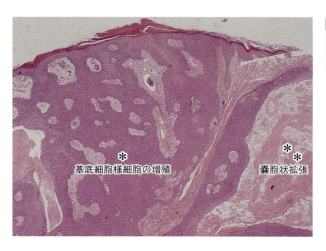

図 19-9 エクリン汗孔腫
表皮から連続性に下方増殖を示す病変で，基底細胞様細胞が均一に増殖する（＊）。境界鮮明で一部に囊胞状拡張を示す（＊＊）。

R 皮膚悪性リンパ腫 cutaneous malignant lymphoma

皮膚を侵し，主たる増殖の場とする悪性リンパ腫のことです．すなわち節外性リンパ腫のひとつとして，皮膚のリンパ装置が標的となる疾患です．特に，T細胞性リンパ腫が多く，皮膚T細胞リンパ腫 cutaneous T-cell lymphoma（CTCL），成人T細胞リンパ腫 adult T-cell lymphoma（ATL）が含まれますが，その他B細胞性リンパ腫，ホジキン Hodgkin 病が皮膚を侵すこともあります．

S 血管肉腫 angiosarcoma／悪性血管内皮細胞腫 malignant hemangioendothelioma

高齢者の前頭部〜前額部に好発する悪性度の高い腫瘍で，高率に局所再発や肺転移を起こします．組織学的には，異型性の強い内皮細胞由来（UEA-1レクチンや von Willebrand 因子が陽性を示す）の腫瘍細胞が血管腔を形成しながら増殖します．

T ランゲルハンス細胞組織球症 Langerhans cell histiocytosis

> **Point**　ランゲルハンス細胞が，
> 皮膚，骨，骨髄，リンパ節で異常な浸潤・増殖を示す疾患群

ランゲルハンス細胞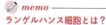は，骨髄由来の細胞で，表皮有棘層に散在する樹枝状細胞です．この細胞が増殖するとランゲルハンス細胞組織球症となります．

乳児期に広範な皮疹がみられるレテラー-ジーヴェ病 Letterer-Siwe disease，幼少期に眼球突出，尿崩症（下垂体に浸潤），頭蓋骨の部分欠損を三徴とするハンド-シュラー-クリスチャン病 Hand-Schüller-Christian disease，および成長児〜成人の骨に肉芽腫性病変を生じる好酸球性肉芽腫 eosinophilic granuloma の3疾患が含まれます．

memo
ランゲルハンス細胞とは？
骨髄由来の樹枝状細胞で，表皮内に孤立性に存在します．細胞質内にバーベック顆粒 Birbeck granule を有します．免疫組織化学的に S100 タンパク，CD1，CD4 が陽性を示します．

U 細菌性皮膚疾患 bacterial diseases of the skin

U-1 伝染性膿痂疹 impetigo contagiosa

表皮顆粒層に膿疱を主とする限局性化膿性病変を生じるもので，ブドウ球菌感染による水疱性膿痂疹 bullous impetigo が多く，連鎖球菌によるものは痂皮性膿痂疹 impetigo crustosa となります．

U-2   furuncle, boil

> **Point**　毛包炎による化膿性炎症が周囲結合織に広がったもの

面疔 facial furuncle は顔面中央にできた癤です．黄色ブドウ球菌が原因菌で，毛包に一致した膿栓を形成し，膿瘍化，排膿へと進みます．癤がさらに拡大したものを癰 carbuncle といい，強い疼痛，発熱などの全身症状を伴います．

U-3 丹毒 erysipelas, rose

 丹毒と蜂窩織炎（蜂窩炎）はどう違うのですか？

 丹毒は，急性びまん性深在性膿皮症のひとつで，顔面，下肢などにみられます。真皮上皮〜中層を病変の主座として，水平方向に急速に広がる感染症で，定型的には**化膿性連鎖球菌** Streptococcus pyogenes によって引き起こされます。一方，**蜂窩織炎（蜂巣炎）** cellulitis（phlegmone）は，さらに深い真皮深層〜皮下脂肪組織に広がる感染で，丹毒よりも境界は不明瞭となります。**化膿性連鎖球菌**や**黄色ブドウ球菌** Staphylococcus aureus が起炎菌となります。

U-4 ブドウ球菌性熱傷様皮膚症候群 staphylococcal scalded skin syndrome（SSSS）

> **Point** 遠隔部で増殖した黄色ブドウ球菌の毒素が，皮膚に広範な熱傷様剥離を起こす

リッター病 Ritter disease とも呼ばれる新生児，乳幼児の剥脱性皮膚炎です。鼻腔や咽頭などで増殖した黄色ブドウ球菌の産生する**表皮剥離性毒素** exfoliative toxin （ET）が，全身皮膚の表皮顆粒層に棘融解を生じると考えられています。

memo ─ 表皮は摩擦により容易に剥離する**ニコルスキー現象** Nikolsky phenomenon を示します。

V 皮膚真菌症 dermatomycosis

> **Point** 表皮，粘膜，毛，爪に寄生する表在性真菌症と，真皮内に増殖する深在性真菌症に分けられる

表在性真菌症 superficial mycosis は，**白癬** tinea（trichophytosis），**皮膚・粘膜カンジダ症** cutaneous and mucosal candidiasis，**癜風** chromophytosis の３つが代表的な疾患です。**深在性真菌症** deep mycosis *memo* では，**スポロトリコーシス** sporotrichosis や黒色真菌感染症のひとつである**クロモミコーシス** chromomycosis の頻度が高い。

memo ─ 深在性真菌症は内膜や中枢神経系の感染を示すことが多いですが，皮膚では皮下組織に広がる真菌症のことです。

W 皮膚結核症 tuberculosis cutis

ヒト型あるいはウシ型結核菌が皮膚病変部に証明される**真正（性）皮膚結核** true cutaneous tuberculosis と，皮膚には結核菌が証明されず，結核菌に対するアレルギー反応が皮膚に生じる**結核疹** tuberculid に分けられます（表 19-7）。

表 19-7 真正(性)皮膚結核と結核疹

真正(性)皮膚結核	尋常性狼瘡 lupus vulgaris	顔面，頸部，前腕などの露出部に好発
	皮膚疣状結核 tuberculosis verrucosa cutis	四肢末端，関節背面，臀部に好発
	皮膚腺病 scrofuloderma	リンパ節，骨，関節などの活動性結核から皮膚への波及病変
結核疹	バザン硬結性紅斑 erythema induratum Bazin	青年，中年女性の下腿に好発

X ハンセン病 Hansen disease／leprosy

Point らい菌によって起こされる慢性特異性炎症で皮膚と末梢神経が侵される

　らい菌 *Mycobacterium leprae* memo は，**抗酸菌** acid-fast bacterium の一種であり，内臓が侵されることもあるが，菌の増殖が高温では抑制されるため，主として体温の比較的低い皮膚で増殖します。また，らい菌は**シュワン細胞** Schwann cell に対する親和性を示すことから，表在性の末梢神経にも病変を起こします。ハンセン病は免疫学的分類（Ridney-Jopling）によって，LL型，B群，TT型，I群の2群2型に分けられ，WHO-MDT分類では，PB（少菌型）とMB（多菌型）の2つに分けられます。

memo らい菌の検出では顕微鏡標本上で抗酸菌発色による方法と，遅延型過敏反応によって細胞免疫の状態をみるレプロミン試験が行われます。

Y 梅毒 syphilis, lues

Point トレポネーマ・パリドムの感染によって発症する全身の慢性感染症

　梅毒の病原体である**トレポネーマ・パリドム** *Treponema pallidum*（TP）は，**スピロヘータ** spirochete の一種です。感染後，時間経過を追って次のような特徴的な進行を示します（表19-8）。

表 19-8 梅毒の病期と主な徴候・病変

第1期（感染後3週間）	初期硬結・硬性下疳 memo
第2期（感染後3カ月）	梅毒性バラ疹，丘疹性梅毒
第3期（感染後3年）	ゴム腫（皮膚，皮下，骨，関節）memo
第4期（感染後10年〜）	臓器梅毒（神経梅毒，心血管系梅毒）

memo 軟性下疳菌によって起こる軟性下疳に対して，梅毒による初期硬結のことを硬性下疳と言います。

memo 梅毒性ゴム腫では類上皮細胞による肉芽腫性病変が形成されますが，その中心に乾酪壊死を伴っていることで，硬結がゴム様の弾力性を示すものです。

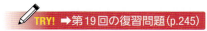
TRY! ➡ 第19回の復習問題 (p.245)

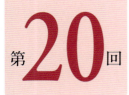

病理学各論 第20回 感覚器

▶今回の講義内容　A 眼・視覚系の疾患　B 平衡・聴覚器の疾患

　外からの刺激を感知し，中枢神経系に伝達する諸器官を**感覚器** sensory organ といいます。一般的には視覚器としての眼，平衡・聴覚器としての耳，嗅覚器としての鼻，味覚器としての舌，そして触覚・圧覚・温痛覚を感じる皮膚の5つを指します。これらのうち，今回は視覚器と平衡・聴覚器を解説します。

A　眼・視覚系の疾患

A-1　ヘルペス性角膜炎 herpetic keratitis/herpes corneae

> **Point**　潜伏していた単純ヘルペスウイルスの再活性化によって起こる角膜感染

　発熱，ストレス，紫外線などを誘因に生じます。ウイルスの増殖によるものは上皮型と分類され，**樹枝状角膜炎** dendritic keratitis や**地図状角膜炎** geographic keratitis があります。ウイルス抗原に対する免疫反応で生じるものは実質型と呼ばれ，**円板状角膜炎** disciform keratitis や**壊死性角膜炎** necrotizing keratitis が知られています。

A-2　流行性角結膜炎 epidemic keratoconjunctivitis *memo*

　アデノウイルス8型（19型，37型）の感染によって起こり，**急性濾胞性結膜炎** acute follicular conjunctivitis の形をとります。7～10日の潜伏期の後に発症し，結膜充血，眼瞼腫脹，および漿液性の眼脂分泌がみられます。組織学的にはリンパ球の集合（濾胞形成）を特徴とします。

memo
感染色が強く「はやり目」と呼ばれるものです。

A-3　トラコーマ trachoma *memo*

　トラコーマの原因は何ですか？

　クラミジア・トラコマチス *Chlamydia trachomatis* の感染による角結膜炎です。**急性濾胞性結膜炎**として発症し，慢性化すると角膜表層に血管が侵入する**トラコーマ・パンヌス** pannus trachomatosus と呼ばれる病変が形成されます。クラミジア・トラコマチスは尿路性器感染症にも関与します。

memo
トラコーマ
日本では激減しましたが，世界的には頻度の高い失明原因としてまだ重要視される疾患です。

A-4　アレルギー性結膜炎 allergic conjunctivitis

　花粉，ダニ，真菌，動物の毛などによって喚起される即時型アレルギー反応（p.39，表4-1）による結膜炎です。したがって抗原の再侵入によって，肥満細胞からヒスタミンなどの化学伝達物質が放出されて結膜の充血や浮腫などを生じます。

A 眼・視覚系の疾患　231

A-5 白内障 cataract（しろそこひ）

水晶体（レンズ）が混濁した状態をいいます。先天性として**風疹白内障** rubella cataract や**ガラクトース白内障** galactose cataract が知られています。後天性として糖尿病，外傷，アトピーなどの眼疾患による併発白内障，**加齢白内障（老人性白内障）** age-related cataract などの多くの原因で白内障となります。

A-6 緑内障 glaucoma（あおそこひ）

 緑内障と白内障はどう違うのですか？

 緑内障というのは眼圧の上昇によって視力障害を起こした状態をいいます。前述の**白内障**はレンズの障害によるものです。

緑内障は眼圧が上昇 memo すると視神経乳頭の障害と視野異常をきたし，頻度の高い失明の原因となっています。緑内障は，原発性，続発性および先天性に分けることができます（表 20-1）。また，隅角 memo の閉塞（流出経が詰まる）があるかないかでも分類されます（表 20-1）。

📝 memo ―――
眼圧が正常範囲にある**正常圧緑内障** normal-tension glaucoma も知られています。

📝 memo ―――
隅角
角膜と虹彩が接する鋭角の領域のことです（図 20-1）。

表 20-1 緑内障の分類

疾患		原因
原発緑内障 primary glaucoma	開放隅角緑内障 open-angle glaucoma	房水流出障害あるいは過剰産生
	閉塞隅角緑内障 closed-angle glaucoma	虹彩根部による隅角の閉塞
続発緑内障 secondary glaucoma		ぶどう膜炎，ステロイド，血管新生，眼球打撲，眼内腫瘍など
先天緑内障 congenital glaucoma		胎児期の隅角発生異常

A-7 網膜剥離 retinal detachment

💡 **Point**　感覚網膜（神経網膜）が網膜色素上皮層から分離する状態

もともと両者の結合は弱いので剥離しやすい。網膜に裂孔が生じて発生する**裂孔原性網膜剥離** rhegmatogenous retinal detachment と，硝子体の牽引などによる**牽引性網膜剥離** traction retinal detachment に分けられています。

A-8 糖尿病性網膜症 diabetic retinopathy

糖尿病による**微小血管障害** microangiopathy が眼の網膜の血管に生じたものです。病理組織学的には，網膜血管基底膜の肥厚，内皮細胞変性，グリコーゲンなどの沈着がみられます。血管の狭窄・閉塞，出血，滲出などを伴い，進行すると失明します。硝子体の変性萎縮は**牽引性網膜剥離**の原因となります。

A-9 高血圧性網膜症 hypertensive retinopathy

血圧の上昇によって，網膜細動脈の硬化や**血管攣縮性網膜症** angiospastic retinopathy による網膜実質の循環障害が生じます。具体的には，網膜出血，網膜浮腫，**綿花様白斑** cotton wool patch がみられ，さらに進行すると視神経乳頭浮腫が加わって，高

血圧性視神経網膜症 hypertensive neuroretinopathy となります。

A-10 ぶどう膜炎 uveitis

ぶどう膜 uveal tract は，眼球血管膜とも呼ばれる眼球壁の中層のことで，虹彩 iris，毛様体 ciliary body，脈絡膜 choroid で構成されています（図 20-1）。ぶどう膜炎は，ベーチェット病，サルコイドーシス，フォークト-小柳-原田症候群に関連して発生します。ぶどう膜は血管に富むことから感染症の波及によるぶどう膜炎もみられます。

A-11 うっ血乳頭 papilledema, choked disk

> **Point** 頭蓋内圧亢進により，両側の視神経乳頭の腫脹をきたす

頭蓋内圧上昇（p.206，第 18 回，E）により視神経乳頭が眼内に膨隆し，境界の不鮮明化と充血を示します。逆に，視神経乳頭を観察することによって頭蓋内圧亢進の有無を知ることができます。一過性に視力障害を生じますが，持続すると視神経萎縮 optic nerve atrophy になります。

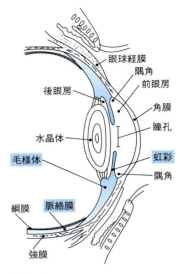

図 20-1　ぶどう膜（　　で示す）

A-12 視神経症 optic neuropathy

一般に，中毒，変性，循環障害を原因とした視神経障害のことをいい，炎症性疾患とは区別されます。中毒性としては，抗結核剤によるエタンブトール視神経症 ethambutol optic neuropathy が知られていますが，タバコ-アルコール性弱視 tobacco-alcohol amblyopia や農薬中毒もあります。多発性硬化症 multiple sclerosis やデビック病 Devic disease などの脳脊髄脱髄性疾患によるもの，さらに代謝障害として糖尿病視神経症 diabetic optic neuropathy，循環障害によるものでは，虚血性視神経症 ischemic optic neuropathy が挙げられます。

A-13 網膜動脈閉塞症 retinal artery occlusion

次の 3 つに分類されます。

a) 網膜中心動脈閉塞症 central retinal artery occlusion (CRAO)

　　高血圧，糖尿病，血管炎，心疾患などを背景に，動脈の栓子，血栓，攣縮により，急速かつ高度の視力低下を生じます。網膜には，チェリーレッドスポット（桜実紅斑）cherry-red spot *memo* が現われます。

b) 網膜動脈分枝閉塞症 branch retinal artery occlusion (BRAO)

　　網膜動脈分枝の閉塞部位から扇状に広がる網膜の混濁を生じます。

c) 毛様網膜動脈閉塞症 cilioretinal artery occlusion

　　支配領域に一致して視神経乳頭と黄斑の間が混濁します。

memo 黄斑部の赤色調が残りますが，網膜全体が虚血による乳白色混濁を呈することでチェリーレッドスポットと表現されています。

A-14 網膜静脈閉塞症 retinal vein occlusion

閉塞する静脈の部位により次の 2 つに分類されます。

a) 網膜中心静脈閉塞症 central retinal vein occlusion (CRVO)

　　静脈血還流障害により視神経乳頭を中心に拡がる出血と浮腫がみられます。高血圧，糖尿病，膠原病，および心血管障害に合併することが多い。

b) 網膜静脈分枝閉塞症 branch retinal vein occlusion (BRVO)

網膜静脈の閉塞部位から楔状に拡がる出血と浮腫を生じます。

A-15 網膜芽細胞腫 retinoblastoma (RB)

> **Point** 乳幼児期の眼に発生する悪性腫瘍の中で最も頻度が高い

乳幼児期の神経網膜（感覚網膜）に発生します。遺伝性網膜芽細胞腫は，散発性*memo*のものに比べてより早期で両側性に発生する傾向があり，第13番染色体上のRB癌抑制遺伝子の欠損あるいは不活性化によって起こることが明らかにされています（図20-2）。病理組織学的には，胞体に乏しい円形細胞が充実性，あるいはロゼット rosette を形成しながら増生します。

> *memo* ── 散発性 sporadic
> 遺伝性 hereditary に対することばで，疾患の発生が遺伝的背景をもたずにみられることをいいます。

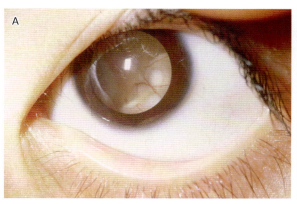
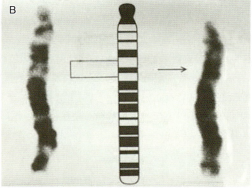

正常#13　　　欠失

図20-2　網膜芽細胞腫
A：網膜芽細胞腫。散瞳させた瞳孔内の右下領域に白色の腫瘍が認められる。
B：染色体異常。網膜芽細胞腫では，正常の第13番染色体の一部が欠失している。この欠失した領域（13q14）にRB遺伝子が存在する。

B　平衡・聴覚器の疾患

B-1 中耳炎 otitis media

中耳を構成する一連の含気腔は，**中耳** middle ear，**鼓膜** tympanic membrane，**耳管** auditory tube，**鼓室** tympanic cavity，**乳突洞** mastoid antrum，**乳突蜂巣** mastoid cells です。

a) 滲出性中耳炎 secretory otitis media (SOM)

> **Point** 中耳腔に液体が貯留し，急性炎症症状を欠く中耳炎

鼓膜に穿孔が生じない場合には，滲出液の貯留が中耳腔にみられます。急性上気道感染に続発して幼小児に生じることが多い。

b) 急性中耳炎 acute otitis media

咽頭炎から耳管*memo*を経由して感染が及びます。中耳に分泌物が貯留し，進行すると鼓膜穿孔によって**耳漏** otorrhea を生じます。

> *memo* ── 耳管 auditory tube
> エウスタキオ管 eustachian tube ともいわれ，中耳の鼓室と，のどの咽頭を連絡する3〜4cmの長さの管のことです。嚥下運動時に開通し，外気圧と鼓室内圧との調節ができます。

234 第 20 回 感覚器

c) 慢性化膿性中耳炎 chronic suppurative otitis media

中耳腔，乳頭蜂巣の慢性炎症によって，**耳漏**や**難聴** hearing loss を生じます。**真珠腫** cholesteatoma は，中耳腔を覆う扁平上皮が過剰増殖し，内部に角質物やコレステロールが蓄積したものです。慢性化膿性中耳炎が進行すると骨が破壊され，髄膜炎，脳膿瘍（⇨ p. 210，第 18 回，**表 18-8**），S 状静脈洞血栓性静脈炎などを合併します。

B-2 **メニエール病** Ménière disease

> **⦿Point** 耳鳴，難聴，反復する発作性めまいなどの蝸牛{かぎゅう}症状を
> メニエール症候という

メニエール症候 Ménière syndrome を呈し，中枢神経症状や原因のわかっためまい，難聴を除く難治性内耳疾患を**メニエール病**といいます。迷路（蝸牛管や球形嚢）の内リンパ腔拡大を**内リンパ水腫** endolymphatic hydrops *memo* といい，メニエール病の本態とされ，末梢性めまいを生じる原因となっています。

同じく前庭性のめまいには，**良性発作性頭位めまい症** benign paroxymal positional vertigo（BPPV）があります。一定の頭位をとることによって起こる三半規管由来の**回転性めまい** rotatory vertigo ですが，メニエール病が数時間持続するめまいであるのに対し，BPPV では一般に激しい症状をみせますが，数十秒程度の一過性であるのが特徴です。

✐ *memo* ―――
迷路の中は適切な量のリンパ液が満たされることで平衡覚や聴覚が伝えられる仕組みになっています。

✏ **TRY!** ➡第20回の復習問題（p.245）

病理学講義

第21回 復習問題

第1〜20回の内容についての出題です。問題文そのものが重要ポイントと
なっているので，この機会に理解度の確認と知識の整理をしてみよう。

第1回 細胞損傷・適応 (⇨ p.2)

❶ 酸素存在下に物理的ストレスや化学物質が作用して（　　　）が発生し，細胞損傷を起こす。

❷ 細胞に低酸素ストレスが持続すると，ミトコンドリア内の（　　　）が障害され ATP が枯渇する。

❸ ストレスを受けた細胞が腫大するのは，細胞内水分量が増加するからであり，これは ATP 枯渇による（　　　）機能の破綻が原因である。

❹ 細胞質内カルシウム濃度が上昇すると，（　　　）を誘導する種々の酵素が活性化される。

❺ （　　　），スーパーオキサイドラジカル，過酸化水素は，代表的な細胞内のフリーラジカルである。

❻ フリーラジカルによって引き起こされる DNA 損傷は，DNA に含まれる4種の塩基のうち（　　　）を標的とする。

❼ タンパク質の（　　　）基はフリーラジカルによって容易に酸化されジスルフィド結合（-SS-）を形成する。

❽ 細胞死に至る不可逆的変化としてみられる硝子様変性は，細胞内の（　　　）の消失によるものである。

❾ 壊死を生じた細胞において DNAase によって DNA が消化されると（　　　）という核の変化を示す。

❿ 心筋梗塞における心筋細胞の変化にみられるように，細胞内の酵素タンパクが変性・失活する壊死の形態は（　　　）壊死と呼ばれる。

⓫ アポトーシスの初期には（　　　）の濃縮や凝集に続いて，核断片化が生じる。

⓬ 微生物片や細胞片を取り込むファゴサイトーシスと，液体や可溶性タンパクを取り込む（　　　）をあわせてエンドサイトーシスと呼ぶ。

⓭ 赤血球の破壊によって変化した鉄が組織内に沈着したものを（　　　）という。

⓮ 組織に対する負荷の代償として細胞の大きさが増加することを（　　　）という。

⓯ 肝臓や腎臓では，一部が欠損した場合に残りの組織が（　　　）を示して容量が増大する。

⓰ 胃酸の逆流によりびらんを生じた食道粘膜上皮では，本来の重層扁平上皮から円柱上皮に置換されることがある。このように，細胞のタイプが入れ替わることを（　　　）という。

❶ フリーラジカル　❷ 好気呼吸 or 酸化的リン酸化　❸ Na$^+$ポンプ　❹ 細胞死 or アポトーシス　❺ ヒドロキシラジカル　❻ チミン
❼ スルフヒドリル (SH)　❽ グリコーゲン　❾ 核融解　❿ 凝固　⓫ (核) クロマチン　⓬ ピノサイトーシス　⓭ ヘモジデリン　⓮ 肥大
⓯ 代償性過形成　⓰ 化生

第2回 炎症 (⇨ p.15)

❶ 炎症の5つの古典的徴候とは，（　　　），疼痛，熱感，腫脹，機能障害である。

❷ 急性炎症では組織が傷害されると炎症細胞から（　　　）が放出される。

21

復習問題

236　第21回　復習問題

❸ 急性炎症において毛細血管や細動・静脈が拡張し，局所の血流量が増加した状態を（　　　）という。

❹ 血管透過性が亢進して血管外に出てくる液で，多くの血漿タンパク成分を含むものを（　　　）液という。

❺ 白血球のうち，ミエロペルオキシダーゼやリゾチームなどを含み殺菌作用を有するのは（　　　）である。

❻ 好塩基球には（　　　）やヘパリンなどのケミカルメディエーターが多数含まれる。

❼ （　　　）性炎症は比較的軽い急性炎症の一種で，粘膜に充血や滲出液分泌が亢進しているが，粘膜表面が保たれている。

❽ 広範な組織壊死を伴った化膿性炎症を（　　　）性炎症という。

❾ 肉芽腫性病変では，単球や組織球に由来する（　　　）細胞が集合して肉芽腫が形成される。

❿ 活性化したマクロファージが多核巨細胞化し，特に核が細胞質の周辺部に配列したものを（　　　）巨細胞と呼び，結核などで認められる。

⓫ 多量の好中球浸潤を伴った化膿性炎症において，膿が限局性に貯留したものを（　　　）という。

⓬ 臓器に特徴的な分化を示したマクロファージ系細胞の例として，肝のクッパー細胞，中枢神経系の（　　　），骨組織の破骨細胞などがある。

⓭ 化膿性炎症が皮下などの疎性結合織にびまん性に広がったものを（　　　）という。

⓮ 寄生虫感染の際にアレルギー反応を示す白血球は（　　　）である。

⓯ リウマチ結節では病巣の中心に（　　　）壊死を伴い，周辺には柵状に配列する類上皮細胞がみられる。

---

❶ 発赤　❷ ケミカルメディエーター　❸ 充血　❹ 滲出　❺ 好中球　❻ ヒスタミン　❼ カタル　❽ 壊疽／壊死　❾ 類上皮
❿ ラングハンス　⓫ 膿瘍　⓬ ミクログリア　⓭ 蜂巣炎／蜂窩織炎／フレグモーネ　⓮ 好酸球　⓯ フィブリノイド

第3回　感染症 （⇨ p.25）

❶ 抗生剤の投与によって正常腸内細菌叢が変化し，病原性細菌が異常に増殖して感染症となるのは，（　　　）現象とよばれる。

❷ 腸管の粘膜バリアが虚血や門脈圧亢進などによって破壊され，腸管内の非病原性菌が腸管外に広がる現象を（　　　）という。

❸ 血管内に細菌が侵入すると菌血症となるが，細菌が証明されなくても同様の病態が（　　　）症でみられる。

❹ 免疫グロブリンの中では（　　　）のみが胎盤を通過することができ，新生児〜乳児期の感染防御を担う。

❺ IgGが無効である（　　　）菌は，新生児〜乳児期に化膿性髄膜炎を起こすことがある。

❻ 宿主の免疫力が低下し，弱毒病原体によって重篤な病態を引き起こすことを（　　　）感染という。

❼ 細菌感染による組織の壊死を壊疽というが，ガス発生を伴ったガス壊疽の多くは（　　　）菌によって生じることが知られている。

❽ 結核菌に対する宿主反応の特徴として，肉芽腫病変の中央部に（　　　）がみられる。

❾ 核内や細胞質内の封入体形成は，一般に（　　　）が感染した細胞によくみられる。

❿ A型インフルエンザウイルスは2つの抗原，すなわち赤血球凝集素と（　　　）という酵素をもっている。

⓫ 麻疹ウイルス感染後に遅発性ウイルス感染症として起こる脳炎は，（　　　）である。

⓬ 先天性風疹症候群は風疹ウイルスの（　　　）感染によって生じる。

⓭ ジフテリア菌の菌体外毒素は多発神経炎や（　　　）炎を起こす。

⓮ ツツガムシ病や発疹チフス，Q熱などは（病原体名　）感染症である。

⓯ 蠕虫には線虫類，（　　　）類および条虫類などが含まれる。

⓰ 蠕虫症では（　　　）球増多症を伴うことが多い。

⓱ ハトの糞に含まれ肺の病巣から血行性に脳病変を形成することが多い真菌は（　　　）である。

第5回　循環障害・血液異常　**237**

❶ 菌交代　❷ バクテリアル・トランスロケーション　❸ 敗血　❹ IgG　❺ B群連鎖球　❻ 日和見　❼ ウェルシュ　❽ 乾酪壊死　❾ ウイルス　❿ ノイラミニダーゼ　⓫ 亜急性硬化性全脳炎／SSPE　⓬ 垂直（経胎盤）　⓭ 心筋　⓮ リケッチア　⓯ 吸虫　⓰ 好酸　⓱ クリプトコッカス

第**4**回　免疫異常（⇨ p. 36）

❶ 液性免疫における（　　　）反応は，可溶性の抗原と抗体が結合して非可溶性の抗原抗体複合体が形成されることによって起こる。

❷ 免疫グロブリンのひとつである（　　　）は，五量体を形成するマクログロブリンであり，赤血球凝集能，細菌凝集能が強く，溶血や殺菌作用に優れている。

❸ 細胞傷害性T細胞はCD8陽性であり，特異的抗原を発現している細胞にパーフォリンや（　　　）などを含む顆粒を放出して細胞傷害を引き起こす。

❹ 自己免疫性溶血性貧血，橋本病，不適合輸血は，（　　　）型アレルギーによって引き起こされる。

❺ 蕁麻疹，花粉症，気管支喘息は，（　　　）型アレルギーによって引き起こされる。

❻ ウイルス・真菌・結核菌感染症，移植免疫反応，接触性皮膚炎は，（　　　）型アレルギーによって引き起こされる。

❼ SLE，アルチュス反応は，（　　　）型アレルギーによって引き起こされる。

❽ 橋本病の患者は，（　　　）に対する自己抗体をもつ。

❾ 自己免疫性溶血性貧血の患者は，（　　　）に対する自己抗体を有する。

❿ 特発性血小板減少性紫斑病の患者は，（　　　）に対する自己抗体を有する。

⓫ 内因子や胃の壁細胞に対する自己抗体があると，ビタミン B_{12} の吸収障害から造血異常として（疾患名　　　）を生じる。

⓬ 重症筋無力症では，（　　　）に対する自己抗体が作られ，筋力低下が生じる。

⓭ （　　　）症候群では，核物質であるSS-AやSS-B，あるいは外分泌腺導管上皮に対する自己抗体が作られる。

⓮ （　　　）症候群は，胸腺の欠損を伴う先天性免疫不全病のひとつである。

---

❶ 沈降　❷ IgM　❸ グランザイム　❹ Ⅱ／細胞傷害　❺ Ⅰ／アナフィラキシー　❻ Ⅳ／遅延　❼ Ⅲ／免疫複合体　❽ サイログロブリン（チログロブリン）　❾ 赤血球　❿ 血小板　⓫ 悪性貧血　⓬ （神経筋接合部）アセチルコリン受容体　⓭ シェーグレン　⓮ ディジョージ

第**5**回　循環障害・血液異常（⇨ p. 45）

❶ 静脈血流が妨げられて，血管内に血液が異常に停滞する状態を（　　　）という。

❷ 虚血によって組織が壊死することを（　　　）という。

❸ 血栓が形成される場合には，最初に血小板やフィブリンに富む（　　　）ができ，続いて赤血球由来の成分が主体の赤色血栓が形成される。

❹ DICでは，多数の微小血栓形成により（　　　）が消費され出血傾向を示す。

❺ 血管壁の変化，血流の変化，血液形状の変化は（　　　）の3大原因で，Virchowの三徴とよばれる。

❻ 血管壁にできた血栓が剝離し，移動して別の場所の血管を閉塞することを（　　　）症という。

❼ 点状出血と斑状出血はいずれも皮下出血のひとつで，両者をあわせたものを（　　　）という。

❽ 肝細胞癌ではしばしば腫瘍組織が門脈内に成長して，（　　　）が形成される。

❾ 血管の二重支配を受けている臓器では，（　　　）性梗塞となることが多い。

❿ 左心不全による肺のうっ血の際にみられる心不全細胞のヘモジデリンの鉄成分は（　　　）由来である。

⓫ グラム陰性桿菌由来の毒素によって（　　　）ショックが引き起こされる。

⓬ アナフィラキシーショックは薬剤などにより，（　　　）型アレルギー反応で生じる。

⓭ グラム陰性桿菌の産生する（　　　）はショックを引き起こす。

21

復習問題

238 第 21 回　復習問題

⑭ （　　　）液は，血管内皮接合部の開裂なしに血管内圧の亢進や血管壁の透過性が亢進
することによって，血管内成分が組織内に出たものである。

---

❶ うっ血　❷ 梗塞　❸ 白色血栓　❹ 凝固因子　❺ 血栓形成　❻ 血栓塞栓　❼ 紫斑　❽ 腫瘍塞栓　❾ 出血
❿ 赤血球／ヘモグロビン　⓫ 敗血症性／エンドトキシン　⓬ Ⅰ／アナフィラキシー　⓭ エンドトキシン　⓮ 漏出

第6回　腫瘍（新生物）（⇨ p.55）

❶ 腫瘍は，正常な増殖制御機構に対する反応が欠けることによって（　　　）増殖を示す。
❷ 上皮性悪性腫瘍は癌であり，非上皮性すなわち中胚葉間葉系細胞由来の悪性腫瘍は
（　　　）である。
❸ 平滑筋細胞由来の良性腫瘍は，（　　　）と命名する。
❹ 単一胚葉由来の複数の組織から発生する腫瘍は，（　　　）と呼ばれる。
❺ 複数の胚葉由来の組織を含む良性腫瘍は，（　　　）である。
❻ 腫瘍細胞では，正常の機能と形態が失われる。この分化の失われた未分化な状態を
（　　　）という。
❼ 個々の腫瘍細胞の形態や大きさが一様でなくばらつきがあることを，腫瘍細胞の（　　　）
という。
❽ 発生した上皮内に限局し，基底膜を越えていない癌を（　　　）という。
❾ （　　　）は，口腔，腟，陰茎粘膜にみられる病変で，扁平上皮癌の前癌病変とされている。
❿ (人名　　　)リンパ節転移は，腹腔内諸臓器由来の悪性腫瘍が左鎖骨上窩リンパ節に転移
し，触知できるようになったものである。
⓫ （　　　）転移と呼ばれる転移様式では，癌が気管支，尿管などの管腔を経由して転移
する。
⓬ ベンジジン benzidine などのアゾ色素は，(臓器名　　　)癌の化学発癌物質として知られて
いる。
⓭ （　　　）ウイルスの感染は，子宮頸部，肛門，性器の乳頭腫および扁平上皮癌の発生と
関係が深い。
⓮ 不顕性癌のうち，症状が先行するが原発巣があとでみつかるものは（　　　）癌と呼ぶ。
⓯ 原発巣における腫瘍の大きさと広がり，リンパ節転移の程度，遠隔転移の有無をあわせ
て癌の進行度を評価する（　　　）分類がよく用いられている。
⓰ 腫瘍随伴体液性高 Ca 血症は肺癌などの腫瘍細胞が産生する（　　　）の作用による。

---

❶ 自律性　❷ 肉腫　❸ 平滑筋腫　❹ 混合腫瘍　❺ 奇形腫　❻ 退形成　❼ 多形性　❽ 上皮内癌／CIS　❾ 白板症　❿ ウィルヒョウ・
⓫ 管内　⓬ 膀胱　⓭ ヒトパピローマ／ヒト乳頭腫　⓮ オカルト　⓯ TNM　⓰ 副甲状腺ホルモン関連タンパク（PTHrP）

第7回　先天異常・遺伝性疾患（⇨ p.69）

❶ 第 21 番染色体のトリソミー，精神発達遅延，特徴的顔貌などがみられるのは（　　　）
症候群である。
❷ 47, XXY という核型をもつ（　　　）症候群の男性は，不妊である。
❸ ターナー症候群の染色体核型は，（　　　）である。
❹ メンデル型遺伝形式によらない単一遺伝病には，ゲノム刷込み，三塩基反復遺伝病や母
性遺伝を示す（　　　）病が知られている。
❺ 銅代謝異常をきたす（　　　）病は，常染色体劣性遺伝形式をとる。
❻ デュシェンヌ型筋ジストロフィーの遺伝様式は（　　　）遺伝である。
❼ ２つある相同染色体がひとつになる染色体異常を（　　　）という。
❽ サラセミア，筋緊張性ジストロフィー，マルファン症候群は（　　　）遺伝形式をとる。
❾ 糖原病，フェニルケトン尿症，アルツハイマー病は（　　　）遺伝形式をとる。
❿ 複数の遺伝子や環境因子が関与する糖尿病や高血圧などは（　　　）病と呼ばれる。

---

❶ ダウン　❷ クラインフェルター　❸ 45, X　❹ ミトコンドリア　❺ ウィルソン　❻ 伴性劣性　❼ モノソミー　❽ 常染色体優性
❾ 常染色体劣性　❿ 多因子遺伝

第9回　循環器　**239**

第8回　代謝異常（⇨ p.73）

❶ 血清中の尿素窒素が上昇して高窒素血症になると，肺では（　　　）を生じる。

❷ 肝不全による（　　　）血症は，中枢神経系の障害，すなわち肝性昏睡を生じる。

❸ 長期間の透析によるアミロイドーシスでは，血清中の（　　　）が前駆体となってアミロイド沈着を起こす。

❹ 組織中のアミロイドは，（　　　）染色で赤く染まり，さらに偏光顕微鏡観察で緑色の複屈折を示す。

❺ 本態性高血圧症では，LDL レセプタに異常があり血清中の LDL が上昇するタイプの（　　　）血症の頻度が最も高い。

❻ 総コレステロール，（　　　），リン脂質，遊離脂肪酸のいずれかが異常に増加した状態を高脂血症という。

❼ 動脈硬化症において，特に脂質代謝に関連して内膜に形成される病巣は，（　　　）である。

❽ 肝臓で合成された VLDL は，トリグリセリドが離れることで（　　　）に変化し，末梢細胞においてコレステロールを供給する。

❾ Ⅰ型糖原病である（　　　）病では，肝臓や腎臓にグリコーゲンが蓄積する。

❿ 痛風結節は，体液中の（　　　）の濃度が増加し，関節や軟骨，腱などに析出して生じる。

⓫ ヘモグロビン由来の鉄が網内系のマクロファージに取り込まれると，タンパク部分が変化して（　　　）になり，沈着する。

⓬ 高カルシウム血症に伴う組織内のカルシウム塩沈着を，（　　　）石灰化という。

❶ 尿毒症性肺臓炎／尿毒症性肺　❷ 高アンモニア　❸ β₂ミクログロブリン　❹ コンゴーレッド　❺ Ⅱa型家族性高コレステロール　❻ トリグリセリド　❼ 粥腫／アテローマ　❽ LDL　❾ フォン・ギールケ　❿ 尿酸　⓫ ヘモジデリン　⓬ 転移性

第9回　循環器（⇨ p.82）

❶ 心筋虚血状態によって引き起こされ，心筋梗塞に至っていない一過性の症状を呈する疾患を（　　　）という。

❷ 心筋梗塞では，心筋細胞が（　　　）壊死に陥り，その後，炎症反応，肉芽形成，線維化，瘢痕化へと進行する。

❸ 心臓に負荷がかかり，特に左心室壁の肥厚が著明で内腔が狭くなるタイプの心肥大を（　　　）心肥大という。

❹ 左心不全では，最も影響を受ける臓器として（臓器名　　　）にうっ血を生じる。

❺ 右心不全により肝臓に慢性のうっ血が続くと，（　　　）肝になる。

❻ 肥大型心筋症の病理組織学的特徴として，心筋細胞の肥大と心筋線維の（　　　）配列が挙げられる。

❼ 感染性心内膜炎には，急性細菌性心内膜炎と（　　　）心内膜炎がある。後者は特に，緑膿菌や腸球菌などの弱毒菌の感染によることが多い。

❽ 心室中隔欠損において，肺動脈血管抵抗が上昇し，右左短絡優位となり，チアノーゼが出現するようになったものを（　　　）症候群という。

❾ ファロー四徴症では，心室中隔欠損，右心室肥大，肺動脈狭窄，（　　　）の病変が複合的にみられる。

❿ 心筋梗塞後の合併症として起こる（　　　）は，壊死に陥った梗塞部位の穿孔によることが多い。

⓫ 大動脈の解離が上行大動脈にある A 型と上行大動脈にない B 型に分けるのは（　　　）分類である。

⓬ 大動脈解離において内膜に亀裂が入り，血液が偽腔に流入する入り口のことを（　　　）という。

⓭ 動脈壁の全層，すなわち内膜，中膜，外膜が保たれた状態で大動脈が拡張するのは（　　　）大動脈瘤である。

21
復習問題

240　第 21 回　復習問題

⑭　50 歳以上の男性に多く発症し，間歇性跛行やレイノー現象を示す動脈硬化性の疾患は（　　　）である。

⑮　（　　　）症候群は，頭頸部や上肢のうっ血，静脈の怒張，起坐呼吸がみられ，多くは肺・縦隔腫瘍や大動脈瘤によって引き起こされる。

⑯　高血圧症の心臓は（　　　）左室肥大を示す。

❶ 狭心症　❷ 凝固　❸ 求心性　❹ 肺　❺ にくずく　❻ 錯綜　❼ 亜急性細菌性　❽ アイゼンメンガー　❾ 大動脈騎乗
❿ 心タンポナーデ　⓫ Stanford　⓬ エントリー　⓭ 真性　⓮ 閉塞性動脈硬化症／ASO　⓯ 上大静脈　⓰ 求心性

第 10 回　造血系・リンパ系（⇨ p.92）

❶　（　　　）貧血は貧血の中で最も頻度が高く，小球性低色素性貧血に分類される。

❷　葉酸やビタミン B_{12} が欠乏することによって，（　　　）障害のために，巨赤芽球性貧血が起こる。

❸　骨髄線維症や再生不良性貧血などによって骨髄での造血が障害されると，肝・脾・リンパ節などで（　　　）が起こる。

❹　急性白血病において出現する幼弱な形態の細胞は，（　　　）と呼ばれる。

❺　（　　　）は急性白血病に特徴的にみられるが，慢性白血病では各分化段階の細胞が含まれるのでみられない。

❻　慢性骨髄性白血病の 98％以上に検出されるマーカー染色体は，（　　　）である。

❼　慢性骨髄性白血病が経過途中で芽球の異常増殖，白血病裂孔の出現など，急性白血病のような病態に変化することを，（　　　）という。

❽　骨髄異形成症候群では，（　　　）が生じるために骨髄では過形成，末梢血では汎血球減少症になる。

❾　多発性骨髄腫で産生される（　　　）タンパクは，単クローン性の免疫グロブリン由来である。

❿　多発性骨髄腫によって過剰に分泌された免疫グロブリン L 鎖が尿中に出現したものを（　　　）タンパクという。

⓫　特発性血小板減少性紫斑病では，（　　　）という自己抗体によって血小板の寿命短縮や数の減少が生じる。

⓬　（　　　）症では，エプスタイン-バー・ウイルスが B リンパ球に感染し，それを認識した T 細胞が反応性に増殖する。

⓭　胃のヘリコバクター・ピロリ感染によって生じるリンパ腫は，（　　　）と呼ばれる。

⓮　（　　　）は，表皮への親和性のある皮膚 T 細胞リンパ腫のひとつであり，初期には皮膚の紅斑落屑病変を示す。

⓯　ホジキンリンパ腫には，多核の（　　　）細胞や単核のホジキン細胞が出現します。

❶ 鉄欠乏性　❷ DNA 合成　❸ 髄外造血　❹ 芽球　❺ 白血病裂孔　❻ フィラデルフィア染色体／Ph1　❼ 急性転化　❽ 無効造血
❾ M　❿ ベンス・ジョーンズ　⓫ 抗血小板抗体　⓬ 伝染性単核（球）　⓭ MALT 型リンパ腫／MALToma　⓮ 菌状息肉症／セザリー症候群
⓯ リード・ステルンベルク／RS

第 11 回　呼吸器（⇨ p.106）

❶　（　　　）症では，上気道，肺，腎臓を中心に壊死性肉芽腫性病変と C-ANCA 陽性の血管炎を生じる。

❷　鼻咽頭に発生するリンパ上皮腫ともよばれる低分化な扁平上皮癌は，（病原体名　）感染の関与が知られている。

❸　気管支喘息の亜型には，Ⅰ型アレルギー反応によって起こる（　　　）型の他に，ウイルス感染などが誘因となって発症する感染型がある。

❹　肺水腫は左心不全以外に，ネフローゼや肝疾患による（　　　）血症によっても生じる。

❺　未熟児では，Ⅱ型肺胞上皮細胞が未熟なため（　　　）が欠乏し，肺の虚脱と硝子膜形成を伴う新生児呼吸窮迫症候群になる危険がある。

❻　肺気腫と慢性気管支炎は，（　　　）に含まれる。

❼ 通常の気管支肺炎と異なって肺胞壁や肺実質に炎症がみられるのは，（　　　）肺炎である。

❽ 肺結核における初期変化群とは，肺内病変と（　　　）病変をあわせたものである。

❾ （　　　）肺炎は，ハマン-リッチ症候群ともよばれ，ARDS に似た病態となる。

❿ 肺の（　　　）は，肺の正常な組織，すなわち軟骨，脂肪，平滑筋および上皮細胞が種々の割合で増殖する良性腫瘍で，肺内に境界鮮明な結節性病変を作る。

⓫ 肺の小細胞癌は悪性度の高い上皮性腫瘍で，（　　　）細胞への分化を示す。

⓬ 癌が胸腔内に広がり，あたかも炎症のように胸水貯留を伴う状態を（　　　）という。

⓭ （　　　）肺臓炎は種々の有機性粉塵の吸入が原因となり，びまん性肉芽腫性間質性肺炎の像を呈するもので，Ⅲ型およびⅣ型アレルギーにもとづく変化がみられる。

⓮ アスベスト曝露により胸膜から（　　　）腫が発生する。

---

❶ ウェゲナー肉芽腫　**❷** エプスタイン-バー・ウイルス　**❸** アトピー　**❹** 低タンパク／低アルブミン　**❺** サーファクタント
❻ 慢性閉塞性肺疾患／COPD　**❼** 間質性　**❽** 肺門リンパ節　**❾** 急性間質性　**❿** 過誤腫　**⓫** 神経内分泌　**⓬** 癌性胸膜炎　**⓭** 過敏性
⓮ 悪性中皮

第12回　口腔・消化管 （⇨ p. 125）

❶ 口腔内の偽膜形成性のカンジダ症は，（　　　）ともいわれる。

❷ 扁平上皮の過角化と錯角化を伴う異型扁平上皮が出現する口腔用の前癌病変は（　　　）という。

❸ 外分泌腺組織の破壊が進行し，乾性角結膜炎や口腔乾燥症を生じる自己免疫疾患は，（　　　）である。

❹ （　　　）とは，胃液の逆流とそれによる炎症のため，食道扁平上皮が円柱上皮化生を起こしたものである。

❺ 嘔吐，咳などの機械刺激やアルコール依存者にみられる吐血で，胃食道境界部の粘膜の裂傷が出血源となるものは，（　　　）症候群である。

❻ 粘膜筋板を越えない粘膜の欠損は，（　　　）と呼ばれる。

❼ 壁に開放性の欠損が生じる穿孔性潰瘍に対して，穿孔部が他の組織により被覆されている場合は（　　　）潰瘍という。

❽ 自己免疫性胃炎では，胃酸分泌低下によりビタミン B_{12} の吸収不全となり（　　　）貧血を合併する。

❾ 早期胃癌ではリンパ節転移の有無にかかわらず，癌の浸潤が（　　　）層までにとどまっている。

❿ 進行胃癌の潰瘍浸潤型は，ボールマン分類の（　　　）型に相当する。

⓫ 胃壁平滑筋機能を調整するカハール細胞由来の腫瘍は，（　　　）であり，胃の間葉系腫瘍の中では最も多い。

⓬ 卵黄腸管の遺残によって生じる回腸の憩室は，（　　　）憩室である。

⓭ 機械的イレウスの中で，腸管と腸間膜の絞扼により血流不全や通過障害を生じるものは，（　　　）イレウスに分類される。

⓮ 菌交代現象の際，*Clostridium difficile* の異常増殖によって（　　　）炎が生じる。

⓯ 腸管内の赤痢アメーバが門脈を経て肝臓に達すると，肝の合併症として（　　　）が形成される。

⓰ 炎症性腸疾患のひとつで，非乾酪壊死性肉芽腫を特徴とするのは（　　　）病である。

⓱ （　　　）は，自己免疫性の機序が推定されている大腸の炎症性疾患で，陰窩膿瘍を伴う粘膜固有層の炎症がみられる。

⓲ 大腸癌の発生においては腺腫病変が先行することが多く，この癌と腺腫の関連は（　　　）と呼ばれる。

---

❶ 鵞口瘡　**❷** 白板症　**❸** シェーグレン症候群　**❹** バレット食道　**❺** マロリーワイス　**❻** びらん　**❼** 穿通性　**❽** 悪性　**❾** 粘膜下　**❿** 3
⓫ 胃・腸間葉性腫瘍／GIST　**⓬** メッケル　**⓭** 複雑／絞扼性　**⓮** 偽膜性大腸　**⓯** 肝膿瘍　**⓰** クローン　**⓱** 潰瘍性大腸炎　**⓲** 腺腫癌相関

第13回 肝・胆・膵 (⇨ p. 143)

❶ 肝炎ウイルスは，（　　　　）型のみが DNA ウイルスで，その他は RNA ウイルスである。

❷ 慢性肝炎では，門脈周辺の肝細胞が削り取られる炎症を繰り返す。これを（　　　　）壊死という。

❸ （　　　　）肝炎では，肝細胞壊死が広範に起こり，肝性脳症と出血傾向が生じる。

❹ 劇症肝炎の組織では，肝細胞の（　　　　）壊死が起こり，肝臓は著しく萎縮する。

❺ 肝臓の（　　　　）は，アルコール性脂肪性肝炎の際にみられる構造物で，不規則な形の封入体の一種である。

❻ （　　　　）は，自己免疫的機序によって破壊性胆管炎が続き，肝硬変に至る疾患である。

❼ （　　　　）症候群は，乳児の急性脳浮腫や肝脂肪変性を起こす。

❽ 肝硬変における合併症として出血傾向がみられるのは，肝における（　　　　）の産生低下によるものである。

❾ 胎児性抗原のひとつである（　　　　）は原発性肝細胞癌の腫瘍マーカーである。

❿ 肝外胆管に発生する胆管癌に対して，（　　　　）癌は主として肝内胆管癌のことを指す。

⓫ 胆石には構成成分としてコレステロールや（　　　　）が種々の割合で含まれている。

⓬ 急性膵炎では（　　　　）壊死が起こり，これによって中性脂肪が脂肪酸とグリセロールに分解されカルシウムが加わって鹸化する。

❶ B ❷ ピースミール ❸ 劇症 ❹ 広範 ❺ マロリー小体／アルコール硝子体 ❻ 原発性胆汁性肝硬変 ❼ ライ ❽ 凝固因子 ❾ α-フェトプロテイン／AFP ❿ 胆管細胞 ⓫ ビリルビン ⓬ 脂肪

第14回 泌尿器 (⇨ p. 155)

❶ 腎臓に高度の虚血が生じると，腎組織は（　　　　）壊死に陥り，急性腎不全となる。

❷ 慢性腎不全によって正常の腎組織がほとんど消失して萎縮した腎臓は（　　　　）と呼ばれる。

❸ （　　　　）腎炎は，上気道感染後に血尿，高血圧，浮腫を伴って発症する。

❹ 急速進行性糸球体腎炎では，糸球体血管外とボーマン嚢の間に（　　　　）が形成される。

❺ 小児期にみられるネフローゼ症候群の多くは，光学顕微鏡的に変化に乏しい（　　　　）である。

❻ キンメルスチール–ウィルソン病変という結節性糸球体硬化は，（　　　　）腎症でみられる。

❼ 全身エリテマトーデス患者において免疫複合体が糸球体血管に沈着すると，（　　　　）腎炎を起こす。

❽ （　　　　）症候群は，肺胞毛細血管基底膜と腎糸球体基底膜に対する抗基底膜抗体が原因とされる。

❾ 近位尿細管上皮由来の腎細胞癌は別名（　　　　）腫瘍ともいう。

❿ 尿路に逆行性に細菌感染があると腎盂・腎杯から腎実質に炎症が及び，（　　　　）炎となる。

⓫ （　　　　）症とは尿路の閉塞により腎盂・腎杯が拡張した状態をいう。

⓬ （　　　　）は膀胱などにみられる炎症性肉芽腫性病変で，集合した組織球の細胞質内にミカエリス–ガットマン小体がみられる。

❶ 急性尿細管 ❷ 終末腎 ❸ 急性糸球体／溶血性連鎖球菌感染後糸球体 ❹ 半月体 ❺ 微小変化群 ❻ 糖尿病性 ❼ ループス ❽ グッドパスチャー ❾ グラヴィッツ ❿ 腎盂腎 ⓫ 水腎 ⓬ マラコプラキア

第15回 生殖器 (⇨ p. 166)

❶ 前立腺癌は生前にみつからず，（　　　　）癌として剖検により発見されることが多い。

❷ 精巣の非セミノーマ性胚細胞腫の中で，α-フェトプロテインの産生は（　　　　）で認められる。

第 16 回　内分泌　**243**

❸ 明るい胞体および円形核を有する大型腫瘍細胞と小型リンパ球からなる two cell pattern を特徴とする精巣腫瘍は，（　　　）である。

❹ 子宮平滑筋腫が子宮頸管から外へ脱出することを（　　　）と呼ぶ。

❺ 子宮腺筋症では，子宮の筋層内に（　　　）組織が散在性に認められる。

❻ チョコレート嚢胞というのは，子宮内膜症が（　　　）に生じて出血性嚢胞が形成されたものである。

❼ 子宮頸癌の多くは組織学的に（　　　）癌であり，異形成から上皮内癌を経て発生すると考えられている。

❽ 子宮頸癌の原因はハイリスクグループに属する（　　　）ウイルスの感染による。

❾ 子宮体癌の多くは子宮内膜腺上皮に由来する悪性腫瘍で，（　　　）癌が最もよくみられる組織型である。

❿ 卵巣の未分化胚細胞腫は胚細胞性の悪性腫瘍で，精巣のセミノーマに対して（　　　）と呼ばれる。

⓫ 尖圭コンジローマでみられる核周囲明庭の形成と核形不整は（　　　）と呼ばれ，ヒト乳頭腫ウイルスの感染を示す。

⓬ 絨毛性疾患のひとつで，ほとんど全体の絨毛が腫大，嚢胞化しブドウの房状となるのは（　　　）である。

⓭ 絨毛性疾患は胎盤の栄養膜細胞が増殖するもので，（　　　）が血中で高値を示す。

⓮ 乳腺の上皮および間質の成分が増殖し，化生や変性を伴う多彩な組織学的変化を示す疾患は（　　　）である。

⓯ 男性においてエストロゲン過剰状態が続くと，（　　　）と呼ばれる乳腺の腫脹が生じる。

⓰ 乳頭乳輪付近の表皮内に限局して浸潤する癌で，大型の明るい胞体を特徴とするのは（　　　）病と呼ばれ，早期乳癌のひとつである。

⓱ 乳管内に増殖する腫瘍では，微小な（　　　）が生じ，マンモグラフィーにおける乳癌の診断根拠にされる。

---

❶ ラテント／潜伏　❷ 卵黄嚢腫瘍　❸ セミノーマ／精巣上皮腫　❹ 筋腫分娩　❺ 子宮内膜　❻ 卵巣　❼ 扁平上皮
❽ ヒト乳頭腫（ヒトパピローマ）　❾ 類内膜腺　❿ ディスゲルミノーマ　⓫ コイロサイトーシス　⓬ 全胞状奇胎
⓭ ヒト絨毛性ゴナドトロピン／hCG　⓮ 乳腺症／線維嚢胞症　⓯ 女性化乳房　⓰ パジェット　⓱ （異栄養性）石灰化

第16回　内分泌 （⇨ p. 181）

❶ クッシング病は下垂体の ACTH を産生する好塩基性腺腫によることが多く，組織学的に（　　　）変性を特徴とする。

❷ 下垂体前葉の好酸性腺腫などによって（　　　）が過剰に分泌されると末端肥大症となる。

❸ 汎下垂体機能低下症のひとつで，分娩中あるいは分娩後に下垂体壊死を生じるものは（　　　）症候群と呼ばれる。

❹ 中枢性の尿崩症は，下垂体後葉の（　　　）の欠乏が原因である。

❺ 肺小細胞癌はしばしば異所性に ADH を産生し（　　　）症候群を引き起こす。

❻ 甲状腺全体が均一に大きくなっている状態は，（　　　）という。

❼ 自己免疫疾患を機序として起こる慢性甲状腺炎は，（　　　）病とも呼ばれる。

❽ 甲状腺の最も多い悪性腫瘍組織型で，核溝や核内細胞質封入体を特徴とするのは（　　　）癌である。

❾ 甲状腺でカルシトニン産生性のC細胞から発生する悪性腫瘍は髄様癌で，間質に（　　　）の沈着を特徴とする。

❿ 原発性副甲状腺機能亢進症の多くは副甲状腺腺腫によるもので，消化器症状，骨病変および（　　　）血症を呈する。

⓫ アジソン病では下垂体からプロオピオメラノコルチンが過剰分泌され，（　　　）の分泌が増加して皮膚に色素沈着をきたす。

⓬ 主として髄膜炎菌などによって引き起こされる副腎皮質機能不全は（　　　）症候群である。

244　第 21 回　復習問題

⓭ 原発性アルドステロン症では，鉱質コルチコイドの作用で（　　　）貯留と K^+ 喪失を
きたし，高血圧を生じる。

❶ クルック硝子　❷ 成長ホルモン　❸ シーハン　❹ 抗利尿ホルモン／ADH　❺ ADH 不適切分泌（SIADH）　❻ びまん性甲状腺腫　❼ 橋本
❽ 乳頭　❾ アミロイド　❿ 高カルシウム　⓫ メラニン細胞刺激ホルモン／MSH　⓬ ウォーターハウス・フリードリクセン　⓭ Na^+

第 17 回　筋・骨格系（⇨ p. 194）

❶ 悪性腫瘍や骨形成異常などの基礎疾患がもともと骨に存在し，わずかな外力で骨折した
場合は（　　　）骨折という。

❷ 骨折の治癒過程において，未熟な化骨は（　　　）を繰り返して層状の骨組織になる。

❸ （　　　）は，関節およびその周囲組織の退行性変化と増殖性変化により関節の障害を
きたす疾患である。

❹ 痛風結節ではプリン体の代謝異常によって生じた（　　　）の沈着とそれに対する炎症
反応がみられる。

❺ 痛風に似た疼痛発作を生じる偽痛風は，（　　　）の結晶が沈着することで生じる。

❻ 関節リウマチでは，滑膜組織に形成される（　　　）と呼ばれる特徴的な肉芽組織がみ
られる。

❼ 若年者の長管骨骨幹端に好発する神経外胚葉起源の腫瘍は（　　　）と呼ばれ，小型円
形細胞で PAS 陽性のグリコーゲン顆粒を特徴とする。

❽ 脊椎カリエスは下部胸椎，腰椎に好発する病変で，（　　　）菌が血行性に骨髄に到達
して形成される。

❾ 骨軟化症では骨の絶対量は正常であるが，（　　　）における石灰化が障害されること
で生じる。

❿ 伴性劣性型筋ジストロフィー症の中で最も進行が速く重症となるものは（　　　）型で
あり，組織ではジストロフィンタンパクの欠損がみられる。

⓫ 重症筋無力症は自己免疫疾患のひとつであるが，(臓器名　　　）の腫瘍や過形成との関連
が知られている。

❶ 病的　❷ 再造形（リモデリング）　❸ 変形性関節症　❹ 尿酸塩　❺ ピロリン酸カルシウム　❻ パンヌス　❼ ユーイング肉腫／PNET
❽ 結核　❾ 類骨　❿ デュシェンヌ　⓫ 胸腺

第 18 回　脳・神経系（⇨ p. 203）

❶ 神経細胞に障害があると，細胞質の膨化や好酸性変化に加えて（　　　）の消失がみら
れる。

❷ 反応性の星細胞増殖による脳の硬化性変化を（　　　）という。

❸ 末梢神経のシュワン細胞に相当する中枢神経の（　　　）は，髄鞘の形成や維持に関与
する。

❹ 神経の軸索が損傷を受けると，末梢に向かって進行する（　　　）変性が起こる。

❺ （　　　）患者の脊髄前角神経細胞内にみられる好酸性の封入体は，ブニナ小体である。

❻ 星細胞の主な骨格タンパクである（　　　）は，組織染色におけるグリア細胞のマーカ
ーとしても用いられる。

❼ 組織学的に脱髄を証明するには，（　　　）染色を用いるとよい。

❽ 頭蓋内圧亢進によって網膜中心静脈が圧排されると，眼球内で（　　　）を生じる。

❾ 細胞毒性による脳浮腫では，細胞膜の（　　　）機能が障害される。

❿ 小脳扁桃ヘルニアは，小脳扁桃が大孔あるいは大後頭孔に侵入することで延髄にある
（　　　）が障害される。

⓫ 脳梗塞では，組織の液化壊死を経て最終的には組織の（　　　）化が起こる。

⓬ 多くの高血圧性脳出血では，（　　　）型の脳内血腫が形成される。

⓭ くも膜下出血の主な原因は，（　　　）や動静脈奇形の破綻である。

⓮ パーキンソン病では（　　　）や青斑核の神経メラニン含有細胞の変性や脱落がみられ
る。

⑮ 星細胞腫は腫瘍細胞の異型度によって grade Ⅰ〜Ⅳに分類されるが，最も悪性度の高い（　　　）腫は grade Ⅳに相当する。

⑯ 髄膜腫の組織では，渦巻き状配列や（　　　）と呼ばれる同心円状の石灰化が特徴的にみられる。

⑰ 細菌感染による化膿性髄膜炎に対して，ウイルス感染によるものは（　　　）性髄膜炎とも呼ばれる。

⑱ 中耳炎，副鼻腔炎，乳様突起炎などの化膿性炎症が脳内に波及すると（　　　）が形成される。

⑲ （　　　）症は上位・下位運動ニューロンが選択的に侵され，組織学的にはブニナ小体がみられる。

⑳ クロイツフェルト−ヤコブ病は（　　　）という核酸をもたない感染性のタンパク粒子によって引き起こされる。

❶ ニッスル顆粒　❷ グリオーシス　❸ オリゴデンドログリア／乏突起膠細胞　❹ ウォラー　❺ 筋萎縮性側索硬化症／ALS
❻ 神経膠原線維性酸性タンパク質／GFAP　❼ クリューヴァー・バレラ／髄鞘　❽ 視神経乳頭浮腫　❾ ナトリウムポンプ　❿ 呼吸中枢
⓫ 空洞　⓬ 外側　⓭ 嚢状動脈瘤／苺状動脈瘤　⓮ 黒質　⓯ 膠芽／多形膠芽　⓰ 砂粒体　⓱ 無菌　⓲ 脳膿瘍
⓳ 筋萎縮性側索硬化／ALS　⓴ プリオン

第19回　皮　膚 （⇨ p. 217）

❶ （　　　）は，内臓皮膚症候群とも呼ばれるもので，悪性腫瘍などの内臓疾患に関連して皮膚病変が発生するものをいう。

❷ アレルギー性機序による蕁麻疹では，（　　　）の放出によって真皮上層の血管透過性が亢進し浮腫を生じる。

❸ （　　　）病は原因不明であるが，低温などの刺激によって指趾末梢の細動脈が一過性に収縮し，皮膚の冷感や色調の変化を示す。

❹ 尋常性天疱瘡では，（　　　）抗体の沈着のため基底層上部に棘融解が生じ，表皮内水疱が形成される。

❺ 母斑細胞性母斑は，（　　　）由来と推定されるメラノサイト，すなわち母斑細胞が増殖したものである。

❻ 外胚葉由来の神経やその他の臓器に腫瘍性病変，皮膚に組織奇形としての母斑を生じる先天性疾患群は，（　　　）と呼ばれる。

❼ 神経線維腫症と皮膚のカフェ・オ・レ斑を特徴とする疾患は，（　　　）病である。

❽ 集塊状細胞 clumping cell を含む異型細胞が表皮内に出現する表皮内癌は，（　　　）病である。

❾ よく分化した扁平上皮癌では，組織学的に（　　　）と細胞間橋がみられる。

❿ ランゲルハンス組織球症には，乳児期にみられるレテラー−ジーヴェ病，幼少期のハンド−シュラー−クリスチャン病，および成長児〜成人の骨に骨病変を伴う（　　　）の3つが含まれる。

⓫ ブドウ球菌性熱傷様皮膚症候群 SSSS は，乳幼児期に感染した黄色ブドウ球菌の表皮剝離性毒素による全身表皮の熱傷様剝離を起こす。この際，表皮は摩擦により容易に剝離する（　　　）現象を示す。

⓬ 皮膚結核症では，局所に結核菌が証明される真正皮膚結核と，結核菌が証明されずアレルギー反応にもとづくバザン硬結性紅斑などの（　　　）がある。

⓭ ハンセン病では，抗酸菌の一種である（　　　）菌によって引き起こされる皮膚と末梢神経の病変を認める。

❶ デルマドローム　❷ ヒスタミン or ケミカルメディエーター　❸ レイノー　❹ 抗表皮間　❺ 神経堤　❻ 母斑症／神経皮膚症候群
❼ von Recklinghausen　❽ ボーエン　❾ 角化　❿ 好酸性肉芽腫　⓫ ニコルスキー　⓬ 結核疹　⓭ らい

第20回　感覚器 （⇨ p. 230）

❶ 流行性角結膜炎は，（　　　）の感染によって生じる急性濾胞性結膜炎である。

246　第21回　復習問題

❷ 眼球内の房水流出障害あるいは過剰産生，虹彩根部による隅角の閉塞が生じると（　　　）になる。

❸ 糖尿病による網膜の微小血管障害は（　　　）症と呼ばれる。

❹ 網膜剥離は（　　　）網膜が網膜色素上皮層から剥離したものである。

❺ 虹彩，毛様体，脈絡膜で構成されるものを（　　　）という。

❻ 網膜中心動脈に閉塞が起こると網膜全体が虚血により乳白色混濁を呈し，黄斑部に赤色調が残り，いわゆる（　　　）と呼ばれる所見がみられる。

❼ 眼底検査で（　　　）があると頭蓋内圧亢進が推定できる。

❽ （　　　）は小児の眼球内に発生する腫瘍の中で最も頻度が高く，組織学的にはロゼット形成を特徴とする。RB遺伝子の欠失により発生する。

❾ （　　　）は，急性上気道感染に続発して生じる中耳の炎症で，中耳腔に液体が貯留する。

❿ 慢性化膿性中耳炎において中耳腔を覆う扁平上皮が過剰増殖すると，角化物やコレステロールが蓄積して（　　　）が形成される。

⓫ （　　　）病は迷路の内リンパ水腫による難治性内耳疾患である。

---

❶ アデノウイルス　❷ 緑内障　❸ 糖尿病性網膜　❹ 感覚／神経　❺ ぶどう膜　❻ チェリーレッドスポット　❼ うっ血乳頭
❽ 網膜芽細胞腫　❾ 滲出性中耳炎　❿ 真珠腫　⓫ メニエール

日本語索引

●備考 太字でイタリックの頁番号（*111*）は見出しの項目に，青字のイタリック（*222t*）は表のタイトルに，赤字のイタリック（*333f*）は図のタイトルに，索引項目があることを示す。頁数が複数ある項目では，太字（**444**）の方に主に説明があることを示している。

あ

アイゼンメンガー症候群 …… 87
アウエル小体 …… 97
アウエルバッハ神経叢 …… 130, **136**
あおそこひ …… **231**
亜急性硬化性全脳炎 …… 32
亜急性甲状腺炎 …… **184**
亜急性細菌性心内膜炎 …… 87
悪性関節リウマチ …… 43, **196**
悪性血管内皮細胞腫 …… **227**
悪性高血圧症 …… 91, *91*
悪性黒色症 …… 58
悪性黒色腫 …… **223**
　分類 …… *223t*
悪性混合腫瘍 …… 58
悪性腫瘍 …… 57
　――増殖の特徴 …… *56f*
　良性腫瘍と――の比較 …… *61f*
悪性新生物 …… 55
　死亡数トップ5 …… *55t*
悪性線維性組織球腫 …… 201
悪性中皮腫 …… 58, **123**
悪性度 …… **67**, 201
　――と病期 …… **67**
悪性貧血 …… 132
悪性リンパ腫 …… 58, 64, **101**, 124, **135**, 186, **214**, 227
　WHO分類 …… *101t*
悪性リンパ腫関連 …… 98
朝のこわばり …… 196
アジソン病 …… 188
アショフ結節 …… 24
アズール顆粒 …… 97
アストロサイト …… 203
アストロサイトーシス …… 204
アスベスト …… 123
アスベスト肺 …… 117
アスペルギルス・フミガタス …… 33
アスペルギルス症 …… 33
アセトアミノフェン …… 145
アダマンチノーマ …… **127**
圧痕浮腫 …… 90
圧迫骨折 …… 195
圧迫性無気肺 …… 122
アデノウイルス …… 30
アデノシンデアミナーゼ欠損症 …… 71
アトピー性皮膚炎 …… 217
アナフィラキシー …… 53
アナフィラキシーショック …… 53
アナフィラキシー様反応 …… 40
アナフィラクトイド紫斑病 …… *162*, 219
アナフィラクトイド紫斑病性腎炎 …… *162*
アニサキス症 …… 131
アフリカ型バーキットリンパ腫 …… 103
アポクリン化生 …… 176
アポクリン腺腫 …… 226
アポタンパク質 …… 75
アポトーシス …… 2, *11*, 14, 144, 204
　――と壊死の経時的形態変化の比較 …… *11f*
　形態学的特徴 …… *11f*
アポトーシス小体 …… 10
アポトーシス誘導 …… 4
アポトーシス誘導経路 …… 65
アポリポタンパク …… 75
アミラーゼ …… 125
アミロイド …… *74*, 103
アミロイドーシス …… **74**
　代表的な―― …… *74t*
アミロイド腎症 …… 160

アミロイド沈着 …… 186
　直腸粘膜の―― …… *75f*
アメーバ赤痢 …… 139
アルコール硝子体 …… 146
アルコール性肝炎 …… 143
アルコール性肝硬変 …… 147
アルコール性肝障害 …… *146*
アルコール性肝線維症 …… 146
アルコール性脂肪肝 …… 146
アルコール性脂肪性肝炎 …… 146
アルシアン青 …… 120
　――染色 …… 153
アルチュス現象 …… 40
アルツハイマー型認知症 …… 211, *211t*
アルツハイマー型老年期認知症 …… 211
アルツハイマー神経原線維 …… 205, 211
アルツハイマー病 …… 71, **211**
アルドステロン …… **188**, 190
アルドステロン産生腫瘍 …… 190
アルミニウム肺 …… 117
アレル …… 64
アレルギー …… **39**
　――反応 …… 36, *39*
　分類と疾患例 …… *39t*
アレルギー性結膜炎 …… 230
アレルギー性肉芽腫性血管炎 …… 24, **43**
アレルギー性鼻炎 …… 106
アレルギー性薬疹 …… 220
鞍状塞栓 …… 112
鞍上部腫瘍 …… 183
安静時狭心症 …… 83
アンドロゲン …… 188
アンモニア …… 125
アンモニア血症 …… **74**

い

胃 …… **131**
　管状腺腫 …… *133f*
　平滑筋組織, 平滑筋腫, 平滑筋肉腫 …… *202t*
異栄養性石灰化 …… **80**, 178
胃潰瘍形成における侵襲因子と防御因子 …… *132t*
異家貪食 …… 12
　――と自己貪食 …… *12f*
胃癌 …… 125, **133**
　進展 …… *135f*
　組織型分類 …… 134, *135t*
　肉眼型分類 …… 134, *134f*
異型狭心症 …… 83
異型脂肪腫状腫瘍 …… 201
異型髄膜腫 …… 214
異型性 …… **67**
異形成 …… **60**, 170
異型腺腫様過形成 …… 119
医原性クロイツフェルト・ヤコブ病 …… 216
移行域 …… 167
移行上皮乳頭腫 …… 107
胃十二指腸潰瘍 …… 125
萎縮 …… 2, **7**
　原因 …… *7t*
萎縮性胃炎 …… 131
異常角化 …… 224
異常核分裂像 …… 224
胃食道逆流症 …… 129
胃食道静脈瘤 …… 45
異所性ADH産生 …… 183
異所性胃粘膜 …… **129**
異所性甲状腺腫 …… 124
異所性石灰化 …… **80**

異所性妊娠 …… **175**
異数性 …… 65
胃腺腫 …… **133**
苺状舌 …… 44
苺状動脈瘤 …… 209
胃腸管間質腫瘍 …… **135**
胃腸管若年性ポリポーシス …… 133
一過性虚血発作 …… 208
一般型 …… 134
胃底腺ポリープ …… 132
遺伝子異常 …… 2, **65**
遺伝子異常疾患 …… *71t*
遺伝子増幅 …… 66
遺伝性 …… 55
遺伝性球状赤血球症 …… 93
遺伝性疾患 …… 69
遺伝の素因 …… **64**
遺伝の要因 …… 69
遺伝病の遺伝様式 …… *72f*
イニシエーション …… 65
異物肉芽腫 …… 24
胃ポリープ …… 132
イレウス …… **136**
　分類 …… *137t*
イレウス・ショック …… 136
いわゆる線維組織球性腫瘍 …… 201
陰窩炎 …… 140
陰窩膿瘍 …… 140
印環細胞癌 …… 135
インスリノーマ …… 192
インスリン依存性糖尿病 …… 191
インスリン非依存性糖尿病 …… 191
咽頭 …… 106
咽頭結膜熱 …… 35
院内肺炎 …… 106
インフルエンザ …… 31
インフルエンザ桿菌 …… 210

う

ヴァニリルマンデル酸 …… 191
ウィリス動脈輪 …… 209
ウイルス関連血球貪食症候群 …… 98
ウイルス血症 …… 26
ウイルス性遺伝子 …… 63
ウイルス性肝炎 …… **144**
ウイルス性発癌 …… **63**
ウイルス性鼻炎 …… 106
ウイルソン病 …… 71, **79**
ウィルムス腫 …… 58
ウェゲナー肉芽腫症 …… 24, 43, **107**, 159, 219
　病変分布と症状 …… *107t*
ウェルシュ菌 …… 29
ウォーターハウス-フリーデリクセン症候群 …… **189**
ウォーラー変性 …… 204
ウォルフ管 …… 166
齲歯 …… **127**, *127f*
ウシ海綿状脳症 …… 215
右心不全 …… **51**
　――と左心不全 …… *51f*
渦巻き状配列 …… 214
打抜き像 …… 104
うっ血 …… 45, **50**
うっ血性肝硬変 …… 147
うっ血性肝硬変症 …… 45
うっ血乳頭 …… **232**
うっ滞性乳腺炎 …… 176

え

右房内血栓 …… 112
膿 …… **19**, 28
ウレアーゼ …… 27, 125, **131**
運動器官 …… 194

エイズ …… 44
衛星現象 …… 205
栄養障害 …… 2
栄養不足 …… 7
栄養膜細胞 …… 174
エウスタキオ管 …… 233
エーラース-ダンロス症候群 …… 71
液化壊死 …… **11**, 208
液性滲出 …… 16
液性免疫 …… 27, 36
　細胞性免疫と―― …… *36f*
エキノコックス …… 33
易疲労性 …… 200
えくぼ徴候 …… 178
エクリン汗孔腫 …… *226f*
壊死 …… 2, *10*, 14, 144
　アポトーシスと――の経時的形態変化の比較 …… *11f*
　分類 …… *10t*
壊死性 …… **19**
壊死性角膜炎 …… 230
壊死性血管炎 …… 43, 107, *161*, 219
壊死性肉芽腫性炎 …… 107
エストロゲン …… **8**, 169, 175
エストロゲン受容体 …… 177, **179**
壊疽 …… **29**
壊疽性 …… **19**
壊疽性胆嚢炎 …… 151
壊疽性虫垂炎 …… 138
エタンブトール視神経症 …… 232
エドワード症候群 …… 70
エナメル上皮腫 …… **127**
エナメル上皮腫型 …… 214
エピネフリン …… 190
エプーリス …… **126**
エプスタイン-バー・ウイルス …… **101**, 108
エリスロポイエチン …… 155
塩基配列 …… 69
嚥下障害 …… 200
嚥下性肺炎 …… **117**
炎症 …… **21**
　――に続発する再生・瘢痕への経路 …… *21f*
　――による白血球の血管外遊出 …… *17f*
　原因 …… *15*, *16t*
　進行過程 …… 16
炎症細胞 …… **27**
　形態 …… *18f*
炎症性疾患 …… 196
炎症性腸疾患 …… **139**
　比較 …… *140t*
炎症性乳癌 …… 178
円柱腫 …… 226
円柱上皮化生 …… 129
エンドトキシンショック …… 53
エントリー …… 88
円板状角膜炎 …… 230
円板状紅斑 …… 42

お

横隔膜下膿瘍 …… 138
黄色腫 …… 202
黄色腫細胞 …… 202

黄色腫様腎盂腎炎 162
黄色肉芽腫 24
黄色ブドウ球菌 197, **228**
黄体 169
黄疸 145, **148**, 152
横紋筋腫 **58**, 201
横紋筋腫瘍 201
横紋筋肉腫 **58**, 201
横紋筋融解症 156
大型ミトコンドリア 12
オーバーラップ症候群 42
オカルト癌 67
おたふくかぜ **127**
オプソニン 37
オプソニン作用 37
オリーブ・橋・小脳萎縮症 216
オリゴデンドロサイト **203**, 205
オルニチントランスカルバミラーゼ
　欠損症 71
オンコサイト 12, **128**

か

ガーゴイル様顔貌 78
カーリング潰瘍 131
外陰炎 **173**
外因型
　気管支喘息 109
カイザー-フライシャー角膜輪 79
外痔核 137
　――と内痔核 **137f**
外傷性骨折 194
外側型脳内出血 209
外鼠径ヘルニア 137
回虫 33
回虫症 33
回転性めまい 234
外毒素 53
海馬 48
海馬ヘルニア 207
外分泌腺 152
開放隅角緑内障 231
外膜 125
海綿状態 217
外毛根鞘癌 226
潰瘍化 **20**
潰瘍性大腸炎 137, 139, **140**, **140f**
潰瘍の穿孔と穿通 **132f**
解離性大動脈瘤 89
カイロミクロン 75
過角化 126
化学的刺激 16
化学的バリア **27**
化学発癌物質 62, **62t**
化学物質 8
可逆性 8
可逆的 10
可逆的な変化 **9**, 14
　――・不可逆的な変化の形態学的特
　　徴 **10t**
芽球 **93**, 94
芽球増加を伴う不応性貧血 -1 96
芽球増加を伴う不応性貧血 -2 96
架橋静脈 209
角化 **119**, 130, 224
角化棘細胞腫 **225**
核型 65, **70**
核濃 186
核酸代謝障害 **78**
角栓形成 225
核断片化 10
拡張型心筋症 **85**
拡張性心肥大 85
核内好酸性封入体 125
核内細胞質封入体 186
核内封入体 **29**, 218
核濃縮 **10**, 203, 204

核分裂指数 135
核崩壊 **10**, 204
核融解 **10**, 204
過形成 2, **8**, 60
過形成萎縮性胃炎 131
過形成性ポリープ 132, **140**, 151
鵞口瘡 125
過誤腫 **119**
仮骨 194
過酸化水素 5
下肢静脈瘤 **90**
加湿器肺 118
下垂体好酸性腺腫 **182f**
下垂体性小人症 182
下垂体腺腫 182, **214**
下垂体ホルモン欠損と臨床症状 **183t**
ガス壊疽 29
ガストリノーマ 192
かぜ 106
化生 **2**, 8
　――の例 **9f**, **9t**
仮性大動脈瘤 89
仮性嚢胞 153
家族性クロイツフェルト・ヤコブ病
 216
家族性高コレステロール血症 71
家族性大腸ポリポーシス（腺腫症）
 64, **141**
家族性大腸ポリポーシス症 71
家族性良性慢性天疱瘡 220
カタル性 **19**
カタル性胆嚢炎 151
カタル性虫垂炎 138
喀血 190
褐色細胞腫 187, **190**, **190f**
活性化マクロファージ 40
活性酸素種 5
　細胞内の――の代謝 **5f**
　フリーラジカル・――中和機構の
　　細胞内分布 **6t**
　フリーラジカル・――の発生部位
 6t
滑脱ヘルニア 129
滑膜肉腫 58, **201**
滑面小胞体 **13**
過粘稠度症候群 98
化膿 **28**
化膿性 **19**
化膿性胸膜炎 123
化膿性骨髄炎 **197**
化膿性髄膜炎 210
化膿性胆嚢炎 151
化膿性虫垂炎 138
化膿性肉芽腫症 29
化膿性連鎖球菌 228
カハール介在細胞 135
痂皮形成 217
痂皮性膿痂疹 227
過敏性血管炎 219
過敏性肺（臓）炎 **118**
カフェ・オ・レ斑 222
貨幣状皮膚炎 217
可変領域 37
カポジ肉腫 64
鎌状赤血球症 71
ガラクトース血症 71
ガラクトース白内障 231
カルシウムイオン 3
カルシウム代謝異常 **79**
カルシトニン 187
カルチノイド腫瘍 120, **122f**, 135, **142**
　直腸に発生した―― **142f**
カルチノイドと小細胞癌・大細胞神
　経内分泌癌の比較 **122f**
加齢白内障（老人性白内障） 231
ガレー硬化性骨髄炎 197

川崎病 **43**
癌 57
　悪性度と進行度 **67f**
　転移様式 **62t**
　分化度 **60t**
癌（ケラチン）真珠 224
癌遺伝子 **63**
　分類 **63t**
肝炎 143
肝炎ウイルス 143, **144**
管外増殖性糸球体腎炎 158
肝外胆管癌 **151**
感覚器 230
肝芽腫 **148**
肝癌 143
癌幹細胞 61
汗管腫 226
肝吸虫症 149
環境要因 69
間欠性跛行 89
癌遺伝子 63, 65
眼瞼下垂 200
肝広範壊死 145, **145f**
肝硬変 79, 130, 143, 144, 146, **147**
　原因別分類 **147t**
　代表的な合併症と続発症 **148t**
肝硬変症 **147f**
肝後性 143
感作 118
感作T細胞 40
肝細胞癌 58, 147, **148**
　マクロ（ホルマリン固定後） **148f**
　ミクロ **148f**
肝細胞腺腫 58
カンジダ・アルビカンス
 33, 125, 210
カンジダ症 33, **126f**
間質性腎炎 162
間質性肺炎 113, **114**
　原因別と分類 **115t**
　病理組織学的分類 **115t**
間質性浮腫 207
間質内分泌細胞 166
癌腫 58
環状紅斑 **218**
管状絨毛腺腫 140
管状腺癌 135
管状腺腫 133, **133f**, 140
　――と鋸歯状腺腫 **141f**
環状鉄芽球を伴う不応性貧血 96
癌真珠 119
癌真珠形成 130
乾性角結膜炎 127
乾性胸膜炎 123
肝性昏睡 74, **145**
肝性脳症 145
癌性腹膜炎 134
癌性リンパ管炎 122
関節炎 42
関節リウマチ 23, 127, **196**, **197f**
乾癬 219
　――と角化症 **221**
感染 **16**, 25
　成立 **26f**
　感染防止 36
汗腺 225
感染因子 25
感染症 **25**
肝前性 143
感染性心内膜炎 86
　――と非感染性心内膜炎 **87t**
感染性病原体 2
肝臓の循環障害 143
肝動脈 143
　支配領域と心筋梗塞の発生部位

 83f
冠動脈粥状硬化症 **77f**
嵌頓結石 150
肝内性 143
管内増殖性糸球体腎炎 159
肝内胆管結石症 149
管内転移 165
肝膿瘍 139, **146**
　――形成における病原体侵入経路
　　と原因 **146t**
肝脾腫 95
冠不全 82
貫壁性梗塞 83
間葉系細胞 163
間葉系成分 128
間葉系組織 58
癌抑制遺伝子 55, **64**, 65, 141
　――の分類と代表的な癌の発見
 64t
乾酪壊死 10, **11**, 29, 100, 116
乾酪壊死性肉芽腫 198
乾酪壊死性肉芽腫性リンパ節炎 100
乾酪性肉芽腫 23

き

機械的イレウス 137
気管支拡張症 **110**
気管支拡張症の原因 **111t**
気管支喘息 **109**
気管支肺炎 113, **114f**
気管支肺胞洗浄 118
偽癌性軟属腫 225
偽腔 88
奇形癌 **58**, 168
奇形腫 **58**, 168, 214
　――・奇形癌 168
キサントクロミー 209
器質化 **47**, 112, 114
器質化肺炎 114
偽小葉 147
寄生虫 33
偽性副甲状腺機能低下症 188
偽痛風 **196**, **196f**
基底細胞癌 58, **225**, **225f**
基底細胞腫 **225**
基底細胞上皮腫 **225**
気脳症 209
機能障害 15
機能性腫瘍 **181**, 192
機能的イレウス 137
偽膜性大腸炎 25, 138, **138f**
ギムザ染色 97
逆転写酵素 34
逆流症 86
逆流性食道炎 **129**
逆流性腎症 165
逆行性変性 204
求心性左室肥大 90
求心性心肥大 **8**, 85
急性胃潰瘍 131
急性胃粘膜病変 **131**
急性咽頭炎 35
急性ウイルス性肝炎 **144**
急性炎症 **16**
　――における充血 **17f**
　成り行き **20f**
急性化膿性乳腺炎 176
急性肝炎 144
急性間質性肺炎 **114**, 115
急性気管支炎 **109**
急性巨核芽球性白血病 97
急性好酸球性肺炎 118
急性呼吸窮迫症候群 **114**
急性骨髄芽球性白血病 **98f**
　最未分化型 97
　分化型 97

き〜こ　日本語索引　249

き（続き）

未分化型 …… 97
急性骨髄性白血病 …… 94, **97**
急性骨髄単球性白血病 …… 97
急性細気管支炎 …… **109**
急性細菌性感染 …… **28**
急性細菌性心内膜炎 …… 87
急性散在性（播種性）脳脊髄炎 …… 205
急性糸球体腎炎 …… **159**
急性出血性壊死性膵炎 …… 152
急性出血性大腸炎 …… **139**
急性心筋梗塞 …… *84f*
急性進行性糸球体腎炎 …… *159f*
急性腎不全 …… **156**
　原因とその分類 …… *156t*
急性膵炎 …… **152**
　発生機序 …… *153f*
急性前骨髄球性白血病 …… 97
急性相反応物質 …… 16
急性胆管炎 …… 150
急性単球性白血病 …… 97
急性胆嚢炎 …… 151
急性中耳炎 …… **233**
急性転化 …… 95
急性尿細管壊死 …… 54, 156, *156f*
急性熱性皮膚粘膜リンパ節症候群 …… 43
急性肺うっ血 …… 111
急性白血病 …… 94
　分類（FAB分類） …… *97t*
急性鼻炎 …… **106**
急性びらん性胃炎 …… 131
急性腹症 …… **152**, 175
急性膀胱炎 …… 165
急性濾胞性結膜炎 …… 230
急速進行性糸球体腎炎 …… **158**
急速進行性腎炎 …… 161
吸虫症 …… 33
吸虫類 …… 33
球麻痺 …… 215
境界病変 …… 62
境界母斑 …… 222
狂牛病 …… 215
胸腔内甲状腺腫 …… 124
狂犬病ウイルス …… 30
凝固壊死 …… **10**, 204
狭窄症 …… 86
凝集反応 …… 37
狭心症 …… 82, **83**
胸水貯留 …… 123
胸腺過形成 …… 200
胸腺腫 …… **124**, 200
強皮症 …… **161**
強皮症腎 …… *161f*
強皮症腎クリーゼ …… 161
頬部発疹 …… 42
胸膜炎 …… **123**
胸膜癌腫症 …… 123
虚血 …… **48**
虚血性視神経症 …… 232
虚血性心疾患 …… **82**
巨細胞性肝炎 …… 145
巨細胞性肉芽腫性甲状腺炎 …… 184
巨細胞性肉芽腫病変 …… 195
鋸歯状腺腫 …… 140
　管状腺腫と── …… *141f*
巨人症 …… **182**
巨赤芽球性貧血 …… **93**
巨大腺腫 …… 182
虚脱 …… 122
筋萎縮性側索硬化症 …… 211, **215**
均一染色領域 …… 66
菌球 …… 33
筋強剛 …… 211
筋緊張性ジストロフィー …… 71
菌血症 …… 26
菌交代現象 …… **25**, 138
筋腫分娩 …… 169

菌状息肉症 …… **104**
筋層間神経叢 …… 130
筋層内筋腫 …… 169
筋組織 …… 194
筋肉内粘液腫 …… 201
キンメルスチール-ウィルソン病変 …… 160

く

隅角 …… 231
空気塞栓症 …… 48
空洞化 …… **116**, 119, 208
偶発癌 …… 67
空胞変性 …… 10
クール …… 216
クッシング潰瘍 …… 131
クッシング症候群 …… 182, **189**
　主な症状 …… *189f*
クッシング病 …… **181**, 182, 189
グッドパスチャー症候群 …… 159, **161**
クッパー細胞 …… 18
クモ状血管腫 …… 147
くも膜 …… 205
くも膜下腔 …… 205
くも膜下出血 …… **209**
クラインフェルター症候群 …… **70**, 166
グラヴィッツ腫瘍 …… 163
クラミジア …… 30
クラミジア・トラコマチス …… 230
クラミジア感染 …… 29
グリア …… 203
グリーソン分類 …… 168
グリオーシス …… 32, **204**, 205, 208
クリオグロブリン …… **98**, 160
クリオグロブリン血症 …… 98
グリコーゲン …… 13, **78**
グリコーゲン顆粒 …… 129
グリコサミノグリカン蓄積症 …… **78**
クリプトコッカス・ネオフォルマンス …… **33**, 210
クリプトコッカス症 …… 33
クリプトスポリジウム …… **34**
クリューヴァー-バレラ染色 …… 205
クルーケンベルク腫瘍 …… **61**, 134
クループ …… **107**
グルカゴノーマ …… 192
グルコース-6-ホスファターゼ …… 78
クルック硝子変性 …… 181
くる病 …… 164, **198**
　骨軟化症／──の原因 …… *198t*
グレーブス病 …… 184
クレチン症 …… 184, **185**
クレブシエラ …… 139, 146, **151**
クロイツフェルト-ヤコブ病 …… 215
クローン病 …… 137, 139, **140**
クロストリジウム・ディフィシル …… 25
クロマチン凝縮 …… 4
クロム親和性細胞 …… 190
グロムス腫瘍 …… 201
クロモグラニンA …… 142, **190**
クロモグラニンA …… 190
クロモミコーシス …… 228
クロンカイト-カナダ症候群 …… 133

け

経気管支肺生検 …… 118
軽鎖 …… 38
憩室炎 …… 136
形質細胞 …… **19**
憩室症 …… **136**
経シナプス変性 …… 204
形態学的な死 …… 10
経ニューロン変性 …… 204
珪肺 …… 117
痙攣性イレウス …… 137
劇症型A群溶連菌感染症 …… 29

劇症肝炎 …… 144, **145**
血液学的異常 …… 42
血液型不適合妊娠 …… 93
血液凝固異常 …… 148
血液性状 …… 46
血液透析 …… 156
血液尿素窒素 …… 73
血液脳関門 …… 207
結核菌 …… 29, 100, **116**
結核結節 …… 23
結核疹 …… 228
　真正（性）皮膚結核と── …… *229t*
結核性骨髄炎 …… **198**
結核性髄膜炎 …… 210
結核性肉芽腫 …… **23**
結核性リンパ節炎 …… **100**, *100f*
血管炎 …… 107
血管炎症候群 …… **43**
血管拡張 …… **16**
血管原性浮腫 …… **207**, 209
血管作動性腸管腫瘍 …… 192
血管腫 …… **58**, 201
血管収縮 …… **16**
血管周皮細胞性腫瘍 …… 201
血管性紫斑病 …… 162
血管性腫瘍 …… 201
血管透過性亢進の3つのメカニズム …… *17f*
血管肉腫 …… 58, 201, **227**
血管平滑筋腫 …… 201
血管壁 …… 46
血管攣縮性網膜症 …… 231
血球貪食症候群 …… **98**, 104
血胸 …… 50, **123**
月経困難症 …… 170
血行性 …… 134
欠失 …… **66**, 72
血腫 …… 49
血小板血栓 …… 99
血小板減少症 …… 99
血小板自己抗体 …… 99
血小板の異常 …… **99**
血心嚢 …… 50
血清アレルギー …… 40
血清型 …… 38
血清病 …… 40
結節型悪性黒色腫 …… *223f*
結節硬化型 …… 105
結節性筋膜炎 …… 202
結節性硬化症 …… 222
結節性甲状腺腫 …… 184
結節性糸球体硬化症 …… 160, *160f*
結節性多発動脈炎 …… **43**, 161, 219
結節性リンパ球優位型ホジキンリンパ腫 …… 105
血栓 …… 46
血栓症 …… **46**, 208
　──の転帰 …… **46**
血栓性血小板減少性紫斑病 …… **99**
　TTPとHUSの鑑別 …… *99t*
血栓性静脈炎 …… 90
血栓塞栓症 …… **47**
血栓溶解 …… 46
血尿 …… 50, **159**
血便 …… 50
結膜炎 …… 35
血友病 …… 71
血流 …… 46
ケトン体 …… 192
ゲノム刷込み …… 72
ケミカルメディエーター …… 16
　──の活性化 …… 16
ケラチノサイト …… 217
ケラチノサイト系腫瘍 …… **224**
ケラトアカントーマ …… **225**
ゲルストマン・シュトロイスラー・

シャインカー病 …… 216
ケロイド …… 202
牽引性網膜剥離 …… 231
鹸化 …… 152
限局性 …… **74**
限局性アミロイドーシス …… **74**
限局性回腸炎 …… 140
限局性線維化 …… 176
原形質性星細胞腫 …… 212
嫌色素性腎細胞癌 …… 163
嫌色素性腺腫 …… 182
腱鞘巨細胞腫 …… 201
原虫 …… **34**
原虫感染症 …… **34**
原発性（一次性）アミロイドーシス …… 74
原発性アルドステロン症 …… **190**
原発性肝癌 …… **148**
原発性骨髄線維症 …… **95**
原発性糸球体疾患 …… **157**
原発性糸球体腎炎 …… 157
原発性糸球体腎炎の分類 …… *157t*
原発性精巣機能不全 …… 166
原発性脱髄 …… 205
原発性胆汁性胆管炎 …… 147
原発性肺高血圧症 …… 112
原発性副甲状腺機能亢進症 …… **187**
原発性副腎皮質機能低下症 …… 188
　病態 …… *188f*
原発性マクログロブリン血症 …… **98**
原発性レニン症 …… 190
原発巣 …… 61
原発緑内障 …… 231
顕微鏡的多発血管炎 …… **43**, 161
顕微鏡的多発動脈炎 …… 159

こ

コイロサイト …… 170
コイロサイトーシス …… 172
　──を伴う軽度異形成 …… *171f*
高Ca血症 …… 187
抗La抗体 …… 127
抗Ro抗体 …… 127
抗U1-RNP抗体 …… **42**, 161
高アンモニア血症 …… **74**, 148
好塩基球 …… **18**
好塩基性腺腫 …… 181
硬化 …… 113
高回転型骨粗鬆症 …… 195
鉤回ヘルニア …… 207
光学顕微鏡の変化 …… 9
抗核抗体 …… 42
膠芽腫 …… **212**
高カルシウム血症 …… 79, **80**, 104
　原因 …… *80t*
抗カルジオリピン抗体 …… 42
硬癌 …… 134, 179
抗基底膜抗体 …… 161
好気的代謝 …… 3
口腔 …… **125**
口腔カンジダ症 …… **125**
口腔乾燥症 …… 127
口腔内潰瘍 …… 42
口腔粘膜白板症 …… *126f*
高血圧 …… 73, 84, **90**, 159
高血圧性視神経網膜症 …… 231
高血圧性心肥大 …… **8**
高血圧性脳出血 …… 209
高血圧性網膜炎 …… 90
高血圧性網膜症 …… **231**
抗原・抗体の相補性と複合体形成 …… *37f*
抗原抗体反応 …… 36
抗原抗体複合体 …… 36
抗原提示細胞 …… 38
抗原特異的受容体 …… 38
抗好中球細胞質抗体 …… 107

日本語索引 こ〜し

虹彩 ……232
虹彩状皮疹 ……218
交差結合 ……6
交差反応 ……66
好酸球 ……18
好酸球浸潤 ……29
好酸球性肉芽腫 ……227
好酸性肺炎 ……118
　原因 ……118t
好酸球増多および
　PDGFRA，
　PDGFRB または FGFR1 異常を伴
　う骨髄系とリンパ系腫瘍 ……94, 96
好酸球増多症 ……85
抗酸菌 ……229
抗酸菌感染症 ……116
好酸性腺腫 ……182
好酸性肉芽腫 ……98
好酸性変化 ……203
高脂血症 ……75
　脂質異常症(——)の分類 ……76t
格子細胞 ……205
抗ジストロフィン抗体 ……200
後縦靱帯 ……197
恒常性 ……2
甲状腺癌 ……185
甲状腺機能亢進症 ……184
甲状腺機能低下症 ……184, 185
甲状腺腫 ……184
甲状腺腫瘍の分類 ……186t
甲状腺髄様癌 ……187f
甲状腺腺腫 ……184, 185
甲状腺中毒性周期性四肢麻痺 ……184
甲状腺乳頭癌とそのリンパ節転移 ……186f
甲状腺様変化 ……162
高浸透圧性非ケトン性昏睡 ……192
口唇ヘルペス ……125
光線過敏症 ……42
抗セントロメア抗体 ……161
構造異型 ……59
梗塞 ……48
拘束型心筋症 ……85
抗体 ……27
抗体依存性細胞傷害 ……39
高窒素血症 ……73
好中球 ……18
好中球アルカリフォスファターゼ ……95
好中球増加症 ……18, 93
高中性脂肪血症 ……73
高張性 ……52
高張性脱水 ……52
後天性免疫不全症候群 ……34, 64
　—— における主な日和見感染症 ……35t
後天的疾患 ……69
喉頭 ……106
喉頭癌 ……108
喉頭気管気管支炎 ……107
喉頭ポリープ ……107
光毒性反応 ……220
抗トポイソメラーゼⅠ抗体 ……161
抗内因子抗体 ……132
高尿酸血症 ……78, 196
紅斑性天疱瘡 ……220
紅皮症 ……219
抗表皮基底膜部抗体 ……220
抗表皮細胞間抗体 ……220
高プロラクチン血症 ……183
高分化 ……60
高分化型 ……135
高分化型扁平上皮癌 ……59, 120f
抗壁細胞抗体 ……132
硬膜 ……205
硬膜外血腫 ……209

硬膜下腔 ……205
硬膜下血腫 ……209
高密度リポタンパク ……75
肛門周囲膿瘍 ……137
肛門脱 ……137
絞扼性イレウス ……136
抗利尿ホルモン ……183
　——不適切分泌症候群 ……183
抗リン脂質抗体症候群 ……42
誤嚥性肺炎 ……117, 200
ゴーシェ病 ……71
ゴーン巣 ……116
国際対がん連合 ……67
コクサッキーウイルス ……125
黒質 ……211
固形癌 ……66
孤細胞角化 ……119
鼓室 ……233
骨回転 ……195
骨化性線維粘液性腫瘍 ……103
骨形成不全症 ……71, 194, 198
骨原性肉腫 ……198
コッサ染色 ……80
骨腫 ……58
骨髄異形成／骨髄増殖性腫瘍 ……94, 96
骨髄異形成症候群 ……94, 96
　WHO 分類 ……96t
　分類していない—— ……96
骨髄過形成 ……92
骨髄腫腎 ……103
骨髄線維症 ……93
骨髄増殖性腫瘍 ……94, 95
　分類 ……95t
骨髄内形成 ……8, 93
骨折 ……194
　治癒過程 ……194f
骨組織 ……194
骨粗鬆症 ……194, 195, 195f
骨軟化症 ……155, 194, 198
　——／くる病の原因 ……198t
骨肉腫 ……58, 198, 201
骨盤内炎症性疾患 ……174
古典的結節性多発動脈炎 ……161
古典的ホジキンリンパ腫 ……105
孤発性クロイツフェルト・ヤコブ病 ……216
コプリック斑 ……31
鼓膜 ……233
ゴモリ・トリクローム染色 ……200
コルチゾール ……188
コレステロール ……13, 150
　——の循環とリポタンパク質の生
　成・分解 ……76f
コレステロールエステル ……13
コレステロール系胆石 ……150
コレステロール胆石 ……150
コレステロールポリープ ……151
混合石 ……150
混合型 ……123
混合細胞型 ……105
混合腫瘍 ……58, 128, 177, 179
混合性結合組織病 ……42
混合胚細胞系腫瘍 ……214
コンゴーレッド染色 ……160
コン症候群 ……190
混成石 ……150
コントラクー損傷 ……209

さ

サーファクタント ……115, 122
細気管支肺胞上皮癌 ……120
細菌移行 ……26
細菌性肺炎 ……113
細菌性皮膚疾患 ……227
細菌塞栓症 ……48
再興感染症 ……116
再賦活 ……102
再生 ……19, 21, 143
再生能力 ……143
再生不良性貧血 ……93
再造形 ……194
再疎通 ……47, 112
細動脈性腎硬化症 ……90
サイトメガロウイルス ……30
サイトメガロウイルス感染 ……29
サイトメガロウイルス肺炎 ……30f
細胞異型 ……59
細胞間橋 ……119, 130, 224
細胞死 ……2, 4, 14, 143
細胞質遺伝 ……71
細胞質内蓄積 ……13
細胞質内封入体 ……30
細胞傷害性 T 細胞 ……38
細胞診 ……175
細胞性遺伝子 ……63
細胞性半月体 ……159
細胞性免疫 ……28, 36, 38
　—— と液性免疫 ……36f
細胞増殖の 3 つのパターン ……56f
細胞損傷 ……2, 14
　—— と酸素の関係 ……3f
　—— と適応の関係 ……14f
　—— の原因(ストレス) ……2t
　—— の標的 ……3t
細胞適応 ……8
細胞毒性 ……143
細胞毒性浮腫 ……207
細胞内の活性酸素種の代謝 ……5f
細胞内の物質蓄積 ……13t
細胞の適応 ……7
細胞膨張 ……10
柵状配列 ……213
錯綜配列 ……85
左心不全 ……50
　右心不全と—— ……51f
　—— による慢性肺うっ血 ……51f
錯角化 ……126, 221
左右短絡 ……87
サラセミア ……71
砂礫体 ……80, 214
砂粒小体 ……80
サルコイドーシス ……23f
サルコイド肉芽腫 ……23
三塩基反復遺伝病 ……72
酸化的リン酸化 ……4
サンゴ状結石 ……164, 164f
三叉神経脳血管腫症 ……222
三主徴 ……152
産褥期 ……173
産褥性子宮内膜炎 ……173
酸性ムコ多糖 ……78
三尖弁逆流症 ……51, 86
三尖弁狭窄症 ……86
酸素欠乏 ……2, 4
三徴 ……159
散発性 ……55, 233

し

シアリダーゼ ……31
シーハン症候群 ……183
シェーグレン症候群 ……127
自家感作性皮膚炎 ……217
痔核 ……137
耳管 ……233
弛緩性麻痺 ……200
色素 ……13
色素性肝硬変 ……147
色素性乾皮症 ……71, 223
色素性絨毛結節性滑膜炎 ……195
色素性母斑 ……58, 222

色盲 ……71
子宮外妊娠 ……175
子宮筋腫 ……169
子宮頸癌 ……170
子宮頸部上皮内新生物 ……170
子宮頸部における扁平上皮異型病変
　の分類 ……171t
子宮出血 ……50
子宮腺筋症 ……170, 170f
子宮体癌 ……171
糸球体腎炎 ……157
糸球体病変の範囲と呼び方 ……158f
糸球体様構造 ……212
子宮内膜炎 ……173
子宮内膜癌 ……171, 171f
子宮内膜症 ……170
子宮内膜増殖症 ……171
子宮平滑筋腫 ……61
子宮留膿症 ……173
軸索突起 ……203
歯原性腫瘍 ……127
自己貪食 ……12
　異家貪食と—— ……12f
自己免疫疾患 ……36, 41, 184
自己免疫性胃炎 ……132
自己免疫性水疱症 ……220
自己免疫性溶血性貧血 ……93
脂質異常症 ……75
　——(高脂血症)の分類 ……76t
脂質代謝異常症 ……75
歯周炎 ……127
歯周嚢 ……127
篩状構造 ……129
歯状線 ……137
視神経萎縮 ……232
視神経症 ……232
歯髄炎 ……127
脂腺 ……225
脂腺過形成 ……226
脂腺癌 ……226
自然気胸 ……110
脂腺腺腫 ……226
脂腺母斑 ……226
市中肺炎 ……106
実質細胞 ……57
湿疹・皮膚炎群 ……217
　代表的な—— の疾患 ……217t
シドニー分類 ……131
シトルリン血症 ……71
シナプス越え変性 ……204
シナプトフィジン ……142
死の四重奏 ……73
紫斑 ……50
紫斑病性腎炎 ……162
ジヒドロテストステロン ……166
ジフテリア ……32
ジフテリア菌 ……32
ジベルばら色粃糠疹 ……221
脂肪壊死 ……10, 152, 176
脂肪肝 ……77, 77f
脂肪腫 ……58, 201
脂肪髄 ……93
脂肪性腫瘍 ……201
脂肪染色 ……77
脂肪塞栓症 ……48
脂肪沈着 ……4
脂肪貪食細胞 ……205
脂肪肉腫 ……58, 201
脂肪変性 ……10, 13
シャイ−ドレーガー症候群 ……216
シャウマン小体 ……23
若年性関節リウマチ ……196
射精管 ……166
シャルコー三徴 ……150
シャルコー病 ……215

腫·····57
集塊状細胞·····224
縦隔気腫·····124
縦隔腫瘍·····124
　縦隔区分と主な──の好発部位·····124f
周期性四肢麻痺·····200
充血·····16, 45
　うっ血と──·····45
住血吸虫症·····33
集合管癌·····163
重鎮·····38
充実型·····135
充実腺管癌·····179
収縮帯壊死·····54
重症急性膵炎·····152
重症筋無力症·····200
修正大血管転位症·····87
終動脈·····49
十二指腸憩室·····136
修復·····20
終末腎·····156
絨毛癌·····58, 168, 174, 175, 214
　組織像·····174f
絨毛性疾患·····174
　分類と特徴·····175t
絨毛腺腫·····140
粥腫·····76
粥腫粥·····76
粥状硬化症·····76, 80
粥状動脈硬化症·····76, 208
樹枝状角膜炎·····230
樹状細胞·····217
樹状突起·····203
受精卵·····175
腫脹·····15
腫張·····17
出血·····49
　──傾向を呈する疾患・病態·····50t
出血性·····19
出血性(赤色)梗塞·····49
出血性胃炎·····131
出血性梗塞·····112
出血性ショック·····88
出血性素因·····49
出血性大腸炎·····49
出血の様式·····50, 50t
シュニッツラー転移·····61, 134
腫瘍·····55, 119
　──における染色体異常のパターン·····65f
　悪性度·····61
　構造異型と細胞異型·····59f
　発生母地·····58f
　命名と組織学的分類·····58t
　命名の基本的ルール·····57
　命名法(日本癌学会)·····57t
　良悪と病理学的特徴の相関·····62t
腫瘍学·····55
腫瘍随伴体液性高Ca血症·····66
腫瘍随伴症候群·····66
　代表例·····66t
腫瘍性増殖·····56
腫瘍塞栓·····48, 148
腫瘍塞栓症·····48
主要組織適合複合体·····37, 38
腫瘍マーカー·····68, 68t, 153
腫瘍免疫·····36
シュワン細胞·····229
循環血流量減少性ショック·····53
循環障害·····208
順行性変性·····204
純コレステロール石·····150
上衣細胞·····203
上衣腫·····213, 213f
上咽頭癌·····108

漿液性·····19
漿液性胸膜炎·····123
漿液性乳頭状嚢胞腺癌·····172
漿液性嚢胞腺腫·····153
消化性潰瘍·····132
小窩性梗塞·····208
小球性低色素性貧血·····92
小膠細胞·····203, 205
症候性パーキンソニズム·····212
小細胞癌·····120, 121
小細胞均一型のリンパ芽球性白血病·····97
硝子化·····176
硝子変性·····10
硝子膜·····54, 115, 122
小循環·····45
小水疱·····218
掌蹠膿疱症·····221
常染色体異常症·····70
常染色体数異常·····70
常染色体性遺伝·····70
常染色体性優性遺伝·····71
常染色体優性遺伝·····70
常染色体優性遺伝病·····70
常染色体劣性遺伝·····71
常染色体劣性遺伝病·····72
上大静脈症候群·····90
条虫類·····33
小脳橋角部腫瘍·····213
小脳扁桃ヘルニア·····207
上皮型·····123
上皮間葉転換·····61
上皮細胞·····57
上皮性成分·····163
上皮性組織·····58
上皮増殖因子受容体·····179
上皮内癌·····60, 170
上皮様成分·····128
小胞·····12
漿膜·····125
漿膜炎·····42
漿膜下筋腫·····169
静脈弁機能不全·····90
静脈瘤·····137, 144
小葉癌·····178
小葉中心型肺気腫·····109, 110
初期変化群·····116
食作用·····16
食道·····129
　──における早期癌, 表在癌, 進行癌·····130t
食道アカラシア·····130
　──によるロート状拡張·····130f
食道癌·····130
食道静脈瘤·····129, 148
食道裂孔ヘルニア·····129, 129f
女性化乳房·····147, 177f, 177
女性化乳房の原因·····178t
女性半陰陽·····169
女性ホルモン刺激·····7
ショック·····53
　──発生病態のフローチャート·····53f
　原因別分類·····53t
初発疹·····221
シリコン·····176
自律性·····55
自律的·····55
自律的腫瘍増殖·····56f
痔瘻·····137
耳漏·····233, 234
痔瘻巣·····137
脂漏性角化症·····224, 224f
脂漏性皮膚炎·····217
しろそこひ·····231
腎移植·····156
新犬山分類·····145

腎盂腎炎·····162
腎炎·····158
腎芽腫(ウィルムス腫瘍)·····163
腎芽成分·····163
腎癌·····189
心筋·····32
真菌感染症·····33
心筋虚血の誘因·····82f
心筋梗塞·····54, 82, 83
　冠動脈の支配領域と──の発生部位·····83f
　──組織の経時的変化·····84t
　合併症·····84t
心筋症·····85
真菌性髄膜炎·····210
心筋の再灌流障害·····53
真腔·····88
神経因性膀胱·····162
神経芽細胞腫·····191
神経管·····212
神経原性腫瘍·····124
神経原性ショック·····53
神経原性膀胱·····164
神経膠線維性酸性タンパク質·····71
神経膠細胞·····203
　種類·····203t
神経細胞·····203
　──の軸索傷害に続いて起こる二次的変性のパターン·····204f
　──変性所見·····205f
神経細胞傷害·····204
神経細胞体·····203
神経支配消失·····71
神経周囲浸潤·····153
神経症·····160
神経鞘腫·····136, 213, 213f, 216
神経節状·····42
神経上皮細胞·····212
神経上皮性腫瘍·····212, 213
神経性腫瘍·····136
神経節芽細胞腫·····191
神経節細胞·····90
神経節細胞腫·····191
神経線維腫·····213
神経線維腫症·····222
　1型フォン・レックリングハウゼン病·····71
神経内分泌·····120
神経内分泌細胞·····121, 142
神経内分泌腫瘍·····120
神経内分泌マーカー·····121
神経皮膚症候群·····222
神経変性疾患·····211
心原性ショック·····53
進行癌·····60, 130, 141
進行性一次結核·····116
進行性筋ジストロフィー症·····199
進行性全身性硬化症·····161
進行病期·····67
腎後性·····156
腎後性窒素血症·····73
深在性真菌症·····228
腎細胞癌·····58, 163
心室中隔欠損症·····87
侵襲因子·····132
真珠腫·····234
滲出液·····18
滲出性中耳炎·····233
浸潤癌·····60, 170, 178, 179
浸潤性黒色腫·····223
浸潤性小葉癌·····179
浸潤性髄膜腫·····58
浸潤性増殖·····61
浸潤性乳管癌·····179
腎症·····158, 160
腎障害·····42

尋常性乾癬·····221
尋常性天疱瘡·····220
尋常性白斑·····223
尋常性狼瘡·····229
腎性·····156
真正(性)皮膚結核·····228
　──と結核疹·····229t
腎性アミロイドーシス·····160
腎性高血圧·····156, 157
新生児肝炎·····145
(新生児)呼吸窮迫症候群·····115, 122
真性赤血球増加症(真性多血症)·····95
真性大動脈瘤·····89
腎性尿崩症·····183
真性嚢胞·····153
腎性貧血·····157
新生物·····55
腎前性·····156
腎前性窒素血症·····73
心臓弁膜症·····86
　──の原因·····86t
深達度·····125
心タンポナーデ·····88
心内膜炎·····86
心内膜下梗塞·····83
心内膜心筋線維症·····85
侵入奇胎·····175
塵肺(症)·····117
　主な──とその特徴·····117t
真皮·····217
心肥大と萎縮·····84
真皮内母斑·····222
深部静脈血栓症·····90
心不全·····50, 85
腎不全·····155
心不全細胞·····50
新変異型クロイツフェルト・ヤコブ病·····216
心房中隔欠損症·····87
蕁麻疹·····218
蕁麻疹様血管炎·····219
腎明細胞癌·····163f

す

髄液潴流障害·····206
膵炎·····152
髄外性形質細胞腫·····103
髄外造血·····92, 93, 95
髄核·····197
膵癌·····153
膵管癌·····153
膵管内乳頭粘液腫瘍·····154
水胸·····123
水酸化ラジカル·····5
髄質·····100
水腫·····52
水腫変性·····10
水腎症·····164, 165f, 167
膵石·····153
錐体外路徴候·····79
膵体尾部癌·····154
垂直感染·····32, 34, 65
膵島·····152
水痘・帯状疱疹ウイルス·····30
膵島炎·····191
膵島細胞腫瘍·····192
　種類と特徴·····192t
水頭症·····206
膵頭部癌·····153
水尿管·····164
水尿管症·····167
膵嚢胞·····153
膵嚢胞線維症·····153
水疱性口峡炎(ヘルパンギーナ)·····125
水疱性疾患·····220
水疱性膿痂疹·····227

日本語索引　す〜た

す

水疱性類天疱瘡	220
髄膜	**205, 206f**
髄膜炎	210
年齢と──の起炎菌	**210t**
髄膜炎菌	**189**, 210
髄膜癌腫症	210
髄膜腫	58, **214**, 216
髄膜腫瘍	212, **214**
髄様	186
髄様癌	179, **186**
スーパーオキシドラジカル	5
スキルス	134
スタージ−ウェーバー症候群	222
スチル病	196
ストレス	**2**, 14
──による細胞の経時的変化	**9f**
ストレス潰瘍	54, **131**
スパイク	158
スピロヘータ	229
スポロトリコーシス	228
スルフヒドリル基	6

せ

精管	166
性感染症	34, **173**
生検	144
星細胞	**203**, 204, 212
静止時振戦	211
精子無形成	**167f**
成熟B細胞腫瘍	**101**
成熟TおよびNK細胞腫瘍	**104**
成熟奇形腫	58, **172**
正常圧緑内障	231
星状小体	23
精上皮腫	58
正常微生物叢	25
成人T細胞白血病／リンパ腫	**104**
成人T細胞リンパ腫	227
成人型線維肉腫	201
成人呼吸窮迫症候群	114
性染色体異常症	**70**
精巣	166
精巣(睾丸)腫瘍	**168**
精巣上体	166
精巣上皮腫	168
精巣胚細胞腫瘍の組織発生	**168f**
声帯	106
声帯結節	**107**
成長ホルモンの過剰分泌	182
精嚢	166
青斑核	211
性ホルモン	64
生理の過形成	8
生理の再生	21
生理の増殖	56
生理の適応	7
赤芽球癆	93
赤色血栓	46
赤色ぼろ線維	200
脊髄・脊椎腫瘍	**216**
脊髄小脳失調症	211
脊髄小脳変性症	211, **216**
脊椎カリエス	198
赤白血病	97
赤痢アメーバ	34, **139f**, 146
赤痢アメーバ原虫	139
セザリー細胞	104
セザリー症候群	**104**
癤	227
石灰化(石灰沈着)	**80**, 116
石灰化上皮腫	226, **226f**
節外性粘膜関連リンパ組織型辺縁帯B細胞リンパ腫(MALT型リンパ腫)	**102**
赤血球凝集素	31
赤血球沈降速度	16
赤血球破砕症症候群	99
接触性皮膚炎	217
接着	16
接着分子	16
セミノーマ	58, **168**, 214
セルトリ細胞	166
セルロプラスミン	79
線維化	**20**
線維芽細胞性／筋線維芽細胞性腫瘍	201
線維形成性反応	150
線維腫	58
線維性嚢胞性骨炎	187
線維性半月体	159
線維腺腫様過形成	176
線維素	19
線維束攣縮	215
線維素性	**19**
線維素性胸膜炎	123
線維素溶解	**46**, 112
線維肉腫	58
線維嚢胞症	**176**
線維輪	197
腺窩上皮	132
腺癌	58, **120**, 154
前癌病変	**60**, 119, 126
──の例	**60t**
占拠性病変	206, **209**
腺筋症	
子宮	170, **170f**
胆嚢の──	151, **151f**
前駆B／T細胞腫瘍	**101**
前駆Bリンパ芽球性白血病／リンパ腫	**101**
前駆Tリンパ芽球性白血病／リンパ腫	101
尖圭コンジローマ	172, **173f**
穿孔性潰瘍	132
浅在性(Dupuytren型)線維腫症	201
栓子	112
穿刺吸引細胞診	**175**, 186
腺腫	58, 60, **140**, 154
腺腫−癌連関	**60**
腺腫癌相関	141
腺腫様過形成	167
腺腫様甲状腺腫	**184**
腺性	176
線条体黒質変性症	216
染色体異常	**65**
染色体異常症	**69**
染色体不分離によるトリソミーとモノソミーの形成	**70f**
前浸潤性病変	**119**
全身性	74
全身性アミロイドーシス	**74**, 160
全身性エリテマトーデス	**42**, 160
診断基準	**42t**
全身性炎症反応症候群	**31**
分類	**31f**
全身性強皮症	42, **161**
分類	**43t**
全層性腸炎	140
蠕虫	33
蠕虫症	29, **33**
線虫類	33
疝痛	164
穿通性潰瘍	132
先天異常	69
先天異常の原因	**69t**
先天性巨大結腸症	136
先天性心疾患	**87**
先天性水疱疾患	**220**
先天性胆道拡張症	**152**
先天性表皮水疱症	220
先天性風疹症候群	32
先天性副腎過形成	**189**
発生メカニズム	**189f**
先天緑内障	231
前頭側頭型認知症	**211**
全能性	168
潜伏(ラテント)癌	167
潜伏感染	27
潜伏期間	27
腺扁平上皮癌	135
腺房細胞	152
腺房細胞癌	**128**, 154
全胞状奇胎	175
線溶系	46
腺様嚢胞癌	**129**
前立腺癌	**167**
前立腺の領域	**168f**
前立腺肥大症	**167, 167f**
腺リンパ腫	128

そ

双角子宮	169
早期胃癌	125
肉眼分類	134
早期癌	**60**, 130, 141
早期食道癌	130
臓器特異的	41
臓器特異的自己免疫疾患	41, **41t**
臓器非特異的	41
臓器非特異的自己免疫疾患	41, **41t**
造血	92
造血器腫瘍のWHO分類	**94t**
造血細胞	92
相互圧排像	121
相互転座	65
総コレステロール	75
巣状／分節状糸球体病変	158
巣状壊死	144
巣状糸球体硬化症	**158**
叢状病変	113
巣状分節状糸球体壊死	161
巣状分節状糸球体腎炎	107
増殖性天疱瘡	220
増殖速度	67
総胆管拡張症	152
相同染色体	69
挿入	72
僧帽弁逆流症	**85**, 86
僧帽弁狭窄症	86
掻痒症	**219**
足細胞	158
塞栓	47
塞栓症	**47**, 208
側頭動脈炎	43, **219**
続発性(二次性)アミロイドーシス	**74**, 75
続発性アルドステロン症	**190**
続発性高脂血症	76
続発性脱髄	205
続発性副甲状腺機能亢進症	**187**
続発性副甲状腺機能低下症	188
続発性副腎皮質機能低下症	188
続発緑内障	231
鼠径ヘルニア	**137**
鼠径リンパ肉芽腫症	29
組織・細胞マーカー	68
組織壊死	16
組織灌流	53
組織球	18
組織修復	15
──と治癒	16
組織傷害	
──の程度と惹起される炎症様式・転帰	**21t**
治癒過程	**22t**
存続絨毛症	**174**, 175

た

ターナー症候群	**70**
タール嚢胞	170
タール便(タール様便)	50
大球性正色素性貧血	93
退形成	59
大血管転位症	87
大細胞癌	**121**
大細胞神経内分泌癌	120
胎児性癌	**58**, 214
胎児性抗原	148
体循環	45
──と肺循環	**45f**
大循環	45
代償	8
帯状壊死	144
帯状回ヘルニア	207
代償性再生	21
苔癬	217
対側損傷	209
大腸癌	136
高分化型管状腺癌	**141f**
腺癌	**141**
大腸菌	**139**, 146, 150, 165, 210
大腸憩室(症)	**136**
耐糖能異常	73
大動脈炎症候群	89
大動脈解離	**88**
分類	**88f**
大動脈弁逆流症	85, **86**
大動脈弁狭窄症	84, **86**
大動脈瘤	**88**
分類	**89t**
大脳鎌下ヘルニア	207
胎盤着床部栄養膜細胞性腫瘍	**174**, 175
大葉性肺炎	113, **114**
対立遺伝子	70
大量アルコール摂取	152
多因子遺伝病	**72**
ダウン症候群	**70**
唾液腺	**127**
唾液腺腫瘍	128
多核巨細胞	18, **22**
高安動脈炎	43, 88, **89**
同義語	**89t**
高安病	89
高安閉塞症	89
多形核白血球浸潤	146
多形膠芽腫	212, **213f**
多形滲出性紅斑	**218**
多形性	**60**, 69
多形性腺腫(多形腺腫)	58, **128, 128f**
多系統萎縮症	216
多系統の異形成を伴う不応性血球減少症	96
タコ足細胞	158
多臓器不全	54
多臓器不全症候群	54
多段階発癌	**60**, 65
脱顆粒	**18**, 39
脱髄	**205**, 210
脱水症	**52**
分類	**53t**
ダッチャー小体	101
多胚芽性	58
タバコ−アルコール性弱視	232
多発(性)筋炎	42, **200**
多発血管炎性肉芽腫	43
多発神経炎	32
多発性硬化症	205, **210**, 232
多発性骨髄腫	**103**
細胞所見	**103f**
多発性内分泌腫瘍症	187, **192**
分類	**193t**
多発性内分泌腺腫症	71

た

多発性嚢胞腎	**162**, *163f*
多発動脈炎	**161**
タルク肺	117
単一遺伝子病	**70**
単一胚葉内複数組織	58
単核細胞	22
胆管炎	**150**
胆管癌	149, **151**
胆管細胞癌	148, **149**, *149f*
胆管細胞癌(肝内)と胆管癌(肝外)の関係	*149f*
単球	**18**
単細胞壊死	144
胆汁性肝硬変	147
単純性萎縮	**7**
単純性イレウス(閉塞性)	137
単純性びまん性甲状腺腫	**184**
単純ヘルペス	**218**
単純ヘルペス(疱疹)ウイルス1型	
単純ヘルペスウイルス	30, **218**
弾性線維腫	201
男性不妊症	**166**
男性ホルモン依存性	167
胆石	76
——による膵炎の発生	*153f*
種類	*150f*
胆石症	**150**, 152
胆道癌	151
区分	*151f*
胆道膵管合流異常症	152
丹毒	**228**
胆嚢炎	**151**
胆嚢癌	151, **152**
胆嚢の腺筋症	*151f*
タンパク機能	3
タンパク合成	3
タンパク合成抑制	4
タンパク質	13
タンパク質代謝異常	**73**
断片化	6
淡明細胞型腎細胞癌	163
短絡	87

ち

チアノーゼ	87
チール・ニールセン染色	100
チェディアック・東症候群	44
チェリーレッドスポット(桜実紅斑)	232
蓄積症	13
蓄膿	107
致死性家族性不眠症	216
致死性正中内芽腫症	219
地図状角膜炎	230
腟炎	**173**
腟欠損症	169
腟トリコモナス	34
腟閉鎖症	169
腟無形成症	169
チトクローム C	4
遅発性ウイルス感染症	32
チャーグ-ストラウス症候群	43
治癒	**19**
中間型リポタンパク	75
中耳	233
中耳炎	**233**
中心域	167
中心壊死	61
中心色素融解	204
虫垂炎	**137**
分類	*138t*
中枢性尿崩症	183
中毒疹	**219**
中毒性肝炎	145
中分化	60

つ

中分化型	135
中膜	**88**
中和抗体	27
腸	**136**
腸管出血性大腸菌	99
腸管癒着	136
蝶形紅斑	42
蝶形骨縁ヘルニア	207
腸結核	**139**
超雌	**70**
腸上皮化生	131
腸上皮化生性胃炎	131, *131f*
聴神経鞘腫	213
超低密度リポタンパク	75
腸内細菌叢	25
超微構造変化	9
重複	72
重複癌(多重癌)	60
腸閉塞症	**136**
直撃損傷	209
チョコレート嚢胞	170
陳旧性心筋梗塞(ホルマリン固定後)	*84f*
沈降反応	37

椎間板	197
椎間板ヘルニア	**197**, *197f*
通常型間質性肺炎	**114**, 115
ツーヒット説	64
痛風	**196**
痛風結節	78, *78f*, 196
痛風発作	196
ツェルウェーガー症候群	71
ツツガムシ病	33
ツベルクリン反応	40

て

手足口病	**125**
テイ-サックス病	71
低アルブミン血症	111, **148**
低異型度髄膜腫	214
低回転型骨粗鬆症	195
低カリウム血症	200
低カルシウム血症	80
定型カルチノイド	121
低形成	**8**
定型的セミノーマ	*168f*
低血糖	204, **208**
低血糖昏睡	192
低酸素	**4**
——・虚血による可逆的細胞損傷	
発生のメカニズム	*4f*
低酸素血症	115
低酸素症	48, 204, **208**
低酸素性脳症	**208**
定常領域	37
ディジョージ症候群	44
低体重児	115
低張性	52
低張性脱水	53
低分化	60
低分化型扁平上皮癌	60
低分化腺癌	135
低密度リポタンパク	75
停留精巣(睾丸)	166
デーデルライン桿菌	173
デーデルライン腟桿菌	25
適応	2, 7, 14
テストステロン	166
デスミン	136
テタノスパスミン	32
鉄欠乏性貧血	**92**, 93
鉄代謝異常	**79**
鉄肺	117
テトラサイクリン	145

と

デノボ癌	**60**, 141
デビック病	232
デュシェンヌ型	199
デュシェンヌ型筋ジストロフィー	71
デルマドローム	218
転移	**61**
転移性腫瘍	212
転移性石灰化	**80**
転移性脳腫瘍	**215**
転移性肺腫瘍	**122**
点状出血	50
伝染性単核(球)症	**101**
伝染性軟属腫	29, *30f*
伝染性膿痂疹	**227**
テント(切痕)ヘルニア	207
癲風	**228**
点変異	72

ドゥ・ケルヴァン甲状腺炎	184
同一胚葉起源	8
頭蓋咽頭腫	182, **214**
頭蓋腔	206
頭蓋骨骨折	**209**
頭蓋内圧亢進	**206**
——に関わる病態	**206f**
合併症	*206t*
原因	*206t*
糖原病	71, **78**
糖質代謝異常	**78**
動静脈奇形	209
銅代謝異常	**79**
等張性	52
等張性脱水	**53**
疼痛	15
糖尿病	**191**
合併症	**191**, *192t*
糖尿病視神経症	232
糖尿病性ケトアシドーシス	192
糖尿病性昏睡	**192**
糖尿病性神経症	191
糖尿病性腎症	**160**, *160f*, 191
糖尿病性網膜症	191, **231**
頭部外傷	**209**
動脈管開存症	**87**
動脈血流	7
動脈硬化症	76
動脈瘤	44
ドーパミン	191
トキソプラズマ・ゴンディ	34
トキソプラズマ症	**34**
トキソプラズマ脳炎	34
特異体質	220
特異体質性	145
特異的リンパ節炎	**100**
毒素中和反応	37
特定心筋症	**86**
原因・関連疾患	*86t*
特発性間質性肺炎	**114**, 115
特発性血小板減少性紫斑病	**99**
特発性心筋症	**85**
模式図	*85f*
特発性肉芽腫性動脈炎	89
特発性肺高血圧症	51
特発性副甲状腺機能低下症	188
吐血	50
突発性発疹(症)	**34**
トラコーマ	**230**
トラコーマ・パンヌス	230
トランスフェリン	79
鳥飼病	33
トリグリセリド	13, **75**
トリソミー	69
トルコ鞍	**182**, 214
トルコ鞍(部)腫瘍	212, **214**
トレポネーマ・パリドゥム	229

な

トレポネーマ感染	29
トロホブラスト	174
貪食作用	27
貪食リソソーム	12

内因子	132
内痔核	137
内臓皮膚症候群	218
内臓幼虫移行症	33
内鼠径ヘルニア	137
内毒素	53
内反性移行上皮乳頭腫	*108f*
内反性乳頭腫	108
内分泌腺	152
内膜亀裂	88
内膜症	170
内リンパ水腫	234
ナチュラルキラー細胞	19, **38**
夏型過敏性肺臓炎	118
ナトリウムイオン	3
軟骨・骨形成性腫瘍	201
軟骨異栄養症	71
軟骨腫	58, **201**
軟骨肉腫	58
難聴	234
軟部巨細胞腫	201
軟部腫瘍 WHO 分類	*201t*
軟部組織腫瘍	**201**
軟部組織の腫瘍様病変	**202**
軟膜	205

に

肉眼的変化	9
肉芽腫	22
肉芽腫性炎症	**22**
模式図	*23f*
肉芽腫性感染症	**29**
肉芽腫性血管炎	**43**, 219
肉芽腫性反応	116
肉芽腫性病変	**100**, 107
肉芽腫性膀胱炎	**165**
肉芽腫性リンパ節炎	100
肉芽組織	21
肉腫	**57**, 58
肉腫型	123
肉腫様変化	130
にくずく肝	51
——とナツメグの実	*51f*
ニコルスキー現象	228
二次結核症	116
二次癌	63
二次性高血圧症	**91**
原因	*91t*
二次性肺高血圧症	112
二重構造	160
二重支配	45
日光(光線)角化症	**224**
日光弾力線維変性	224
ニッスル顆粒	204
二本鎖	42
日本住血吸虫	33
乳管	178
乳癌	**178**
組織学的分類	*179t*
乳管拡張	176
乳管癌	178
乳管上皮内癌	178
乳管内乳頭腫	**178**, *178f*
乳酸アシドーシス	192
乳児型線維肉腫	201
乳汁漏出・無月経症候群	**183**
乳腺炎	**176**
乳腺症	**176**, *176f*
組織学的所見	*176t*
乳腺小葉	178

254　日本語索引　に〜ひ

乳腺線維腺腫 ...177
乳腺線維腺腫（管内型）...177f
乳頭 ...185, 186
乳頭腫 ...107
乳頭状汗管嚢胞腺腫 ...226
乳頭状腎細胞癌 ...163
乳頭状腺癌 ...58
乳頭腺癌 ...135
乳頭腺管癌 ...179
乳頭部癌 ...151
乳頭分泌 ...178
乳突洞 ...233
乳突蜂巣 ...233
ニューモシスティス肺炎 ...118
ニューロパチー ...192
尿管膀胱逆流症 ...162
尿細管間質性腎炎 ...162
尿酸 ...78
尿素サイクル ...73, 74
尿素の生成と排泄 ...74f
尿道狭窄症 ...167
尿毒症 ...73, 157
尿毒症性心外膜炎 ...73
尿毒症性精神症 ...73
尿毒症性肺 ...73
尿毒症性肺炎 ...156
尿毒症性肺臓炎 ...73
尿崩症 ...183
尿膜管癌 ...165
尿路結石症 ...164
尿路上皮(移行上皮)癌 ...165
尿路上皮癌 ...58
尿路上皮乳頭腫 ...58
妊娠性絨毛癌 ...175

ね

ネコひっかき病 ...24, 29
熱感 ...15
熱帯熱マラリア原虫 ...34
ネフローシス ...158
ネフローゼ ...111
ネフローゼ症候群 ...158
ネフロン ...156
粘液癌 ...135, 179
粘液水腫 ...185
粘液性嚢胞腺癌 ...153
粘液嚢胞 ...107
粘表皮癌 ...129
粘膜下筋腫 ...169
粘膜関連リンパ組織 ...135
粘膜固有層 ...125
粘膜障害 ...134
粘膜びらんと潰瘍 ...132f

の

ノイラミニダーゼ ...31
膿胸 ...123
脳梗塞 ...208
　原因 ...208t
脳梗塞(陳旧化梗塞巣) ...208f
脳挫傷 ...209
脳出血 ...209
脳腫瘍 ...212
　起源(WHO分類による) ...212t
嚢状動脈瘤 ...209
脳神経および脊髄神経腫瘍 ...212, 213
膿性痰 ...110
脳脊髄液 ...205
脳卒中 ...208
脳動脈瘤の好発部位 ...209f
濃度勾配 ...3
脳における適応，可逆的損傷，不可逆的損傷 ...10f
脳膿瘍 ...210
　原因疾患と感染経路 ...210t
脳浮腫 ...206, 207

分類 ...207t
農夫肺 ...118
脳ヘルニア ...207, 207t
嚢胞 ...176
嚢胞性エナメル上皮腫 ...127
膿疱性疾患 ...220
嚢胞性線維症 ...71
嚢胞腺癌 ...58
嚢胞腺腫 ...58
膿瘍 ...19
膿瘍形成 ...19, 20f
ノルエピネフリン ...190

は

バーキット型リンパ芽球性白血病 ...97
バーキットリンパ腫 ...102
　における星空像 ...103f
　分類 ...103t
パーキンソン症候群 ...211
パーキンソン病 ...211
バージャー病 ...90, 219
バーター症候群 ...190
パーペック顆粒 ...98
肺うっ血 ...111
バイエル板 ...139
肺炎 ...113
肺炎球菌 ...114, 197, 210
肺化膿症 ...117
肺癌 ...119
肺気腫 ...110
　分類 ...110f
肺結核 ...116
　の初期変化群 ...116f
肺結核症 ...116, 116f
敗血症 ...26, 31
敗血症性ショック ...31, 53
肺高血圧症 ...87, 112
　における叢状病巣 ...113f
　原因 ...112t
胚細胞腫 ...182
胚細胞腫瘍 ...168, 212, 214
胚細胞性腫瘍 ...124
胚腫 ...214
肺循環 ...45
肺小細胞癌 ...121f
肺腎症候群 ...161
肺水腫 ...111, 111f, 156, 157
肺性心 ...51, 112
肺線維症 ...118
肺腺癌 ...120f
肺臓炎 ...113, 114
肺塞栓症 ...51, 112
肺動脈血栓塞栓症 ...47, 47f, 112f
肺動脈弁狭窄症 ...51
梅毒 ...29, 229
　病期と主な徴候・病変 ...229t
肺膿瘍 ...117
肺の前浸潤性病変(前癌病変) ...119f
肺分画症 ...123
肺胞出血 ...45
肺胞性肺炎 ...113
　間質性肺炎 ...113t
排卵 ...169
破壊性奇胎 ...175
白色血栓 ...46
白赤芽球症 ...95
白癬 ...228
白膜 ...228
バクテリアル・トランスロケーション ...26, 137
白内障(しろそこひ) ...231
白斑 ...229
白板症 ...60, 126
白皮症 ...223
剥離性間質性肺炎 ...115
破骨細胞 ...18
破骨細胞活性化因子 ...104

バザン硬結性紅斑 ...229
パジェット細胞 ...118
パジェット病 ...178, 179, 180f, 226
はしか ...31
麻疹 ...31
橋本病 ...24, 184, 185, 185f
播種 ...26, 134
播種性血管内凝固症候群 ...46
　における腎糸球体フィブリン血栓 ...46f
破傷風 ...32
破傷風菌 ...32
バセドウ病 ...41, 184
バソプレシン ...183
破綻性出血 ...49
発癌 ...64
白血球減少症 ...94
白血球増加症 ...93, 93
白血球増多症 ...16
白血球遊出 ...16
大細胞不均一型のリンパ芽球性 ...97
白血病細胞 ...94
白血病裂孔 ...94, 97
発疹チフス ...33
発生異常 ...169
発生母地 ...58
発赤 ...15
バッド-キアリ症候群 ...143
発熱 ...16
花冠状配列 ...213
鼻茸(鼻ポリープ) ...107
バビンスキー徴候 ...215
ハマン-リッチ症候群 ...114
パラインフルエンザウイルス ...107
原線維性星細胞腫 ...212
バルトリン腺嚢胞 ...173
バルトリン腺膿瘍 ...173
バレット食道 ...129, 130
汎下垂体機能低下症 ...182
汎血球減少症 ...93, 96, 98
半月体 ...159
半月体形成 ...161
半月体形成性壊死性糸球体腎炎 ...161
半月体形成性糸球体腎炎 ...107, 158, 159f
瘢痕化 ...20, 21
瘢痕性線維腫症 ...202
斑状出血 ...50
反衝損傷 ...209
汎小葉型肺気腫 ...109, 110
伴性遺伝 ...70, 71
伴性劣性型筋ジストロフィー症 ...199
ハンセン病 ...29, 229
ハンチントン病 ...71
ハンド-シューラー-クリスチャン病 ...98, 227
パンヌス ...196
汎発性腹膜炎 ...138
ハンプ ...159

ひ

非アフリカ型バーキットリンパ腫 ...103
非アルコール性脂肪性肝炎 ...146
非アルコール性脂肪性肝疾患 ...146
ヒアルロン酸 ...123
非アレルギー性疹 ...220
ピースミール壊死 ...144
鼻咽頭癌 ...108
鼻咽頭癌(リンパ上皮腫) ...108f
鼻殻出血 ...209
皮下組織 ...217
非化膿性胸膜炎 ...123
非感染性心内膜炎 ...87t

非乾酪壊死性肉芽腫 ...140
鼻腔 ...106
非結核性抗酸菌症 ...117
肥厚性胃炎 ...131
肥厚性鼻炎 ...107
非細菌性血栓性心内膜炎 ...87
皮脂欠乏性湿疹 ...217
皮質 ...99
脾腫 ...95, 144, 148
非充実型 ...135
鼻出血 ...50
非腫瘍性増殖 ...56
微小管 ...12
微小血管障害 ...231
微小血管障害性溶血性貧血 ...99
微小循環の変化 ...16
微小腺腫 ...181, 214
非上皮性 ...57
微小変化群 ...157, 158
非浸潤癌 ...178, 179
非浸潤性小葉癌 ...179
非浸潤性乳管癌 ...179
ヒスタミン ...18, 39
非ステロイド系抗炎症薬 ...131
微生物叢 ...25
非セミノーマ性胚細胞腫瘍 ...168
肥大 ...2, 7, 85
肥大型心筋症 ...85
　組織像 ...85f
非代償性心不全 ...8
ビタミン ...155
非タンパク性窒素 ...73
ピック嗜銀球 ...205, 211
ピック症 ...211
ピック小体 ...205
非定型(異型)カルチノイド ...121
非定型抗酸菌症 ...117
ヒトT細胞白血病ウイルスⅠ型 ...63, 104
非特異的間質性肺炎 ...115
非特異的リンパ節炎 ...100
人喰いバクテリア症 ...29
ヒト絨毛性ゴナドトロピン ...168, 174
ヒト乳頭腫ウイルス ...63, 126, 130, 170, 172
ヒトのウイルス性発癌 ...63t
ヒトプリオン病の分類 ...216t
ヒトヘルペスウイルス6型 ...34
ヒトヘルペスウイルス8型 ...63
ヒト免疫不全ウイルス ...34
ヒドロキシラジカル ...5
非妊娠性絨毛癌 ...175
肥胖細胞性星細胞腫 ...212
皮膚・粘膜カンジダ症 ...228
皮膚T細胞リンパ腫 ...227
皮膚悪性リンパ腫 ...227
皮膚アレルギー性血管炎 ...219
皮膚炎 ...217
皮膚炎群 ...217
皮膚筋炎 ...200
皮膚結核症 ...228
皮膚血管炎 ...219
　分類 ...219t
皮膚真菌症 ...228
皮膚腺病 ...229
皮膚掻痒症 ...219
皮膚粘膜眼症候群 ...43
皮膚付属器腫瘍 ...225
皮膚疣状結核 ...229
ヒポキサンチン-グアニン-ホスホリボシルトランスフェラーゼ ...79
非ホジキンリンパ腫 ...101
肥満 ...73
肥満細胞 ...18
びまん性壊死 ...144
びまん性甲状腺腫 ...184

びまん性糸球体腎炎 …… 159
びまん性大細胞型 B リンパ腫 …… *102, 102f*, 214
びまん性特発性肺神経内分泌細胞過形成 …… 119
びまん性肺胞傷害 …… 54, *115*, 118
びまん性汎細気管支炎 …… 110
びまん性星細胞腫瘍 …… *212*
百日咳 …… *32*
百日咳菌 …… 32
病期 …… 67
病原性 …… 25
病原体 …… 25
表在癌 …… 130
表在性真菌症 …… 228
表皮内水疱形成 …… 217
表層性胃炎 …… 131
表層性萎縮性胃炎 …… 131
病的過形成 …… 8
病的骨折 …… 104, *194*
病的石灰化 …… 80
病的増殖 …… 56
病的適応 …… 7
  相互関係 …… *7f*
表皮 …… 217
表皮内癌 …… 224
表皮内黒色腫 …… 223
表皮内水疱と表皮下水疱 …… *220f*
表皮微小膿瘍 …… *221f*
表皮内母斑 …… 222
表皮内有棘細胞癌 …… *224*
表皮剥離性毒素 …… 228
表皮ブドウ球菌 …… 165
日和見感染 …… *25*, 33, 34, 106, 118
日和見感染症 …… *28*, 117
  原因 …… *28f*
非流行型バーキットリンパ腫 …… 103
微量免疫型糸球体腎炎 …… 161
ビリルビン …… 150
ビリルビンカルシウム石 …… 150
ビリルビン胆石 …… 150
ヒルシュスプルング病 …… *136*
ビルハルツ住血吸虫 …… 33
ピロリ菌 …… 27
ピロリン酸カルシウム …… 196
ピロリン酸カルシウム結晶沈着症 …… 196
貧血 …… *92*, 155
  分類 …… *93t*
貧血性(白色)梗塞 …… *49*

ふ

ファーター乳頭 …… 152
ファゴット …… 97
ファブリ病 …… 71
ファロー四徴症 …… *87*
  模式図 …… *87f*
ファンコーニ症候群 …… *163*
フィードバック機構 …… 189
フィードバック制御 …… 181
フィブリノイド壊死 …… *23*, 43, 196
フィブリン …… 19
フィブリン血栓 …… 46
フィラデルフィア染色体 …… 95
  ——と bcr/abl 融合遺伝子 …… *95f*
風疹 …… *32*
風疹白内障 …… 231
風船様変化 …… 146
風船様変性 …… *125*, 218
封入体 …… *29*, 205
  ——を形成する病原体 …… *30t*
フェニルケトン尿症 …… 71
フェリチン …… 79
フェントン反応 …… 5
不応性血小板減少症 …… 96
不応性好中球減少症 …… 96

不応性貧血 …… 96
フォア・グラ …… 183
フォン・ヒッペル-リンドウ病 …… 222
フォン・レックリングハウゼン病 …… 71, *222*
不可逆化 …… 10
不可逆的な損傷 …… 4
不可逆的な変化 …… *9*, 14
  可逆的な変化・——の形態学的特徴 …… *10t*
不可逆点 …… 54
不規則性肺気腫 …… 109
腹腔内妊娠 …… 175
副甲状腺過形成 …… 187
副甲状腺癌 …… *188*
副甲状腺機能亢進症 …… 195
副甲状腺機能低下症 …… *188*
副甲状腺腺腫 …… 187
副甲状腺ホルモン …… 187
副甲状腺ホルモン関連タンパク(ペプチド) …… 66
複合母斑 …… 222
複雑イレウス(絞扼性) …… 137
複視 …… 200
副腎機能不全 …… 189
副腎皮質機能低下症 …… *188*
副腎皮質刺激ホルモン …… 181
副腎皮質腺腫 …… 189
腹水 …… 148
腹水貯留 …… 45
腹痛 …… 152
副鼻腔 …… 106
副鼻腔炎 …… *107*
腹部腫瘤 …… 152
腹膜癌腫症 …… 134
腹膜妊娠 …… 175
浮腫 …… 17, *52*, 159
  ——による全身組織の変化 …… *52t*
  発生メカニズム …… *52f*
物理的刺激 …… 16
物理的バリア …… 27
物理的要因 …… 2
ブドウ球菌 …… *27*, 146
ブドウ球菌性熱傷様皮膚症候群 …… 228
ぶどう膜 …… 232, *232f*
ぶどう膜炎 …… 232
ブニナ小体 …… 205, *215*
不妊 …… 170
部分胞状奇胎 …… 175
ブラ …… 110
  ——とブレブ …… *110f*
フリードライヒ運動失調症 …… 216
フリーラジカル …… 5
  ——・活性酸素種中和機構の細胞内分布 …… *6t*
  ——・活性酸素種の発生部位 …… *6t*
プリオン病 …… *215*
プリン体 …… 196
プルキンエ細胞 …… 48
ブルセラ症 …… 29
ブルヌヴィーユ-プリングル病 …… 222
フレグモーネ …… 19
ブレブ …… 110
  ブラと—— …… *110f*
プロオピオメラノコルチン …… 188
プログレッション …… 65
プロゲステロン …… 169
プロゲステロン受容体 …… 179
プロディー膿瘍 …… 197
プロテウス属 …… 114
プロトオンコジン …… *63*, 65
プロピオン酸血症 …… 71
プロペルジン …… 39

プロモーション …… 65
プロラクチン …… 183
プロラクチン産生腫瘍 …… 183
分化 …… 59
分解と除去 …… 16
分化度 …… *59*, 130
分化未定腫瘍 …… 201
分泌型 …… 38
分泌型 IgA の産生と分泌 …… *38f*
分泌成分 …… 38
分離腫 …… 129

へ

平滑筋腫 …… 58, 169, *202f*
  ——の局在 …… *169f*
平滑筋性腫瘍 …… 201
平滑筋性腫瘍 …… *136*
平滑筋組織 …… *202f*
平滑筋肉腫 …… 58, 201, *202f*
閉鎖不全症 …… 86
閉塞 …… 47
閉塞隅角緑内障 …… 231
閉塞性血管炎 …… 219
閉塞性血栓血管炎 …… 219
閉塞性血栓性血管炎 …… *90*
閉塞性動脈炎 …… 43
閉塞性動脈硬化症 …… *89*
閉塞性肺疾患 …… *109*
  分類 …… *109t*
ヘイリー・ヘイリー病 …… 220
ベーチェット病 …… *43*
壁在血栓 …… 47
ヘパトーマ …… 148
ヘパリン …… 46
ヘモグロビン …… 79, *156*
ヘモクロマトーシス …… 79, 147
ヘモジデリン …… 13, *79*, 111
ヘモジデリン貪食細胞 …… 195
ヘモジデリン貪食マクロファージ …… 50
ヘモジデローシス …… 79
ヘリオトロープ皮疹 …… 200
ヘリコバクター・ピロリ …… 102
ヘリコバクター・ピロリ菌 …… 125, 131, *131f*
ヘリコバクター・ピロリ菌感染 …… 135
ベリニ管癌 …… 163
ベル・エプスタイン発熱 …… 104
ペルオキシダーゼ染色 …… 97
ヘルニア …… 136
ヘルパー T 細胞 …… 38
ヘルペス性角膜炎 …… *230*
ヘルペス性歯肉口内炎 …… 125
辺縁域 …… 167
辺縁趨向 …… 16
変形性関節症 …… *195*
ベンス-ジョーンズタンパク …… 103
変性萎縮 …… 7
扁平上皮異形成/上皮内癌 …… 119
扁平上皮癌 …… 58, 108, 119, *126*, 135, 170, *224*
扁平上皮内病変 …… 171
扁平上皮乳頭型 …… 214
扁平上皮乳頭腫 …… 58, *107*
扁平苔癬 …… *221*
弁膜症性心疾患 …… *86*

ほ

ボイツ-ジェガース症候群 …… 133
蜂窩織炎(蜂巣炎) …… 19, *228*
防御因子 …… 132
豊胸術 …… 176
防御反応 …… 15
膀胱炎 …… *165*
抱合型ビリルビン …… 150
膀胱癌 …… *165*
膀胱尿管逆流症 …… 165

放射線肺(臓)炎 …… *118*
放射線発癌 …… 63
胞状奇胎 …… 58, 174, *175*
  マクロ所見 …… *174f*
傍食道ヘルニア …… 129
膨疹 …… 218
乏精子症 …… 166
蜂巣肺 …… 114
膨張性発育 …… 61
乏突起膠細胞 …… 203
乏尿 …… 156
傍皮質 …… 100
泡沫細胞 …… 195
ボーエン病 …… *224, 225f*
ボールマン分類 …… 134
ほくろ …… 222
ホジキン細胞 …… 104
ホジキン病 …… *104*
ホジキンリンパ腫 …… 101, *104*
  分類(WHO 分類) …… *105t*
星空像 …… 102
母性遺伝 …… *71*, 200
補体系 …… *39*
補体結合反応 …… 37
補体古典経路 …… 39
補体第二経路(副経路) …… 39
ボタロー管 …… 87
ポックスウイルス …… 30
発作性夜間血色素尿症 …… 93
発疹熱 …… 33
母斑 …… *221*
  構成細胞の起源による——の分類 …… *221t*
母斑細胞 …… 222
母斑細胞性母斑(真皮内母斑) …… 222, *222f*
母斑症 …… *222*
  ——(神経皮膚症候群)の代表的疾患と皮膚病変 …… *222t*
ホメオスタシス …… *2*, 3, 14
ホモヴァニリン酸 …… 191
ホモシスチン尿症 …… 71
ポリープ …… 133
ポリポーシス …… 133
ポルフィリン血症 …… 71
ホルモン …… 181
ホルモン依存性 …… *64*
ホルモン依存性癌 …… 64
ホルモン産生腫瘍 …… 192
ホルモン分泌下垂体腺腫 …… *215t*
ホルモン療法 …… 179
本態性(原発性) …… 75
本態性血小板血症 …… *96*
本態性高血圧症 …… *90*
本態性高脂血症 …… 76
本態性パーキンソニズム …… 212

ま

マイコプラズマ …… 109
膜脂質の過酸化 …… 6
膜侵襲複合体 …… 39
膜性糸球体腎炎 …… *158*
膜性腎炎 …… *158*
  原因 …… *158t*
膜性増殖性糸球体腎炎 …… *159*
マクロアデノーマ …… *182, 214*
マクログロブリン …… 38, *98*
マクロファージ …… *18*
麻疹ウイルス …… 30
麻疹脳炎 …… 32
末端肥大症(先端巨大症) …… *182*
麻痺性イレウス …… 137
マラコプラキア …… 165
マラリア …… 34
マルファン症候群 …… 71
マロリー-ワイス症候群 …… *130*

ま

マロリー小体 … 146
慢性胃炎 … **131**
　形態学的分類 … *131t*
慢性萎縮性胃炎 … 125
慢性ウイルス性肝炎 … **144**
慢性炎症 … **22**, 60
　──への進展 … **20**
慢性活動性肝炎 … *144f*
慢性化膿性中耳炎 … **234**
慢性肝炎 … 24, **144**
慢性間質性肺炎 … 114
慢性気管支炎 … 109
慢性好酸球性肺炎 … 118
慢性甲状腺炎 … 24, **185**
慢性骨髄性白血病 … 65, **95**
慢性腎盂腎炎 … 24
慢性腎不全 … **156**
慢性膵炎 … 24, *24f*, **153**
慢性胆嚢炎 … 151
慢性肺うっ血 … 111
慢性白血病 … **94**
慢性鼻炎 … **106**
慢性非特異性炎症 … **24**
慢性副鼻腔炎 … 110
慢性閉塞性肺疾患 … 51, **109**
慢性辺縁性歯周炎 … 127
慢性膀胱炎 … 165
慢性リンパ白血病／小型リンパ球
　性リンパ腫 … **101**
マンソン住血吸虫 … 33
マンモグラフィー … 178
マンロー微小膿瘍 … 221

み

ミエリン塩基性タンパク … 210
ミエロペルオキシダーゼ … 18, 27
ミオグロビン … 156
ミオパチー … **199**
　分類と原因 … *199t*
ミカエリス-ガットマン小体 … 165
右左短絡 … 87
ミクロアデノーマ … 181
ミクログリア … 18, 203, **205**
未熟奇形腫 … 58
未熟児 … 115
未熟神経外胚葉腫瘍 … **199**
　PNET群 … **199**
三日熱マラリア原虫 … 34
ミトコンドリア … **12**
ミトコンドリア筋症 … 12
ミトコンドリア透過性変異 … 4
ミトコンドリア脳筋症 … **200**
ミトコンドリア病 … 72
ミトコンドリア膜透過性変異（MPT）
　によるH+，チトクロームCの細胞
　質内流出 … *5f*
未分化 … 60
未分化癌 … 60, **186**
未分化大細胞型リンパ腫 … **104**
未分化胚細胞腫 … **172**, 214
未分化リンパ腫キナーゼ … 104
脈管侵襲 … 153
脈なし病 … 89
脈絡膜 … 232
ミュータンス菌 … 127
ミュラー管 … **166**, 169
ミュラー管抑制因子 … 166

む

無顆粒球症 … **94**
無ガンマグロブリン血症 … 44
無気肺 … **122**
　原因 … *123f*
無機物代謝異常 … **79**
無菌性髄膜炎 … 210
無効造血 … 96
ムコール症 … 34
ムコール属 … 210
ムコ多糖症 … 71, **78**
無酸症 … 132
虫歯 … 127
無症状結石 … 150
無精子症 … 166
ムチン … 129
無動 … 211
ムラミダーゼ … 18
ムンプスウイルス … 127

め

明庭 … **170**, 172
メープルシロップ尿症 … 71
メサンギウム … 158
メサンギウム細胞増殖 … 159
メサンギウム増殖性糸球体腎炎 … **159**
メサンギウム毛細血管性糸球体腎炎 … **159**
メタボリックシンドローム … 73
メチルマロン酸血症 … 71
メッケル憩室 … **136**
メトトレキサート … 145
メニエール症候 … 234
メニエール病 … **234**
メネトリエ病 … 131
メラス … 71
メラニン細胞刺激ホルモン … 188
メラノーマ … **223**
メラノサイト … 217
免疫 … **64**
免疫学的異常 … 42
免疫学的反応 … 16
免疫寛容 … 41
免疫グロブリン … **37**
　──の基本構造 … *37f*
免疫反応 … 143
免疫複合体 … 36, 40, 158, 160
免疫不全関連型 … 103
免疫不全宿主 … 118
免疫不全症候群 … 36
免疫不全症 … **44**
綿花様白斑 … 231
面疔 … 227
メンデル型遺伝病 … 70
メンデルソン症候群 … 117

も

毛根鞘腫 … 226
毛細血管拡張性運動失調症 … 222
毛細血管透過性 … **17**
盲腸周囲膿瘍 … 138
毛包（毛嚢） … 225
毛包腫 … 226
毛包上皮腫 … 226
毛包嚢腫 … 226
毛包由来の腫瘍 … *226t*
毛母腫 … 226
網膜芽細胞腫 … 64, 71, **233**, *233f*
網膜色素変性症 … 71
網膜症 … 160
網膜小脳血管腫症 … 222
網膜静脈分枝閉塞症 … **233**
網膜静脈閉塞症 … **232**
網膜中心静脈閉塞症 … **232**
網膜動脈分枝閉塞症 … **232**
網膜動脈閉塞症 … **232**
網膜剥離 … **231**
毛様体 … 232
毛様網膜動脈閉塞症 … **232**
モーゲン顆粒 … 129
モノソミー … 69
モンドール病 … 219
門脈 … 143
門脈圧 … 144
門脈圧亢進 … 130
　──の際の側副血行路 … *130f*
門脈圧亢進症 … 143, **147**
　──の分類とその原因 … *143f*
門脈塞栓 … 130

や

薬剤性肝炎（薬剤性肝障害） … **145**
薬剤性間質性腎炎 … 162
薬剤性大腸炎 … **138**
薬疹 … **219**
薬品 … 2
薬物アレルギー性肝炎 … 145
野兎病 … 29

ゆ

ユーイング肉腫 … **199**
融解 … 114
融解壊死 … 10
有棘細胞癌 … **224**
遊出 … 16
疣贅 … 86
遊走性静脈炎 … 90
遊離脂肪酸 … 75
遊離ビリルビン … 150

よ

饕 … 227
溶血性尿毒症症候群 … **99**
　TTPとHUSの鑑別 … *99t*
溶血性貧血 … **93**
溶血性連鎖球菌感染後糸球体腎炎 … **159**
葉状腫瘍 … **179**
葉状嚢胞肉腫 … **179**
謡人結節 … **107**
羊水塞栓症 … **48**

ら

らい菌 … 229
ライ症候群 … 145
ライディッヒ細胞 … 166
ラクナ梗塞 … 208
落葉性天疱瘡 … 220
ラテント癌 … 67
ラトケ嚢 … 214
ラフォラ小体 … 205
卵黄腸管 … 136
卵黄嚢 … 92
卵黄嚢腫瘍 … 168, **214**
卵管妊娠 … 166
ラングハンス巨細胞 … **22**, 29, 100, 116
ランゲルハンス細胞 … **98**, 217, 227
ランゲルハンス細胞組織球症 … **98**, **227**
卵巣機能不全症 … **169**
　病変部位による──の分類 … *169t*
卵巣腫瘍 … **172**, *173f*
　分類 … *172t*
卵巣妊娠 … 175
ランブル鞭毛虫 … 34

り

リー・フラウメニ症候群 … **64**
リード・ステルンベルグ細胞 … 104
リウマチ結節 … 23, **196**
リウマチ熱 … 24, **86**
リウマトイド因子 … 196
リエントリー … 88
リケッチア … 33
リケッチア感染症 … **33**
　代表的な── … *33t*
リスクファクター … 175
リゾチーム … **18**, 27
リッター病 … 228
リパーゼ … 152
リポイドネフローシス … **157**
リボ核タンパク … **42**, 161
リボソーム解離 … 4
リポタンパク質 … 75
　種類と特徴 … *75t*
流行型バーキットリンパ腫 … 103
流行性角結膜炎 … **230**
流行性耳下腺炎 … **127**, 166
良悪性中間の腫瘍 … 201
良性腫瘍 … 57
　──と悪性腫瘍の比較 … *61f*
良性発作性頭位めまい症 … 234
緑色連鎖球菌 … 87
緑内障（あおそこひ） … **231**
　分類 … *231t*
緑膿菌 … 114
リン脂質 … 75
臨床癌 … 67
　──と不顕性癌の種類 … *67t*
臨床進行期分類（0〜Ⅳ期） … 67
鱗屑 … 217
リン代謝異常 … **80**
リンパ管腫 … 58
リンパ管肉腫 … 58
リンパ球 … **19**
リンパ球減少型 … 105
リンパ球浸潤 … **29**
リンパ球性間質性肺炎 … 115
リンパ球豊富型 … 105
リンパ形質細胞性リンパ腫 … **101**
リンパ行性 … 134
リンパ腫・造血器腫瘍 … 212, **214**
リンパ上皮腫 … 108
リンパ水腫 … **90**
リンパ節構造とリンパの流れ … *100f*
リンパ節実質 … 99
リンパ節腫大 … 16
リンパ節内部領域と基本的な特徴 … *100t*
リンパ洞 … 99
リンパ浮腫 … **90**

る

ルイ-バール症候群 … 222
類器官構造 … 120
類器官母斑 … 226
類骨 … 198
類骨形成 … 198
類上皮細胞 … 18, **22**, 100
類上皮細胞肉芽腫 … 29
類デンプン質 … 74
類内膜癌 … 172
類白血病反応 … **93**, 95
ループス腎炎 … **160**

れ

レイノー現象 … 42, **89**
レヴィ小体 … **205**, 211
裂孔原性網膜剥離 … 231
レッシュ-ナイハン症候群 … 71, **79**
レテラー-ジーヴェ病 … **98**, 227
レトロウイルス … 34
レニン-アンギオテンシン-アルドス
　テロン系 … 52, **54**, 155
レニン-アンギオテンシン系 … 190
レフラー型線維性心内膜炎 … 85
レフレル症候群 … 118
連鎖球菌 … **27**, 146, 197, 210
攣縮 … 109
連銭形成 … 98

ろ

ロイコトリエン … 39
瘻孔形成 … **20**
労作狭心症 … 83

漏出液 ……… 18	老人性皮膚掻痒症 ……… 219	ロッキー山紅斑熱 ……… 33	**わ**
漏出性出血 ……… 49	老人斑 ……… 211	濾胞癌 ……… 185, **186**	ワイヤーループ病変 ……… 160
老人性角化症 ……… ***224***	ロキタンスキー–アショフ洞 ……… 151	濾胞性腫瘍 ……… 186	ワルチン–フィンケルダイ巨細胞 ……… 30
老人性骨粗鬆症 ……… 195	ロゼット ……… **191**, 233	濾胞性リンパ腫 ……… **102**	ワルチン腫瘍 ……… **128**
老人性腟炎 ……… 173	ロゼット様構造 ……… 120	濾胞腺腫 ……… **185**, 186	ワルデンシュトレーム・マクログロブリン血症 ……… 101
老人性白斑 ……… 223	鹿角状結石 ……… 164		

外国語索引

●備考　太字でイタリックの頁番号（*111*）は見出しの項目に，青字のイタリック（*222t*）は表のタイトルに，赤字のイタリック（*333f*）は図のタイトルに，索引項目があることを示す。頁数が複数ある項目では，太字（**444**）の方に主に説明があることを示している。

A

AAH [atypical adenomatous hyperplasia]
〈異型腺腫様過形成〉 ……… 119
abdominal pregnancy 〈腹腔内妊娠〉 ……… 175
abnormal mitosis 〈異常核分裂像〉 ……… 224
abnormality of platelet 〈血小板の異常〉 ……… **99**
abscess formation 〈膿瘍形成〉 ……… **19**, *20f*
abscess 〈膿瘍〉 ……… 19
acetaminophen 〈アセトアミノフェン〉 ……… 145
achlorhydria 〈無酸症〉 ……… 132
acid mucopolysaccharides 〈酸性ムコ多糖〉 ……… 78
acid-fast bacterial infection 〈抗酸菌感染症〉 ……… 116
acid-fast bacterium 〈抗酸菌〉 ……… 229
acidophilic adenoma 〈好酸性腺腫〉 ……… 182
acinar cell 〈腺房細胞〉 ……… 152
acinic cell carcinoma 〈腺房細胞癌〉 ……… **128**, 154
aCL [anticardiolipin antibody]
〈抗カルジオリピン抗体〉 ……… 42
acoustic neurinoma 〈聴神経鞘腫〉
acquired immunodeficiency syndrome [AIDS]〈後天性免疫不全症候群，エイズ〉 ……… **34**, *35t*, 44, 64,
acromegaly 〈末端肥大症(先端巨大症)〉 ……… **182**
ACTH [adrenocorticotropic hormone]
〈副腎皮質刺激ホルモン〉 ……… 181
activated macrophage 〈活性化マクロファージ〉 ……… 40
activation of chemical mediators
〈ケミカルメディエーターの活性化〉 ……… 16
acute abdomen 〈急性腹症〉 ……… **152**, 175
acute bacterial endocarditis [ABE]
〈急性細菌性心内膜炎〉 ……… 87
acute bacterial infection 〈急性細菌性感染〉 ……… 28
acute blastic crisis 〈急性転化〉 ……… 95
acute bronchitis 〈急性気管支炎〉 ……… 109
acute cholangitis 〈急性胆管炎〉 ……… 150
acute cholecystitis 〈急性胆嚢炎〉 ……… 151
acute disseminated encephalomyelitis
〈急性散在性(播種性)脳脊髄炎〉 ……… 205
acute erosive gastritis 〈急性びらん性胃炎〉 ……… 131
acute febrile mucocutaneous lymphnode syndrome [acute febrile MCLS] 〈急性熱性皮膚粘膜リンパ節症候群〉 ……… 43
acute follicular conjunctivitis
〈急性濾胞性結膜炎〉 ……… 230
acute gastric mucosal lesion [AGML]
〈急性胃粘膜病変〉 ……… **131**
acute gastric ulcer 〈急性胃潰瘍〉 ……… 131
acute glomerulonephritis [AGN]
〈急性糸球体腎炎〉 ……… 159
acute hemorrhagic colitis 〈急性出血性大腸炎〉 ……… **139**
acute hemorrhagic necrotizing pancreatitis
〈急性出血性壊死性膵炎〉 ……… 152
acute hepatitis 〈急性肝炎〉 ……… 144
acute inflammation 〈急性炎症〉 ……… **16**, *17f*, *20f*
acute interstitial pneumonia [AIP]
〈急性間質性肺炎〉 ……… **114**, 115
acute leukemia 〈急性白血病〉 ……… 94, *97t*
acute megakaryoblastic leukemia
〈急性巨核芽球性白血病〉 ……… 97
acute monocytic leukemia [AMoL]
〈急性単球性白血病〉 ……… 97
acute myeloblastic leukemia, minimally differentiated

〈急性骨髄芽球性白血病，最未分化型〉 ……… 97
acute myeloblastic leukemia, with granulocytic maturation 〈急性骨髄芽球性白血病，分化型〉 ……… 97
acute myeloblastic leukemia, without granulocytic maturation 〈急性骨髄芽球性白血病，未分化型〉 ……… 97
acute myeloblastic leukemia
〈急性骨髄芽球性白血病〉 ……… *98f*
acute myeloid leukemia [AML]
〈急性骨髄性白血病〉 ……… **94**, 97
acute myelomonocytic leukemia [AMMoL]
〈急性骨髄単球性白血病〉 ……… 97
acute otitis media 〈急性中耳炎〉 ……… 233
acute pancreatitis 〈急性膵炎〉 ……… **152**, *153f*
acute pharyngitis 〈急性咽頭炎〉 ……… 35
acute phase reactant [APR] 〈急性相反応物質〉 ……… 16
acute promyelocytic leukemia [APL]
〈急性前骨髄球性白血病〉 ……… 97
acute purulent mastitis 〈急性化膿性乳腺炎〉 ……… 176
acute renal failure 〈急性腎不全〉 ……… **156**, *156t*
acute respiratory distress syndrome [ARDS]
〈急性呼吸窮迫症候群〉 ……… 114
acute rhinitis 〈急性鼻炎〉 ……… 106
acute tubular necrosis [ATN]
〈急性尿細管壊死〉 ……… 54, 156, *156f*
acute viral hepatitis 〈急性ウイルス性肝炎〉 ……… **144**
AD [Alzheimer disease]
〈アルツハイマー病〉 ……… 71, **211**
ADA deficiency [adenosine deaminase deficiency]
〈アデノシンデアミナーゼ欠損症〉 ……… 71
adamantinoma 〈アダマンチノーマ〉 ……… **127**
adamantinomatous type 〈エナメル上皮腫型〉 ……… 214
adaptation 〈適応〉 ……… 2, 7, 14
ADCC [antibody-dependent cell-mediated cytotoxicity] 〈抗体依存性細胞傷害〉 ……… 39
ADCMC [antibody-dependent cell-mediated cytotoxicity] 〈抗体依存性細胞傷害〉 ……… 39
Addison disease 〈アジソン病〉 ……… 188
adenocarcinoma 〈腺癌〉 ……… 58, **120**, 141
adenoid cystic carcinoma 〈腺様嚢胞癌〉 ……… **129**
adenolymphoma 〈腺リンパ腫〉 ……… 128
adenoma-carcinoma sequence
〈腺腫–癌連関〉 ……… 60, 141
adenoma 〈腺腫〉 ……… 58, 60, **140**
adenomatous goiter 〈腺腫様甲状腺腫〉 ……… **184**
adenomatous hyperplasia 〈腺腫様過形成〉 ……… 167
adenomatous polyposis coli [APC] ……… 141
adenomyomatosis 〈腺筋症〉 ……… 151
adenomyosis of the uterus 〈子宮腺筋症〉 ……… **170**, *170f*
adenomyosis 〈腺筋症〉 ……… 170
adenosine deaminase [ADA] deficiency
〈アデノシンデアミナーゼ欠損症〉 ……… 71
adenosis 〈腺症〉 ……… 176
adenosquamous carcinoma 〈腺扁平上皮癌〉 ……… 135
adenovirus 〈アデノウイルス〉 ……… 30
ADH [antidiuretic hormone]
〈抗利尿ホルモン〉 ……… 183
adhesion molecule 〈接着分子〉 ……… 16
adhesion 〈接着〉 ……… 16
adipocytic tumor 〈脂肪性腫瘍〉 ……… 201

adrenal cancer 〈腎癌〉 ……… 189
adrenal cortical adenoma 〈副腎皮質腺腫〉 ……… 189
adrenocortical insufficiency
〈副腎皮質機能低下症〉 ……… **188**
adrenocorticotropic hormone [ACTH]
〈副腎皮質刺激ホルモン〉 ……… 181
adult fibrosarcoma 〈成人型線維肉腫〉 ……… 201
adult respiratory distress syndrome [ARDS]
〈成人呼吸窮迫症候群〉 ……… 114
adult T-cell leukemia/lymphoma
〈成人 T 細胞白血病／リンパ腫〉 ……… **104**
adult T-cell lymphoma [ATL]
〈成人 T 細胞リンパ腫〉 ……… 227
advanced cancer 〈進行癌〉 ……… 60, 130, 141
aerobic metabolism 〈好気的代謝〉 ……… 3
AFP [α-fetoprotein] 〈α-フェトプロテイン〉 ……… **148**, 168
AGA [allergic granulomatous angiitis]
〈アレルギー性肉芽腫性血管炎〉 ……… 24, **43**
agammaglobulinemia
〈無ガンマグロブリン血症〉 ……… 44
age-related cataract
〈加齢白内障(老人性白内障)〉 ……… 231
agglutination reaction 〈凝集反応〉 ……… 37
AGML [acute gastric mucosal lesion]
〈急性胃粘膜病変〉 ……… **131**
AGN [acute glomerulonephritis]
〈急性糸球体腎炎〉 ……… **159**
agranulocytosis 〈無顆粒球症〉 ……… 94
AHA [autoimmune hemolytic anemia]
〈自己免疫性溶血性貧血〉 ……… 93
AIP [acute interstitial pneumonia] ……… 114, 115
air embolism 〈空気塞栓症〉 ……… 48
akinesia 〈無動〉 ……… 211
albinism 〈白皮症〉 ……… 223
alcian blue stain 〈アルシアン青染色〉 ……… 153
alcian blue 〈アルシアン青〉 ……… 120
alcohol hyaline 〈アルコール硝子体〉 ……… 146
alcoholic fatty liver 〈アルコール性脂肪肝〉 ……… 146
alcoholic hepatopathy 〈アルコール性肝障害〉 ……… **146**
alcoholic liver fibrosis
〈アルコール性肝線維症〉 ……… 146
alcoholic steatohepatitis
〈アルコール性脂肪性肝炎〉 ……… 146
aldosterone 〈アルドステロン〉 ……… **188**, 190
ALK [anaplastic lymphoma kinase]
〈未分化リンパ腫キナーゼ〉 ……… 104
ALK [anaplastic lymphoma kinase] 遺伝子
〈ALK 遺伝子〉 ……… 104
allele 〈対立遺伝子，アレル〉 ……… 64, 70
allergic conjunctivitis 〈アレルギー性結膜炎〉 ……… 230
allergic granulomatous angiitis [AGA]
〈アレルギー性肉芽腫性血管炎〉 ……… 24, 43
allergic reaction 〈アレルギー反応〉 ……… 36, **39**
allergic rhinitis 〈アレルギー性鼻炎〉 ……… 106
allergy 〈アレルギー〉 ……… **39**, *39t*
ALS [amyotrophic lateral sclerosis]
〈筋萎縮性側索硬化症〉 ……… 211, **215**
alternative complement pathway
〈補体第二経路(副経路)〉 ……… 39

aluminium lung〈アルミニウム肺〉………117
alveolar hemorrhage〈肺胞出血〉………45
alveolar pneumonia〈肺胞性肺炎〉……113, *113t*
Alzheimer disease［AD］
　〈アルツハイマー病〉………71, **211**
Alzheimer neurofibrillary tangle
　〈アルツハイマー神経原線維〉………205
Alzheimer neurofiril
　〈アルツハイマー神経原線維〉………211
amebic dysentery〈アメーバ赤痢〉…**139**
ameloblastoma〈エナメル上皮腫〉……**127**
aminotic fluid embolism〈羊水塞栓症〉…48
AML［acute myeloid leukemia］
　〈急性骨髄性白血病〉………94, **97**
AMMoL［acute myelomonocytic leukemia］
　〈急性骨髄単球性白血病〉………97
ammon(a)emia〈アンモニア血症〉……74
ammoni(a)emia〈アンモニア血症〉……74
ammonia〈アンモニア〉………125
AMoL［acute monocytic leukemia］
　〈急性単球性白血病〉………97
amylase〈アミラーゼ〉………152
amyloid deposition〈アミロイド沈着〉……*75f*, 186
amyloid nephropathy〈アミロイド腎症〉…160
amyloid〈アミロイド〉………74, 103
amyloidosis〈アミロイドーシス〉……74, *74t*
amyotrophic lateral sclerosis［ALS］
　〈筋萎縮性側索硬化症〉………211, **215**
ANA［antinuclear antibody］〈抗核抗体〉…42
anal fistula〈痔瘻〉………**137**
anal prolapse〈肛門脱〉………137
anaphylactic shock
　〈アナフィラキシーショック〉………53
anaphylactoid purpura nephritis
　〈アナフィラクトイド紫斑病性腎炎〉…**162**
anaphylactoid purpura
　〈アナフィラクトイド紫斑病〉……**162**, 219
anaphylactoid reaction
　〈アナフィラキシー様反応〉………40
anaphylaxis immediate allergic reaction
　〈Ⅰ型アレルギー／アナフィラキシー型即時型ア
　レルギー〉………**39**
anaphylaxis〈アナフィラキシー〉………53
anaplasia〈退形成〉………59
anaplastic carcinoma〈未分化癌〉……60, **186**
anaplastic large-cell lymphoma
　〈未分化大細胞型リンパ腫〉………**104**
anaplastic lymphoma kinase［ALK］
　〈未分化リンパ腫キナーゼ〉………104
anaplastic lymphoma kinase［ALK］遺伝子
　〈ALK 遺伝子〉………104
anaplastic〈未分化〉………60
ANCA［antineutrophil cytoplasmic antibody］
　〈抗好中球細胞質抗体〉………107
ANCA［antineutrophil cytoplasmic antibody］関連
腎炎………159
androgen〈アンドロゲン〉………188
anemia〈貧血〉………92, *93t*, 155
anemic(white)infarction〈貧血性(白色)梗塞〉…49
aneuploidy〈異数性，常染色体数異常〉…65, 70
aneurysm〈動脈瘤〉………44
angina at rest/spontaneous angina
　〈安静時狭心症〉………83
angina of effort〈労作狭心症〉………83
angina pectoris［AP］〈狭心症〉……82, **83**
angioleiomyoma〈血管平滑筋腫〉………201
angiosarcoma〈血管肉腫〉………58, 201, **227**
angiospastic retinopathy〈血管攣縮性網膜症〉…231
anisakiasis〈アニサキス症〉………131
anomalous arrangement of biliary and pancreatic
duct system〈胆道膵管合流異常症〉…**152**
anterograde degeneratrion〈順行性変性〉…204
anti-centromere antibody
　〈抗セントロメア抗体〉………161
anti-dystrophin antibody
　〈抗ジストロフィン抗体〉………200

anti-epidermal basement membrane zone antibody
　〈抗表皮基底膜部抗体〉………220
anti-infrinsic factor antibody〈抗内因子抗体〉…132
anti-intercellular antibody〈抗表皮細胞間抗体〉…220
anti-streptokinase antibody［ASK］………159
anti-streptolysin［ASO］………159
anti-topoisomerase Ⅰ antibody
　〈抗トポイソメラーゼⅠ抗体〉………161
anti-U1-RNP antibody〈抗 U1-RNP 抗体〉…161
antibasement membrane antibody
　〈抗基底膜抗体〉………161
antibody-dependent cell-mediated cytotoxicity
　［ADCMC または ADCC］〈抗体依存性細胞傷害〉
　………39
antibody〈抗体〉………**27**
anticardiolipin antibody［aCL］
　〈抗カルジオリピン抗体〉………42
antidiuretic hormone［ADH］
　〈抗利尿ホルモン〉………183
antigen antibody reaction〈抗原抗体反応〉…**36**
antigen-antibody complex〈抗原抗体複合体〉…36
antigen-specific receptor〈抗原特異的受容体〉…38
antigen-presenting cell［APC］〈抗原提示細胞〉…38
antineutrophil cytoplasmic antibody［ANCA］
　〈抗好中球細胞質抗体〉………107
antineutrophil cytoplasmic antibody［ANCA］関連
腎炎………159
antinuclear antibody［ANA］〈抗核抗体〉…42
antiparietal cell antibody〈抗壁細胞抗体〉…132
antiphospholipid antibody syndrome［APS］
　〈抗リン脂質抗体症候群〉………**42**
aortic aneurysm〈大動脈瘤〉………88, *89t*
aortic dissection〈大動脈解離〉………88, *88f*
aortic regurgitation［AR］
　〈大動脈弁逆流症〉………85, 86
aortic stenosis［AS］〈大動脈弁狭窄症〉……84, 86
aortitis syndrome〈大動脈炎症候群〉………89
AP［angina pectoris］〈狭心症〉………82, **83**
APC［adenomatous polyposis coli］………141
APC［antigen-presenting cell］〈抗原提示細胞〉…38
APL［acute promyelocytic leukemia］
　〈急性前骨髄性白血病〉………97
aplastic anemia〈再生不良性貧血〉………**93**
apocrine hidradenoma〈アポクリン腺腫〉……226
apocrine mataplasia〈アポクリン化生〉………176
apolipoprotein〈アポリポタンパク〉………75
apoplexy〈脳卒中〉………208
apoprotein〈アポタンパク質〉………75
apoptosis〈アポトーシス〉
　………2, 11, *11f*, *11t*, 14, 144, 204
apoptotic body〈アポトーシス小体〉………10
apoptotic pathway〈アポトーシス誘導経路〉…65
appendicitis〈虫垂炎〉………**137**, *138t*
APR［acute phase reactant］〈急性相反応物質〉…16
APS［antiphospholipid antibody syndrome］
　〈抗リン脂質抗体症候群〉………**42**
AR［aortic regurgitation］
　〈大動脈弁逆流症〉………85, 86
arachnoid mater〈くも膜〉………205
ARDS［acute respiratory distress syndrome］
　〈急性呼吸窮迫候群〉………**114**
ARDS［adult respiratory distress syndrome］
　〈成人呼吸窮迫候群〉………114
arterial atherosclerosis〈粥状動脈硬化症〉…76, 208
arterial circle of Willis〈ウィリス動脈輪〉…209
arterial sclerosis〈動脈硬化症〉………76
arteriolar nephrosclerosis〈細動脈性腎硬化症〉…90
arteriosclerosis obliterans［ASO］
　〈閉塞性動脈硬化症〉………**89**
arteriovenous malformation〈動静脈奇形〉…209
arthritis〈関節炎〉………42
arthrosis deformans〈変形性関節症〉………**195**
Arthus phenomenon〈アルチュス現象〉………40
Arthus reaction〈アルチュス反応〉)〉………**40**
AS［aortic stenosis］〈大動脈弁狭窄症〉……84, 86
asbestos〈アスベスト〉………123

ascariasis〈回虫症〉………33
Ascaris lumbricoides〈回虫〉………33
Aschoff body〈アショフ結節〉………24
ascites〈腹水，腹水貯留〉………45, 148
ASD［atrial septal defect］
　〈心房中隔欠損症〉………**87**
aseptic meningitis〈無菌性髄膜炎〉………210
ASK［anti-streptokinase antibody］………159
ASO［anti-streptolysin］………159
ASO［arteriosclerosis obliterans］
　〈閉塞性動脈硬化症〉………**89**
aspergillosis〈アスペルギルス症〉………33
Aspergillus fumigatus
　〈アスペルギルス・フミガタス〉………33
aspiration pneumonia
　〈誤嚥性肺炎，嚥下性肺炎〉………**117**, 200
asteatotic eczema〈皮脂欠乏性湿疹〉………217
asteroid body〈星状小体〉………23
astrocyte〈アストロサイト，星細胞〉
　………**203**, 204, 212
astrocytosis〈アストロサイトーシス〉………204
ataxia telangiectasia
　〈毛細血管拡張性運動失調症〉………222
atelectasis〈無気肺〉………**122**, *123f*
atheroma〈粥腫〉………76
atheromatous grue〈粥腫粥〉………76
atherosclerosis〈粥状硬化症〉………**76**, 80
ATL［adult T-cell lymphoma］
　〈成人 T 細胞リンパ腫〉………227
ATN［acute tubular necrosis］
　〈急性尿細管壊死〉………54, 156, *156f*
atopic dermatitis〈アトピー性皮膚炎〉………217
ATP［adenosine triphosphate］
　〈アデノシン三リン酸〉………3
　──依存性………4
　──依存性カルシウムトランスポーター………4
　──枯渇………4
atrial septal defect［ASD］
　〈心房中隔欠損症〉………**87**
atrophic gastritis〈萎縮性胃炎〉………131
atrophy〈萎縮〉………2, 7, *7t*
atypical adenomatous hyperplasia［AAH］
　〈異型腺腫様過形成〉………119
atypical carcinoid
　〈非定型(異型)カルチノイド〉………121
atypical lipomatous tumor
　〈異型脂肪腫状腫瘍〉………201
atypical meningioma〈異型髄膜腫〉………214
atypical mycobacteriosis〈非定型抗酸菌症〉……**117**
auditory tube〈耳管〉………233
Auer body〈アウエル小体〉………97
Auerbach plexus
　〈アウエルバッハ神経叢〉………130, **136**
augmentation mammoplasty〈豊胸術〉………176
autoimmune bullous dermatosis〈自己免疫性水疱症〉
　………220
autoimmune disease〈自己免疫疾患〉…36, **41**, 184
autoimmune gastritis〈自己免疫性胃炎〉………**132**
autoimmune hemolytic anemia［AHA］
　〈自己免疫性溶血性貧血〉………93
autonomous〈自律的〉………55
autophagy〈自己貪食〉………12, *12f*
autosensitization dermatitis
　〈自家感作性皮膚炎〉………217
autosomal chromosomal aberration
　〈常染色体異常症〉………**70**
autosomal dominamt genetic disease
　〈常染色体優性遺伝病〉………70
autosomal dominant inheritance
　〈常染色体優性遺伝〉………71
autosomal inheritance〈常染色体性遺伝〉………70
autosomal recessive genetic disease
　〈常染色体劣性遺伝病〉………72
autosomal recessive inheritance
　〈常染色体劣性遺伝〉………71
axon〈軸索突起〉………203

B～C 外国語索引 259

azoospermia〈無精子症〉…… 166
azotemia〈高窒素血症〉…… **73**
azurophilic granule〈アズール顆粒〉…… 97

B

B-cell chronic lymphocytic leukemia [B-CLL]
〈慢性リンパ性白血病〉…… **101**
B-CLL [B-cell chronic lymphocytic leukemia]
〈慢性リンパ性白血病〉…… **101**
Babinski sign〈バビンスキー徴候〉…… 215
BAC [bronchioloalveolar carcinoma]
〈細気管支肺胞上皮癌〉…… 120
Bacillus welchii〈ウェルシュ菌〉…… 29
bacteremia〈菌血症〉…… 26
bacterial diseases of the skin〈細菌性皮膚疾患〉
…… **227**
bacterial embolism〈細菌塞栓症〉…… 48
bacterial pneumonia〈細菌性肺炎〉…… 113
bacterial translocation〈バクテリアル・トランスロ
ケーション〉…… **26**, 137
bacterial translocation〈細菌移行〉…… 26
BAL [bronchioalveolar lavage]〈気管支肺胞洗浄〉
…… 118
ballooning degeneration〈風船様変性〉…… **125**, 218
ballooning〈風船様変化〉…… 146
Barrett esophagus〈バレット食道〉…… **129**, 130
Bartholin abscess〈バルトリン腺膿瘍〉…… 173
Bartholin cyst〈バルトリン腺嚢胞〉…… 173
Bartter syndrome〈バーター症候群〉…… 190
basal cell carcinoma〈基底細胞癌〉…… 58, **225f**
basal cell epithelioma〈基底細胞上皮腫〉…… **225**
basalioma〈基底細胞腫〉…… **225**
Basedow disease〈バセドウ病〉…… 41, **184**
basophil adenoma〈好塩基性腺腫〉…… 181
basophil〈好塩基球〉…… **18**
BBB [blood brain barrier]〈血液脳関門〉…… 207
bcr/abl 融合遺伝子 …… **95f**
Behçet disease〈ベーチェット病〉…… 43
Bence-Jones protein [BJP]
〈ベンス-ジョーンズタンパク〉…… 103
benign paroxymal positional vertigo [BPPV]
〈良性発作性頭位めまい症〉…… 234
benign prostatic hyperplasia [BPH]〈前立腺肥大症〉
…… **167**, 167f
berry aneurysm〈苺状動脈瘤〉…… 209
bilirubin gallstone〈ビリルビン胆石〉…… 150
bilirubin〈ビリルビン〉…… 150
biopsy〈生検〉…… 144
Birbeck granules〈バーベック顆粒〉…… 98
bird breeder's disease〈鳥飼病〉…… 118
BJP [Bence-Jones protein]
〈ベンス-ジョーンズタンパク〉…… 103
BL [Burkitt lymphoma]
〈バーキットリンパ腫〉…… **102**, 103f, 103t
bladder cancer〈膀胱癌〉…… 165
blast〈芽球〉…… **93**, 94
blastemal component〈腎芽性成分〉…… 163
bleb〈ブレブ〉…… 110, **110f**
bleeding, hemorrhage〈出血〉…… **49**, **50**, **50t**
blood brain barrier [BBB]〈血液脳関門〉…… 207
blood urea nitrogen [BUN]〈血液尿素窒素〉…… 73
blood-type incompatible pregnancy
〈血液型不適合妊娠〉…… 93
boil〈癤〉…… 227
bone marrow hyperplasia〈骨髄過形成〉…… 92
bone marrow hypoplasia〈骨髄低形成〉…… **8**, 93
borderline lesion〈境界病変〉…… 62
Bordetella pertussis〈百日咳菌〉…… 32
Borrmann 分類〈ボールマン分類〉…… 134
Botallo duct〈ボタロー管〉…… 87
Bourneville-Pringle disease
〈ブルヌヴィーユ-プリングル病〉…… 222
bovine spongiform encephalopathy [BSE]
〈ウシ海綿状脳症〉…… 215
Bowen disease〈ボーエン病〉…… **224**, 225f
BPH [benign prostatic hyperplasia]〈前立腺肥大症〉

…… **167**, 167f
BPPV [benign paroxymal positional vertigo]
〈良性発作性頭位めまい症〉…… 234
brain abscess〈脳膿瘍〉…… **210**, 210t
brain edema〈脳浮腫〉…… 206, **207**, **207t**
brain herniation〈脳ヘルニア〉…… **207**, 207t
brain tumor〈脳腫瘍〉…… **212**, 212t
branch retinal artery occlusion [BRAO]
〈網膜動脈分枝閉塞症〉…… **232**
branch retinal vein occlusion [BRVO]
〈網膜静脈分枝閉塞症〉…… **233**
BRAO [branch retinal artery occlusion]
〈網膜動脈分枝閉塞症〉…… **232**
breast cancer〈乳癌〉…… **178**, 179t
bridging vein〈架橋静脈〉…… 209
Brodie abscess〈ブロディー膿瘍〉…… 197
bronchial asthma〈気管支喘息〉…… **109**
bronchiectasis〈気管支拡張症〉…… **110**, 111t
bronchioalveolar lavage [BAL]
〈気管支肺胞洗浄〉…… 118
bronchioloalveolar carcinoma [BAC]
〈細気管支肺胞上皮癌〉…… 120
bronchopneumonia〈気管支肺炎〉…… **113**, 114f
brucellosis〈ブルセラ症〉…… 29
BRVO [branch retinal vein occlusion]
〈網膜静脈分枝閉塞症〉…… **233**
BSE [bovine spongiform encephalopathy]
〈ウシ海綿状脳症〉…… 215
Budd-Chiari 症候群〈バッド-キアリ症候群〉…… 143
Buerger disease〈バージャー病〉…… **90**, 219
bulbar paralysis〈球麻痺〉…… 215
bulla〈ブラ〉…… 110, **110f**
bullous disorder〈水疱性疾患〉…… **220**
bullous impetigo〈水疱性膿痂疹〉…… 227
bullous pemphigoid〈水疱性類天疱瘡〉…… 220
BUN [blood urea nitrogen]〈血液尿素窒素〉…… 73
Bunina body〈ブニナ小体〉…… 205, **215**
Burkitt lymphoma [BL]
〈バーキットリンパ腫〉…… **102**, 103f, 103t
butterfly erythema〈蝶形紅斑〉…… 42
B 型肝硬変 …… 147
B 細胞分化と抗体産生 …… **28f**

C

C-cell carcinoma〈C 細胞癌〉…… 186
c-onc [cellular oncogene]〈細胞性遺伝子〉…… 63
C-ANCA [proteinase-3 ANCA] …… 107
Ca⁺⁺ 濃度上昇 …… 4
CA19-9 …… 153
Ca^{2+} ポンプ …… 4
caerulean nucleus〈青斑核〉…… 211
café-au-lait spot〈カフェ・オ・レ斑〉…… 222
calcification〈石灰化, 石灰沈着〉…… **80**, 116
calcifying epithelioma〈石灰化上皮腫〉…… 226, **226f**
calcitonin〈カルシトニン〉…… 187
calcium metabolism disorder〈カルシウム代謝異常〉
…… **79**
calcium pyrophosphate dihydrate crystal deposition
disease
〈ピロリン酸カルシウム結晶沈着症〉…… 196
calcium pyrophosphate dihydrate [CPPD]
〈ピロリン酸カルシウム〉…… 196
callus〈仮骨〉…… 194
calor〈熱感〉…… 15
cancer pearl formation〈癌真珠形成〉…… 130
cancer pearl〈癌真珠〉…… 119
cancer stem cell [CSC]〈癌幹細胞〉…… 61
cancer suppressor gene
〈癌抑制遺伝子〉…… 55, 64, **64t**, 65, 141
Candida albicans
〈カンジダ・アルビカンス〉…… 33, 125, 210
candidiasis〈カンジダ症〉…… 33, **126f**
capillary permeability〈毛細血管透過性〉…… 17
carbuncle〈癰〉…… 227
carcinogenesis〈発癌〉…… 64
carcinoid tumor

〈カルチノイド腫瘍〉…… 120, **122f**, 135, **142**, 142f
carcinoma〈癌〉…… 57
carcinoma in situ [CIS]〈上皮内癌〉…… **60**, 119, 170
carcinoma of the bile duct〈胆管癌〉…… 149, **151**
carcinoma of the collecting ducts of Bellini
〈集合管癌(ベリニ管癌)〉…… 163
carcinoma of the extrahepatic bile duct
〈肝外胆管癌〉…… **151**
carcinoma of the gall bladder〈胆嚢癌〉…… 151, **152**
carcinoma〈癌〉…… 57, 60
carcinoma〈癌腫〉…… 58
carcinomatous lymphangitis〈癌性リンパ管炎〉…… 122
carcinomatous pleuritis〈癌性胸膜炎〉…… 123
cardiac hypertrophy and atrophy
〈心肥大と萎縮〉…… **84**
cardiac tamponade〈心タンポナーデ〉…… 88
cardiogenic shock〈心原性ショック〉…… 53
cardiomyopathy〈心筋症〉…… **85**
caretaker 型 …… 64
caseating granuloma〈乾酪壊死性肉芽腫〉…… 198
caseating granulomatous lymphadenitis
〈乾酪壊死性肉芽腫性リンパ節炎〉…… 100
caseous granuloma〈乾酪性肉芽腫〉…… 23
caseous necrosis〈乾酪壊死〉…… 10, **11**, 29, 100, 116
cat scratch disease〈ネコひっかき病〉…… 24, **29**
cataract〈白内障(しろそこひ)〉…… **231**
catarrhal appendicitis〈カタル性虫垂炎〉…… 138
catarrhal cholecystitis〈カタル性胆嚢炎〉…… 151
catarrhal〈カタル性〉…… **19**
cavitation〈空洞化〉…… 116, 119, 208
CCC [cholangiocellular carcinoma]
〈胆管細胞癌〉…… 148, **149**, 149f
CD [*Clostridium difficile*]
〈クロストリジウム・ディフィシル〉…… 25, 138
CD [Crohn disease]〈クローン病〉…… 137, 139, **140**
cell death〈細胞死〉…… 2, 4, 14, 143
cell injury〈細胞損傷〉…… **2**, 2t, 3f, 3t, 14f, 14
cell-mediated immunity〈細胞媒介性免疫〉…… 40
cell-mediated immunity〈細胞性免疫〉
…… 28, 36, 36f, 38
cellular adaptation〈細胞の適応〉…… **7**
cellular atypia〈細胞異型〉…… 59
cellular crescent〈細胞性半月体〉…… 159
cellular immunity〈細胞性免疫〉…… 28, 36, **38**, 36f
cellular oncogene [c-onc]〈細胞性遺伝子〉…… 63
cellular swelling〈細胞膨脹〉…… 10
cellulitis〈蜂窩織炎(蜂巣炎)〉…… **19**, 228
central chromatolysis〈中心色素融解〉…… 204
central diabetes insipidus〈中枢性尿崩症〉…… 183
central necrosis〈中心壊死〉…… 61
central retinal artery occlusion [CRAO]
〈網膜中心動脈閉塞症〉…… **232**
central retinal vein occlusion [CRVO]
〈網膜中心静脈閉塞症〉…… **232**
central zone [CZ]〈中心域〉…… 167
centrilobular emphysema〈小葉中心型肺気腫〉
…… **109**, 110
cerebellopontine angle [CPA] tumor
〈小脳橋角部腫瘍〉…… 213
cerebral contusion〈脳挫傷〉…… **209**
cerebral hemorrhage〈脳出血〉…… **209**
cerebral infraction〈脳梗塞(陳旧化梗塞巣)〉…… **208f**
cerebral infraction〈脳梗塞〉…… **208**
cerebral infraction〈脳梗塞の原因〉…… 208t
cerebrospinal fluid [CSF]〈脳脊髄液〉…… **205**
ceruloplasmin〈セルロプラスミン〉…… 79
cervical intraepithelial neoplasia [CIN]
〈子宮頸部上皮内新生物〉…… 170
cestode〈条虫類〉…… 33
CF [cystic fibrosis]〈嚢胞性線維症〉…… 71
Charcot disease〈シャルコー病〉…… 215
Charcot 三徴 …… 150
Chediak-Higashi syndrome [CHS]
〈チェディアック・東症候群〉…… 44
chemical agents〈化学物質〉…… 2
chemical barrier〈化学的バリア〉…… **27**

外国語索引

外国語索引　C

chemical carcinogens 〈化学発癌物質〉 …… **62**, *62t*
chemical mediator 〈ケミカルメディエーター〉… 16
chemical stimuli 〈化学的刺激〉 …… 16
cherry-red spot
　〈チェリーレッドスポット(桜実紅斑)〉 …… 232
CHL [classical Hodgkin lymphoma]
　〈古典的ホジキンリンパ腫〉 …… 105
Chlamydia trachomatis
　〈クラミジア・トラコマチス〉 …… 230
Chlamydia 〈クラミジア〉 …… 30
chlamydiasis 〈クラミジア感染〉 …… 29
chocolate cyst 〈チョコレート嚢胞〉 …… 170
cholangiocellular carcinoma [CCC] 〈胆管細胞癌〉
　…… 148, **149**, *149f*
cholangioma 〈胆管細胞癌〉 …… 148, **149**, *149f*
cholangitis 〈胆管炎〉 …… **150**
cholecystitis 〈胆嚢炎〉 …… **151**
cholelithiasis 〈胆石症〉 …… **150**, 152
cholesteatoma 〈真珠腫〉 …… 234
cholesterol gallstone 〈コレステロール胆石〉 …… 150
cholesterol polyp 〈コレステロールポリープ〉 …… 151
cholesterol 〈コレステロール〉 …… 13, *76f*, 150
cholesterolester 〈コレステロールエステル〉 …… 13
chondro-osseous tumor 〈軟骨・骨形成性腫瘍〉 - 201
chondroma 〈軟骨腫〉 …… 58, **201**
chondrosarcoma 〈軟骨肉腫〉 …… 58
choriocarcinoma 〈絨毛癌〉
　…… 58, 168, 174, *174f*, 175, 214
choristoma 〈分離腫〉 …… 129
choroid 〈脈絡膜〉 …… 232
chromaffin cell 〈クロム親和性細胞〉 …… 190
chromatin condensation 〈クロマチン凝縮〉 …… 4
chromogranin A 〈クロモグラニン A〉 …… 142, **190**
chromomycosis 〈クロモミコーシス〉 …… 228
chromophobe adenoma 〈嫌色素性腺腫〉 …… 182
chromophobe renal cell carcinoma
　〈嫌色素性腎細胞癌〉 …… 163
chromophytosis 〈癜風〉 …… 228
chromosomal abnormality 〈染色体異常(症)〉
　…… **65**, 69
chronic bronchitis 〈慢性気管支炎〉 …… 109
chronic cholecystitis 〈慢性胆嚢炎〉 …… 151
chronic gastritis 〈慢性胃炎〉 …… **131**, *131t*
chronic hepatitis 〈慢性肝炎〉 …… 24, 144
chronic inflammation 〈慢性炎症〉 …… **22**, 60
chronic interstitial pneumonia [CIP]
　〈慢性間質性肺炎〉 …… 114
chronic leukemia 〈慢性白血病〉 …… 94
chronic marginal periodontitis 〈慢性辺縁性歯周炎〉
　…… 127
chronic myelogenous leukemia [CML]
　〈慢性骨髄性白血病〉 …… 65
chronic myeloid leukemia [CML]
　〈慢性骨髄性白血病〉 …… **95**
chronic nonspecific inflammation
　〈慢性非特異性炎症〉 …… **24**
chronic obstructive pulmonary disease [COPD]
　〈慢性閉塞性肺疾患〉 …… 51, **109**
chronic pancreatitis 〈慢性膵炎〉 …… 24, *24f*, 153
chronic pyelonephritis 〈慢性腎盂腎炎〉 …… 24
chronic renal failure 〈慢性腎不全〉 …… **156**
chronic rhinitis 〈慢性鼻炎〉 …… **106**
chronic sinusitis 〈慢性副鼻腔炎〉 …… 110
chronic suppurative otitis media
　〈慢性化膿性中耳炎〉 …… **234**
chronic thyroiditis 〈慢性甲状腺炎〉 …… 24, **185**
chronic viral hepatitis 〈慢性ウイルス性肝炎〉 …… **144**
CHS [Chediak-Higashi syndrome]
　〈チェディアック・東症候群〉 …… 44
Churg-Strauss syndrome
　〈チャーグ-ストラウス症候群〉 …… 43
chylomicron [CM] 〈カイロミクロン〉 …… 75
cicatrical fibromatosis 〈瘢痕性線維腫症〉 …… 202
ciliary body 〈毛様体〉 …… 232
ciliretinal artery occlusion
　〈毛様網膜動脈閉塞症〉 …… **232**

CIN [cervical intraepithelial neoplasia]
　〈子宮頸部上皮内新生物〉 …… 170
cingulate herniation 〈帯状回ヘルニア〉 …… 207
CIP [chronic interstitial pneumonia]
　〈慢性間質性肺炎〉 …… 114
circulatory disorder of the liver 〈肝臓の循環障害〉
　…… **143**
circulatory disturbance 〈循環障害〉 …… **208**
CIS [carcinoma *in situ*] 〈上皮内癌〉 …… **60**, 119, 170
citrullinemia 〈シトルリン血症〉 …… 71
CJD [Creutzfeldt-Jacob disease]
　〈クロイツフェルト-ヤコブ病〉 …… 215
classical complement pathway 〈補体古典経路〉 … 39
classical Hodgkin lymphoma [CHL]
　〈古典的ホジキンリンパ腫〉 …… 105
classical polyarteritis nodosa
　〈古典の結節性多発動脈炎〉 …… 161
clear cell renal cell carcinoma
　〈淡明細胞型腎細胞癌〉 …… 163
clinical cancer 〈臨床癌〉 …… 67
clinical staging of malignant tumors
　〈臨床進行期分類〉 …… 67
clonorchiasis 〈肝吸虫症〉 …… 149
closed-angle glaucoma 〈閉塞隅角緑内障〉 …… 231
Clostridium difficile [CD]
　〈クロストリジウム・ディフィシル〉 …… **25**, 138
Clostridium tetani 〈破傷風菌〉 …… 32
clumping cell 〈集塊状細胞〉 …… 224
CM [chylomicron] 〈カイロミクロン〉 …… 75
CML [chronic myelogenous leukemia]
　〈慢性骨髄性白血病〉 …… 65
CML [chronic myeloid leukemia]
　〈慢性骨髄性白血病〉 …… **95**
CMV [cytomegalovirus]
　〈サイトメガロウイルス〉 …… 30
CNB [core needle biopsy] …… 175
coagulation necrosis 〈凝固壊死〉 …… **10**, 204
coagulopathy 〈血液凝固異常〉 …… 148
colic 〈疝痛〉 …… 164
collapse 〈虚脱〉 …… 122
colon cancer 〈大腸癌〉 …… 136, **141**, *141f*
colonic diverticulum [diverticulosis] 〈大腸憩室(症)〉
　…… **136**
color blindness 〈色盲〉 …… 71
columnar metaplasia 〈円柱上皮化生〉 …… 129
common cold 〈かぜ〉 …… 106
common type 〈一般型〉 …… 134
community acquired pneumonia 〈市中肺炎〉 …… 106
compensation 〈代償〉 …… 8
compensatory regeneration 〈代償再生〉 …… 21
complement fixation 〈補体結合反応〉 …… 37
complement system 〈補体系〉 …… **39**
complete resolution 〈治癒〉 …… **19**
compound nevus 〈複合母斑〉 …… 222
compression atelectasis 〈圧迫性無気肺〉 …… 122
compression fracture 〈圧迫骨折〉 …… 195
compromised host 〈免疫不全宿主〉 …… 118
concentric hypertrophy 〈求心性肥大〉 …… 8, **85**
concentric left ventricular hypertrophy
　〈求心性左室肥大〉 …… 90
condyloma acuminatum 〈尖圭コンジローマ〉
　…… 172, *173f*
congenital abnormality 〈先天異常〉 …… 69, *69t*
congenital adrenal hyperplasia 〈先天性副腎過形成〉
　…… **189**, *189f*
congenital bullous dermatosis 〈先天性水疱疾患〉
　…… **220**
congenital dilatation of the bile duct
　〈先天性胆道拡張症〉 …… **152**
congenital glaucoma 〈先天緑内障〉 …… 231
congenital heart disease 〈先天性心疾患〉 …… **87**
congenital megacolon 〈先天性巨大結腸症〉 …… 136
congenital rubella syndrome [CRS]
　〈先天性風疹症候群〉 …… 32
congestion 〈うっ血〉 …… **45**, 50
congestive cirrhosis 〈うっ血性肝硬変(症)〉 45, 147

Congo red 染色 〈コンゴーレッド染色〉 …… 160
conjugated bilirubin 〈抱合型ビリルビン〉 …… 150
conjunctivitis 〈結膜炎〉 …… 35
Conn syndrome 〈コン症候群〉 …… 190
consolidation 〈硬化〉 …… 113
constant region 〈定常領域〉 …… 37
contact dermatitis 〈接触性皮膚炎〉 …… 217
contraction band necrosis 〈収縮帯壊死〉 …… 54
contre-coup injury 〈反衝損傷〉 …… 209
COPD [chronic obstructive pulmonary disease]
　〈慢性閉塞性肺疾患〉 …… 51, **109**
copper metabolism disorder 〈銅代謝異常〉 …… 71
coproporphyria 〈ポルフィリン血症〉 …… 79
cor pulmonale 〈肺性心〉 …… **51**, 112
coral calculus 〈サンゴ状結石〉 …… 164, *164f*
core needle biopsy [CNB] …… 175
coronary insufficiency 〈冠不全〉 …… 82
corpus luteum 〈黄体〉 …… 169
corrected transposition of the great arteries
　〈修正大血管転位症〉 …… 87
cortex 〈皮質〉 …… 99
cortisol 〈コルチゾール〉 …… 188
Corynebacterium diphtheria 〈ジフテリア菌〉 …… 32
cotton wool patch 〈綿花様白斑〉 …… 231
coup injury 〈直撃損傷〉 …… 209
coxsackievirus 〈コクサッキーウイルス〉 …… 125
CPA [cerebellopontine angle] tumor
　〈小脳橋角部腫瘍〉 …… 213
CPPD [calcium pyrophosphate dihydrate]
　〈ピロリン酸カルシウム〉 …… 196
cranial cavity 〈頭蓋腔〉 …… 206
craniopharyngioma 〈頭蓋咽頭腫〉 …… 182, **214**
CRAO [central retinal artery occlusion]
　〈網膜中心動脈閉塞症〉 …… **232**
crescent 〈半月体〉 …… 159
crescentic glomerulonephritis
　〈半月体形成性糸球体腎炎〉 …… 107, 158, *159f*
cretinism 〈クレチン症〉 …… 184, **185**
Creutzfeldt-Jacob disease [CJD]
　〈クロイツフェルト-ヤコブ病〉 …… 215
cribriform structure 〈篩状構造〉 …… 129
Crohn disease [CD] 〈クローン病〉 …… 137, 139, **140**
Cronkhite-Canada syndrome
　〈クロンカイト-カナダ症候群〉 …… 133
Crooke hyaline degeneration 〈クルック硝子変性〉
　…… 181
cross reaction 〈交差反応〉 …… 66
crosslinking 〈交差結合〉 …… 6
croup 〈クループ〉 …… **107**
CRS [congenital rubella syndrome]
　〈先天性風疹症候群〉 …… 32
CRVO [central retinal vein occlusion]
　〈網膜中心静脈閉塞症〉 …… **232**
cryoglobulin 〈クリオグロブリン〉 …… **98**, 160
cryoglobulinemia 〈クリオグロブリン血症〉 …… 98
crypt abscess 〈陰窩膿瘍〉 …… 140
cryptitis 〈陰窩炎〉 …… 140
cryptococcosis 〈クリプトコッカス症〉 …… 33
Cryptococcus neoformans 〈クリプトコッカス・ネオ
　フォルマンス〉 …… **33**, 210
cryptorchism 〈停留睾丸〉 …… 166
Cryptosporidium 〈クリプトスポリジウム〉 …… 34
CSC [cancer stem cell] 〈癌幹細胞〉 …… 61
CSF [cerebrospinal fluid] 〈脳脊髄液〉 …… **205**
CTCL [cutaneous T-cell lymphoma]
　〈皮膚 T 細胞リンパ腫〉 …… 227
CTL [cytotoxic T lymphocyte]
　〈細胞傷害性 T 細胞〉 …… 38
Curling ulcer 〈カーリング潰瘍〉 …… 131
Cushing disease 〈クッシング病〉 …… **181**, 182, 189
Cushing syndrome 〈クッシング症候群〉
　…… 182, **189**, *189t*
Cushing ulcer 〈クッシング潰瘍〉 …… 131
cutaneous allergic vasculitis
　〈皮膚アレルギー性血管炎〉 …… 219
cutaneous and mucosal candidiasis

C 〜 E 外国語索引

〈皮膚・粘膜カンジダ症〉……228
cutaneous malignant lymphoma 〈皮膚悪性リンパ腫〉…… **227**
cutaneous T-cell lymphoma [CTCL] 〈皮膚 T 細胞リンパ腫〉……227
cutaneous vasculitis(angiitis)〈皮膚血管炎〉…… **219**, 219t
cyanosis 〈チアノーゼ〉……87
cylindroma 〈円柱腫〉……226
cyst 〈嚢胞〉……176
cystadenocarcinoma 〈嚢胞腺癌〉……58
cystadenoma 〈嚢胞腺腫〉……58
cystic ameloblastoma 〈嚢胞性エナメル上皮腫〉……127
cystic fibrosis [CF] 〈嚢胞性線維症〉……71
cystitis 〈膀胱炎〉…… **165**
cystosarcoma phyllodes 〈葉状嚢胞肉腫〉……179
cytology 〈細胞診〉……175
cytomegalovirus infection 〈サイトメガロウイルス感染〉……29
cytomegalovirus [CMV] 〈サイトメガロウイルス〉……30
cytoplasmic inheritanc 〈細胞質遺伝〉……71
cytotoxic edema 〈細胞毒性浮腫〉……207
cytotoxic T lymphocyte [CTL] 〈細胞傷害性 T 細胞〉……38
cytotoxic type 〈Ⅱ型アレルギー／細胞傷害型〉…… **40**
CZ [central zone] 〈中心域〉……167
C 型肝硬変……147

D

D1 トリソミー……70
D3 vitamin 〈D3 ビタミン〉……155
DAD [diffuse alveolar damage] 〈びまん性肺胞傷害〉……54, **115**, 118
DCIS [ductal carcinoma in situ] 〈乳管上皮内癌〉……178
DCIS [ductal carcinoma in situ] 〈非浸潤性乳管癌〉……179
DCM [dilated cardiomyopathy] 〈拡張型心筋症〉…… **85**
de novo cancer 〈デノボ癌〉…… **60**, 141
de Quervain thyroiditis 〈ドゥ・ケルヴァン甲状腺炎〉……184
DeBakey 分類……88
decompensated heart failure 〈非代償性心不全〉……8
deep mycosis 〈深在性真菌症〉……228
deep vein thrombosis 〈深部静脈血栓症〉……90
defectuve vaginae 〈腟欠損症〉……169
defence reaction 〈防御反応〉……15
deferent duct 〈精管〉……166
degenerative atrophy 〈変性萎縮〉……7
degradation and removal 〈分解と除去〉……16
degranulation 〈脱顆粒〉…… **18, 39**
degree of differentiation 〈分化度〉……59
degree of malignancy 〈腫瘍の悪性度〉……61
dehydration 〈脱水症〉…… **52**
dehydration 〈脱水症の分類〉…… **53t**
delayed-type 〈Ⅳ型アレルギー／遅延型〉…… **40**
deletion 〈欠失〉…… **66**, 72
dementia of Alzheimer type 〈アルツハイマー型認知症〉……211, **211t**
demyelination 〈脱髄〉…… **205**, 210
dendric cell 〈樹状細胞〉……217
dendrite 〈樹状突起〉……203
dendritic keratitis 〈樹枝状角膜炎〉……230
dental caries 〈齲蝕〉…… **127**
dentate line 〈歯状線〉……137
depth of invasion 〈深達度〉……125
dermadrome 〈デルマドローム〉……218
dermatitis 〈皮膚炎症〉…… **217**
dermatomycosis 〈皮膚真菌症〉…… **228**
dermatomyositis 〈皮膚筋炎〉……200
dermis 〈真皮〉……217
desmin 〈デスミン〉……136
desmoplastic reaction 〈線維形成性反応〉……150

desquamative interstitial pneumonia [DIP] 〈剥離性間質性肺炎〉……115
destructive mole 〈破壊性奇胎〉……175
detachment of ribosomes 〈リボソーム解離〉……4
developmental anomaly 〈発生異常〉…… **169**
Devic disease 〈デビック病〉……232
DI [diabetes insipidus] 〈尿崩症〉…… **183**
diabetes insipidus [DI] 〈尿崩症〉…… **183**
diabetes mellitus [DM] 〈糖尿病〉…… **191**, 192t
diabetic coma 〈糖尿病性昏睡〉……192
diabetic ketoacidosis [DKA] 〈糖尿病性ケトアシドーシス〉……192
diabetic nephropathy 〈糖尿病性腎症, 結節性糸球体硬化症〉…… **160**, 160f, 191
diabetic neuropathy 〈糖尿病性神経症〉……191
diabetic optic neuropathy 〈糖尿病視神経症〉……232
diabetic retinopathy 〈糖尿病性網膜症〉……191, **231**
DIC [disseminated intravascular coagulation] 〈播種性血管内凝固症候群〉……46, 46f
differentiation 〈分化〉……59
diffuse alveolar damage [DAD] 〈びまん性肺胞傷害〉…… 54, **115**, 118
diffuse astrocytoma 〈びまん性星細胞腫瘍〉…… **212**
diffuse glomerulonephritis 〈びまん性糸球体腎炎〉……159
diffuse goiter 〈びまん性甲状腺腫〉……184
diffuse idiopathic pulmonary neuroendocrine cell hyperplasia [DIPNECH] 〈びまん性特発性肺神経内分泌細胞過形成〉……119
diffuse large B-cell lymphoma 〈びまん性大細胞型 B リンパ腫〉…… **102**, 102f, 214
diffuse necrosis 〈びまん性壊死〉……144
diffuse panbronchiolitis [DPB] 〈びまん性汎細気管支炎〉…… **110**
DiGeorge syndrome 〈ディジョージ症候群〉……44
dihydrotestosterone 〈ジヒドロテストステロン〉……166
dilatation of the common bile duct 〈総胆管拡張症〉……152
dilated cardiomyopathy [DCM] 〈拡張型心筋症〉…… **85**
dimpling sign 〈えくぼ徴候〉……178
DIP [desquamative interstitial pneumonia] 〈剥離性間質性肺炎〉……115
diphtheria 〈ジフテリア〉…… **32**
diplopia 〈複視〉……200
DIPNECH [diffuse idiopathic pulmonary neuroendocrine cell hyperplasia] 〈びまん性特発性肺神経内分泌細胞過形成〉……119
disarray 〈錯綜配列〉……85
disciform keratitis 〈円板状角膜炎〉……230
discoid lupus rash 〈円板状紅斑〉……42
disk herniation 〈椎間板ヘルニア〉…… **197**, 197f
disk 〈椎間板〉……197
disorder of carbohydrate metabolism 〈糖質代謝異常〉…… **78**
disorder of lipid metabolism 〈脂質代謝異常症〉…… 75
disorder of mineral metabolism 〈無機物代謝異常〉…… 79
disorder of nucleic acid metabolism 〈核酸代謝障害〉…… **78**
disorder of protein metabolism 〈タンパク質代謝異常〉…… **73**
dissecting aneurysm 〈解離性大動脈瘤〉……89
disseminated intravascular coagulation [DIC] 〈播種性血管内凝固症候群〉……46, 46f
dissemination 〈播種〉…… **26**, 134
distomiasis 〈吸虫症〉……33
diverticulitis 〈憩室炎〉……136
diverticulosis 〈憩室症〉…… **136**
DKA [diabetic ketoacidosis] 〈糖尿病性ケトアシドーシス〉……192
DM [diabetes mellitus] 〈糖尿病〉…… **191**, 192t
DMD [Duchenne muscular dystrophy] 〈デュシェンヌ型筋ジストロフィー〉……71
DNA damage(fragmentation)〈DNA 損傷(断片化)〉

……6
DNA double strand 〈DNA 二本鎖〉……42
DNA repair gene 〈DNA 修復遺伝子〉……65
DNA 複製……3
Döderlein bacillus 〈デーデルライン腟桿菌〉……25
dolor 〈疼痛〉……15
dopamin 〈ドーパミン〉……191
double contour 〈二重構造〉……160
double minute chromosome [DM chromosome] 〈DM 染色体〉……66
double primay cancer 〈重複癌〉……60
Down syndrome 〈ダウン症候群〉……70
DPB [diffuse panbronchiolitis] 〈びまん性汎細気管支炎〉…… **110**
drug eruption 〈薬疹〉…… **219**
drug-induced colitis 〈薬剤性大腸炎〉…… **138**
drug-induced hepatitis 〈薬剤性肝炎(薬剤性肝障害)〉…… **145**
drug-induced interstitial nephritis 〈薬剤性間質性腎炎〉……162
drugs 〈薬品〉……2
dry eye 〈乾性角結膜炎〉……127
dry mouth 〈口腔乾燥症〉……127
Duchenne muscular dystrophy [DMD] 〈デュシェンヌ型筋ジストロフィー〉……71
Duchenne type 〈デュシェンヌ型〉……199
duct 〈乳管〉……178
ductal carcinoma in situ [DCIS] 〈乳管上皮内癌〉……178
ductal carcinoma in situ [DCIS] 〈非浸潤性乳管癌〉……179
ductal carcinoma 〈乳管癌〉……178
ductal dilatation 〈乳管拡張〉……176
duodenal diverticulum 〈十二指腸憩室〉…… **136**
duplication 〈重複〉……72
dura mater 〈軟膜〉……205
Dutcher body 〈ダッチャー小体〉……101
dysgerminoma 〈未分化胚細胞腫〉…… **172**, 214
dyskeratosis 〈異常角化〉……224
dyslipidemia 〈脂質異常症〉…… **75, 76t**
dysmenorrhea 〈月経困難症〉……170
dysphagia 〈嚥下障害〉……200
dysplasia 〈異形成〉……60, 170
dystrophic calcification 〈異栄養性石灰化〉…… **80**, 178

E

E. coli [Escherichia Coli] 〈大腸菌〉…… **139**, 146, 150
early cancer 〈早期癌〉…… **60**, 130, 141
early esophageal cancer 〈早期食道癌〉……130
early gastric cancer 〈早期胃癌〉……125, **134**
EB virus, EBV 〈Epstein-Barr ウイルス〉……63
eccentric hypertrophy 〈拡張性心肥大〉……85
ecchymosis 〈斑状出血〉……50
eccrine poroma 〈エクリン汗孔腫〉……226, **226f**
Echinococcus 〈エキノコッカス〉…… **33**
ectopic calcification 〈異所性石灰化〉…… **80**
ectopic pregnancy 〈異所性妊娠〉…… **175**
ectopic(heterotopic)gastric mucosa 〈異所性胃粘膜〉……129
eczema・dermatitis 〈湿疹・皮膚炎群〉…… **217**, 217t
eczema 〈湿疹〉…… **217**
edema 〈浮腫, 水腫〉……17, **52**, 52f, 52t, 159
EDH [epidural hematoma] 〈硬膜外血腫〉…… **209**
EDS [Ehlers-Danlos syndrome] 〈エーラース-ダンロス症候群〉……71
Edward syndrome 〈エドワード症候群〉……70
EGFR [epidermal growth factor receptor] 〈上皮増殖因子受容体〉……179
EH [essential hypertension] 〈本態性高血圧症〉…… **90**
EHEC [enterohemorrhagic Escherichia coli] 〈腸管出血性大腸菌〉……99
Ehlers-Danlos syndrome [EDS] 〈エーラース-ダンロス症候群〉……71
Eisenmenger syndrome 〈アイゼンメンゲル症候群〉……87
ejaculatory duct 〈射精管〉……166

外国語索引　E〜F

elastofibroma 〈弾性線維腫〉 ………………… 201
embolism 〈塞栓症〉 ………………… **47**, 208
embolus 〈塞栓，栓子〉 ………………… **47**, 112
embryonal carcinoma 〈胎児性癌〉 … **58**, 214
embryonic antigen 〈胎児性抗原〉 ………… 148
emigration of leukocyte 〈白血球遊出〉 …… 16
emigration 〈遊出〉 ………………… 16
empyema 〈蓄膿〉 ………………… 107
end artery 〈終動脈〉 ………………… 49
end-stage kidney 〈終末腎〉 ………………… 156
endemic Burkitt lymphoma
　〈流行型バーキットリンパ腫〉 ………… 103
endemic typhus 〈発疹熱〉 ………………… 33
endocapillary proliferative glomerulonephritis
　〈管内増殖性糸球体腎炎〉 ………… 159
endocarditis 〈心内膜炎〉 ………………… 86
endocrine gland 〈内分泌腺〉 ………………… 152
endolymphatic hydrops 〈内リンパ水腫〉 … 234
endometrial carcinoma 〈子宮内膜癌〉 …… **171**
endometrial hyperplasia 〈子宮内膜増殖症〉 … 171
endometrioid carcinoma 〈類内膜癌〉 …… 172
endometriosis 〈子宮内膜症〉 ………………… **170**
endometritis 〈子宮内膜炎〉 ………………… 173
endomyocardial fibrosis 〈心内膜心筋線維症〉 … 85
endoplasmic reticulum 〈滑面小胞体〉 …… 13
endotoxin shock 〈エンドトキシンショック〉 … 53
endotoxin 〈内毒素〉 ………………… 53
Entamoeba histolytica 〈赤痢アメーバ（原虫）〉
　………………… 34, 139, *139f*, 146
enterohemorrhagic Escherichia coli [EHEC]
　〈腸管出血性大腸菌〉 ………………… 99
entry 〈エントリー〉 ………………… 88
eosinophil 〈好酸球〉 ………………… **18**
eosinophilia 〈好酸球増加症〉 ……… 18, 85, **94**
eosinophilic change 〈好酸性変化〉 ………… 203
eosinophilic granuloma 〈好酸球性肉芽腫〉 … **98**, 227
eosinophilic infiltration 〈好酸球浸潤〉 …… **29**
eosinophilic pneumonia 〈好酸球性肺炎〉 … 118, *118t*
ependymal cell 〈上衣細胞〉 ………………… 203
ependymoma 〈上衣腫〉 ………………… **213**, *213f*
epidemic keratoconjunctivitis 〈流行性角結膜炎〉
　………………… **230**
epidemic louse-borne typhus 〈発疹チフス〉 … 33
epidemic parotitis 〈流行性耳下腺炎〉 … **127**, 166
epidermal growth factor receptor [EGFR]
　〈上皮増殖因子受容体〉 ………………… 179
epidermis 〈表皮〉 ………………… 217
epididymis 〈精巣上体〉 ………………… 166
epidural hematoma [EDH] 〈硬膜外血腫〉 … **209**
epinephrin 〈エピネフリン〉 ………………… 190
epipharyngeal cancer 〈上咽頭癌〉 ………… 108
epistasis 〈鼻出血〉 ………………… 50
epithelial component 〈上皮性成分〉 ………… 163
epithelial type 〈上皮型〉 ………………… 123
epithelioid cell 〈類上皮細胞〉 …… 18, **22**, 100
epithelioid granuloma 〈類上皮細胞肉芽腫〉 … 29
epithelium 〈上皮細胞〉 ………………… 57
Epstein–Barr virus [EB virus, EBV]
　〈Epstein–Barr ウイルス〉 … 63, **101**, 108
epulis 〈エプーリス〉 ………………… **126**
ER [estrogen receptor] 〈エストロゲン受容体〉
　………………… 177, **179**
erysipelas 〈丹毒〉 ………………… **228**
erythema annulare 〈環状紅斑〉 ………………… **218**
erythema induratum Bazin 〈バザン硬結性紅斑〉
　………………… 229
erythema multiforme exudativum 〈多形滲出性紅斑〉
　………………… **218**
erythrocyte sedimentation rate [ESR]
　〈赤血球沈降速度〉 ………………… 16
erythroderma 〈紅皮症〉 ………………… **219**
erythroleukemia 〈赤白血病〉 ………………… 96
erythropoietin 〈エリスロポイエチン〉 …… 155
Escherichia coli [*E.coli*] 〈大腸菌〉 … **134**, 165, 210
esophageal achalasia 〈食道アカラシア〉 … **130**, *130f*
esophageal cancer 〈食道癌〉 ………………… **130**

esophageal varix 〈食道静脈瘤〉 ………… **129**, 148
esophagus 〈食道〉 ………………… **129**
ESR [erythrocyte sedimentation rate]
　〈赤血球沈降速度〉 ………………… 16
essential hyperlipidemia 〈本態性高脂血症〉 … 76
essential hypertension [EH] 〈本態性高血圧症〉 … **90**
essential Parkinsonism 〈本態性パーキンソニズム〉
　………………… 212
essential thrombocythemia [ET]
　〈本態性血小板血症〉 ………………… **96**
essential 〈本態性〉 ………………… 75
estrogen receptor [ER] 〈エストロゲン受容体〉
　………………… 177, **179**
estrogen 〈エストロゲン〉 ………… **8**, 169, 175
ET [essential thrombocythemia]
　〈本態性血小板血症〉 ………………… **96**
ethambutol optic neuropathy
　〈エタンブトール視神経症〉 ………… 232
eustachian tube 〈エウスタキオ管〉 ……… 233
Ewing sarcoma 〈ユーイング肉腫〉 ……… **199**
exanthema subitum 〈突発性発疹（症）〉 …… **34**
exfoliative toxin 〈表皮剥離性毒素〉 ……… 228
exocrine gland 〈外分泌腺〉 ………………… 152
exotoxin 〈外毒素〉 ………………… 53
expansive growth 〈膨張性発育〉 ………… 61
external hemorrhoid 〈外痔核〉 ………………… 137
extracapillary proliferative glomerulonephritis
　〈管外増殖性糸球体腎炎〉 ………… 158
extramedullary hemopoiesis/hematopoiesis
　〈髄外造血〉 ………………… 92, **93**, 95
extramedullary plasmacytoma 〈髄外性形質細胞腫〉
　………………… 103
extranodal marginal zone B-cell lymphoma of MALT
　type 〈節外性粘膜関連リンパ組織型辺縁帯 B 細
　胞リンパ腫（MALT 型リンパ腫）〉 …… **102**
extrapyramidal sign 〈錐体外路徴候〉 …… 79
extrauterine pregnancy 〈子宮外妊娠〉 …… **175**
exudate 〈滲出液〉 ………………… 18
exudation 〈液性滲出〉 ………………… 16

F

FAB [French-American-British] classification
　〈FAB 分類〉 ………………… 97
Fabry disease 〈ファブリ病〉 ………………… 71
facial furuncle 〈面疔〉 ………………… 227
faggot 〈ファゴット〉 ………………… 97
false aortic aneurysm 〈仮性大動脈瘤〉 …… 89
false lumen 〈偽腔〉 ………………… 88
familial adenomatous polyposis [FAP]
　〈家族性大腸ポリポーシス（腺腫症）〉 … 64, **141**
familial benign chronic pemphigus
　〈家族性良性慢性天疱瘡〉 ………… 220
familial Creutzfeldt-Jacob disease
　〈家族性クロイツフェルト・ヤコブ病〉 … 216
familial hypercholesterolemia
　〈家族性高コレステロール血症〉 …… 71
familial polyposis coli [FPC]
　〈家族性大腸ポリポーシス症〉 ………… 71
Fanconi syndrome 〈ファンコーニ症候群〉 … **163**
FAP [familial adenomatous polyposis]
　〈家族性大腸ポリポーシス（腺腫症）〉 … 64, **141**
farmer's lung 〈農夫肺〉 ………………… 118
fasciculation 〈線維束攣縮〉 ………………… 215
fat embolism 〈脂肪塞栓症〉 ………………… 48
fat necrosis 〈脂肪壊死〉 ………… **10**, 152, 176
fatal familial insomnia [FFI] 〈致死性家族性不眠症〉
　………………… 216
fatigability 〈易疲労性〉 ………………… 200
fatty degeneration 〈脂肪変性〉 ………………… 10
fatty liver 〈脂肪肝〉 ………………… **77**, *77f*
fatty marrow 〈脂肪髄〉 ………………… 93
FCD [fibrocystic disease] 〈線維嚢胞症〉 … **176**
feedback control 〈フィードバック制御〉 … 181
Fenton reaction 〈フェントン反応〉 ………… 5
ferritin 〈フェリチン〉 ………………… 79
fertilized ovum 〈受精卵〉 ………………… 175

FFI [fatal familial insomnia] 〈致死性家族性不眠症〉
　………………… 216
FGS [focal glomerular sclerosis]
　〈巣状糸球体硬化症〉 ………………… **158**
fibrillary astrocytoma 〈原線維性星細胞腫〉 … 212
fibrin thrombus 〈フィブリン血栓〉 ………… 46
fibrin 〈フィブリン，線維素〉 ………………… 19
fibrinoid necrosis 〈フィブリノイド壊死〉
　………………… **23**, 43, 196
fibrinolysis 〈線維素溶解〉 ………………… **46**, 112
fibrinous pleuritis 〈線維素性胸膜炎〉 …… 123
fibrinous 〈線維素性〉 ………………… **19**
fibroadenomatous hyperplasia 〈線維腺腫様過形成〉
　………………… 176
fibroblastic 〈線維芽細胞性腫瘍〉 ………… 201
fibrocystic disease [FCD] 〈線維嚢胞症〉 … **176**
fibroma 〈線維腫〉 ………………… 58
fibrosarcoma 〈線維肉腫〉 ………………… 58
fibrosis 〈線維化〉 ………………… **20**
fibrous crescent 〈線維性半月体〉 ………… 159
fibrous ring 〈線維輪〉 ………………… 197
fine needle aspiration [FNA] 〈穿刺吸引細胞診〉
　………………… **175**, 186
fistula cancer 〈痔瘻癌〉 ………………… 137
fistula formation 〈瘻孔形成〉 ………………… **20**
flaccid paralysis 〈弛緩性麻痺〉 ………………… 200
flora 〈微生物叢〉 ………………… 25
FNA [fine needle aspiration] 〈穿刺吸引細胞診〉
　………………… **175**, 186
foam cell 〈泡沫細胞〉 ………………… 195
focal fibrosis 〈限局性線維化〉 ………………… 176
focal glomerular sclerosis [FGS]
　〈巣状糸球体硬化症〉 ………………… **158**
focal necrosis 〈巣状壊死〉 ………………… 144
focal segmental glomerulonephritis
　〈巣状分節状糸球体腎炎〉 ………… 107
focal/segmental glomerular lesion
　〈巣状／分節状糸球体病変〉 ………… 158
foie gras 〈脂肪肝（フォア・グラ）〉 ………… 77
follicular adenoma 〈濾胞腺腫〉 ………… **185**, 186
follicular carcinoma 〈濾胞癌〉 ………… 185, **186**
follicular cyst 〈毛包嚢腫〉 ………………… 226
follicular lymphoma 〈濾胞性リンパ腫〉 …… **102**
follicular tumor 〈濾胞性腫瘍〉 ………………… 186
foreign body granuloma 〈異物肉芽腫〉 …… 24
foveolar epithelium 〈腺窩上皮〉 ………… 132
FPC [familial polyposis coli]
　〈家族性大腸ポリポーシス症〉 ………… 71
fracture of skull 〈頭蓋骨骨折〉 ………………… **209**
fracture 〈骨折〉 ………………… 194, *194f*
fragmentation 〈断片化〉 ………………… 6
FRDA [Friedreich ataxia]
　〈フリードライヒ運動失調症〉 ………… 216
free bilirubin 〈遊離ビリルビン〉 ………… 150
free fatty acid [FFA] 〈遊離脂肪酸〉 ……… 75
free radical 〈フリーラジカル〉 ………… **5**, *6t*
French-American-British [FAB] classification
　〈FAB 分類〉 ………………… 97
Friedreich ataxia [FRDA]
　〈フリードライヒ運動失調症〉 ………… 216
frontotemporal dementia 〈前頭側頭型認知症〉
　………………… **211**
fulminant group A streptococcal infection〈劇症型 A
　群溶血性菌感染症，人喰いバクテリア症〉… 29
fulminant hepatitis 〈劇症肝炎〉 ………… 144, **145**
functiolaesa 〈機能障害〉 ………………… 15
functional ileus 〈機能的イレウス〉 ………… 137
functioning tumor 〈機能性腫瘍〉 ………… **181**, 192
fundic gland polyp 〈胃底腺ポリープ〉 …… 132
fungal infection 〈真菌感染症〉 ………………… **33**
fungal meningitis 〈真菌性髄膜炎〉 ………… 210
fungus ball 〈菌球〉 ………………… 33
furuncle 〈癤〉 ………………… 227

G

G6Pase [glucose–6–phosphatase]
　〈グルコース -6- ホスファターゼ〉…………78
galactorrhea-syndrome 〈乳汁漏出・無月経症候群〉
　…………**183**
galactose cataract 〈ガラクトース白内障〉…………231
galactosemia 〈ガラクトース血症〉…………71
gallstone 〈胆石〉…………150, *150f, 153f*
ganglion cell 〈神経節細胞〉…………136
ganglioneuroblastoma 〈神経節芽細胞腫〉…………191
ganglioneuroma 〈神経節細胞腫〉…………191
gangrene 〈壊疽〉…………**29**
gangrenous appendicitis 〈壊疽性虫垂炎〉…………138
gangrenous cholecystitis 〈壊疽性胆嚢炎〉…………151
gangrenous 〈壊疽性〉…………**19**
gargoylism 〈ガーゴイル様顔貌〉…………78
Garré sclerotic osteomyelitis 〈ガレー硬化性骨髄炎〉
　…………197
gas gangrene 〈ガス壊疽〉…………29
gastric adenoma 〈胃腺腫〉…………**133**
gastric cancer 〈胃癌〉…………125, **133**, *135f*
gastric polyp 〈胃ポリープ〉…………**132**
gastrinoma 〈ガストリノーマ〉…………192
gastroesophageal reflux disease [GERD]
　〈胃食道逆流症〉…………129
gastroesophageal varices 〈胃食道静脈瘤〉…………45
gastrointestinal juvenile polyposis
　〈胃腸管若年性ポリポーシス〉…………133
gastrointestinal stromal tumor [GIST]
　〈胃腸管間質腫瘍〉…………**135**
gatekeeper 型…………64
Gaucher disease 〈ゴーシェ病〉…………71
gemistocytic astrocytoma 〈肥胖細胞性星細胞腫〉
　…………212
gene amplification 〈遺伝子増幅〉…………66
genetic abnormalities 〈遺伝子異常〉…………2
genetic abnormality 〈遺伝子異常〉…………65
genomic imprinting 〈ゲノム刷込み〉…………72
geographic keratitis 〈地図状角膜炎〉…………230
GERD [gastroesophageal reflux disease]
　〈胃食道逆流症〉…………129
germ cell aplasia 〈精子無形成〉…………*167f*
germ cell tumor 〈胚細胞腫，胚細胞腫瘍〉
　…………168, 182, 212, **214**
germinoma 〈胚腫〉…………**214**
Gerstmann-Straeussler-Scheinker [GGS] disease
　〈ゲルストマン・シュトロイスラー・シャインカー病〉…………216
gestational choriocarcinoma 〈妊娠性絨毛癌〉…………175
GFAP [glial fibrillary acidic protein]
　〈神経膠原線維性酸性タンパク質〉…………**204**, 212
GGS [Gerstmann-Straeussler-Scheinker] disease
　〈ゲルストマン・シュトロイスラー・シャインカー病〉…………216
Ghon's focus 〈ゴーン巣〉…………116
giant cell granulomatous thyroiditis
　〈巨細胞性肉芽腫性甲状腺炎〉…………184
giant cell hepatitis 〈巨細胞性肝炎〉…………145
giant cell lesion 〈巨細胞性病変〉…………195
giant cell tumor of soft tissue 〈軟部巨細胞腫〉…………201
giant cell tumor of tendon sheath 〈腱鞘巨細胞腫〉
　…………201
Giardia lamblia 〈ランブル鞭毛虫〉…………34
Giemsa 染色 〈ギムザ染色〉…………97
gigantism 〈巨人症〉…………182
GIST [gastrointestinal stromal tumor]
　〈胃腸管間質腫瘍〉…………**135**
gitter cell 〈格子細胞〉…………205
glaucoma 〈緑内障（あおそこひ）〉…………**231**
Gleason grading system 〈グリーソン分類〉…………168
glia 〈グリア〉…………203
glial fibrillary acidic protein [GFAP]
　〈神経膠原線維性酸性タンパク質〉…………**204**, 212
glioblastoma multiforme 〈多形膠芽腫〉…………212, *213f*
glioblastoma 〈膠芽腫〉…………**212**
gliosis 〈グリオーシス〉…………32, **204**, 205, 208

glomerular structure 〈糸球体様構造〉…………212
glomerulonephritis [GN] 〈糸球体腎炎〉…………157
glomus tumor 〈グロムス腫瘍〉…………201
glucagonoma 〈グルカゴノーマ〉…………192
glucose-6-phosphatase [G6Pase]
　〈グルコース -6- ホスファターゼ〉…………78
glycogen granules 〈グリコーゲン顆粒〉…………129
glycogen storage disease [GSD] 〈糖原病〉…………**78**
glycogen 〈グリコーゲン〉…………13, 78
glycogenosis 〈糖原病〉…………71, **78**
glycosaminoglycan storage disease
　〈グリコサミノグリカン蓄積症〉…………78
GN [glomerulonephritis] 〈糸球体腎炎〉…………157
goiter 〈甲状腺腫〉…………**184**
Gomori trichrome stain 〈ゴモリ・トリクロム染色〉
　…………200
Goodpasture syndrome 〈グッドパスチャー症候群〉
　…………159, **161**
gout 〈痛風〉…………**196**
gouty attack 〈痛風発作〉…………196
gouty tophus 〈痛風結節〉…………78, *78f*, 196
GPA [granulomatosis with polyangiitis]
　〈多発血管炎性肉芽腫〉…………43
grade 〈悪性度〉…………**67**, 201
granulation tissue 〈肉芽組織〉…………21
granuloma 〈肉芽腫〉…………22
granulomatosis with polyangiitis [GPA]
　〈多発血管炎性肉芽腫〉…………43
granulomatous cystitis 〈肉芽腫性膀胱炎〉…………**165**
granulomatous infection 〈肉芽腫性感染症〉…………29
granulomatous inflammation 〈肉芽腫性炎症〉
　…………**22**, *23f*
granulomatous lesion 〈肉芽腫性病変〉…………**100**, 107
granulomatous lymphadenitis
　〈肉芽腫性リンパ節炎〉…………100
granulomatous reaction 〈肉芽腫性反応〉…………116
granulomatous vasculitis 〈肉芽腫性血管炎〉
　…………**43**, 219
Graves disease 〈グレーブス病〉…………184
Grawitz tumor 〈グラヴィッツ腫瘍〉…………163
GSD [glycogen storage disease] 〈糖原病〉…………**78**
gynandrism 〈女性半陽〉…………169
gynecomastia 〈女性化乳房〉…………147, **177**, *177f, 178t*

H

HA [hemagglutinin] 〈赤血球凝集素〉…………31
Haemophilus influenzae 〈インフルエンザ桿菌〉
　…………210
Hailey-Hailey disease 〈ヘイリー・ヘイリー病〉…………220
hair follicle 〈毛包（毛嚢）〉…………225
halo 〈明庭〉…………**170**, 172
hamartoma 〈過誤腫〉…………**119**
Hamman-Rich syndrome 〈ハマン-リッチ症候群〉
　…………114
hand-foot-mouth disease 〈手足口病〉…………**125**
Hand-Schüller-Christian disease
　〈ハンド-シューラー-クリスチャン病〉…………**98**, 227
Hansen disease 〈ハンセン病〉…………29, **229**
Hashimoto disease 〈橋本病〉…………24, 184, **185**, *185f*
HBV [hepatitis B virus] 〈B 型肝炎ウイルス〉
　…………30, **63**
HCC [hepatocellular carcinoma] 〈肝細胞癌〉
　…………58, 147, **148**, *148f*
hCG [human chorionic gonadotropin]
　〈ヒト絨毛性ゴナドトロピン〉…………**168**, 174
HCM [hypertrophic cardiomyopathy]
　〈肥大型心筋症〉…………**85**, *85f*
HCV [hepatitis C virus] 〈C 型肝炎ウイルス〉…………63
HDL [high density lipoprotein]
　〈高密度リポタンパク〉…………75
head injury 〈頭部外傷〉…………**209**
hearing loss 〈難聴〉…………234
heart failure cell 〈心不全細胞〉…………50
heart failure 〈心不全〉…………**50**, 85
heavy chain 〈重鎖〉…………38
Helicobacter pylori [*H.pylori*, Hp] 〈ヘリコバクタ

ー・ピロリ（菌）〉…………27, 102, 125, 131, *131f*
heliotrope eruption 〈ヘリオトロープ皮疹〉…………200
helminth 〈蠕虫〉…………33
helminthiasis 〈蠕虫症〉…………29, **33**
helper T cell 〈ヘルパー T 細胞〉…………38
hemagglutinin [HA] 〈赤血球凝集素〉…………31
hemangioma 〈血管腫〉…………**58**, 201
hematemesis 〈吐血〉…………50
hematochezia 〈血便〉…………50
hematogenous 〈血行性〉…………134
hematologic disorder 〈血液学的異常〉…………42
hematoma 〈血腫〉…………49
hematopoiesis 〈造血〉…………92
hematuria 〈血尿〉…………50, **159**
hemochromatosis 〈ヘモクロマトーシス〉…………**79**, 147
hemodialysis 〈血液透析〉…………156
hemoglobin 〈ヘモグロビン〉…………**79**, 156
hemolytic anemia 〈溶血性貧血〉…………**93**
hemolytic uremic syndrome [HUS]
　〈溶血性尿毒症症候群〉…………**99**, *99t*
hemopericardium 〈血心嚢〉…………50
hemophagocytic syndrome [HPS] 〈血球貪食症候群〉
　…………**98**, 104
hemophilia 〈血友病〉…………71
hemoptysis 〈喀血〉…………50
hemorrhage diathesis 〈出血性素因〉…………49
hemorrhage gastritis 〈出血性胃炎〉…………131
hemorrhage per dispedesis 〈漏出性出血〉…………49
hemorrhage per rhexis 〈破綻性出血〉…………49
hemorrhagic colitis 〈出血性大腸炎〉…………138
hemorrhagic shock 〈出血性ショック〉…………88
hemorrhagic (red) infarction 〈出血性(赤色)梗塞〉
　…………**49**
hemorrhagic 〈出血性〉…………**19**
hemorrhoids 〈痔核〉…………**137**
hemosiderin-laden macrophage 〈ヘモジデリン貪食
　細胞（マクロファージ）〉…………**50**, 195
hemosiderin 〈ヘモジデリン〉…………**13**, 79, 111
hemosiderosis 〈ヘモジデローシス〉…………79
hemothorax 〈血胸〉…………50, **123**
heparin 〈ヘパリン〉…………18
hepatic artery 〈肝動脈〉…………143
hepatic coma 〈肝性昏睡〉…………74, **145**
hepatic encephalopathy 〈肝性脳症〉…………145
hepatitis B virus [HBV] 〈B 型肝炎ウイルス〉
　…………30, **63**
hepatitis C virus [HCV] 〈C 型肝炎ウイルス〉…………63
hepatitis virus 〈肝炎ウイルス〉…………143, 144
hepatitis 〈肝炎〉…………143
hepatoblastoma 〈肝芽腫〉…………148
hepatocellular carcinoma [HCC] 〈肝細胞癌〉
　…………58, 147, **148**, *148f*
hepatoma 〈肝癌，ヘパトーマ〉…………143, **148**
hepatosplenomegaly 〈肝脾腫〉…………95
herald patch 〈初発疹〉…………221
hereditary bullous epidermolysis
　〈先天性表皮水疱症〉…………220
hereditary predisposition 〈遺伝的素因〉…………**64**
hereditary spherocytosis
　〈遺伝性球状赤血球症〉…………93
hereditary 〈遺伝性〉…………55
herpangina 〈水疱性口峡炎（ヘルパンギーナ）〉…………125
herpes corneae 〈ヘルペス性角膜炎〉…………**230**
herpes labialis 〈口唇ヘルペス〉…………**125**
herpes simplex virus-1 [HSV-1]
　〈単純ヘルペス(疱疹)ウイルス1型〉…………125
herpes simplex virus [HSV]
　〈単純ヘルペスウイルス〉…………30, 218
herpes simplex 〈単純ヘルペス〉…………**218**
herpetic keratitis 〈ヘルペス性角膜炎〉…………**230**
heterophagy 〈異家貪食〉…………12, *12f*
HGPRT [hypoxanthine-guanine
　phosphoribosyltransferase] 〈ヒポキサンチン-グ
　アニン-ホスホリボシルトランスフェラーゼ〉…………79
HHM [humoral hypercalcemia of malignancy]
　〈腫瘍随伴体液性高 Ca 血症〉…………66

外国語索引　H〜I

HHV-6 [human herpesvirus 6]
　〈ヒトヘルペスウイルス6型〉·················· 34
HHV-8 [human herpesvirus 8]
　〈ヒトヘルペスウイルス8型〉·················· 63
hiatus hernia〈食道裂孔ヘルニア〉······· **129**, *129f*
hiatus leukemicus〈白血病裂孔〉·········· 94, **97**
high density lipoprotein [HDL]
　〈高密度リポタンパク〉······························ 75
hippocampal herniation〈海馬ヘルニア〉··· 207
hippocampus〈海馬〉···································· 48
Hirschsprung disease〈ヒルシュスプルング病〉
　··· **136**
histamine〈ヒスタミン〉······················ 18, **39**
histiocyte〈組織球〉····································· 18
histological classification of gastric cancer
　〈胃癌の組織型分類〉······················· **134**, *135t*
histological grade of differentiation〈分化度〉····· 130
HIV [human immunodeficiency virus]
　〈ヒト免疫不全ウイルス〉························· 34
Hodgkin cell〈ホジキン細胞〉··················· 104
Hodgkin disease〈ホジキン病〉··············· **104**
Hodgkin lymphoma〈ホジキンリンパ腫〉
　··· 101, **104**, *105t*
homeostasis〈ホメオスタシス〉············ **2**, 3, 14
homocystinuria〈ホモシスチン尿症〉·········· 71
homogeneously staining region [HSR]
　〈均一染色領域〉······································ 66
homologous chromosome〈相同染色体〉······ 69
homovanillic acid [HVA]〈ホモヴァニリン酸〉
　··· 191
honey comb lung〈蜂巣肺〉······················ 114
HONK [hyperosmolar non-ketotic diabetic coma]
　〈高浸透圧性非ケトン性昏睡〉················· 192
hormone dependency〈ホルモン依存性〉······ **64**
hormone-producing tumor〈ホルモン産生腫瘍〉
　··· 192
hormone-responsive cancer〈ホルモン依存性癌〉
　··· **64**
hormone〈ホルモン〉································· 181
hormonotherapy〈ホルモン療法〉·············· 179
Hp, *H.pylori* [*Helicobacter pylori*]〈ヘリコバクタ
　ー・ピロリ（菌）〉········· 27, 102, 125, 131, *131f*
HP [hypersensitivity pneumonitis]
　〈過敏性肺（臓）炎〉······························ **118**
HPS [hemophagocytic syndrome]〈血球貪食症候群〉
　··· **98**, 104
HPV [human papillomavirus]
　〈ヒト乳頭腫ウイルス〉······· 63, 126, 130, **170**, 172
HRS 細胞·· 104
HSR [homogeneously staining region]
　〈均一染色領域〉······································ 66
HSV-1 [herpes simplex virus-1]
　〈単純ヘルペス（疱疹）ウイルス1型〉········ 125
HSV [herpes simplex virus]
　〈単純ヘルペスウイルス〉··················· 30, 218
HTLV-I [human T-cell leukemia virus I]
　〈ヒトT細胞白血病ウイルスI型〉········· 63, **104**
human chorionic gonadotropin [hCG]
　〈ヒト絨毛性ゴナドトロピン〉··········· **168**, 174
human herpesvirus 6 [HHV-6]
　〈ヒトヘルペスウイルス6型〉·················· 34
human herpesvirus 8 [HHV-8]
　〈ヒトヘルペスウイルス8型〉·················· 63
human immunodeficiency virus [HIV]
　〈ヒト免疫不全ウイルス〉························· 34
human papillomavirus [HPV]
　〈ヒト乳頭腫ウイルス〉······· 63, 126, 130, **170**, 172
human T-cell leukemia virus I [HTLV-I]
　〈ヒトT細胞白血病ウイルスI型〉········· 63, **104**
humidifier lung〈加湿器肺〉····················· 118
humoral hypercalcemia of malignancy [HHM]
　〈腫瘍随伴体液性高Ca血症〉··················· 66
humoral immunity〈液性免疫〉········· 27, 36, *36f*
hump〈ハンプ〉··· 159
Hunter Syndrome〈Hunter 症候群〉··········· 78
Huntington disease〈ハンチントン病〉·········· 71

Hurler Syndrome〈Hurler 症候群〉·············· 78
Hürthle 細胞〈Hürthle 細胞〉·················· 185
HUS [hemolytic uremic syndrome]
　〈溶血性尿毒症症候群〉····················· **99**, *99t*
HVA [homovanillic acid]〈ホモヴァニリン酸〉
　··· 191
HVS [hyperviscosity syndrome]〈過粘稠度症候群〉
　··· 98
hyaline membrane〈硝子膜〉·········· **54**, 115, 122
hyalinization degeneration〈硝子変性〉········ 10
hyalinization〈硝子化〉···························· 176
hyaluronic acid〈ヒアルロン酸〉················· 123
hydatidiform mole〈胞状奇胎〉··· 58, 174, *174f*, 175
hydrocephalus〈水頭症〉··························· 206
hydrogen peroxide〈過酸化水素〉················ 5
hydronephrosis〈水腎症〉············· **164**, *165f*, 167
hydropic degeneration〈水腫変性〉·············· 10
hydrothorax〈水胸〉·································· 123
hydroureter〈水尿管（症）〉··············· **164**, 167
hydroxyradical〈水酸化（ヒドロキシ）ラジカル〉··· 5
hyperammon(a)emia〈高アンモニア血症〉
　··· **74**, 148
hypercalcemia〈高カルシウム血症〉
　··· 79, 80, *80t*, 104, 187
hyperemia〈充血〉······················ 16, **45**, 45
hyperinsulinemia〈耐糖能異常〉················· 73
hyperkeratosis〈過角化〉··························· 126
hyperlipidemia〈高脂血症〉······················ **75**
hyperosmolar non-ketotic diabetic coma [HONK]
　〈高浸透圧性非ケトン性昏睡〉················· 192
hyperosmotic〈高張性〉····························· 52
hyperparathyroidism〈副甲状腺機能亢進症〉··· 195
hyperplasia〈過形成〉····················· 2, **8**, 60
hyperplastic polyp〈過形成性ポリープ〉
　··· 132, **140**, 151
hyperprolactinemia〈高プロラクチン血症〉··· **183**
hypersensitivity pneumonitis [HP]
　〈過敏性肺（臓）炎〉······························ 118
hypersensitivity vasculitis〈過敏性血管炎〉··· 89
hypertension〈高血圧〉············· 73, 84, **90**, 159
hypertensive cardiac hypertrophy〈高血圧性心肥大〉
　··· **8**
hypertensive cerebral hemorrhage
　〈高血圧性脳出血〉································· 209
hypertensive neuroretinopathy
　〈高血圧性視神経網膜症〉······················· 231
hypertensive retinopathy
　〈高血圧性網膜症〉···························· 90, **231**
hyperthyroidism〈甲状腺機能亢進症〉········· **184**
hypertriglyceridemia〈高中性脂肪血症〉······· 73
hypertrophic atrophic gastritis
　〈過形成萎縮性胃炎〉····························· 131
hypertrophic cardiomyopathy [HCM]
　〈肥大型心筋症〉······························· **85**, *85f*
hypertrophic gastritis〈肥厚性胃炎〉··········· 131
hypertrophic rhinitis〈肥厚性鼻炎〉··········· 107
hypertrophy〈肥大〉························· 2, **7**, 85
hyperuricemia〈高尿酸血症〉··············· **78**, 196
hyperviscosity syndrome [HVS]
　〈過粘稠度症候群〉································· 98
hypoalbuminemia〈低アルブミン血症〉··· 111, **148**
hypocalcemia〈低カルシウム血症〉·············· 80
hypoglycemia〈低血糖〉····················· 204, **208**
hypoglycemic coma〈低血糖昏睡〉·············· 192
hypokalemia〈低カリウム血症〉················· 200
hypoosmotic〈低張性〉······························ 52
hypoparathyroidism〈副甲状腺機能低下症〉··· 188
hypoplasia〈低形成〉································· **8**
hypothyroidism〈甲状腺機能低下症〉····· **184**, 185
hypovolemic shock〈循環血液量減少性ショック〉
　··· 53
hypoxanthine-guanine phosphoribosyltransferase
　[HGPRT]〈ヒポキサンチン-グアニン-ホスホリ
　ボシルトランスフェラーゼ〉····················· 79
hypoxemia〈低酸素血症〉·························· 115
hypoxia〈低酸素（症）〉·············· **4**, 48, 204, 208

hypoxic encephalopathy〈低酸素性脳症〉···· **208**

I

iatrogenic Creutzfeldt-Jacob disease [CJD]
　〈医原性クロイツフェルト・ヤコブ病〉····· 216
IBD [inflammatory bowel disease]〈炎症性腸疾患〉
　··· **139**, *140t*
icterus〈黄疸〉···························· 145, **148**, 152
IDDM [insulin-dependent diabetes mellitus]
　〈インスリン依存性糖尿病〉···················· 191
idiopathic cardiomyopathy〈特発性心筋症〉··· 85, *85f*
idiopathic granulomatous arteritis
　〈特発性肉芽腫性動脈炎〉······················· 89
idiopathic hypoparathyroidism
　〈特発性副甲状腺機能低下症〉················· 188
idiopathic interstitial pneumonia [IIP]
　〈特発性間質性肺炎〉·························· **114**, 115
idiopathic pulmonary hypertension
　〈特発性肺高血圧症〉····························· 51
idiopathic thrombocytopenic purpura [ITP]
　〈特発性血小板減少性紫斑病〉················· **99**
idiosyncrasy〈特異体質（性）〉··········· 145, 220
IDL [intermediate density lipoprotein]
　〈中間型リポタンパク〉··························· 75
IE [infectious endocarditis]〈感染性心内膜炎〉
　··· 86, *87t*
Ig [immunoglobulin]〈免疫グロブリン〉······ **37**, *37f*
IgA nephropathy〈IgA腎症〉····················· 159
IgG4-related disease〈IgG4関連疾患〉········· 127
Ⅱa型家族性高コレステロール血症················· 76
Ⅱb型家族性複合型高脂血症························· 76
IIP [idiopathic interstitial pneumonia]
　〈特発性間質性肺炎〉·························· **114**, 115
Ⅱ型アレルギー（細胞傷害型）のメカニズム····· *40f*
ileus〈腸閉塞症，イレウス〉······················· **136**
immature teratoma〈未熟奇形腫〉················ 58
immune complex type
　〈Ⅲ型アレルギー／免疫複合体型〉·············· 40
immune complex〈免疫複合体〉····· 36, 40, 158, 160
immune tolerance〈免疫寛容〉·················· 41
immunity〈免疫〉···································· **64**
immunodeficiency disease〈免疫不全病〉······ 44
immunodeficiency syndrome〈免疫不全症候群〉··· 36
immunodeficiency-related BL〈免疫不全関連型〉
　··· 103
immunoglobulin [Ig]〈免疫グロブリン〉······ **37**, *37f*
immunologic disorder〈免疫学的異常〉········· 42
immunological reaction〈免疫学的反応〉··· 16, 143
impacted stone〈嵌頓結石〉······················ 150
impetigo contagiosa〈伝染性膿痂疹〉········· **227**
impetigo crustosa〈痂皮性膿痂疹〉··········· 227
inapparent infection〈不顕性感染〉·············· 27
incidental cancer〈偶発癌〉······················ 67
inclusion body〈封入体〉············· 29, *30t*, 205
increased intracranial pressure〈頭蓋内圧亢進〉
　··· **206**, *206f*, *206t*
individual cell keratinization〈単細胞角化〉··· 119
ineffective hematopoiesis〈無効造血〉········· 96
infantile fibrosarcoma〈乳児型線維肉腫〉···· 201
infantile respiratory distress syndrome [IRDS]··· 115
infarction〈梗塞〉···································· **48**
infection〈感染〉······························· 16, 25
infectious agent〈感染因子〉······················ 25
infectious disease〈感染症〉······················ **25**
infectious endocarditis [IE]〈感染性心内膜炎〉
　··· 86, *87t*
infectious mononucleosis〈伝染性単核（球）症〉··· **101**
infectious organisms〈感染性病原体〉·········· 2
infertility〈不妊〉··································· 170
infiltrative growth〈浸潤性増殖〉················ 61
inflammation〈炎症〉············ 15, 16, *16t*, *17f*, 20, *21f*
inflammatory bowel disease [IBD]〈炎症性腸疾患〉
　··· **139**, *140t*
inflammatory breast cancer〈炎症性乳癌〉···· 178
inflammatory cell〈炎症細胞〉················· *18f*, 27
influenza〈インフルエンザ〉······················ **31**

I～L　外国語索引　265

inguinal hernia〈鼠径ヘルニア〉……………**137**
initiation〈イニシエーション〉………………65
insertion〈挿入〉……………………………72
insufficiency〈閉鎖不全症〉………………86
insulin-dependent diabetes mellitus［IDDM］
　〈インスリン依存性糖尿病〉……………191
insulinoma〈インスリノーマ〉……………192
insulitis〈膵島炎〉…………………………191
intercellular bridge〈細胞間橋〉……**119**, 130, 224
intermediate density lipoprotein［IDL］
　〈中間型リポタンパク〉…………………75
intermediate malignancy〈良悪性中間の腫瘍〉201
intermittent claudication〈間欠性跛行〉…89
internal hemorrhoid〈内痔核〉……………137
International Union against Cancer
　〈国際対がん連合〉………………………67
interstitial cell of Cajal〈カハール介在細胞〉…135
interstitial edema〈間質性浮腫〉…………207
interstitial nephritis〈間質性腎炎〉……**162**
interstitial pneumonia〈間質性肺炎〉…113, **114**, 115t
intestinal bacterial flora〈腸内細菌叢〉…25
intestinal metaplasia〈腸上皮化生〉……131
intestinal tuberculosis〈腸結核〉………**139**
intestine〈腸〉……………………………**136**
intimal tear〈内膜亀裂〉……………………88
intracanalicular metastasis〈管内転移〉…165
intracellular accumulation〈細胞質内蓄積〉……**13**
intracytoplasmic inclusion〈細胞質内封入体〉…30
intradermal nevus〈真皮内母斑〉………222
intraductal papillary mucinous adenoma［IPMA］
　〈腺腫〉……………………………………154
intraductal papillary mucinous carcinoma［IPMC］
　〈腺癌〉……………………………………154
intraductal papillary mucinous tumors［IPMTs］
　〈膵管内乳頭粘液腫瘍〉…………………154
intraductal papilloma〈乳管内乳頭腫〉…**178**, *178f*
intraepidermal carcinoma〈表皮内癌〉…224
intraepidermal nevus〈表皮内母斑〉……222
intrahepatic cholelithiasis〈肝内胆管結石症〉…149
intrahepatic〈肝内性〉……………………143
intramucosal carcinoma〈粘膜内癌〉……134
intramural myoma〈筋層内筋腫〉………169
intramuscular myxoma〈筋肉内粘液腫〉…201
intranuclear cytoplasmic inclusion
　〈核内細胞質封入体〉……………………186
intranuclear eosinophilic inclusion
　〈核内好酸性封入体〉……………………125
intranuclear inclusion〈核内封入体〉…**29**, 218
intrinsic factor〈内因子〉…………………132
invasive ductal carcinoma〈浸潤性乳管癌〉…179
invasive lobular carcinoma〈浸潤性小葉癌〉…179
invasive melanoma〈浸潤性黒色腫〉……223
invasive meningioma〈浸潤性髄膜腫〉……58
invasive mole〈侵入奇胎〉………………175
invasive（infiltrating）cancer〈浸潤癌〉
　…………………………**60**, 170, 178, 179
inverted papilloma〈内反性乳頭腫〉……108
IPMA［intraductal papillary mucinous adenoma］
　〈腺腫〉……………………………………154
IPMC［intraductal papillary mucinous carcinoma］
　〈腺癌〉……………………………………154
IPMTs［intraductal papillary mucinous tumors］
　〈膵管内乳頭粘液腫瘍〉…………………154
IRDS［infantile respiratory distress syndrome］115
iris lesion〈虹彩状皮疹〉…………………218
iris〈虹彩〉…………………………………232
iron deficiency anemia〈鉄欠乏性貧血〉…**92**, 93
iron metabolism disorder〈鉄代謝異常〉…**79**
irregular emphysema〈不規則性肺気腫〉…109
irreversible injury〈不可逆的損傷〉………4
irreversible〈不可逆的〉……………………10
ischemia〈虚血〉……………………………**48**
ischemic heart disease〈虚血性心疾患〉…**82**
ischemic optic neuropathy〈虚血性視神経症〉…232
islet cell tumor〈膵島細胞腫瘍〉……**192**, *192t*
isosmotic〈等張性〉…………………………52

ITP［idiopathic thrombocytopenic purpura］
　〈特発性血小板減少性紫斑病〉…………**99**
IV型家族性高トリグリセリド血症…………76
I型アレルギー……………………………109
I型アレルギー／アナフィラキシー型のメカニズ
　ム……………………………………………*40f*
I型コラーゲン合成障害……………………198

J

JRA［juvenile rheumatoid arthritis］
　〈若年性関節リウマチ〉…………………196
junctional nevus〈境界母斑〉……………222
juvenile rheumatoid arthritis［JRA］
　〈若年性関節リウマチ〉…………………196

K

K+ 喪失………………………………………190
kaposi sarcoma〈カポジ肉腫〉……………201
Kaposi sarcoma〈カポジ肉腫〉……………64
kaposiform haemangioendothelioma
　〈カポジ肉腫様血管内皮腫〉……………201
karyolysis〈核融解〉………………………**10**, 204
karyorrhexis〈核崩壊〉……………………**10**, 204
karyotype〈核型〉……………………65, 70
Kawasaki disease〈川崎病〉………………**43**
Kayser-Fleischer corneal ring
　〈カイザー-フライシャー角膜輪〉………79
keloid〈ケロイド〉…………………………202
keratin pearl〈ケラチン真珠〉……………224
keratinization〈角化〉…………**119**, 130, 224
keratinocyte〈ケラチノサイト〉…………217
keratoacanthoma
　〈ケラトアカントーマ，角化棘細胞腫〉…**225**
keratoconjunctivitis sicca〈乾性角結膜炎〉…127
keratotic disorder〈角化症〉……………**221**
keratotic plugging〈角栓形成〉…………225
Kernohan notch……………………………207
Kimmelstiel-Wilson lesion
　〈キンメルスチール-ウィルソン病変〉…160
Klebsiella〈クレブシエラ〉…………139, 146, **151**
Klinefelter syndrome〈クラインフェルター症候群〉
　…………………………………………**70**, 166
Klueber-Barrera stain
　〈クリューヴァー-バレラ染色〉…………205
koilocyte〈コイロサイト〉…………………170
koilocytosis〈コイロサイトーシス〉………*171f*, 172
Koplik spot〈コプリック斑〉………………31
Kossa stain〈コッサ染色〉…………………80
Krükenberg tumor〈クルーケンベルク腫瘍〉
　…………………………………………**61**, 134
Kupffer cell〈クッパー細胞〉………………18
kuru〈クールー〉……………………………216

L

lactic acidosis〈乳酸アシドーシス〉………192
lacunar infarction〈ラクナ梗塞〉…………208
Lafora body〈ラフォラ小体〉……………205
LAHS［lymphoma-associated hemophagocytic
　syndrome］〈悪性リンパ腫関連〉………98
lamina propria mucosae〈粘膜固有層〉…125
Langerhans cell histiocytosis［LCH］
　〈ランゲルハンス細胞組織球症〉……**98**, **227**
Langerhans cell〈ランゲルハンス細胞〉
　……………………………………**98**, 217, 227
Langhans giant cell〈ラングハンス巨細胞〉
　…………………………**22**, 29, 100, 116
large cell carcinoma〈大細胞癌〉………**121**
large cell neuroendocrine carcinoma［LCNEC］
　〈大細胞神経内分泌癌〉…………………120
laryngeal cancer〈喉頭癌〉………………**108**
laryngeal polyp〈喉頭ポリープ〉…………**107**
laryngotracheobronchitis〈喉頭気管気管支炎〉…107
larynx〈喉頭〉………………………………106
latent cancer〈潜伏（ラテント）癌〉…**67**, 167
latent infection〈潜伏感染〉………………27
latent period〈潜伏期間〉…………………27

lateral type of intracerebral hemorrhage
　〈外側型脳内出血〉………………………209
LCH［Langerhans cell histiocytosis］
　〈ランゲルハンス細胞組織球症〉…**98**, **227**
LCNEC［large cell neuroendocrine carcinoma］
　〈大細胞神経内分泌癌〉…………………120
LDCHL［lymphocyte depletion classical Hodgkin
　lymphoma］〈リンパ球減少型〉…………105
LDL［low density lipoprotein］
　〈低密度リポタンパク〉…………………75
left-right shunt〈左右短絡〉………………87
left-sided heart failure〈左心不全〉……**50**, *51f*
leiomyoma〈平滑筋腫〉………**58**, 169, *169f*
leiomyosarcoma〈平滑筋肉腫〉………**58**, 201
leprosy〈ハンセン病〉…………………**29**, **229**
Lesch-Nyhan syndrome［LNS］
　〈レッシュ-ナイハン症候群〉………71, **79**
lethal midline granulomatosis〈致死性正中肉芽腫症〉
　………………………………………………219
Letterer-Siwe disease〈レテラー-ジーヴェ病〉
　…………………………………………**98**, **227**
leukemia〈白血病〉……………………**58**, **94**
leukemic cell〈白血病細胞〉………………94
leukemoid reaction〈類白血病反応〉……**93**, 95
leukocytosis〈白血球増加症〉……………**93**
leukocytosis〈白血球増多症〉……………16
leukoderma senilis〈老人性白斑〉………223
leukoderma〈白斑〉……………………**223**
leukoerythroblastosis〈白赤芽球症〉……95
leukopenia〈白血球減少症〉………………**94**
leukoplakia〈白板症〉………………**60**, **126**
leukotriene〈ロイコトリエン〉……………39
Lewy body〈レヴィ小体〉………………**205**, 211
Leydig cell〈ライディッヒ細胞〉…………166
Li-Fraumeni syndrome〈リー・フラウメニ症候群〉
　………………………………………………64
lichen planus〈扁平苔癬〉………………**221**
lichen〈苔癬〉………………………………217
light chain〈軽鎖〉…………………………38
LIP［lymphoid interstitial pneumonia］
　〈リンパ球性間質性肺炎〉………………115
lipase〈リパーゼ〉…………………………152
lipid peroxidation〈膜脂質の過酸化〉……6
lipoid nephrosis〈リポイドネフローシス〉…**157**
lipoma〈脂肪腫〉………………………**58**, 201
lipophage〈脂肪貪食細胞〉………………205
lipoprotein〈リポタンパク質〉………75, *75t*
liposarcoma〈脂肪肉腫〉………………**58**, 201
liquefaction necrosis〈液化壊死〉………**11**, 208
liquefaction necrosis〈融解壊死（液化壊死）〉…10
liver abscess〈肝膿瘍〉…………139, **146**, *146t*
liver cell adenoma〈肝細胞腺腫〉…………58
liver cirrhosis〈肝硬変〉
　…………79, 130, 143, 144, 146, **147**, *147t*, *148t*
LNS［Lesch-Nyhan syndrome］
　〈レッシュ-ナイハン症候群〉………71, **79**
lobar pneumonia〈大葉性肺炎〉………113, **114**
lobular carcinoma〈小葉癌〉……………178
lobule〈乳腺小葉〉…………………………178
localized〈限局性〉…………………………74
Löffler fibroplastic endocarditis
　〈レフラー型線維性心内膜炎〉…………85
Louis-Bar syndrome〈ルイ-バール症候群〉…222
low density lipoprotein［LDL］
　〈低密度リポタンパク〉…………………75
low-grade meningioma〈低異型度髄膜腫〉…214
LRCHL［lymphocyte-rich classical Hodgkin
　lymphoma］〈リンパ球豊富型〉…………105
lues〈梅毒〉……………………**29**, **229**, *229t*
lung abscess〈肺膿瘍〉…………………**117**
lung carcinoma〈肺癌〉…………………**119**
lupus nephritis〈ループス腎炎〉………**160**
lupus vulgaris〈尋常性狼瘡〉……………229
lymph parenchyma〈リンパ節実質〉……99
lymph sinus〈リンパ洞〉…………………99
lymphadenopathy〈リンパ節腫大〉………16

外国語索引

外国語索引　L〜M

lymphangioma 〈リンパ管腫〉……………58
lymphangiosarcoma 〈リンパ管肉腫〉……58
lymphatic 〈リンパ行性〉………………134
lymphedema 〈リンパ浮腫（水腫）〉………**90**
lymphocyte depletion classical Hodgkin lymphoma
　[LDCHL]〈リンパ球減少型〉……………105
lymphocyte-rich classical Hodgkin lymphoma
　[LRCHL]〈リンパ球豊富型〉……………105
lymphocyte 〈リンパ球〉…………………**19**
lymphocytic infiltration 〈リンパ球浸潤〉……**29**
lymphoepithelioma 〈リンパ上皮腫〉……108
lymphogranulomatosis inguinale
　〈鼠径リンパ肉芽腫症〉…………………29
lymphoid interstitial pneumonia [LIP]
　〈リンパ球性間質性肺炎〉………………115
lymphoma-associated hemophagocytic syndrome
　[LAHS]〈悪性リンパ腫関連〉……………98
lymphomas and haematopoietic neoplasms
　〈リンパ腫・造血器腫瘍〉……………**214**, 212
lymphoplasmacytic lymphoma
　〈リンパ形質細胞性リンパ腫〉…………**101**
lysozyme 〈リゾチーム〉………………**18**, 27

M

M protein 〈M タンパク〉…………………103
MAC [membrane attack complex]〈膜侵襲複合体〉
　………………………………………………**39**
macroadenoma 〈巨大腺腫，マクロアデノーマ〉
　……………………………………………**182**, **214**
macrocytic normochromic anemia
　〈大球性正色素性貧血〉…………………93
macroglobulin 〈マクログロブリン〉…**38**, **98**
macrophage 〈マクロファージ〉…………**18**
macroscopic classification of gastric cancer
　〈胃癌の肉眼型分類〉……………**134**, **134f**
mad cow disease 〈狂牛病〉………………215
major basic protein [MBP]………………29
major histocompatibility complex [MHC]
　〈主要組織適合複合体〉…………………**37**, 38
malacoplakia 〈マラコプラキア〉………165
malar rash 〈頬部発疹〉…………………42
malaria 〈マラリア〉………………………34
male sterility 〈男性不妊症〉……………**166**
malignant fibrous histiocytoma
　〈悪性線維性組織球腫〉…………………201
malignant hemangioendothelioma
　〈悪性血管内皮細胞腫〉…………………**227**
malignant hypertension 〈悪性高血圧症〉……**91**
malignant lymphoma 〈悪性リンパ腫〉
　………………58, 64, **101**, **101t**, 124, **135**, 186, **214**, 227
malignant melanoma 〈悪性黒色腫（腫）〉
　………………………………………58, **223**, **223t**
malignant mesothelioma 〈悪性中皮腫〉……58, **123**
malignant mixed tumor 〈悪性混合腫瘍〉……58
malignant neoplasm 〈悪性新生物〉……55
malignant rheumatoid arthritis [MRA]
　〈悪性関節リウマチ〉……………………**43**, **196**
Mallory body 〈マロリー小体〉…………146
Mallory-Weiss syndrome 〈マロリーワイス症候群〉
　……………………………………………………**130**
MALT [mucosa-associated lymphoid tissue]
　〈粘膜関連リンパ組織〉…………………135
MALToma 〈MALT リンパ腫〉…………125, **135**
mammary fibroadenoma 〈乳腺線維腺腫（管内型）〉
　…………………………………………**177**, **177f**
mammography 〈マンモグラフィー〉……178
maple syrup urine disease [MSUD]
　〈メープルシロップ尿症〉………………71
Marfan syndrome 〈マルファン症候群〉……71
margination 〈辺縁趨向〉…………………16
massive hepatic necrosis 〈肝広範壊死〉……145, **145f**
mast cell 〈肥満細胞〉……………………**18**
mastitis 〈乳腺炎〉………………………176
mastoid antrum 〈乳突洞〉………………233
mastoid cells 〈乳突蜂巣〉………………233
mastopathy 〈乳腺症〉……………**176**, **176f**

mastopathy 〈乳腺症の組織学的所見〉………***176t***
maternal inheritance 〈母性遺伝〉………71, 200
mature B-cell neoplasms 〈成熟 B 細胞腫瘍〉……**101**
mature T-cell and NK-cell neoplasms
　〈成熟 T 細胞および NK 細胞腫瘍〉………**104**
mature teratoma 〈成熟奇形腫〉………58, 172
MBP [major basic protein]………………29
MBP [myelin basic protein]
　〈ミエリン塩基性タンパク〉……………210
MCCHL [mixed cellularity classical Hodgkin
　lymphoma]〈混合細胞型〉………………105
MCTD [mixed connective tissue disease]
　〈混合性結合組織病〉……………………**42**
MD [myotonic dystrophy]
　〈筋緊張性ジストロフィー〉……………71
MDS-U [myelodysplastic syndrome-unclassified]
　〈分類していない骨髄異形成症候群〉……96
MDS [myelodysplastic syndromes]
　〈骨髄異形成症候群〉……………94, **96**, *96t*
MDS/MPN [myelodysplastic/myeloproliferative
　neoplasms]〈骨髄異形成／骨髄増殖性腫瘍〉
　……………………………………………94, **96**
MEA [multiple endocrine adenomatosis]
　〈多発性内分泌腺腫症〉…………………71
measles encephalitis 〈麻疹脳炎〉………32
measles virus 〈麻疹ウイルス〉…………30
measles 〈麻疹〉……………………………**31**
mechanical ileus 〈機械的イレウス〉……137
Meckel diverticulum 〈メッケル憩室〉……136
media 〈中膜〉………………………………88
mediastinal emphysema 〈縦隔気腫〉……124
mediastinal tumor 〈縦隔腫瘍〉……**124**, *124f*
medulla 〈髄質〉……………………………100
medullary carcinoma 〈髄様癌〉……179, **186**
medullary 〈髄様〉………………………186
megaloblastic anemia 〈巨赤芽球性貧血〉……**93**
melanocyte-stimulating hormone [MSH]
　〈メラニン細胞刺激ホルモン〉…………188
melanocyte 〈メラノサイト〉……………217
melanoma in situ 〈表皮内黒色腫〉……223
melanoma 〈メラノーマ〉…………………**223**
MELAS [mitochondrial myopathy, encephalopathy,
　lactic acidosis and stroke-like episodes]〈メラス〉
　……………………………………………………71
melena 〈血便〉……………………………50
membrane attack complex [MAC]〈膜侵襲複合体〉
　……………………………………………………39
membranoproliferative glomerulonephritis [MPGN]
　〈膜性増殖性糸球体腎炎〉………………**159**
membranous glomerulonephritis 〈膜性糸球体腎炎〉
　……………………………………………………**158**
membranous nephropathy [MN]〈膜性腎症〉
　……………………………………………**158**, *158t*
MEN [multiple endocrine neoplasia]〈多発性内分泌
　腫瘍症〉……………………………187, **192**, *193t*
mendelian disorder 〈メンデル型遺伝病〉……70
Mendelson syndrome 〈メンデルソン症候群〉……117
Ménétrier disease 〈メネトリエ病〉……131
Ménière disease 〈メニエール病〉………**234**
Ménière syndrome 〈メニエール症候〉……234
meningeal carcinomatosis 〈髄膜癌腫症〉……210
meninges 〈髄膜〉…………………**205**, *206f*
meningioma 〈髄膜腫〉…………58, **214**, 216
meningitis 〈髄膜炎〉……………**210**, *210t*
meningococcus [Nisseria meningitidis]〈髄膜炎菌〉
　……………………………………………………189
mesangial proliferative glomerulonephritis
　〈メサンギウム増殖性糸球体腎炎〉………**159**
mesangiocapillary glomerulonephritis
　〈メサンギウム毛細血管性糸球体腎炎〉……**159**
mesangium 〈メサンギウム〉……………158
mesenchymal cell 〈間葉系細胞〉………163
metabolic syndrome 〈メタボリックシンドローム〉
　……………………………………………………73
metamitochondria 〈大型ミトコンドリア〉……12
metaplasia 〈化生〉………………2, **8**, *9f*, *9t*

metaplastic gastritis 〈腸上皮化生性胃炎〉……131, *131f*
metastasis 〈転移〉………………………**61**
metastatic brain tumors 〈転移性脳腫瘍〉……**215**
metastatic calcification 〈転移性石灰化〉……**80**
metastatic lung tumor 〈転移性肺腫瘍〉……**122**
metastatic tumors 〈転移性腫瘍〉………212
methicillin-resistant Staphylococcus aureus [MRSA]
　……………………………………………………106
methicillin-resistant Staphylococcus aureus [MRSA]
　enterocolitis 〈MRSA 腸炎〉………138, **139**
methotrexate 〈メトトレキサート〉……145
methylmalonic acidemia 〈メチルマロン酸血症〉……71
metrorrhagia 〈子宮出血〉………………50
MHA [microangiopathic hemolytic anemia]
　〈微小血管障害性溶血性貧血〉…………99
MHC [major histocompatibility complex]
　〈主要組織適合複合体〉……………………**37**, 38
MI [mitotic index]〈核分裂指数〉………135
Michaelis-Gutmann body
　〈ミカエリス-グットマン小体〉………165
microadenoma 〈ミクロアデノーマ〉……181
microadenoma 〈微小腺腫〉………**181**, 214
microangiopathic hemolytic anemia [MHA]
　〈微小血管障害性溶血性貧血〉…………99
microangiopathy 〈微小血管障害〉……231
microbial substitution 〈菌交代現象〉……**25**, 138
microcytic hypochromic anemia
　〈小球性低色素性貧血〉…………………92
microglia 〈ミクログリア〉……………18, 203, **205**
microscopic polyangiitis [MPA]〈顕微鏡的多発血管
　炎，顕微鏡的多発動脈炎〉……**43**, 159, 161
microtubule 〈微小管〉……………………12
middle ear 〈中耳〉………………………233
MIF [müllerian inhibitory factor]
　〈ミュラー管抑制因子〉…………………166
migrating phlebitis 〈遊走性静脈炎〉……90
minimal change 〈微小変化群〉………**157**, 158
mitochondria 〈ミトコンドリア〉………**12**
mitochondrial disease 〈ミトコンドリア病〉……72
mitochondrial encephalomyopathy
　〈ミトコンドリア脳筋症〉………………**200**
mitochondrial myopathy, encephalopathy, lactic
　acidosis and stroke-like episodes [MELAS]
　〈メラス〉…………………………………71
mitochondrial myopathy 〈ミトコンドリア筋症〉……12
mitochondrial permeability transition [MPT]
　〈ミトコンドリア透過性変異〉…………4
mitotic index [MI]〈核分裂指数〉………135
mitral regurgitation [MR]〈僧帽弁逆流症〉……86
mitral regurgitation 〈僧帽弁逆流症〉……85
mitral stenosis [MS]〈僧帽弁狭窄症〉……86
mixed cellularity classical Hodgkin lymphoma
　[MCCHL]〈混合細胞型〉…………………105
mixed connective tissue disease [MCTD]
　〈混合性結合組織病〉……………………**42**
mixed germ cell tumor 〈混合胚細胞系腫瘍〉……214
mixed tumor 〈混合腫瘍〉……58, 128, 177, 179
mixed type 〈混合型〉……………………123
MM [multiple myeloma]〈多発性骨髄腫〉
　……………………………………………**103**, *103f*
MN [membranous nephropathy]〈膜性腎症〉
　……………………………………………**158**, *158t*
moderately differentiated type [tub2]〈中分化型〉
　……………………………………………………135
moderately differentiated 〈中分化〉……60
MODS [multiple organ dysfunction syndrome]
　〈多臓器不全症候群〉……………………54
MOF [multiple organ failure]〈多臓器不全〉……54
molding 〈相互圧排像〉…………………121
molluscum contagiosum 〈伝染性軟属腫〉……29, *30f*
molluscum pseudocarcinomatosum 〈偽癌性軟属腫〉
　……………………………………………………225
Mondor disease 〈モンドール病〉………219
monocyte 〈単球〉…………………………**18**
monogenic disorder 〈単一遺伝子病〉……**70**
mononuclear cells 〈単核細胞〉…………22

monosomy〈モノソミー〉··69
morning stiffness〈朝のこわばり〉···················196
motor organ〈運動器官〉·······························194
MPA［microscopic polyangiitis］〈顕微鏡的多発血管炎，顕微鏡的多発動脈炎〉··········**43**, 159, 161
MPGN［membranoproliferative glomerulonephritis］〈膜性増殖性糸球体腎炎〉··········**159**
MPN［myeloproliferative neoplasms］〈骨髄増殖性腫瘍〉··········94, **95**, **95t**
MPO［myeloperoxidase］〈ミエロペルオキシダーゼ〉··········18, **27**
MPS［mucopolysaccharidosis］〈ムコ多糖症〉··········71, **78**
MPT［mitochondrial permeability transition］〈ミトコンドリア透過性変異〉··········4
MR［mitral regurgitation］〈僧帽弁逆流症〉·······86
MRA［malignant rheumatoid arthritis］〈悪性関節リウマチ〉··········43, **196**
MRSA［methicillin-resistant Staphylococcus aureus］··········106
MS［mitral stenosis］〈僧帽弁狭窄症〉···········86
MS［multiple sclerosis］〈多発性硬化症〉··········205, **210**, 232
MSH［melanocyte-stimulating hormone］〈メラニン細胞刺激ホルモン〉··········188
MSUD［maple syrup urine disease］〈メープルシロップ尿症〉··········71
mucin〈ムチン〉··········129
mucinous adenocarcinoma［muc］〈粘液癌〉··········135
mucinous carcinoma〈粘液癌〉··········179
mucinous cystadenoma〈粘液性嚢胞腺腫〉··········153
mucmucinous adenocarcinoma〈粘液癌〉··········135
muco-cutaneo-ocular syndrome〈皮膚粘膜眼症候群〉··········43
mucocele〈粘液嚢胞〉··········107
mucoepidermoid carcinoma〈粘表皮癌〉··········**129**
mucopolysaccharidosis［MPS］〈ムコ多糖症〉··········71, **78**
Mucor〈ムコール属〉··········210
mucormycosis〈ムコール症〉··········34
mucosa-associated lymphoid tissue［MALT］〈粘膜関連リンパ組織〉··········135
müllerian duct〈ミュラー管〉··········**166**, 169
müllerian inhibitory factor［MIF］〈ミュラー管抑制因子〉··········166
multifactorial diseases〈多因子遺伝病〉··········**72**
multinucleated giant cell〈多核巨細胞〉··········18, 22
multiple endocrine adenomatosis［MEA］〈多発性内分泌腺腫症〉··········71
multiple endocrine neoplasia［MEN］〈多発性内分泌腫瘍症〉··········187, **192**, **193t**
multiple myeloma［MM］〈多発性骨髄腫〉··········**103**, **103f**
multiple organ dysfunction syndrome［MODS］〈多臓器不全症候群〉··········54
multiple organ failure［MOF］〈多臓器不全〉···54
multiple primay cancer〈多重癌〉··········60
multiple sclerosis［MS］〈多発性硬化症〉··········205, **210**, 232
multiple system atrophy〈多系統萎縮症〉·········216
multistep carcinogenesis〈多段階発癌〉··········**60**, 65
mumps virus〈ムンプスウイルス〉··········127
mumps〈おたふくかぜ〉··········**127**
Munro microabscess〈マンロー（表皮内）微小膿瘍〉··········221, **221f**
mural thrombus〈壁在血栓〉··········47
muramidase〈ムラミダーゼ〉··········18
muscle rigidity〈筋強剛〉··········211
muscle tissue〈筋組織〉··········194
myasthenia gravis〈重症筋無力症〉··········**200**
Mycobacterium leprae〈らい菌〉··········229
Mycobacterium tuberculosis〈結核菌〉···29, 100, **116**
mycoplasma〈マイコプラズマ〉··········109
mycosis fungoides〈菌状息肉症〉··········**104**
myelin basic protein［MBP］〈ミエリン塩基性タンパク〉··········210

myelodysplastic syndrome-unclassified［MDS-U］〈分類していない骨髄異形成症候群〉··········96
myelodysplastic syndrome［MDS］associated with isolated del(5q–)〈5q 単独欠失を伴う骨髄異形成症候群〉··········96
myelodysplastic syndromes［MDS］〈骨髄異形成症候群〉··········94, **96**, **96t**
myelodysplastic/myeloproliferative neoplasms［MDS/MPN］〈骨髄異形成／骨髄増殖性腫瘍〉··········94, **96**
myelofibrosis〈骨髄線維症〉··········93
myeloid and lymphoid neoplasms with eosinophilia and abnormalities of *PDGFRA, PDGFRB* or *FGFR1*〈好酸球増多および *PDGFRA, PDGFRB* または *FGFR1* 異常を伴う骨髄系とリンパ系腫瘍〉··········94, **96**
myeloma kidney〈骨髄腫腎〉··········103
myeloperoxidase［MPO］〈ミエロペルオキシダーゼ〉··········18, 27
myeloproliferative neoplasms［MPN］〈骨髄増殖性腫瘍〉··········**95t**, 94, **95**
myocardial infarction〈心筋梗塞〉··········54, 82, **83**, **83f**, **84f**
myocarditis〈心筋炎〉··········32
myofibroblastic tumor〈筋線維芽細胞性腫瘍〉··········201
myoglobin〈ミオグロビン〉··········156
myoma delivery〈筋腫分娩〉··········169
myoma of the uterus〈子宮筋腫〉··········**169**
myopathy〈ミオパチー〉··········199, **199t**
myotonic dystrophy［MD］〈筋緊張性ジストロフィー〉··········71
myxedema〈粘液水腫〉··········185

N

NA［neuraminidase］〈ノイラミニダーゼ〉·········31
Na＋ポンプ機能··········4
Na+ 貯留··········190
NAFLD［non-alcoholic fatty liver disease］〈非アルコール性脂肪性肝疾患〉··········146
NAP［neutrophil alkaline phosphatase］〈好中球アルカリフォスファターゼ〉··········95
nasal cavity〈鼻腔〉··········106
nasal polyp〈鼻茸（鼻ポリープ）〉··········107
NASH［non-alcoholic steatohepatitis］〈非アルコール性脂肪性肝炎〉··········**146**
nasopharyngeal carcinoma〈鼻咽頭癌（リンパ上皮腫）〉··········**108**, **108f**
natural killer cell［NK cell］〈ナチュラルキラー細胞〉··········19, 27, **38**
NBTE［nonbacterial thrombotic endocarditis］〈非細菌性血栓性心内膜炎〉··········87
necrosis〈壊死〉··········2, **10**, **10t**, **11f**, 14, 144
necrotizing granulomatous inflammation〈壊死性肉芽腫性炎〉··········107
necrotizing keratitis〈壊死性角膜炎〉··········230
necrotizing vasculitis〈壊死性血管炎〉··········43, 107, **161**, 219
necrotizing〈壊死性〉··········**19**
Neisseria meningitidis〈髄膜炎菌〉··········210
nematode〈線虫類〉··········33
neonatal hepatitis［NH］〈新生児肝炎〉··········**145**
(neonatal) respiratory distress syndrome［RDS］〈(新生児)呼吸窮迫症候群〉··········**115**, 122
neoplasm〈腫瘍，新生物〉··········55, **119**
nephritis〈腎炎〉··········158
nephroblastoma［Wilms tumor］〈腎芽腫（ウィルムス腫瘍）〉··········**163**
nephrogenic diabetes insipidus〈腎性尿崩症〉···183
nephron〈ネフロン〉··········156
nephropathy〈腎症〉··········**158**, 160
nephrosis〈ネフローシス，ネフローゼ〉···111, **158**
nephrotic syndrome〈ネフローゼ症候群〉··········158
neural tube〈神経管〉··········212
neural tumor〈神経性腫瘍〉··········**136**
neuraminidase［NA］〈ノイラミニダーゼ〉·········31
neurilemmoma〈神経鞘腫〉··········136, **213**, **213f**, 216

neurinoma〈神経鞘腫〉··········136, **213**, **213f**, 216
neuroblastoma〈神経芽細胞腫〉··········191, **191**
neurocutaneous syndrome〈神経皮膚症候群〉··········222
neurodegenerative diseases〈神経変性疾患〉··········**211**
neuroendocrine cell〈神経内分泌細胞〉··········**121**, 142
neuroendocrine marker〈神経内分泌マーカー〉··········121
neuroendocrine tumor〈神経内分泌腫瘍〉··········**120**
neuroendocrine〈神経内分泌〉··········120
neuroepithelial cell〈神経上皮細胞〉··········212
neuroepithelial tumor〈神経上皮性腫瘍〉··········**212**, **213**
neurofibroma〈神経線維腫〉··········**213**
neurofibromatosis〈神経線維腫症〉··········71, 222
neurogenic bladder〈神経(原)因性膀胱〉···162, **164**
neurogenic shock〈神経原性ショック〉··········53
neuroglia〈神経膠細胞〉··········203, **203t**
neurologic disorder〈神経症状〉··········42
neuron〈神経細胞〉··········203, **204f**
neuronal cell body〈神経細胞体〉··········203
neuronal cell damage〈神経細胞傷害〉··········204
neuropathy〈神経症〉··········160
neutralizing antibody〈中和抗体〉··········27
neutrophil alkaline phosphatase［NAP］〈好中球アルカリフォスファターゼ〉··········95
neutrophil〈好中球〉··········**18**
neutrophilia〈好中球増加症〉··········**18**, 93
nevocellular nevus〈母斑細胞性母斑(真皮内母斑)〉··········222, **222f**
nevus cell〈母斑細胞〉··········222
nevus pigmentosus〈色素性母斑〉··········222
nevus〈母斑〉··········**221**, **221t**
new variant Creutzfeldt-Jacob disease〈新変異型クロイツフェルト・ヤコブ病〉··········**216**
NH［neonatal hepatitis］〈新生児肝炎〉··········**145**
NIDDM［non-insulin-dependent diabetes mellitus］〈インスリン非依存性糖尿病〉··········191
Nikolsky phenomenon〈ニコルスキー現象〉··········228
nipple discharge〈乳頭分泌〉··········178
Nissl granule〈ニッスル顆粒〉··········204
NK cell［natural killer cell］〈ナチュラルキラー細胞〉··········19, 27, **38**
NK-cell lymphoma〈NK 細胞リンパ腫〉··········**104**
NLPHL［nodular lymphocyte-predominant Hodgkin lymphoma］〈結節性リンパ球優位型ホジキンリンパ腫〉··········105
nodular fasciitis〈結節性筋膜炎〉··········202
nodular glomerulosclerosis〈結節性糸球体硬化症〉··········160, **160f**
nodular goiter〈結節性甲状腺腫〉··········184
nodular lymphocyte-predominant Hodgkin lymphoma［NLPHL］〈結節性リンパ球優位型ホジキンリンパ腫〉···105
nodular sclerosis classical Hodgkin lymphoma (grade1 and 2)［NSCHL］〈結節硬化型〉·········105
non-alcoholic fatty liver disease［NAFLD］〈非アルコール性脂肪性肝疾患〉··········146
non-alcoholic steatohepatitis［NASH］〈非アルコール性脂肪性肝炎〉··········**146**
non-caseating granuloma〈非乾酪壊死性肉芽腫〉··········140
non-endemic［sporadic］Burkitt lymphoma〈非流行型バーキットリンパ腫〉··········103
non-epithelial〈非上皮性〉··········57
non-gestational choriocarcinoma〈非妊娠性絨毛癌〉··········175
non-Hodgkin lymphoma〈非ホジキンリンパ腫〉··········101
non-insulin-dependent diabetes mellitus［NIDDM］〈インスリン非依存性糖尿病〉··········191
non-purulent pleuritis〈非化膿性胸膜炎〉··········123
non-seminomatous germ cell tumor〈非セミノーマ性胚細胞腫瘍〉··········168
non-solid type(por2)〈非充実型〉··········135
nonbacterial thrombotic endocarditis［NBTE］〈非細菌性血栓性心内膜炎〉··········87

外国語索引　N〜P

noninvasive carcinoma〈非浸潤癌〉……**178**, 179
noninvasive ductal carcinoma〈非浸潤性乳管癌〉
………………………179
noninvasive lobular carcinoma〈非浸潤性小葉癌〉
………………………179
nonprotein nitrogen [NPN]〈非タンパク性窒素〉
………………………73
nonspecific interstitial pneumonia [NSIP]〈非特異的
間質性肺炎〉……………115
nonspecific lymphadenitis〈非特異的リンパ節炎〉
………………………**100**
nonsteroidal anti-inflammatory drugs [NSAIDs]
〈非ステロイド系抗炎症薬〉131
nontuberculous mycobacterial disease
〈非結核性抗酸菌症〉……**117**
norepinephrine〈ノルエピネフリン〉………190
normal flora〈正常微生物叢〉………25
normal-tension glaucoma〈正常圧緑内障〉………231
nosocomial pneumonia〈院内肺炎〉………106
NPN [nonprotein nitrogen]〈非タンパク性窒素〉
………………………73
NSAIDs [nonsteroidal anti-inflammatory drugs]
〈非ステロイド系抗炎症薬〉131
NSCHL [nodular sclerosis classical Hodgkin
lymphoma(grade1 and 2)]〈結節硬化型〉……105
NSIP [nonspecific interstitial pneumonia]
〈非特異的間質性肺炎〉………115
nuclear fragmentation〈核断片化〉………10
nuclear groove〈核溝〉………186
nucleus pulposus〈髄核〉………197
nummular dermatitis〈貨幣性皮膚炎〉………217
nutmeg liver〈にくずく肝〉………51, *51f*
nutritional disorders〈栄養障害〉………2

O
OA [osteoarthrosis]〈変形性関節症〉………**195**
OAF [osteoclast-activating factor]
〈破骨細胞活性化因子〉………104
obesity〈肥満〉………73
obliterating arteritis〈閉塞性動脈炎〉………43
obliterating vasculitis〈閉塞性血管炎〉………219
obstructing stone………150
obstruction〈閉塞〉………58
obstructive lung disease〈閉塞性肺疾患〉……**109**, *109t*
occult cancer〈オカルト癌〉………67
ODC deficiency [ornithine transcarbamylase
deficiency]〈オルニチントランスカルバミラーゼ
欠損症〉………71
odontogenic tumor〈歯原性腫瘍〉………127
oligodendrocyte〈オリゴデンドロサイト，乏突起膠
細胞〉………**203**, 205
oligospermia〈乏精子症〉………166
oliguria〈乏尿〉………156
olivoponto-cerebellar atrophy [OPCA]
〈オリーブ・橋・小脳萎縮症〉………216
oma〈〜腫〉………57
omphalomesenteric duct〈卵黄腸管〉……………
oncocyte〈オンコサイト〉………12, **128**
oncogene〈癌遺伝子〉………**63**, *63t*
oncology〈腫瘍学〉………55
OPCA [olivoponto-cerebellar atrophy]
〈オリーブ・橋・小脳萎縮症〉………216
open-angle glaucoma〈開放隅角緑内障〉………231
opportunistic infection〈日和見感染(症)〉
………25, **28**, *28f*, 33, 34, 106, 117, 118
opsonin〈オプソニン〉………37
opsonization〈オプソニン作用〉………37
optic nerve atrophy〈視神経萎縮〉………232
optic neuropathy〈視神経症〉………**232**
oral candidiasis〈口腔カンジダ症〉………125
oral cavity〈口腔〉………125
oral moniliasis〈口腔カンジダ症〉………125
oral ulcers〈口腔内潰瘍〉………42
organ-nonspecific autoimmune disease
〈臓器非特異的自己免疫疾患〉………41, *41t*
organ-specific autoimmune disease

〈臓器特異的自己免疫疾患〉………41, *41t*
organization〈器質化〉………47, 112, 114
organizing pneumonia〈器質化肺炎〉………114
organoid nevus〈類器官母斑〉………226
organoid structure〈類器官構造〉………120
origin of tumor〈発生母地〉………**58**
ornithine transcarbamylase deficiency [ODC
deficiency]〈オルニチントランスカルバミラーゼ
欠損症〉………71
osseous tissue〈骨組織〉………194
ossifying fibromyxoid tumor
〈骨化性線維粘液性腫瘍〉………201
osteitis fibrosa cystica〈線維性嚢胞性骨炎〉……187
osteoarthrosis [OA]〈変形性関節症〉………**195**
osteochondrodystrophy〈軟骨異栄養症〉………71
osteoclast-activating factor [OAF]
〈破骨細胞活性化因子〉………104
osteoclast〈破骨細胞〉………18
osteogenesis imperfecta〈骨形成不全症〉
………71, 194, **198**
osteogenic sarcoma〈骨原性肉腫〉………**198**
osteoid〈類骨〉………198
osteoma〈骨腫〉………58
osteomalacia〈骨軟化症〉………155, 194, **198**, *198t*
osteoporosis〈骨粗鬆症〉………194, **195**, *195f*, 198
osteosarcoma〈骨肉腫〉………58, **198**, 201
otitis media〈中耳炎〉………**233**
otorrhea〈耳漏〉………**233**, 234
ovarian dysfunction〈卵巣機能不全症〉……**169**, *169t*
ovarian pregnancy〈卵巣妊娠〉………175
ovarian tumor〈卵巣腫瘍〉………**172**, *173f*, *172t*
overlap syndrome〈オーバーラップ症候群〉……42
ovulation〈排卵〉………169
owl eye〈フクロウの目〉………30
oxidative phosphorylation〈酸化的リン酸化〉……4
oxygen deprivation〈酸素欠乏〉………2, **4**

P
Paget cell〈パジェット細胞〉………179
Paget disease〈パジェット病〉
………178, **179**, *180f*, 226
palisading arrangement〈柵状配列〉………213
pancreatic calculus〈膵石〉………153
pancreatic carcinoma〈膵癌〉………**153**
pancreatic cyst〈膵嚢胞〉………**153**
pancreatic cystic fibrosis〈膵嚢胞線維症〉………153
pancreatic ductal carcinoma〈膵管癌〉………153
pancreatic islet〈膵島〉………152
pancreatitis〈膵炎〉………**152**
pancytopenia〈汎血球減少症〉………93, 96, 98
panhypopituitarism [PHP]
〈汎下垂体機能低下症〉………182, **182**
panlobular emphysema〈汎小葉型肺気腫〉**109**, 110
pannus trachomatosus〈トラコーマ・パンヌス〉
………………230
pannus〈パンヌス〉………196
panperitonitis〈汎発性腹膜炎〉………138
pap [papillary adenocarcinoma]〈乳頭腺癌〉……135
papilla of Vater〈ファーター乳頭〉………152
papillary adenocarcinoma [pap]〈乳頭腺癌〉……135
papillary adenoma〈乳頭状腺腫〉………58
papillary carcinoma〈乳頭癌〉………**185**, 186
papillary renal cell carcinoma〈乳頭状腎細胞癌〉
………………163
papilledema, choked disk〈うっ血乳頭〉………**232**
papilloma〈乳頭腫〉………**107**
papillotubular carcinoma〈乳頭腺管癌〉………179
paracortex〈傍皮質〉………100
paraesophageal hernia〈傍食道ヘルニア〉………129
parainfluenza virus [PIV]
〈パラインフルエンザウイルス〉………107
parakeratosis〈錯角化〉………**126**, 221
paranasal sinus〈副鼻腔〉………106
paraneoplastic syndrome〈腫瘍随伴症候群〉
………**66**, *66t*
parasite〈寄生虫〉………33

parathyroid adenoma〈副甲状腺腺腫〉………187
parathyroid cancer〈副甲状腺癌〉………**188**
parathyroid hormone-related protein(peptide)
〈副甲状腺ホルモン関連タンパク(ペプチド)〉66
parathyroid hormone [PTH]〈副甲状腺ホルモン〉
………………187
parenchymal cell〈実質細胞〉………57
Parkinson disease〈パーキンソン病〉………**211**
Parkinsonism〈パーキンソン症候群〉………**211**
paroxysmal nocturnal hemoglobinuria
〈発作性夜間血色素尿症〉………93
partial hydatidiform mole〈部分胞状奇胎〉………175
patent ductus arteriosus [PDA]〈動脈管開存症〉
………………**87**
pathogen〈病原体〉………25
pathogenicity〈病原性〉………25
pathologic calcification〈病的石灰化〉………80
pathological adaptation〈病的適応〉………7, *7f*
pathological fracture〈病的骨折〉………104, **194**
pathological hyperplasia〈病的増殖〉………8
pathological proliferation〈病的増殖〉………56
pauci-immune glomerulonephritis
〈微量免疫型糸球体腎炎〉………161
PC [pheochromocytoma]〈褐色細胞腫〉
………187, **190**, *190f*
PCK [polycystic kidney]〈多発性嚢胞腎〉
………162, *163f*
PCP [Pneumocystis pneumonia]
〈ニューモシスチス肺炎〉………**118**
PCR [polymerase chain reaction]法………101
PDA [patent ductus arteriosus]
〈動脈管開存症〉………**87**
Pel-Ebstein fever〈ペル・エプスタイン発熱〉……104
pelvic inflammatory disease [PID]
〈骨盤内炎症性疾患〉………**174**
pemphigus erythematosus〈紅斑性天疱瘡〉……220
pemphigus foliaceus〈落葉性天疱瘡〉………220
pemphigus vegetans〈増殖性天疱瘡〉………220
pemphigus vulgaris〈尋常性天疱瘡〉………220
penetrating ulcer〈穿通性潰瘍〉………132
peptic ulcer〈消化性潰瘍〉………**132**
perforating ulcer〈穿孔性潰瘍〉………132
pericytic(perivascular)tumor
〈血管周皮細胞性腫瘍〉………201
perineural invasion〈神経周囲浸潤〉………153
periodic acid-Schiff reaction〈PAS反応〉………120
periodic acid-Schiff stain〈PAS染色〉………153
periodic paralysis [PP]〈周期性四肢麻痺〉………**200**
periodontal pocket〈歯周嚢〉………127
periodontitis〈歯周炎〉………**127**
peripheral zone [PZ]〈辺縁域〉………167
periproctal abscess〈肛門周囲膿瘍〉………137
peritoneal carcinomatosis〈腹膜癌腫症〉………134
peritoneal pregnancy〈腹膜妊娠〉………175
peritonitis carcinomatosa〈癌性腹膜炎〉………134
perityphlic abscess〈盲腸周囲膿瘍〉………138
pernicious anemia〈悪性貧血〉………132
peroxidase [PO]染色〈ペルオキシダーゼ染色〉
………………97
persistent trophoblastic disease [PTD]
〈存続絨毛症〉………**174**, 175
PERT [pertussis]〈百日咳〉………**32**
pertussis [PERT]〈百日咳〉………**32**
petechia〈点状出血〉………50
Peutz-Jeghers syndrome
〈ポイツ-ジェガース症候群〉………133
Peyer's patches〈パイエル板〉………139
PgR [progesterone receptor]
〈プロゲステロン受容体〉………179
PH [pulmonary hypertension]〈肺高血圧症〉
………87, **112**, *112t*
Ph¹ [Philadelphia chromosome]
〈フィラデルフィア染色体〉………95, *95f*
phacomatosis〈母斑症〉………**222**, *222t*
phagocytosis〈(貪)食作用〉………16, 27
pharyngoconjunctival fever〈咽頭結膜熱〉………**35**

pharynx〈咽頭〉………………………………106

phenylketonuria［PKU］〈フェニルケトン尿症〉71

pheochromocytoma［PC］〈褐色細胞腫〉
　………………………………187, *190*, *190f*

Philadelphia chromosome［Ph¹］
　〈フィラデルフィア染色体〉…… 65, 95, *95f*

phlegmon〈蜂窩織炎（蜂巣炎）〉……… 19, **228**

phlegmone〈フレグモーネ〉…………………19

phospholipid〈リン脂質〉……………………75

phosphorus metabolism disorder〈リン代謝異常〉
　……………………………………………**80**

photosensitivity〈光線過敏症〉……………42

phototoxic reaction〈光毒性反応〉………220

PHP［panhypopituitarism］〈汎下垂体機能低下症〉
　…………………………………………**182**

phyllodes tumor〈葉状腫瘍〉……………*179*

physical agents〈物理的要因〉………………2

physical barrier〈物理的バリア〉…………**27**

physical stimuli〈物理的刺激〉……………16

physiological adaptation〈生理的適応〉……7

physiological hyperplasia〈生理的過形成〉…8

physiological proliferation〈生理的増殖〉…56

physiological regeneration〈生理的再生〉…21

pia mater〈硬膜〉…………………………205

Pick body〈ピック小体，ピック嗜銀球〉**205**, 211

Pick disense〈ピック症〉…………………211

PID［pelvic inflammatory disease］
　〈骨盤内炎症性疾患〉…………………*174*

PIE［pulmonary infiltration of eosinophil］
　syndrome〈PIE 症候群〉………………118

piecemeal necrosis〈ピースミール壊死〉…144

pigment〈色素〉………………………………13

pigmented nevus〈色素性母斑〉……………58

pigmented villonodular synovitis［PVNS］
　〈色素性絨毛結節性滑膜炎〉…………**195**

pilomatrixoma〈毛母腫〉…………………226

pitting edema〈圧痕浮腫〉…………………90

pituitary adenoma〈下垂体腺腫〉……182, *182*

pituitary dwarfism〈下垂体性小人症〉……182

pityriasis rosea Gibert〈ジベルばら色粃糠疹〉**221**

PIV［parainfluenza virus］
　〈パラインフルエンザウイルス〉………107

PIVKA-Ⅱ………………………………………148

PKU［phenylketonuria］〈フェニルケトン尿症〉71

placental site trophoblastic tumor［PSTT］
　〈胎盤着床部栄養膜細胞性腫瘍〉… *174*, 175

plasma cell〈形質細胞〉……………………**19**

Plasmodium falciparum〈熱帯熱マラリア原虫〉34

Plasmodium vivax〈三日熱マラリア原虫〉…34

platelet thrombus〈血小板血栓〉…………99

pleomorphic adenoma〈多形性腺腫（多形腺腫）〉
　………………………………58, *128*, *128f*

pleomorphism〈多形性〉……………………60

pleural carcinomatosis〈胸膜癌腫症〉……123

pleural effusion〈胸水貯留〉………………123

pleuritis carcinomatosa〈癌性胸膜炎〉……123

pleuritis〈胸膜炎〉…………………………123

plexiform lesion〈叢状病巣〉…………113, *113f*

PMD［progressive muscular dystrophy］
　〈進行性筋ジストロフィー症〉………**199**

PN［polyarteritis nodosa］〈結節性多発動脈炎〉
　……………………………………43, 161, 219

PNET［primitive neuroectodermal tumor］
　〈未熟神経外胚葉腫瘍〉………………199

　――group〈PNET 群〉………………**199**

pneumocephalus〈気脳症〉………………209

Pneumococcus〈肺炎球菌〉………114, 197, 210

pneumoconiosis〈塵肺（症）〉………*117*, *117t*

Pneumocystis jirovecii………………………118

Pneumocystis pneumonia［PCP］
　〈ニューモシスチス肺炎〉……………*118*

pneumomediastinum〈縦隔気腫〉………*124*

pneumonia〈肺炎〉…………………………113

pneumonitis〈肺臓炎〉…………………113, *114*

PO［peroxidase］染色〈ペルオキシダーゼ染色〉
　……………………………………………**97**

podocyte〈タコ足細胞〉……………………158

podocyte〈足細胞〉…………………………158

point mutation〈点変異〉……………………72

point of no return〈不可逆点〉……………54

polyarteritis nodosa［PN］〈結節性多発動脈炎〉
　……………………………………**43**, 161, 219

polyarteritis〈多発動脈炎〉………………*161*

polycystic kidney［PCK］〈多発性嚢胞腎〉
　………………………………………*162*, *163f*

polycythemia vera［PV］
　〈真性赤血球増加症（真性多血症）〉…**95**

polymerase chain reaction［PCR］法……101

polymyositis〈多発（性）筋炎〉…………**200**

polyneuritis〈多発神経炎〉…………………32

polyposis〈ポリポーシス〉………………133

POMC［pro-opiomelanocortin］
　〈プロオピオメラノコルチン〉………188

poorly differentiated adenocarcinoma［por］
　〈低分化腺癌〉…………………………135

poorly differentiated squamous cell carcinoma
　〈低分化型扁平上皮癌〉…………………60

poorly differentiated〈低分化〉……………60

por［poorly differentiated adenocarcinoma］
　〈低分化腺癌〉…………………………135

portal hypertension〈門脈圧亢進症〉… 143, *143f*, 147

portal vein〈門脈〉…………………………143

posterior longitudinal ligament〈後縦靱帯〉……197

posthepatic〈肝後性〉………………………143

postrenal azotemia〈腎後性窒素血症〉……73

postrenal〈腎後性〉………………………156

poststreptococcal acute glomerulonephritis
　［PSAGN］〈溶血性連鎖球菌感染後糸球体腎炎〉
　…………………………………………**159**

poxvirus〈ポックスウイルス〉……………30

PP［periodic paralysis］〈周期性四肢麻痺〉**200**

precancerous lesion〈前癌病変〉… *60*, *60t*, 119, 126

precipitation reaction〈沈降反応〉…………37

precursor B-cell/T-cell neoplasms
　〈前駆 B／T 細胞腫瘍〉……………………**101**

precursor B-lymphoblastic leukemia/lymphoma
　〈前駆 B リンパ芽球性白血病／リンパ腫〉……101

precursor T-lymphoblastic leukemia/lymphoma
　〈前駆 T リンパ芽球性白血病／リンパ腫〉……101

prehepatic〈肝前性〉………………………143

preinvasive lesion〈前浸潤性病変〉………*119*

prerenal〈腎前性〉…………………………156

prerenalazotemia〈腎前性窒素血症〉………73

prevention of infection〈感染防止〉………36

prickle cell carcinoma〈有棘細胞癌〉……**224**

primary aldosteronism〈原発性アルドステロン症〉
　…………………………………………**190**

primary amyloidosis
　〈原発性（一次性）アミロイドーシス〉…74

primary complex〈初期変化群〉…………116

primary glaucoma〈原発緑内障〉…………231

primary glomerular disease〈原発性糸球体疾患〉
　…………………………………………**157**

primary glomerulonephritis〈原発性糸球体腎炎〉
　………………………………………157, *157t*

primary hyperparathyroidism
　〈原発性副甲状腺機能亢進症〉………**187**

primary lesion〈原発巣〉……………………61

primary liver cancer〈原発性肝癌〉……*148*

primary macroglobulinemia（Waldenström）
　〈原発性マクログロブリン血症〉………**98**

primary myelofibrosis〈原発性骨髄線維症〉…**95**

primary pulmonary hypertension
　〈原発性肺高血圧症〉…………………112

primary reninism〈原発性レニン症〉……190

primary testicular deficiency〈原発性精巣機能不全〉
　…………………………………………166

primary〈原発性〉……………………………75

primitive neuroectodermal tumor［PNET］
　〈未熟神経外胚葉腫瘍〉………………199

prion disease〈プリオン病〉……………**215**

PRL［prolactin］〈プロラクチン〉………183

pro-opiomelanocortin［POMC］
　〈プロオピオメラノコルチン〉………188

progesterone receptor［PgR］
　〈プロゲステロン受容体〉……………179

progesterone〈プロゲステロン〉…………169

progression to chronic inflammation
　〈慢性炎症への進展〉…………………**20**

progression〈プログレッション〉…………65

progressive muscular dystrophy［PMD］
　〈進行性筋ジストロフィー症〉………**199**

progressive primary tuberculosis
　〈進行性一次結核〉……………………116

progressive systemic sclerosis［PSS］
　〈進行性全身性硬化症〉………………161

prolactin［PRL］〈プロラクチン〉………183

prolactinoma〈プロラクチン産生腫瘍〉…183

promotion〈プロモーション〉……………65

properdin〈プロペルジン〉…………………39

propionic acidemia〈プロピオン酸血症〉…71

prostatic cancer〈前立腺癌〉……………*167*

protein〈タンパク質〉………………………13

proteinase-3 ANCA［C-ANCA］…………107

Proteus〈プロテウス属〉…………………114

proto-oncogene〈癌原遺伝子，プロトオンコジン〉
　……………………………………………*63*, 65

protoplasmic astrocytoma〈原形質性星細胞腫〉
　…………………………………………212

protozoa〈原虫〉………………………………34

protozoan infection〈原虫感染症〉………**34**

pruritus cutaneus〈皮膚掻痒症〉…………**219**

pruritus〈掻痒症〉………………………**219**

PSAGN［poststreptococcal acute glomerulonephritis］
　〈溶血性連鎖球菌感染後糸球体腎炎〉…**159**

psammoma body〈砂粒体，砂粒小体〉…**80**, 214

pseudogout〈偽痛風〉…………………**196**, *196f*

pseudohypoparathyroidism
　〈偽性副甲状腺機能低下症〉…………188

pseudolobule〈偽小葉〉……………………147

pseudomembranous colitis〈偽膜性大腸炎〉
　………………………………………25, 138, *138f*

Pseudomonas aeruginosa〈緑膿菌〉………114

psoriasis vulgaris〈尋常性乾癬〉………**221**

psoriasis〈乾癬〉………………………219, **221**

PSS［progressive systemic sclerosis］
　〈進行性全身性硬化症〉………………161

PSTT［placental site trophoblastic tumor］
　〈胎盤着床部栄養膜細胞性腫瘍〉…**174**, 175

PTD［persistent trophoblastic disease］
　〈存続絨毛症〉…………………………**174**, 175

PTH［parathyroid hormone］〈副甲状腺ホルモン〉
　…………………………………………187

ptosis〈眼瞼下垂〉…………………………200

puerperal endometritis〈産褥性子宮内膜炎〉…173

puerperal period〈産褥期〉………………173

pulmonary asbestosis〈アスベスト肺〉…117

pulmonary congestion〈肺うっ血〉………111

pulmonary edema〈肺水腫〉……**111**, *111f*, 156, 157

pulmonary embolism〈肺塞栓症〉…… 51, **112**

pulmonary emphysema〈肺気腫〉…… 109, *110f*

pulmonary fibrosis〈肺線維症〉…………118

pulmonary hypertension［PH］〈肺高血圧症〉
　………………………………87, **112**, *112t*

pulmonary infiltration of eosinophil［PIE］syndrome
　〈PIE 症候群〉…………………………118

pulmonary sequestration〈肺分画症〉…**123**

pulmonary stenosis〈肺動脈弁狭窄症〉……51

pulmonary suppuration〈肺化膿症〉……**117**

pulmonary talcosis〈タルク肺（滑石肺）〉…117

pulmonary tuberculosis〈肺結核症〉……**116**

pulpitis〈歯髄炎〉…………………………127

pulseless disease〈脈なし病〉……………89

punched-out appearance〈打抜き像〉……104

pure red-cell aplasia〈赤芽球癆〉…………93

Purkinje cell〈プルキンエ細胞〉…………48

purpura nephritis〈紫斑病性腎炎〉………*162*

purpura〈紫斑〉……………………………50

外国語索引　P〜S

purulence〈化膿〉… **28**
purulent meningitis〈化膿性髄膜炎〉… 210
purulent pleuritis〈化膿性胸膜炎〉… 123
purulent sputum〈膿性痰〉… 110
pus〈膿〉… **19**, 28
pustular disorder〈膿疱性疾患〉… **220**
pustulosis palmoplantaris〈掌蹠膿疱症〉… **221**
putaminal hemorrhage〈被殻出血〉… 209
PV [polycythemia vera]
　〈真性赤血球増加症(真性多血症)〉… **95**
PVNS [pigmented villonodular synovitis]
　〈色素性絨毛結節性滑膜炎〉… **195**
pyelonephritis〈腎盂腎炎〉… **162**
pyknosis〈核濃縮〉… **10**, 203, 204
pyometra〈子宮留膿症〉… 173
pyothorax〈膿胸〉… 123
pyrexia〈発熱〉… 16
PZ [peripheral zone]〈辺縁域〉… 167

Q

Q fever〈Q熱〉… 33

R

RA [refractory anemia]〈不応性貧血〉… 96
RA [rheumatoid arthritis]〈関節リウマチ〉
　… 23, 127, **196**, *197f*
rabies virus〈狂犬病ウイルス〉… 30
radiation carcinogenesis〈放射線発癌〉… 63
radiation pneumonitis〈放射線肺(臓)炎〉… **118**
RAEB-1 [refractory anemia with excess blasts-1]
　〈芽球増加を伴う不応性貧血 -1〉… 96
RAEB-2 [refractory anemia with excess blasts-2]
　〈芽球増加を伴う不応性貧血 -2〉… 96
ragged-red fiber〈赤色ぼろ線維〉… 200
rapidly progressive glomerulonephritis [RPGN]
　〈急速進行性糸球体腎炎〉… **158**
RARS [refractory anemia with ring sideroblasts]
　〈環状鉄芽球を伴う不応性貧血〉… 96
RAS [Rokitansky-Aschoff sinus]
　〈ロキタンスキー-アショフ洞〉… 151
Rathke pouch〈ラトケ嚢〉… 214
Raynaud phenomenon〈レイノー現象〉… 42, **89**
RB [retinoblastoma]〈網膜芽細胞腫〉
　… 64, 71, **233**, *233f*
RCC [renal cell carcinoma]〈腎細胞癌〉… 58, **163**
RCFS [red cell fragmentation syndrome]
　〈赤血球破砕症候群〉… 99
RCM [restrictive cardiomyopathy]
　〈拘束型心筋症〉… **85**
RCMD [refractory cytopenia with multilineage
　dysplasia]
　〈多系統の異形成を伴う不応性血球減少症〉… 96
RCUD [refractory cytopenias with unilineage
　dysplasia]
　〈1系統の異形成を伴う不応性血球減少症〉… 96
RDS [(neonatal) respiratory distress syndrome]
　〈(新生児)呼吸窮迫症候群〉… **115**, 122
re-entry〈リエントリー〉… 88
reactive oxygen species〈活性酸素種〉… 5
rearrangement〈再構成〉… 102
recanalization〈再疎通〉… **47**, 112
reciprocal translocation〈相互転座〉… 65
red cell fragmentation syndrome [RCFS]
　〈赤血球破砕症候群〉… 99
red dead neuron(eosinophilic)〈赤色死ニューロン〉… 203
red thrombus〈赤色血栓〉… 46
Reed-Sternberg [RS] cell
　〈リード・ステルンベルグ細胞〉… 104
reemerging infectious disease〈再興感染症〉… 116
reflux esophagitis〈逆流性食道炎〉… **129**
reflux nephropathy〈逆流性腎症〉… 165
refractory anemia with excess blasts-1 [RAEB-1]
　〈芽球増加を伴う不応性貧血 -1〉… 96
refractory anemia with excess blasts-2 [RAEB-2]
　〈芽球増加を伴う不応性貧血 -2〉… 96
refractory anemia with ring sideroblasts [RARS]

〈環状鉄芽球を伴う不応性貧血〉… 96
refractory anemia [RA]〈不応性貧血〉… 96
refractory cytopenia with multilineage dysplasia
　[RCMD]
　〈多系統の異形成を伴う不応性血球減少症〉… 96
refractory cytopenias with unilineage dysplasia
　[RCUD]
　〈1系統の異形成を伴う不応性血球減少症〉… 96
refractory neutropenia [RN]〈不応性好中球減少症〉
　… 96
refractory thrombocytopenia [RT]
　〈不応性血小板減少症〉… 96
regeneration〈再生〉… **19, 21**, 143
regional ileitis〈限局性回腸炎〉… 140
regurgitation〈逆流症〉… 86
remodeling〈再造形〉… 194
renal amyloidosis〈腎性アミロイドーシス〉… **160**
renal anemia〈腎性貧血〉… 157
renal cell carcinoma [RCC]〈腎細胞癌〉… 58, **163**
renal disorder〈腎障害〉… 42
renal failure〈腎不全〉… **155**
renal hypertension〈腎性高血圧〉… 156, **157**
renal transplantation〈腎移植〉… 156
renal〈腎性〉… 156
renin-angiotensin system
　〈レニン-アンギオテンシン系〉… 190
renin-angiotensin-aldosterone system〈レニン-アン
　ギオテンシン-アルドステロン系〉… 52, **54**, 155
repair〈修復〉… 20
reperfusion injury〈心筋の再灌流障害〉… 53
resolution〈融解〉… 114
respiratory syncytial virus〈RSウイルス〉… 109
resting tremor〈静止時振戦〉… 211
restrictive cardiomyopathy [RCM]〈拘束型心筋症〉
　… **85**
retinal artery occlusion〈網膜動脈閉塞症〉… **232**
retinal detachment〈網膜剥離〉… **231**
retinal vein occlusion〈網膜静脈閉塞症〉… **232**
retinitis pigmentosa〈網膜色素変性症〉… 71
retinoblastoma [RB]〈網膜芽細胞腫〉
　… 64, 71, **233**, *233f*
retinocerebellar angiomatosis〈網膜小脳血管腫症〉
　… 222
retinopathy〈網膜症〉… 160
retrograde degeneration〈逆行性変性〉… 204
retrovirus〈レトロウイルス〉… 34
reverse transcriptase〈逆転写酵素〉… 34
reversible〈可逆的〉… 10
RF [rheumatoid factor]〈リウマトイド因子〉… 196
rhabdomyolysis〈横紋筋融解症〉… 156
rhabdomyoma〈横紋筋腫〉… **58**, 201
rhabdomyosarcoma〈横紋筋肉腫〉… **58**, 201
rhegmatogenous retinal detachment
　〈裂孔原性網膜剥離〉… 231
rheumatic fever〈リウマチ熱〉… 24, 86
rheumatic nodule〈リウマチ結節〉… 196
rheumatoid arthritis [RA]〈関節リウマチ〉
　… 23, 127, **196**, *197f*
rheumatoid factor [RF]〈リウマトイド因子〉… 196
rheumatoid nodule〈リウマチ結節〉… **23**
ribonucleoprotein [RNP]〈リボ核タンパク〉
　… **42**, 161
rickets〈くる病〉… 164, **198**, *198t*
rickettsia〈リケッチア〉… 33
rickettsial infection〈リケッチア感染症〉… **33**, *33t*
right-left shunt〈右左絡〉… 87
right-sided heart failure〈右心不全〉… 51
right-sided heart failure〈右心不全と左心不全〉… *51f*
risk factor〈リスクファクター〉… 175
Ritter disease〈リッター病〉… 228
RN [refractory neutropenia]〈不応性好中球減少症〉
　… 96
RNP [ribonucleoprotein]〈リボ核タンパク〉
　… **42**, 161
Rocky mountain spotted fever〈ロッキー山紅斑熱〉
　… 33

Rokitansky-Aschoff sinus [RAS]
　〈ロキタンスキー-アショフ洞〉… **151**
rose〈丹毒〉… **228**
rosette-like arrangement〈花冠状配列〉… 213
rosette-like〈ロゼット様〉… 120
rosette〈ロゼット〉… **191**, 233
rotatory vertigo〈回転性めまい〉… 234
rouleau formation〈連銭形成〉… 98
RPGN〈急速進行性腎炎〉… 161
RS [Reed-Sternberg] cell
　〈リード・ステルンベルグ細胞〉… 104
RT [refractory thrombocytopenia]
　〈不応性血小板減少症〉… 96
rubella cataract〈風疹白内障〉… 231
rubella〈風疹〉… **32**
rubeola〈麻疹〉… **31**
rubor〈発赤〉… 15
Rye syndrome〈ライ症候群〉… 145

S

S-100タンパク… 136
saccular aneurysm〈嚢状動脈瘤〉… **209**
saddle embolism〈鞍状塞栓〉… 112
SAH [subarachnoid hemorrhage]
　〈くも膜下出血〉… **209**
salivary gland〈唾液腺〉… **127**
saponification〈鹸化〉… 152
sarcoid granuloma〈サルコイド肉芽腫〉… **23**
sarcoma〈肉腫〉… **57, 58**
sarcomatous change〈肉腫様変化〉… 130
sarcomatous type〈肉腫型〉… 123
satellitosis〈衛星現象〉… 205
SBE [subacute bacterial endocarditis]
　〈亜急性細菌性心内膜炎〉… **87**
SC [secretory component]〈分泌成分〉… 38
SCA [spinocerebellar ataxia]〈脊髄小脳失調症〉
　… **216**
scarring〈瘢痕化〉… **20, 21**
SCD [sickle cell disease]〈鎌状赤血球症〉… 71
SCD [spinocerebellar degeneration]
　〈脊髄小脳変性症〉… 211, **216**
Schaumann body〈シャウマン小体〉… 23
Schindler分類… 131
Schistosoma haematobium〈ビルハルツ住血吸虫〉
　… 33
Schistosoma japonicum〈日本住血吸虫〉… 33
Schistosoma mansoni〈マンソン住血吸虫〉… 33
schistosomiasis〈住血吸虫症〉… 33
Schnitzler metastasis〈シュニッツラー転移〉
　… **61**, 134
Schwann cell〈シュワン細胞〉… 229
schwannoma〈神経鞘腫〉… 136, **213**, *213f*, 216
scirrhous carcinoma〈硬癌(スキルス)〉… 134, 179
SCLC [small cell lung carcinoma]〈小細胞癌〉
　… **120**, 121
scleroderma renal crisis [SRC]〈強皮症腎クリーゼ〉
　… 161
scleroderma〈強皮症〉… **161**
scrofuloderma〈皮膚腺病〉… 229
SDS [Shy-drager syndrome]
　〈シャイ-ドレーガー症候群〉… 216
sebaceous adenoma〈脂腺腫〉… **226**
sebaceous carcinoma〈脂腺癌〉… **226**
sebaceous gland〈脂腺〉… **225**
sebaceous hyperplasia〈脂腺過形成〉… 226
sebaceous nevus〈脂腺母斑〉… 226
seborrheic dermatitis〈脂漏性皮膚炎〉… **217**
seborrheic keratosis〈脂漏性角化症〉… **224**, *224f*
secondary aldosteronism
　〈続発性アルドステロン症〉… **190**
secondary amyloidosis
　〈続発性(二次性)アミロイドーシス〉… **74**, 75
secondary cancer〈二次性癌〉… 63
secondary glaucoma〈続発緑内障〉… 231
secondary hyperlipidemia〈続発性高脂血症〉… 76
secondary hyperparathyroidism

〈続発性副甲状腺機能亢進症〉⋯⋯⋯ **187**
secondary hypertension 〈二次性高血圧症〉⋯ **91**, **91t**
secondary hypoparathyroidism
　〈続発性副甲状腺機能低下症〉⋯⋯⋯⋯ 188
secondary interstitial pneumonia
　〈続発性間質性肺炎〉⋯⋯⋯⋯⋯⋯⋯ 114
secondary pulmonary hypertension
　〈二次性肺高血圧症〉⋯⋯⋯⋯⋯⋯⋯ 112
secondary tuberculosis 〈二次結核症〉⋯⋯ 116
secretory component [SC] 〈分泌成分〉⋯⋯ 38
secretory otitis media [SOM] 〈滲出性中耳炎〉
　⋯⋯⋯⋯⋯⋯⋯⋯⋯⋯⋯⋯⋯⋯⋯⋯ **233**
sella turcica 〈トルコ鞍〉⋯⋯⋯⋯⋯⋯⋯ 182
seminal vesicle 〈精嚢〉⋯⋯⋯⋯⋯⋯⋯⋯ 166
seminoma 〈精上皮腫，セミノーマ〉⋯⋯ 58, **168**, 214
senile dementia of Alzheimer type
　〈アルツハイマー型老年期認知症〉⋯⋯ 211
senile keratosis 〈老人性角化症〉⋯⋯⋯⋯ **224**
senile osteoporosis 〈老人性骨粗鬆症〉⋯⋯ 195
senile plaque 〈老人斑〉⋯⋯⋯⋯⋯⋯⋯⋯ 211
senile pruritus 〈老人性皮膚搔痒症〉⋯⋯⋯ 219
senile vaginitis 〈老人性腟炎〉⋯⋯⋯⋯⋯ 173
sensitized T cell 〈感作 T 細胞〉⋯⋯⋯⋯⋯ 40
sensory organ 〈感覚器〉⋯⋯⋯⋯⋯⋯⋯⋯ 230
sepsis 〈敗血症〉⋯⋯⋯⋯⋯⋯⋯⋯⋯ 26, **31**
septic shock 〈敗血症性ショック〉⋯⋯⋯ **31**, 53
serositis 〈漿膜炎〉⋯⋯⋯⋯⋯⋯⋯⋯⋯⋯ 42
serous cystadenoma 〈漿液性囊胞腺腫〉⋯ 153
serous papillary cystadenocarcinoma
　〈漿液性乳頭状囊胞腺癌〉⋯⋯⋯⋯⋯⋯ 172
serous pleuritis 〈漿液性胸膜炎〉⋯⋯⋯⋯ 123
serous 〈漿液性〉⋯⋯⋯⋯⋯⋯⋯⋯⋯⋯⋯ **19**
serrated adenoma 〈鋸歯状腺腫〉⋯⋯⋯⋯ 140
Sertoli cell 〈セルトリ細胞〉⋯⋯⋯⋯⋯⋯ 166
serum allergy 〈血清アレルギー〉⋯⋯⋯⋯ 40
serum sickness 〈血清病〉⋯⋯⋯⋯⋯⋯⋯ 40
sex chromosome disorder 〈性染色体異常症〉⋯ 70
sex hormone 〈性ホルモン〉⋯⋯⋯⋯⋯⋯⋯ 64
sexually transmitted disease [STD] 〈性感染症〉
　⋯⋯⋯⋯⋯⋯⋯⋯⋯⋯⋯⋯⋯⋯⋯ 34, **173**
Sézary cell 〈セザリー細胞〉⋯⋯⋯⋯⋯⋯ **104**
Sézary syndrome 〈セザリー症候群〉⋯⋯⋯ **104**
Sheehan syndrome 〈シーハン症候群〉⋯⋯ 183
shock 〈ショック〉⋯⋯⋯⋯⋯⋯⋯ 53, **53f**, **53t**
shunt 〈短絡〉⋯⋯⋯⋯⋯⋯⋯⋯⋯⋯⋯⋯ 87
Shy-drager syndrome [SDS]
　〈シャイ-ドレーガー症候群〉⋯⋯⋯⋯⋯ 216
SIADH [syndrome of inappropriate secretion of
　antidiuretic hormone]
　〈抗利尿ホルモン不適切分泌症候群〉⋯ **183**, **183t**
sialidase 〈シアリダーゼ〉⋯⋯⋯⋯⋯⋯⋯ 31
sickle cell disease [SCD] 〈鎌状赤血球症〉⋯ 71
siderotic pneumoconiosis 〈鉄肺〉⋯⋯⋯⋯ 117
sig [signet-ring cell carcinoma] 〈印環細胞癌〉⋯ 135
signet-ring cell carcinoma [sig] 〈印環細胞癌〉⋯ 135
SIL [squamous intraepithelial lesion]
　〈扁平上皮内病変〉⋯⋯⋯⋯⋯⋯⋯⋯⋯ 171
silent stone 〈無症状結石〉⋯⋯⋯⋯⋯⋯⋯ 150
silicone 〈シリコン〉⋯⋯⋯⋯⋯⋯⋯⋯⋯ 176
silicosis 〈珪肺〉⋯⋯⋯⋯⋯⋯⋯⋯⋯⋯⋯ 117
simple atrophy 〈単純性萎縮〉⋯⋯⋯⋯⋯⋯ 7
simple diffuse goiter 〈単純性びまん性甲状腺腫〉
　⋯⋯⋯⋯⋯⋯⋯⋯⋯⋯⋯⋯⋯⋯⋯⋯ **184**
singer's nodule 〈謡人結節〉⋯⋯⋯⋯⋯⋯ **107**
single cell necrosis 〈単細胞壊死〉⋯⋯⋯⋯ 144
single gene disorder 〈単一遺伝子病〉⋯⋯⋯ **70**
sinusitis 〈副鼻腔炎〉⋯⋯⋯⋯⋯⋯⋯⋯⋯ **107**
SIRS [systemic inflammatory response syndrome]
　〈全身性炎症反応症候群〉⋯⋯⋯⋯⋯ **31**, **31f**
Sjögren syndrome 〈シェーグレン症候群〉⋯⋯ 127
skeletal muscle tumor 〈横紋筋腫瘍〉⋯⋯⋯ 201
SLE [systemic lupus erythematosus]
　〈全身性エリテマトーデス〉⋯⋯⋯⋯ **42**, 160
sliding hernia 〈滑脱ヘルニア〉⋯⋯⋯⋯⋯ 129
SLL [small lymphocytic lymphoma]
　〈小型リンパ球性リンパ腫〉⋯⋯⋯⋯⋯ **101**

slow virus infection 〈遅発性ウイルス感染症〉⋯⋯ 32
small cell lung carcinoma [SCLC] 〈小細胞癌〉
　⋯⋯⋯⋯⋯⋯⋯⋯⋯⋯⋯⋯⋯⋯ **120**, 121
small lymphocytic lymphoma [SLL]
　〈小型リンパ球性リンパ腫〉⋯⋯⋯⋯⋯ **101**
smooth muscle tumor 〈平滑筋(性)腫瘍〉⋯ **136**, 201
Sm タンパク 〈Sm タンパク〉⋯⋯⋯⋯⋯⋯ 42
SND [striatonigral degeneration]
　〈線条体黒質変性症〉⋯⋯⋯⋯⋯⋯⋯⋯ 216
so-called fibrohistiocytic tumor
　〈いわゆる線維組織球性腫瘍〉⋯⋯⋯⋯ 201
soft tissue tumor 〈軟部組織腫瘍〉⋯ 201, **201t**, 202
SOL [space occupying lesion] 〈占拠性病変〉
　⋯⋯⋯⋯⋯⋯⋯⋯⋯⋯⋯⋯⋯⋯ **206**, **209**
solar elastosis 〈日光弾力線維変性〉⋯⋯⋯ 224
solar(actinic)keratosis 〈日光(光線)角化症〉⋯ **224**
solid tumor 〈固形癌〉⋯⋯⋯⋯⋯⋯⋯⋯⋯ 66
solid type(por1)〈充実型〉⋯⋯⋯⋯⋯⋯⋯ 135
solid-tubular carcinoma 〈充実腺管癌〉⋯⋯ 179
SOM [secretory otitis media] 〈滲出性中耳炎〉
　⋯⋯⋯⋯⋯⋯⋯⋯⋯⋯⋯⋯⋯⋯⋯⋯ **233**
space occupying lesion [SOL] 〈占拠性病変〉
　⋯⋯⋯⋯⋯⋯⋯⋯⋯⋯⋯⋯⋯⋯ **206**, **209**
specific lymphadenitis 〈特異的リンパ節炎〉⋯ **100**
specific myocardiopathy 〈特定心筋症〉⋯ **86**, **86t**
sphenoid ridge her 〈蝶形骨縁ヘルニア〉⋯⋯ 207
spike 〈スパイク〉⋯⋯⋯⋯⋯⋯⋯⋯⋯⋯ 158
spinal caries 〈脊椎カリエス〉⋯⋯⋯⋯⋯ 198
spinal・vertebral tumor 〈脊髄・脊椎腫瘍〉⋯ **216**
spinocerebellar ataxia [SCA] 〈脊髄小脳失調症〉
　⋯⋯⋯⋯⋯⋯⋯⋯⋯⋯⋯⋯⋯⋯⋯⋯ **216**
spinocerebellar degeneration [SCD]
　〈脊髄小脳変性症〉⋯⋯⋯⋯⋯⋯⋯ 211, **216**
spirochete 〈スピロヘータ〉⋯⋯⋯⋯⋯⋯ 229
splenomegaly 〈脾腫〉⋯⋯⋯⋯⋯ 95, 144, **148**
spongiosis 〈海綿状態〉⋯⋯⋯⋯⋯⋯⋯⋯ 217
spontaneous pneumothorax 〈自然気胸〉⋯⋯ 110
sporadic Creutzfeldt-Jacob disease
　〈孤発性クロイツフェルト・ヤコブ病〉⋯ 216
sporadic 〈散発性〉⋯⋯⋯⋯⋯⋯⋯⋯ **55**, 233
sporotrichosis 〈スポロトリコーシス〉⋯⋯ 228
squamous cell carcinoma *in situ* 〈表皮内有棘細胞癌〉
　⋯⋯⋯⋯⋯⋯⋯⋯⋯⋯⋯⋯⋯⋯⋯⋯ **224**
squamous cell carcinoma 〈扁平上皮癌〉
　⋯⋯⋯⋯⋯⋯ 58, 108, 119, **126**, 135, 170, 224
squamous cell papilloma 〈扁平上皮乳頭腫〉⋯ 58, **107**
squamous dysplasia 〈扁平上皮異形成〉⋯⋯ 119
squamous intraepithelial lesion [SIL]
　〈扁平上皮内病変〉⋯⋯⋯⋯⋯⋯⋯⋯⋯ 171
squamous-papillary type 〈扁平上皮乳頭型〉⋯ 214
SRC [scleroderma renal crisis] 〈強皮症腎クリーゼ〉
　⋯⋯⋯⋯⋯⋯⋯⋯⋯⋯⋯⋯⋯⋯⋯⋯ **161**
SSA 自己抗体 〈SSA 自己抗体〉⋯⋯⋯⋯⋯ 127
SSB 自己抗体 〈SSB 自己抗体〉⋯⋯⋯⋯⋯ 127
SSc [systemic sclerosis] 〈全身性強皮症〉⋯ 42, 161
SSPE [subacute sclerosing panencephalitis]
　〈亜急性硬化性全脳炎〉⋯⋯⋯⋯⋯⋯⋯ 32
SSSS [staphylococcal scalded skin syndrome]
　〈ブドウ球菌性熱傷様皮膚症候群〉⋯⋯ **228**
stage 〈(進行)病期〉⋯⋯⋯⋯⋯⋯⋯⋯⋯ **67**
staghorn calculus 〈鹿角状結石〉⋯⋯⋯⋯ 164
stagnation mastitis 〈うっ滞性乳腺炎〉⋯⋯ 176
Stanford 分類 〈Stanford 分類〉⋯⋯⋯⋯⋯ 88
staphylococcal scalded skin syndrome [SSSS]
　〈ブドウ球菌性熱傷様皮膚症候群〉⋯⋯ **228**
Staphylococcus aureus 〈黄色ブドウ球菌〉⋯ 197, 228
Staphylococcus epidermidis 〈表皮ブドウ球菌〉⋯ 165
Staphylococcus 〈ブドウ球菌〉⋯⋯⋯⋯ 27, 146
starry sky 〈星空像〉⋯⋯⋯⋯⋯⋯⋯⋯⋯ 102
STD [sexually transmitted disease] 〈性感染症〉
　⋯⋯⋯⋯⋯⋯⋯⋯⋯⋯⋯⋯⋯⋯⋯ 34, **173**
steatosis 〈脂肪変性〉⋯⋯⋯⋯⋯⋯⋯⋯⋯ 13
stenosis 〈狭窄症〉⋯⋯⋯⋯⋯⋯⋯⋯⋯⋯ 86
Still disease 〈スチル病〉⋯⋯⋯⋯⋯⋯⋯⋯ 196
stimulative type 〈Ⅴ型アレルギー/刺激型〉⋯ **41**
stomach 〈胃〉⋯⋯⋯⋯⋯⋯⋯⋯⋯⋯⋯⋯ **131**

storage disease 〈蓄積症〉⋯⋯⋯⋯⋯⋯⋯ 13
strangulation ileus 〈絞扼性イレウス〉⋯⋯ 136
strawberry tongue 〈苺状舌〉⋯⋯⋯⋯⋯⋯ 44
Streptococcus mutans 〈ミュータンス菌〉⋯⋯ 127
Streptococcus pyogenes 〈化膿性連鎖球菌〉⋯ 228
Streptococcus 〈連鎖球菌〉⋯⋯ 27, 146, 197, 210
stress ulcer 〈ストレス潰瘍〉⋯⋯⋯⋯⋯ 54, **131**
stress 〈ストレス〉⋯⋯⋯⋯⋯⋯⋯⋯ 2, **9f**, 14
striatonigral degeneration [SND]
　〈線条体黒質変性症〉⋯⋯⋯⋯⋯⋯⋯⋯ 216
structural atypia 〈構造異型〉⋯⋯⋯⋯⋯⋯ 59
Sturge-Weber syndrome
　〈スタージ-ウェーバー症候群〉⋯⋯⋯⋯ 222
subacute bacterial endocarditis [SBE]
　〈亜急性細菌性心内膜炎〉⋯⋯⋯⋯⋯⋯ 87
subacute sclerosing panencephalitis [SSPE]
　〈亜急性硬化性全脳炎〉⋯⋯⋯⋯⋯⋯⋯ 32
subacute thyroiditis 〈亜急性甲状腺炎〉⋯⋯ **184**
subarachnoid hemorrhage [SAH] 〈くも膜下出血〉
　⋯⋯⋯⋯⋯⋯⋯⋯⋯⋯⋯⋯⋯⋯⋯⋯ **209**
subarachnoid space 〈くも膜下腔〉⋯⋯⋯⋯ 205
subclinical cancer and clinical cancer
　〈不顕性癌と臨床癌〉⋯⋯⋯⋯⋯⋯⋯⋯ **67**
subclinical infection 〈不顕性感染〉⋯⋯⋯⋯ 27
subcutaneous tissue 〈皮下組織〉⋯⋯⋯⋯⋯ 217
subdural hematoma 〈硬膜下血腫〉⋯⋯⋯⋯ **209**
subdural space 〈硬膜下腔〉⋯⋯⋯⋯⋯⋯⋯ 205
subendocardial infarction 〈心内膜下梗塞〉⋯ 83
subfalcial herniation 〈大脳鎌下ヘルニア〉⋯ 207
submucosal myoma 〈粘膜下筋腫〉⋯⋯⋯⋯ 169
subphrenic abscess 〈横隔膜下膿瘍〉⋯⋯⋯ 138
subserosa myoma 〈漿膜下筋腫〉⋯⋯⋯⋯⋯ 169
substantia nigra 〈黒質〉⋯⋯⋯⋯⋯⋯⋯⋯ 211
summer-type HP 〈夏型過敏性肺臓炎〉⋯⋯⋯ 118
super female 〈超雌〉⋯⋯⋯⋯⋯⋯⋯⋯⋯ **70**
superficial atrophic gastritis 〈表層性萎縮性胃炎〉
　⋯⋯⋯⋯⋯⋯⋯⋯⋯⋯⋯⋯⋯⋯⋯⋯ 131
superficial cancer 〈表在癌〉⋯⋯⋯⋯⋯⋯ 130
superficial fibromatoses(palmar /plantar)
　〈浅在性(Dupuytren 型)線維腫症〉⋯⋯⋯ 201
superficial gastritis 〈表層性胃炎〉⋯⋯⋯⋯ 131
superficial mycosis 〈表在性真菌症〉⋯⋯⋯ 228
superinfection 〈菌交代現象〉⋯⋯⋯⋯⋯ 25, 138
superior vena cava [SVC] syndrome
　〈上大静脈症候群〉⋯⋯⋯⋯⋯⋯⋯⋯⋯ **90**
superoxide radical 〈スーパーオキシドラジカル〉⋯ 5
suppurative appendicitis 〈化膿性虫垂炎〉⋯⋯ 138
suppurative cholecystitis 〈化膿性胆囊炎〉⋯⋯ 151
suppurative granulomatous inflammation
　〈化膿性肉芽腫炎症〉⋯⋯⋯⋯⋯⋯⋯⋯ 29
suppurative osteomyelitis 〈化膿性骨髄炎〉⋯ **197**
suppurative(purulent)〈化膿性〉⋯⋯⋯⋯⋯ **19**
suprasellar tumor 〈鞍上部腫瘍〉⋯⋯⋯⋯⋯ 183
surfactant 〈サーファクタント〉⋯⋯⋯ 115, 122
SVC [superior vena cava] syndrome
　〈上大静脈症候群〉⋯⋯⋯⋯⋯⋯⋯⋯⋯ **90**
sweat(sudoriferous)gland 〈汗腺〉⋯⋯⋯⋯ 225
Sydney classification 〈シドニー分類〉⋯⋯⋯ 131
symptomatic Parkinsonism
　〈症候性パーキンソニズム〉⋯⋯⋯⋯⋯ 212
synaptophysin 〈シナプトフィジン〉⋯⋯⋯ 142
syndrome of inappropriate secretion of antidiuretic
　hormone [SIADH]
　〈抗利尿ホルモン不適切分泌症候群〉⋯ **183**, **183t**
synovial sarcoma 〈滑膜肉腫〉⋯⋯⋯⋯ 58, 201
syphilis 〈梅毒〉⋯⋯⋯⋯⋯⋯⋯⋯ 29, **229**, **229t**
syringocystadenoma papilliferum
　〈乳頭状汗管囊胞腺腫〉⋯⋯⋯⋯⋯⋯⋯ 226
syringoma 〈汗管腫〉⋯⋯⋯⋯⋯⋯⋯⋯⋯ 226
systemic inflammatory response syndrome [SIRS]
　〈全身性炎症反応症候群〉⋯⋯⋯⋯⋯ **31**, **31f**
systemic lupus erythematosus [SLE]
　〈全身性エリテマトーデス〉⋯⋯⋯⋯ **42**, 160
systemic sclerosis [SSc] 〈全身性強皮症〉⋯ 42, **161**
systemic 〈全身性〉⋯⋯⋯⋯⋯⋯⋯⋯⋯⋯ 74

272 外国語索引　T〜V

T

TA [Takayasu arteritis] 〈高安動脈炎〉
　　　　　　　　　43, 88, **89**, *89t*
TA [temporal arteritis] 〈側頭動脈炎〉‥‥43, 219
Takayasu arteritis [TA] 〈高安動脈炎〉
　　　　　　　　　43, 88, **89**, *89t*
Takayasu disease 〈高安病〉‥‥‥‥‥‥‥89
Takayasu occlusive disease 〈高安閉塞症〉‥‥89
TAO [thromboangiitis obliterans]
　〈閉塞性血栓性血管炎〉‥‥‥‥‥‥‥‥**90**
tarry cyst 〈タール嚢胞〉‥‥‥‥‥‥‥‥170
tarry stool 〈タール便(タール様便)〉‥‥‥‥50
Tay-Sachs disease 〈テイ-サックス病〉‥‥‥71
TBLB [transbronchial lung biopsy]
　〈経気管支肺生検〉‥‥‥‥‥‥‥‥‥‥118
TE [tetanus] 〈破傷風〉‥‥‥‥‥‥‥‥**32**
temporal arteritis [TA] 〈側頭動脈炎〉‥43, 219
teratocarcinoma 〈奇形癌〉‥‥‥‥‥**58**, 168
teratoma 〈奇形腫〉‥‥‥‥‥‥**58**, 168, 214
testicular tumor 〈精巣(睾丸)腫瘍〉‥‥‥‥168
testis 〈精巣〉‥‥‥‥‥‥‥‥‥‥‥‥166
testosterone 〈テストステロン〉‥‥‥‥‥166
tetanospasmin 〈テタノスパスミン〉‥‥‥‥32
tetanus [TE] 〈破傷風〉‥‥‥‥‥‥‥‥**32**
tetracyline 〈テトラサイクリン〉‥‥‥‥‥145
tetralogy of Fallot [TOF] 〈ファロー四徴症〉
　　　　　　　　　　　　　　87, *87f*
TF [transferrin] 〈トランスフェリン〉‥‥‥79
TGA [transposition of the great arteries]
　〈大血管転位症〉‥‥‥‥‥‥‥‥‥‥‥**87**
thalassemia 〈サラセミア〉‥‥‥‥‥‥‥71
the deadly quartet 〈死の四重奏〉‥‥‥‥‥73
thoracic empyema 〈膿胸〉‥‥‥‥‥‥‥123
thromboangiitis obliterans [TAO]
　〈閉塞性血栓性血管炎〉‥‥‥‥‥‥‥‥**90**
thromboangiitis obliterans 〈閉塞性血栓血管炎〉
　　　　　　　　　　　　　　　　　219
thrombocytopenia 〈血小板減少症〉‥‥‥‥99
thromboembolism 〈血栓塞栓症〉‥‥‥‥‥**47**
thrombolysis 〈血栓溶解〉‥‥‥‥‥‥‥‥46
thrombophlebitis 〈血栓性静脈炎〉‥‥‥‥‥90
thrombosis　outcome of thrombosis 〈血栓症の転帰〉
　　　　　　　　　　　　　　　　　46
thrombosis 〈血栓症〉‥‥‥‥‥‥‥‥**46**, 208
thrombotic thrombocytopenic purpura [TTP]
　〈血栓性血小板減少性紫斑病〉‥‥‥‥**99**, *99t*
thrush 〈鵞口瘡〉‥‥‥‥‥‥‥‥‥‥‥125
thymic hyperplasia 〈胸腺過形成〉‥‥‥‥200
thymoma 〈胸腺腫〉‥‥‥‥‥‥‥‥**124**, 200
thyroid adenoma 〈甲状腺腺腫〉‥‥‥184, **185**
thyroid cancer 〈甲状腺癌〉‥‥‥‥‥‥‥**185**
thyroid-like appearance 〈甲状腺様変化〉‥‥162
thyrotoxic periodic paralysis
　〈甲状腺中毒性周期性四肢麻痺〉‥‥‥‥184
TIA [transient ischemic attack] 〈一過性虚血発作〉
　　　　　　　　　　　　　　　　　208
tinea [trichophytosis] 〈白癬〉‥‥‥‥‥228
tissue necrosis 〈組織壊死〉‥‥‥‥‥‥‥16
tissue perfusion 〈組織灌流〉‥‥‥‥‥‥‥53
tissue repair and healing 〈組織修復と治癒〉‥16
tissue repair 〈組織修復〉‥‥‥‥‥‥‥‥15
TNM classification 〈TNM 分類〉‥‥‥‥‥67
tobacco-alcohol amblyopia
　〈タバコ-アルコール性弱視〉‥‥‥‥‥‥232
TOF [tetralogy of Fallot] 〈ファロー四徴症〉
　　　　　　　　　　　　　　87, *87f*
tonsillar herniation 〈小脳扁桃ヘルニア〉‥‥207
total cholesterol 〈総コレステロール〉‥‥‥75
total hydatidiform mole 〈全胞状奇胎〉‥‥‥175
totipotency 〈全能性〉‥‥‥‥‥‥‥‥‥168
toxicoderma 〈中毒疹〉‥‥‥‥‥‥‥‥‥**219**
toxin neutralization reaction 〈毒素中和反応〉‥37
Toxoplasma gondii 〈トキソプラズマ・ゴンディ〉
　　　　　　　　　　　　　　　　　34
toxoplasmic encephalitis 〈トキソプラズマ脳炎〉‥34
toxoplasmosis 〈トキソプラズマ症〉‥‥‥‥**34**

TP [*Treponema pallidum*]
　〈トレポネーマ・パリドム〉‥‥‥‥‥‥229
TR [tricuspid regurgitation] 〈三尖弁逆流症〉‥‥86
trachoma 〈トラコーマ〉‥‥‥‥‥‥‥‥**230**
traction retinal detachment 〈牽引性網膜剥離〉‥231
transbronchial lung biopsy [TBLB]
　〈経気管支肺生検〉‥‥‥‥‥‥‥‥‥‥118
transferrin [TF] 〈トランスフェリン〉‥‥‥79
transient ischemic attack [TIA] 〈一過性虚血発作〉
　　　　　　　　　　　　　　　　　208
transition zone [TZ] 〈移行域〉‥‥‥‥‥167
transitional cell papilloma 〈移行上皮乳頭腫〉‥107
transmural enteritis 〈全層性腸炎〉‥‥‥‥140
transmural infarction 〈貫壁性梗塞〉‥‥‥‥83
transneuronal degeneration 〈経ニューロン変性〉
　　　　　　　　　　　　　　　　　204
transposition of the great arteries [TGA]
　〈大血管転位症〉‥‥‥‥‥‥‥‥‥‥‥**87**
transsynaptic degeneration
　〈経シナプス変性(シナプス越え変性)〉‥‥204
transtentorial herniation 〈テント(切痕)ヘルニア〉
　　　　　　　　　　　　　　　　　207
transudate 〈漏出液〉‥‥‥‥‥‥‥‥‥‥18
traumatic fracture 〈外傷性骨折〉‥‥‥‥‥194
trematode 〈吸虫類〉‥‥‥‥‥‥‥‥‥‥33
Treponema pallidum [TP]
　〈トレポネーマ・パリドム〉‥‥‥‥‥‥229
treponemiasis 〈トレポネーマ感染〉‥‥‥‥29
tri-cuspid regurgitation 〈三尖弁逆流症〉‥‥‥51
triad 〈三(主)徴〉‥‥‥‥‥‥‥‥**152**, 159
trichilemmal carcinoma 〈外毛根鞘癌〉‥‥‥226
trichilemmoma 〈毛根鞘腫〉‥‥‥‥‥‥‥226
trichoepithelioma 〈毛包上皮腫〉‥‥‥‥‥226
trichofolliculoma 〈毛包腫〉‥‥‥‥‥‥‥226
Trichomonas vaginalis 〈腟トリコモナス〉‥‥34
tricuspid regurgitation [TR] 〈三尖弁逆流症〉‥86
tricuspid stenosis [TS] 〈三尖弁狭窄症〉‥‥‥86
trigeminal encephaloangiomatosis
　〈三叉神経脳血管腫〉‥‥‥‥‥‥‥‥‥222
triglyceride 〈トリグリセリド〉‥‥‥‥13, **75**
triplet repeat disease 〈三塩基反復遺伝病〉‥‥72
trisomy 〈トリソミー〉‥‥‥‥‥‥‥‥‥69
trophoblast 〈栄養膜細胞(トロホブラスト)〉‥174
trophoblastic disease 〈絨毛性疾患〉‥**174**, *175t*
true aortic aneurysm 〈真性大動脈瘤〉‥‥‥89
true cutaneous tuberculosis 〈真正(性)皮膚結核〉
　　　　　　　　　　　　　　228, *229t*
true lumen 〈真腔〉‥‥‥‥‥‥‥‥‥‥‥88
Trukish saddle 〈トルコ鞍〉‥‥‥‥‥‥‥214
TS [tricuspid stenosis] 〈三尖弁狭窄症〉‥‥‥86
TSH 受容体‥‥‥‥‥‥‥‥‥‥‥‥‥184
tsutsugamushi disease 〈ツツガムシ病〉‥‥‥33
TTP [thrombotic thrombocytopenic purpura]
　〈血栓性血小板減少性紫斑病〉‥‥‥‥**99**, *99t*
tub [tubular adenocarcinoma] 〈管状腺癌〉‥135
tubal pregnancy 〈卵管妊娠〉‥‥‥‥‥‥175
tubercle 〈結核結節〉‥‥‥‥‥‥‥‥‥‥23
tuberculid 〈結核疹〉‥‥‥‥‥‥‥228, *229t*
tuberculin reaction 〈ツベルクリン反応〉‥‥40
tuberculosis cutis 〈皮膚結核症〉‥‥‥‥‥**228**
tuberculosis verrucosa cutis 〈皮膚疣状結核〉‥229
tuberculous granuloma 〈結核性肉芽腫〉‥‥‥**23**
tuberculous lymphadenitis 〈結核性リンパ節炎〉
　　　　　　　　　　　　　100, *100f*
tuberculous meningitis 〈結核性髄膜炎〉‥‥‥210
tuberculous osteomyelitis 〈結核性骨髄炎〉‥‥**198**
tuberous sclerosis 〈結節性硬化症〉‥‥‥‥222
tubular adenocarcinoma [tub] 〈管状腺癌〉‥135
tubular adenoma 〈管状腺腫〉‥‥133, 140, *141f*
tubulointerstitial nephritis 〈尿細管間質性腎炎〉
　　　　　　　　　　　　　　　　　162
tubulovillous adenoma 〈管状絨毛腺腫〉‥‥‥140
tularemia 〈野兎病〉‥‥‥‥‥‥‥‥‥‥29
tumor embolism 〈腫瘍塞栓症〉‥‥‥‥‥‥**48**
tumor embolus 〈腫瘍塞栓〉‥‥‥‥‥‥‥48
tumor immunity 〈腫瘍免疫〉‥‥‥‥‥‥‥36

tumor marker 〈腫瘍マーカー〉‥‥**68**, *68t*, 153
tumor of meninges 〈髄膜腫瘍〉‥‥‥‥212, **214**
tumor of uncertain differentiation 〈分化未定腫瘍〉
　　　　　　　　　　　　　　　　　201
tumor suppressor gene 〈癌抑制遺伝子〉
　　　　　　　55, 64, *64t*, 65, 141
tumor thrombus 〈腫瘍塞栓〉‥‥‥‥‥‥‥148
tumor 〈腫張〉‥‥‥‥‥‥‥‥‥‥‥‥17
tumor 〈腫脹〉‥‥‥‥‥‥‥‥‥‥‥‥15
tumors of cranial nerves and paraspinal nerves
　〈脳神経および脊髄神経腫瘍〉‥‥212, **213**
tumors of epidermal appendages 〈皮膚付属器腫瘍〉
　　　　　　　　　　　　　　　　　225
tumors of neuroepithelial tissue 〈神経上皮性腫瘍〉
　　　　　　　　　　　　　　　　　212
tumors of the sellar region 〈トルコ鞍部腫瘍〉‥212
tunica adventitia 〈外膜〉‥‥‥‥‥‥‥‥125
tunica serosa 〈漿膜〉‥‥‥‥‥‥‥‥‥125
Turner syndrome 〈ターナー症候群〉‥‥‥‥**70**
two-hit theory 〈ツーヒット説〉‥‥‥‥‥‥64
tympanic cavity 〈鼓室〉‥‥‥‥‥‥‥‥233
tympanic membrane 〈鼓膜〉‥‥‥‥‥‥‥233
Type 1 diabetes mellitus 〈1 型糖尿病〉‥‥‥**191**
Type 2 diabetes mellitus 〈2 型糖尿病〉‥‥‥**191**
typical carcinoid 〈定型カルチノイド〉‥‥‥121
TZ [transition zone] 〈移行域〉‥‥‥‥‥‥167
T 細胞の抗原認識機構‥‥‥‥‥‥‥‥‥**38f**

U

UC [ulcerative colitis] 〈潰瘍性大腸炎〉
　　　　　　　137, 139, **140**, *140f*
UICC [Union Internationale Contre Cancrum]
　〈国際対がん連合〉‥‥‥‥‥‥‥‥‥‥67
UIP [usual interstitial pneumonia]
　〈通常型間質性肺炎〉‥‥‥‥‥‥**114**, 115
ulceration 〈潰瘍化〉‥‥‥‥‥‥‥‥‥‥**20**
ulcerative colitis [UC] 〈潰瘍性大腸炎〉
　　　　　　　137, 139, **140**, *140f*
uncal herniation 〈鉤回ヘルニア〉‥‥‥‥‥207
undescended testis(cryptorchism)
　〈停留精巣(睾丸)〉‥‥‥‥‥‥‥‥‥‥166
undifferentiated carcinoma 〈未分化癌〉60, 186, **186**
undifferentiated 〈未分化〉‥‥‥‥‥‥‥‥60
Union Internationale Contre Cancrum [UICC]
　〈国際対がん連合〉‥‥‥‥‥‥‥‥‥‥67
urachal cancer 〈尿膜管癌〉‥‥‥‥‥‥‥165
urea cycle 〈尿素サイクル〉‥‥‥‥‥‥73, 74
urease 〈ウレアーゼ〉‥‥‥‥‥‥27, 125, **131**
uremia 〈尿毒症〉‥‥‥‥‥‥‥‥‥**73**, 157
uremic lung 〈尿毒症性肺(症)〉‥‥‥‥**73**, 156
uremic pericarditis 〈尿毒症性心外膜炎〉‥‥‥73
uremic pneumonitis 〈尿毒症性肺臓炎〉‥‥‥73
uremic psychosis 〈尿毒症性精神症〉‥‥‥‥73
urethral stricture 〈尿道狭窄症〉‥‥‥‥‥167
uric acid 〈尿酸〉‥‥‥‥‥‥‥‥‥‥‥78
urolithiasis 〈尿路結石症〉‥‥‥‥‥‥‥‥**164**
urothelial carcinoma 〈尿路上皮癌〉‥‥‥‥58
urothelial papilloma 〈尿路上皮乳頭腫〉‥‥‥58
urothelial(transitional cell)carcinoma
　〈尿路上皮(移行上皮)癌〉‥‥‥‥‥‥‥165
urticaria 〈蕁麻疹〉‥‥‥‥‥‥‥‥‥‥**218**
urticarial vasculitis 〈蕁麻疹様血管炎〉‥‥‥219
usual interstitial pneumonia [UIP]
　〈通常型間質性肺炎〉‥‥‥‥‥‥**114**, 115
uterine cervical cancer 〈子宮頸癌〉‥‥‥‥**170**
uterine corpus carcinoma 〈子宮体癌〉‥‥‥**171**
uterine leiomyoma 〈子宮平滑筋腫〉‥‥‥‥61
uterus bicornis 〈双角子宮〉‥‥‥‥‥‥‥169
uveal tract 〈ぶどう膜〉‥‥‥‥‥‥232, *232f*
uveitis 〈ぶどう膜炎〉‥‥‥‥‥‥‥‥‥**232**

V

v-onc [viral oncogene] 〈ウイルス性遺伝子〉‥‥63
vacuolar degeneration 〈空胞変性〉‥‥‥‥10
vaginal aplasia 〈腟無形成症〉‥‥‥‥‥‥169
vaginal atresia 〈腟閉鎖症〉‥‥‥‥‥‥‥169

外国語索引　V〜他　273

vaginitis〈腟炎〉·············· **173**
VAHS [virus-associated hemophagocytic syndrome]
〈ウイルス関連血球貪食症候群〉··············· 98
valvular heart disease〈心臓弁膜症，弁膜性心疾患〉
················· **86**, *86t*
vanillylmandelic acid〈ヴァニリルマンデル酸〉· 191
variable region〈可変領域〉··············· 37
variant angina〈異型狭心症〉··············· 83
varicella-zoster virus [VZV]
〈水痘・帯状疱疹ウイルス〉··············· 30
varicose vein of lower extremity〈下肢静脈瘤〉·· **90**
varix〈静脈瘤〉··············· 137, **144**
vascular purpura〈血管性紫斑病〉··············· 162
vascular spider〈クモ状血管腫〉··············· 147
vascular tumor〈血管性腫瘍〉··············· 201
vasculitis syndrome〈血管炎症候群〉··············· **43**
vasoactive intestinal tumor [VIPoma]
〈血管作動性腸管腫瘍〉··············· 192
vasoconstriction〈血管収縮〉··············· **16**
vasodilation〈血管拡張〉··············· **16**
vasogenic edema〈血管原性浮腫〉··············· **207**, 209
vasopressin〈バゾプレシン〉··············· 183
ventricular septal defect [VSD]〈心室中隔欠損症〉
················· **87**
Vero toxin [VT]〈T細胞の抗原認識機構〉·········· 99
verruca senilis〈老人性角化症〉··············· **224**
verruca〈疣贅〉··············· 86
vertebral pulp〈髄核〉··············· 197
vertical infection〈垂直感染〉··············· 32, 34, **69**
very low density lipoprotein [VLDL]
〈超低密度リポタンパク〉··············· 75
vesicoureteral reflux [VUR]〈尿管膀胱逆流症〉
················· 162
vesicoureteral reflux [VUR]〈膀胱尿管逆流症〉
················· **165**
vessel permeation〈脈管侵襲〉··············· 153
villous adenoma〈絨毛腫〉··············· 140
VIPoma [vasoactive intestinal tumor]
〈血管作動性腸管腫瘍〉··············· 192
viral hepatitis〈ウイルス性肝炎〉··············· **144**
viral oncogene [v-onc]〈ウイルス性遺伝子〉······ 63
viral oncogenesis〈ウイルス性発癌〉··············· **63**
viral rhinitis〈ウイルス性鼻炎〉··············· 106
Virchow lymph node metastasis
〈ウィルヒョウ・リンパ節転移〉··············· 61
Virchow metastasis〈ウィルヒョウ転移〉········· 134
Virchow-Robin space〈ウィルヒョウ-ロバン腔〉
················· 214, *214f*

Virchow の三徴··············· 46
viremia〈ウイルス血症〉··············· 26
virus-associated hemophagocytic syndrome [VAHS]
〈ウイルス関連血球貪食症候群〉··············· 98
visceral larva migrans〈内臓幼虫移行症〉··············· 33
viscerocutaneous syndrome〈内臓皮膚症候群〉· 218
vitiligo vulgaris〈尋常性白斑〉··············· 223
VLDL [very low density lipoprotein]
〈超低密度リポタンパク〉··············· 75
vocal cord〈声帯〉··············· 106
vocal nodule〈声帯結節〉··············· **107**
von Gierke 病··············· 78
von Hippel-Lindau disease
〈フォン・ヒッペル-リンドウ病〉··············· 222
von Recklinghausen disease
〈フォン・レックリングハウゼン病〉········ 71, **222**
VSD [ventricular septal defect]〈心室中隔欠損症〉
················· **87**
VT [Vero toxin]〈T細胞の抗原認識機構〉········· 99
vulvitis〈外陰炎〉··············· **173**
VUR [vesicoureteral reflux]〈尿管膀胱逆流症〉
················· 162
VUR [vesicoureteral reflux]〈膀胱尿管逆流症〉
················· **165**
VZV [varicella-zoster virus]
〈水痘・帯状疱疹ウイルス〉··············· 30
Waldenström macroglobulinemia〈ワルデンシュト
レーム・マクログロブリン血症〉··············· 101
Wallerian degeneration〈ウォラー変性〉··············· 204
Warthin tumor〈ワルチン腫瘍〉··············· **128**
Warthin-Finkeldey giant cell
〈ワルチン-フィンケルダイ巨細胞〉··············· 30
Waterhouse–Friderichsen syndrome〈ウォーターハ
ウス-フリーデリクセン症候群〉··············· **189**
Wegener granulomatosis〈ウェゲナー肉芽腫症〉
······ 24, 43, **107**, *107t*, 159, 219
well differentiated squamous cell carcinoma
〈高分化型扁平上皮癌〉··············· 59, *120f*
well differentiated type (tub1)〈高分化型〉········· 135
well differentiated〈高分化〉··············· 60
well diffrentiated liposarcoma〈高分化型脂肪肉腫〉
················· 201
wheal〈膨疹〉··············· 218
white thrombus〈白色血栓〉··············· 46
whorled cell arrangement〈渦巻き状配列〉······· 214
WHO 分類と臨床像による糸球体病変の分類··· *157f*
Wilms tumor〈ウイルムス腫(瘍)〉··············· 58, **163**
Wilson disease〈ウィルソン病〉··············· 71, **79**

wire loop lesion〈ワイヤーループ病変〉··············· 160
wolffian duct〈ウォルフ管〉··············· 166

X

X-linked inheritance〈伴性遺伝〉··············· **70**, 71
xanthochromia〈キサントクロミー〉··············· 209
xanthogranuloma〈黄色肉芽腫〉··············· 24
xanthogranulomatous pyelonephritis
〈黄色腫様腎盂腎炎〉··············· 162
xanthoma cell〈黄色腫細胞〉··············· 202
xanthoma〈黄色腫〉··············· 202
xeroderma pigmentosum [XP]〈色素性乾皮症〉 71
xeroderma pigmentosum〈色素性乾皮症〉··············· 223
xerostomia〈口腔乾燥症〉··············· 127
XP [xeroderma pigmentosum]〈色素性乾皮症〉 71

Y

yolk sac tumor〈卵黄嚢腫瘍〉··············· 168, **214**
yolk sac〈卵黄嚢〉··············· 92

Z

Zellweger syndrome〈ツェルウェーガー症候群〉
················· 71
Ziehl-Neelsen stain〈チール・ニールセン染色〉
················· 100
zonal necrosis〈帯状壊死〉··············· 144
zymogen granules〈モーゲン顆粒〉··············· 129

他

α–fetoprotein [AFP]〈α–フェトプロテイン〉
················· **148**, 168
α–SMA [α–smooth muscle actin]
〈α–平滑筋アクチン〉··············· 136
α–smooth muscle actin [α–SMA]
〈α–平滑筋アクチン〉··············· 136
β–hemolytic Streptococcus〈β群溶連菌〉········· 210
13 トリソミー··············· **70**
18 トリソミー··············· **70**
1 次リソソーム··············· 12
21–hydroxylase deficiency
〈21–ヒドロキシラーゼ欠損症〉··············· 189
21 トリソミー··············· **70**
2 次リソソーム··············· 12
3 倍体 X 染色体症候群··············· **70**

●著者紹介

髙橋　玲 (Rei Takahashi)

同志社女子大学大学院薬学研究科医療薬学専攻・薬学部医療薬学科・教授
病理専門医・細胞診専門医・臨床検査専門医・ヴァイオリニスト
昭和 55 年神戸大学医学部医学科卒業。同病理学第二講座助手，講師から南カリフォルニア大学 Children's Hospital
of Los Angeles 留学，昭和 63 年よりベイラー医科大学バイオテクノロジー・センター助教授，平成 4 年より京都大
学大学院医学研究科腫瘍生物学講座・医学部病理学第二講座・准教授を経て平成 21 年より現職。
研究領域：癌抑制遺伝子と癌幹細胞，医学英語教育
著書：「トップジャーナルの症例集で学ぶ医学英語」アルク社，「キクタン・メディカル①〜⑥」アルク社

北澤荘平 (Sohei Kitazawa)

愛媛大学大学院医学系研究科分子病理学分野（第 1 病理）・教授
病理専門医・細胞診専門医
昭和 60 年神戸大学医学部卒業。同病理学第二講座助手，講師を経て，平成 4 〜 6 年ミズーリ州ワシントン大学病理
学教室に留学。平成 6 年より神戸大学病理学第二講座講師，平成 12 年助教授，平成 21 年同特命教授となり，平成
22 年 6 月より愛媛大学に移動し現職。
研究領域：遺伝子発現のエピジェネティクス制御機構，破骨細胞，組織細胞化学手法の開発
夫婦で同じ教室に勤務し，料理学と病理学を一緒に行っている。

Dr.レイの 病理学講義 第3版

2008 年 10 月 20 日　　第 1 版第 1 刷
2012 年 10 月 1 日　　第 2 版第 1 刷
2015 年 3 月 20 日　　第 2 版第 2 刷
2018 年 1 月 5 日　　第 3 版第 1 刷 Ⓒ

編著　　髙橋　玲　TAKAHASHI, Rei
著　　　北澤荘平　KITAZAWA, Sohei
発行者　宇山閑文
発行所　株式会社金芳堂
　　　　〒 606-8425 京都市左京区鹿ケ谷西寺ノ前町 34 番地
　　　　振替　01030-1-15605
　　　　電話　075-751-1111（代）
　　　　http://www.kinpodo-pub.co.jp/
印刷　　サンエムカラー株式会社
製本　　有限会社清水製本所

落丁・乱丁本は直接小社へお送りください。お取替え致します。

Printed in Japan
ISBN978-4-7653-1738-2

JCOPY ＜（社）出版者著作権管理機構 委託出版物＞
本書の無断複写は著作権法上での例外を除き禁じられています。複写される
場合は，そのつど事前に，（社）出版者著作権管理機構（電話 03-3513-6969，
FAX 03-3513-6979，e-mail: info@jcopy.or.jp）の許諾を得てください。

●本書のコピー，スキャン，デジタル化等の無断複製は著作権法上での例外
を除き禁じられています。本書を代行業者等の第三者に依頼してスキャンや
デジタル化することは，たとえ個人や家庭内の利用でも著作権法違反です。